スマホ汚染

新型複合汚染の真実！

古庄弘枝

鳥影社

この本を手に取ってくださった方へ

たくさんの本のなかから、この本を手に取ってくださって、ほんとうにありがとうございます。

私は、「私たちが毎日、便利に使う携帯電話やスマートフォン（以下、スマホ）の電波（電磁波）や、合成洗剤や柔軟剤、芳香剤、ペット用殺虫剤などに含まれる化学物質が、私たちのからだを複合的に汚染し、これから生まれてくる命をも危険にさらしている」ということを知ってもらい、自分と大切な人たちの健康を守るために少しでも対策をとってもらえたらと思い、この本を書きました。

まず、最初に知っていただきたいのは、携帯電話やスマホから出ている電磁波（マイクロ波）の危険性についてです。

今、世界は「トイレはなくても携帯電話（スマホ）」という時代になりました。国連報道によりますと、２０１３年、世界中の携帯電話やスマホを持つ約60億人（総人口は約70億人）のうち約15億人は自宅にトイレのない人たちだということです。地球上の人々にとって、携帯電話やスマホはトイレよりも生活に必要なものになってしまったようです。

「いつでも」「どこでも」「どんなときでも」、話したり、メールを送ったり、必要な情報を探したり、財布代わりにも使える携帯電話やスマホはとても便利です。それゆえに、瞬く間に世界中に普及したのでしょう。しかし、その便利さの裏には「命の根っこ」にかかわる危険が潜んでいます。

スマホを持つ手がしびれたり、電話をするときに、耳の奥が熱くなったように感じたことはありませんか。もし、そのような自覚症状があれば、それは手や脳が、スマホから出る電磁波（マイクロ波）の影響を受けている可能性があります。

2011年に、世界保健機関（WHO）の専門組織である国際がん研究機関（IARC）が、マイクロ波を「発がん性があるかもしれない」と評価しました。つまり、マイクロ波を浴びると、毎日「生まれては死んでいっている」がん細胞が、死ぬことなく、大きく育っていく可能性があるということです。

2013年、アメリカで、「ブラジャーの中に携帯電話を入れて持ち歩いていた4人の40歳未満の女性（乳がんの家族歴をもっていなかった）が、携帯電話を入れていた場所に集中して乳がんを発症させた」というニュースがありました。携帯電話を使わなくても、常に出続けているマイクロ波が、小さな乳がん細胞の芽を大きく育てた結果でしょう。

電磁波は、普通では目に見えませんが、見えなくても「ない」ことはなく、確実に「ある」

のです。そして、携帯電話やスマホに使われているマイクロ波は、電子レンジに使われているものと同じ種類のものです。電子レンジは、食べ物に含まれている水分を、マイクロ波が1秒間に24億5000万回振動させることで、ものを温めます。この同じ性質をもつマイクロ波が携帯電話やスマホにも使われているので、携帯電話やスマホの近くにある細胞は1秒間に24億5000万回振動させられ、さまざまな「異変」をひき起こします。

もし、あなたが妊娠中でお腹のなかに胎児がいれば、あなたがお腹の上でスマホを使えば、活発に細胞分裂をくりかえしている胎児の細胞をマイクロ波で振動させ、異変（たとえば、遺伝子の配列が正常でなくなる）を起こさせる可能性があります。

マイクロ波はどんどん細胞分裂をくりかえして発達している胎児や赤ちゃんの脳ほど影響を与えます。ですから、胎児のいるお腹の上や、赤ちゃんを抱っこしたまま、その頭の横で携帯電話やスマホを使うのは危険です。また、使わなくても、マイクロ波は出ていますので、ベビーカーにつるしたバッグのなか（赤ちゃんの頭の横に位置する）に電源を入れたままの携帯電話やスマホを入れておくのも危険です。携帯電話やスマホに使われている電磁波は、英語では、「Electromagnetic radiation」で、「電磁放射線」（非電離放射線）とも呼ばれ、福島第一原子力発電所（以下、福島第一原発）事故以来、同原発から放出され続けている放射線（電離放射線）と同じ仲間です。

日本では、電磁放射線の危険性から「子どもを守るため」に、政府が何らかの警告や勧告を社会に向けて出したことはありません。しかし、世界には子どもを守るために警告を発している国はたくさんあります。例えば、ベルギーでは2013年2月、政府が、「7歳以下を対象とする携帯電話の販売」を禁止すると同時に、「14歳以下の子どもを対象とした携帯電話の広告やテレビのコマーシャル」を出すことを企業に禁止しています。

社会全体がどんどん、電磁放射線をたくさん使う方向へ向かって走り出しています。日本全戸の電気検針器のスマートメーター（電気の使用量を30分ごとに電磁放射線で送信する電力検針器）への切り替え、学校における電子教科書導入に伴う教室のWi-Fi化などです。それらが抱える問題については各章に譲りますが、ぜひ、電磁放射線の「光の部分」だけではなく、「影の部分」についても関心をもっていただきたいと思います。

2番目に知っていただきたいのは、化学物質の危険性です。

今もっとも主流の農薬は「ネオニコチノイド系農薬」と呼ばれるものですが、この農薬の特徴は、「神経の働きを阻害して昆虫を殺す」というものです。世界中でミツバチの大量死が起こりましたが、その原因はこの農薬のせいだと言われています。そして、ネオニコチノイド系農薬の困った点は、毒性が植物のからだ全体にしみわたるため、「いくら洗っても、その毒性を洗い落とすことはできない」ということです。

このネオニコチノイド系農薬は、農作物だけではなく、犬や猫のノミ取り用薬剤や、ゴキブリ用の殺虫剤など、日常生活の中でよく使う製品の中にも幅広く使われています。

その毒性の深刻さから、欧州連合（ＥＵ）では予防に重点を置き、２０１３年5月、ネオニコチノイド系農薬３種の使用を２年間禁止することを決めました。残念ながら、日本では禁止より拡大の方向に進んでいます。

研究が進むにつれて、ネオニコチノイド系農薬にさらされると、「発達段階にある胎児や子どもの脳の発達が正常に行なわれず、記憶・学習・認知などを行なう機能に障がいが生じるおそれが高い」ということがわかってきました。事実、農薬使用量（単位面積当たり）が世界で1位と2位の韓国と日本では、自閉症や広汎性発達障がいになる子どもの数も、世界で1位（韓国）と2位（日本）になっています。

欧州食品安全機関（ＥＦＳＡ）は２０１３年12月、「脳の発達を阻害する可能性がある」として、ネオニコチノイド系農薬２種の規制を強化するように勧告しています。

わたしたちは、毎日、携帯電話やスマホを使い、ネオニコチノイド系農薬で汚染された食べ物を口に入れています。そのため、電磁放射線からも化学物質からも複合的に影響を受けることになります。とくに胎児や赤ちゃんの場合、その脳へ、電磁放射線やネオニコチノイド系農薬が与える影響の重大さが明らかになっているだけに、両者の複合的・融合的な影響は測りしれません。

それら以外にも、私たちは合成洗剤や柔軟剤、芳香剤、香料などに含まれる化学物質にさらされ、遺伝子組み換え食品も知らないうちに大量に口にしています。そして、２０１１年3月の福島第一原発事故後は、電離放射線による内部被曝《ひばく》の危険性とも隣り合わせの生活です。それらの物質による複合汚染がどのようにからだに現れてくるのか、その壮大な実験をされているかのようです。

この複雑な複合汚染に対処するには、まず、電磁放射線やネオニコチノイド系農薬、香料など、それぞれが及ぼす被害の実態を知ることです。本書は12章に分かれていますが、どの章から読んでいただいてもかまいません。ぜひ、興味あるところからお読みください。

ささやかな本書が、あなたとあなたにつながる命の安全を守るために役立てば幸いです。

スマホ汚染　新型複合汚染の真実！

目次

第6章　神経伝達を阻害する「ネオニコチノイド」

第12章 「複合汚染」から身を守る…………413

スマホ汚染

新型複合汚染の真実!

第1章「危険な空間」となった自宅

第1章「危険な空間」となった自宅

「もの」が考えられない

「ブラボー！　これでインターネットがどこでもできる」

千葉県松戸市に住む清水仁さん（仮名・63歳）は、2010年8月の半ば、自宅のある5階建てマンションの屋上に、Wi‐Fi用の基地局が設置されると知って、思わずブラボーと叫んでしまった。Wi‐Fiとは無線LANの一ブランド名。無線LANとは、家庭やオフィスなど、一定の範囲内でパソコンなどを無線でインターネットにつなげる技術のこと。

彼は、自宅で、仕事のためにいくつもの電子機器を使い、2台のパソコンも、パソコン間とモデム間はもちろん、キーボードやマウスも無線化していた。有線LANで線を引き回すのは面倒で、「コードがない」というのはすっきりしていて気持ちがよかった。「無線がからだに悪い」という意識は、それまでもったことがなかった。

基地局の建設に当たっては、マンションのオーナーからも管理人からも何の連絡もなかった。業者から「工事を始めます」というチラシが1枚、ポストに入っていただけだった。

基地局が設置されてからしばらくの間、彼はウキウキ気分でWi‐Fiを楽しんだ。ところが、同年8月の終わりごろから、「記憶したものを思い出せない」「筋道のたった考えができない」「ものが考えられない」という状態に陥り、「頭の異様な圧迫感」にも見舞われるようになった。

清水さんは高血圧のため、ときどき「アダラートL10」という降圧剤を飲んでいた。それを飲むと、副作用で「頭が膨れるような異様な圧迫感」にとらわれることがあった。ところが、そのころは薬を飲んでいないにもかかわらず、同じような状態に陥った。

また、からだの腹部から頭にかけて、とくに背中や肩の辺りがチリチリと「熱くなるような感覚」にもとらわれた。「何かの感染症にかかったのだろうか」、「結核になったのだろうか」と不安になった。しかし、熱を計ると35・8度。いつもと変わらない平熱だった。

「て」「に」「を」「は」の使い方がおかしい

体調の変化が心配でならなくなった清水さんは、2010年9月に入って東京女子医大の内科を受診した。結果は、感染症の疑いもなく、血液検査の異常もなかった。医師も「問題ないでしょう」と言った。しかし、その診断に納得できなかった彼は、さらに脳外科専門の病院に行き、MRIをとった。すると、「微小梗塞がありますね。食べ物に気をつけて」と言われた。

「頭が締め付けられる感じ」はどんどんひどくなり、ひどい「耳鳴り」や、頭の中で音が聞こえる「頭鳴《ずめい》」にも悩まされ始めた。常に、セミが頭の中でジージーと鳴いているような感じが続いた。そして、夜、眠れなくなった。

夜中に何度も目が覚めるため、昼間はぼんやりと過ごすようになった。しだいに体が重く、簡単な動作をするのも億劫《おっくう》になっていった。

10月に入ると、まともな文章が書けなくなった。「て」「に」「を」「は」の使い方がおかしくなり、どのように書けばいいのかが、わからなくなった。都内の企業に勤め、事務系の仕事をしている清水さんは、仕事柄文章を書くことが多く、自分の文体には自信をもっていた。それが、自分が意図しないのに表現が過剰になったりして、思うような文章が書けなくなった。

「短期的な記憶力喪失」にも拍車がかかり、つい直前の物事を思い出せない回数が増えた。「アルツハイマーになったのだろうか」と怖くなって、再びＭＲＩをとったりした。

「自分がおかしい」という感覚は日増しに強くなった。しかし、その原因がわからなかった。まさか、屋上にできたWi－Fi用の基地局のせいだとは思いもしなかった。

原因はWi－Fi基地局のマイクロ波

そんなある日、彼は、新宿の書店に平積みになっていた『見えない汚染「電磁波」から身を守る』（拙著、講談社＋α新書）に吸い寄せられるように近づき、手に取った。そこに書かれた電磁放射線によるさまざまな健康被害を知り、自分の症状が基地局から放射されている電磁放射線（マイクロ波）のせいだと、初めて思い至った。本に書かれている防護対策をヒントに、アルミ箔を使って、さまざまな実験を行なった。

まず、頭を覆ってみた。すると、耳鳴りが弱くなった。アルミ箔で携帯電話を覆ってみると、確かに電話がかかりにくくなる。12月も押し迫った大晦日、アルミシートを何枚も買い込み、寝室の天井と電磁放射線の来ている3方向にアルミシートを張り巡らせた。

翌日、年が改まった2011年1月1日、約4カ月ぶりに、「素晴らしい目覚め」を味わった。実に、久しぶりに5時間続けて眠ることができた。この経験から彼は、からだが電磁放射線によってさまざまな影響を受けることを確信した。

しかし、半年後の同年6月から8月にかけて、また「思考力の停止」や「頭の異様な圧迫感」に見舞われるようになった。気分はどんどん落ち込み、何もする気になれず、「うつ状態」に陥った。さらにアルミシートを買い込み、壁に張り巡らせた。しかし、以前のような劇的効果は得られなかった。

そんな彼の様子を心配した上司が、長野県八ヶ岳のふもとにある携帯電話の電磁放射線が届かない山荘に誘ってくれた。そこに5日間滞在した。すると、停止状態だった頭が動き出した。仕事もはかどり、意図した文章も書けた。いつしか「うつ状態」も消えていた。「自分の症状は、ほんとうにマイクロ波によるものなのだ」と、改めて再確認した。

身近な死角「子機付コードレス電話」

「記憶したものを思い出せない」「筋道のたった考えができない」「ものが考えられない」という状態に至った清水さんは、原因がわかって後、すぐにWi-Fiをやめた。しかし、彼には「見落としている」重大なことがあった。

2012年10月、清水さんから電磁放射線に関する相談を受けた私は、電磁波計測器(Electrosmog meter)を持参して、新宿にある彼の職場を訪れた。

都心のビル7階にある彼の会社には、当然のことながら外部から強いマイクロ波がきていた。しかし、外部からのマイクロ波よりさらに強いマイクロ波が室内のある場所から放射されていた。子機付コードレス電話の親機からだった。

私の計測器は「0・1GHz(ギガヘルツ)〜3GHz」の周波数に対応するもので、電力密度が「1・8μW(マイクロワット)/㎠(平方センチメートル)」以上になると、「危険域」だということで「赤く点滅」する。親機周辺の電力密度は、まさに「1・8μW/㎠」以上。計測器は赤く点滅し続けていた。

ちなみに、安全な電力密度は、疫学調査によって「0・0001μW/㎠」以下だとされている(日本の規制値はその1000万倍強い「1000μW/㎠」)。

2010年からマイクロ波の危険性に気づき、自宅の電磁放射線環境を改善してきた清水さんにして、コードレス電話は完全な「盲点」となっていた。電磁放射線の危険性に開眼し、注意するようになってから、すでに2年がたっていた。

清水さんはすぐに、親機の電源コードをコンセントから引き抜いた。すると、計測器は赤い点滅をやめた。彼の会社ではこのコードレス電話をすでに20年以上使っていた。そして、彼は自宅でも同じ機種のコードレス電話を同じ年数、使っていた。彼はマイクロ波による被曝を会社と自宅の両方で、20年以上受けていたことになる。

清水さんの場合、コードレス電話はあまりに長年使い、日常の中に溶け込んでいたため、「疑うことすら思いつかなかった」という。会社と自宅で使っていたコードレス電話を有線のものに換えたのは、言うまでもない。

半年で4倍に増えた自宅のWi‐Fi受信状態

Wi‐Fiをやめ、子機付コードレス電話もやめた清水さんだが、2013年に入って、また「頭の不調」がぶり返した。Wi‐Fiの発信源が増えて、身の回りが「電磁放射線だらけ」になったからだ。彼のノート型パソコンには、Wi‐Fiの受信状況を表示する機能がついている。それで見ると、2012年の夏あたりまで、発信源はせいぜい4個だった。ところが、2013年2月には20数個に増えていた。半年の間に4倍に増えたのだ。

同じマンションに住む20数人がWi‐Fiをしていることになる。彼の元へ届く一つひとつは弱いマイクロ波だというが、20数個分を集めればかなりの強度になる。繊細な脳細胞が電磁放射線の

影響を受けるのは当然のことだ。（第4章参照）

ちなみに、スマホ（アンドロイド型）でWi‐Fiの受信状態を調べる場合には、基本設定を開いて「無線とネットワーク」をタップ（指で触ること）。そして、「Wi‐Fi設定」をタップすれば、一覧がずらりと並ぶ。それで調べると、マンションなどの集合住宅、ターミナル駅、駅前の雑踏の中などでは、凄まじいばかりの電磁放射線状況になっている。

あるとき、清水さんはタブレット端末を持参し、なにげなく電車の中でWi‐Fi受信状況を調べてみた。すると、「どこもかしこもWi‐Fi電磁放射線だらけ」だった。彼が車内を移動するたびに受信状況の一覧は入れ替わった。それは、乗り合わせた乗客たちが、持ち運びのできる小型Wi‐Fiルーター（親機）を鞄《かばん》の中に入れているからだろう。新宿駅でWi‐Fi受信状況を調べてみると、もはや数え切れないほどの数になっていた（写真参照）。

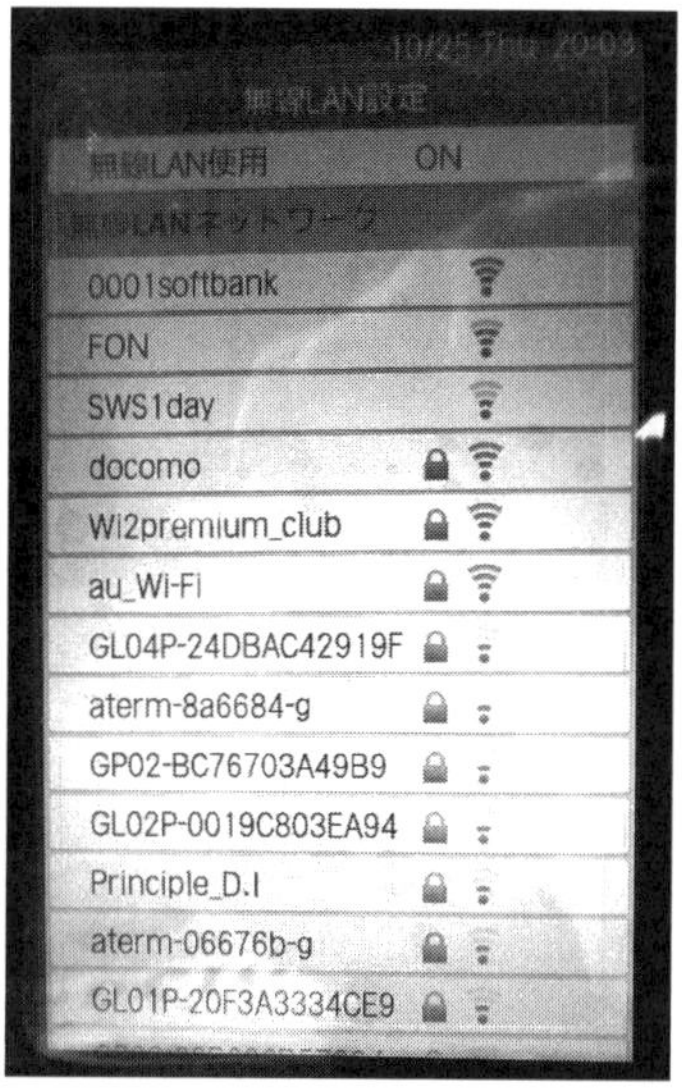

タブレット端末に表示される
Wi-Fi 受信状況（写真提供：Oさん）

モバイルWi‐MAX用の基地局増設

ビルの上に、ある携帯電話会社の基地局が1個設置されると、いつのまにか気がつかないうちに、その数が2個、3個と増えていることがある。他社が新たに基地局を設置したか、同じ会社が基地局を増設したのだ。

清水さんの住むマンションに、「無線設備設置工事のお知らせ」が張り出されたのは2014年1月だった。KDDI系列のUQコミュニケーションズによって、モバイルWi-MAX（ワイマックス）用の基地局が設置されるというものだった。理由は、「データ通信量の急激な増加によって、エリア整備が急務となったため」ということだった。

しかし、いったん基地局が設置されると、そのマンションに住む住民と、電磁放射線が届くエリア内（セル半径1～3km）に住む人々は、現存の基地局からの電磁放射線に加えて、さらに6GHz（ギガヘルツ）帯以下の電磁放射線を浴び続けることになる。

住民に諮《はか》ることなく、無断で工事を許可した大家さんに対して、清水さんは抗議した。しかし、阻止することはかなわず、屋上には基地局が増え、部屋の電磁放射線量は増加した。現在、清水さんは、より安全な住居を探し続けている状態だ。

このように、私たちの住む住居は、いつ、電磁放射線量が増加するかわからないという状況にさらされている。

「コードレスインターホン」で「異変」

自宅内にある電磁放射線を出す「危険物」に、「子機付コードレス電話」と並んで見落とされているものに「コードレスインターホン」がある。

兵庫県加古川市に住む山下里子さん（仮名・60代）は、2007年6月に、カメラ機能がついた子機付のコードレスインターホン（商品名「画像が見られる子機付インターホン」パナソニック）を購入した。

当時、テレビでさかんに宣伝されていたため、自ら求めて購入した。わざわざ玄関口まで足を運ばなくても、2階にいても、子機でだれが来たか、顔を確認できるのがうれしかった。インターホンで顔を確認して、知らないセールスマンなどが来たときには出ないようにしていた。

ところが、同年秋ごろから、それまでにはなかった体の「異変」が起きてきた。鼻水が頻繁に出るようになったのだ。当時、彼女は会社勤めの夫のために毎朝、弁当を作っていたが、その際、鼻水が垂れて困るようになった。

また、2008年3月ごろには、「目がかゆく」、「ごろごろ」し始めた。ついに、「花粉症デビューか」と生まれて初めて耳鼻科に行った。医師は、「何の病気でもないが、アレルギーが出ている」と、薬を出してくれた。

それまでの山下さんは「健康優良女」だった。自分で栽培した無農薬野菜を食べ、毎日1000㍍、プールで泳ぎ、病気とは無縁だった。

有線に変えて「目の焦点が合う」ように

2008年12月、山下さんに会ったとき、彼女は言った。「私も年のせいか、目がおかしくなって、今、眼科通いをしているの」。しかし、「年のせい」といっても、当時は60歳になったばかり。聞けば、上を向いたとき「目の焦点が合わない」、蛍光灯をつけたとき「モノが二重に見える」という。眼科医によると、「血流が悪いと起こりやすい」ということで、彼女は「血流を良くする薬」としてビタミンEを処方されていた。また、「血圧も高くなった」という山下さんは、内科通いも始めていた。

インターホンの親機は台所に近い居間の壁に取り付けられていた。対面式のキッチンから親機までの距離は約2メートル。優秀な主婦である彼女は台所に立つことが多く、親機の近くで過ごす時間は一日のうち4時間はある。

そのとき、計測器をもっていた私は、彼女の体調の変化を聞き、近くに基地局でもできたのではないかと、外に出て家の周辺を計った。電力密度はそれほどでもなかった。次に室内を測ってみた。すると、インターホンの親機に近づくにつれ、だんだん値は高くなり、計測器は「危険」を知らせて、赤く点滅し始めた。値は「5・8μW／㎠」前後だった。子機からも同程度のマイクロ波が放射されていた。これは、安全な値の目安といわれる「0・0001μW／㎠」の5万8000倍だ。

山下さんにはコードレスをやめて有線のインターホンを使うように勧めた。彼女はすぐに馴染みの電気屋さんに連絡し、以前、使っていた有線のものに変えた。

それから9カ月後、彼女に連絡を入れた。すると、花粉症かと疑った鼻水も止まり、目の焦点も合うようになり、モノが二重に見えることもなくなったと喜んでいた。

住宅地を歩くと、山下さん宅と同タイプのコードレスインターホンが多いことに驚く。安全な自宅を確保するためには、インターホンの「無線」は避け、「有線」にしたい。

木造アパート隣室の電磁放射線に注意

自室の安全性を考えるとき、注意したいのは「隣室からの電磁放射線」だ。とくに、住居が鉄筋建てのマンションではなく、木造の場合は注意を払いたい。鉄筋の場合は電磁放射線をはね返すが、木造の場合は素通りさせるからだ。

都内に住む友人の長野和代さん（仮名・30歳）は、２０１２年9月から1年間の出張で島根県松江市に住むことになった。同年11月、松江市に用事で行くことがあった私は、木造3階建てアパートの3階にある彼女の部屋を訪ねた。

初めての場所に行くときにはいつも計測器を持参している私は、「この部屋、安全かどうか調べてみようか」と、冗談半分に計測器の電源を入れた。彼女が住むのは松江市の中心街。当然、それなりのマイクロ波が部屋に飛び込んできていた。しかし、計測器が赤く点滅し、いちばん高い値を示したのは隣室に接した壁だった。

隣には若い男性が住んでいるということだったが、その人がWi‐Fiをしているのかもしれないし、なにがしかのマイクロ波を放射する機器が壁際に置いてあったのかもしれない。彼女は、たとえ隣人がWi‐Fiをしていても、「やめてくれ」とは言えないという。

それまで、長野さんは隣室に接した壁側に布団をしいて寝ていたが、とりあえずそこに寝るのはやめ、できるだけ壁から離れた場所で寝ることを勧めた。部屋は6畳一間のワンルームなので、それほど離れられないのがつらいところだった。そのうえで、マイクロ波の来ている壁全面にアルミ箔を張り、アースをとり、上から薄い布で覆うことを提案した。

彼女はそのとき自覚症状がなかったので、電磁放射線による健康被害には半信半疑だった。しかし、私の忠告に従ってアルミ箔を壁に張り巡らせた。

木造集合住宅の場合、隣との壁、天井、床を突き抜けて、他の住人たちが使うさまざまな電磁放射線が届く可能性が高い。そのため、電磁放射線の存在を確認するためには、やはり、どんなに簡単なものでもいいので、電磁波計測器を手元に用意しておきたい。

無線LANルーターのある部屋で発芽しない種

デンマークの女子学生5人が、2013年に行なったひとつの実験がある。無線LANルーターのある部屋とない部屋に野菜の種を置き、発芽実験をしたのだ。

実験を行なったのはNorth Jutland（北ユトランド）にあるHjallerup校に通う9年生の女子5人。彼女らは、実験を行なう前まで、枕元に携帯電話の電源を入れたまま置いて寝た場合、寝つきが悪かったり、翌日、学校で授業に集中できなかったり、という体験をしていた。そのため、「携帯電話の電磁放射線が人体に与える影響」を検証することにしたのだ。

5人は「コショウソウ（胡椒草）」（アブラナ科の一年草）と呼ばれる野菜の種を植えた12個のトレイを用意し、6個を無線ＬＡＮルーターのない部屋に、6個を無線ＬＡＮルーターが2つ設置された部屋に置いた。無線ＬＡＮルーターを使ったのは、それが携帯電話と同じ周波数の電磁放射線を発しているからだ。

それから12日間、5人は種子の観察を続け、発芽状況を文書と画像で記録し、トレイの重量を計測した。

12日後。無線ＬＡＮルーターのない部屋に置いたコショウソウは、通常どおりの成長をみせた。しかし、無線ＬＡＮルーターのそばに置かれたコショウソウの多くは発芽せず、なかには突然変異を起こしたり、枯れてしまったりしたものもあった（写真参照）。

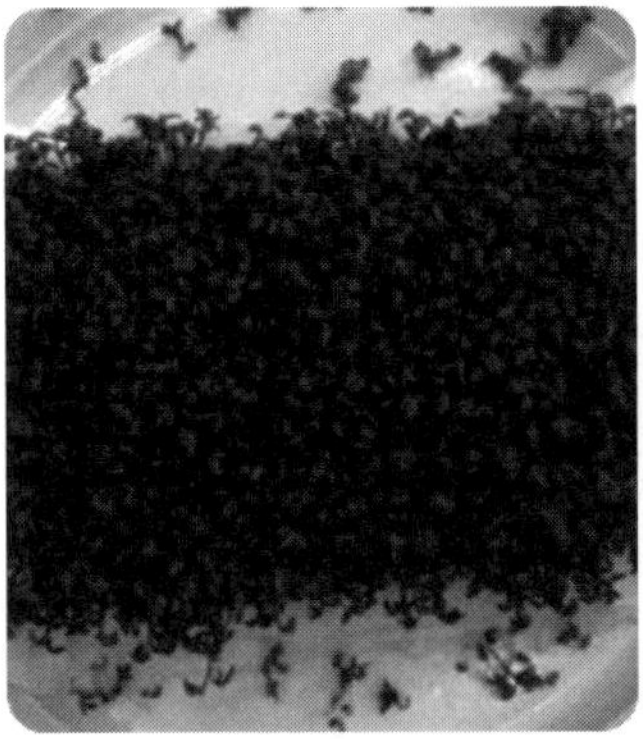

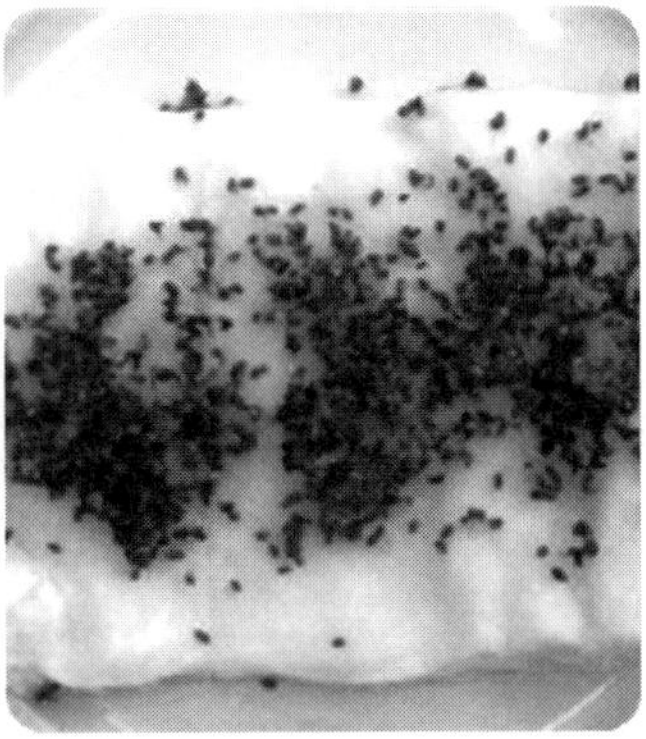

左：無線LANルーターを置いていない部屋のコショウソウ。

6トレイとも正常に成長した。

右：ルーターが置いてある部屋のコショウソウは発芽しない。

発芽しても生育が遅かった。

（「えん食べ」http://entabe.jp/news/article/2011 より転載）

実験をした1人は、「これほど大きな影響があるのかと、ほんとうに恐ろしく感じた。私たちは皆、この結果に愕然とした」と語っている。そして、「もうだれも、携帯電話をベッドサイドに置いて眠ることはしなくなった。離れた場所に置くか、別の部屋に置いている。コンピュータもオフにすることにした」とコメントしている。

安全確保は計測から

私たちの生活する自宅空間は、電磁放射線（マイクロ波）を出す電子機器で埋め尽くされてしまったといっても過言ではない。携帯電話をはじめ、スマホ、Wi-Fi、子機付コードレス電話、子機付コードレスインターホン、タブレット端末、無線ルーター、通信機能付ゲーム機、通信機能付テレビ（スマートテレビ）、通信機能付プリンターなどによって。

そして外からは、マンションの上、山の上などに設置された携帯電話・スマホ・Wi-Fi用の基地局から、自室に向かって、一年中（何年にもわたって）、1秒も途切れることなく、マイクロ波が放射されている。

自宅というものは、本来、「ホッとできる」空間のはずだ。ところが、ホッとするどころか、そこに身を置くと「種が発芽しない」ほど、「危険」な空間に変わってしまった。

電磁放射線は、通常、見えない。しかし、電磁放射線に対して感受性の高い人であれば、「何かおかしい」とからだで異変を感じることはできる。だが、その「おかしい」症状を、電磁放射線と関連づけて考えられる人は、とても少ない。大半の人が、「花粉症だろうか」「更年期のせいだろうか」「年のせいだろうか」「認知症になったのだろうか」と考えがちだ。

「何だかおかしい」と感じたら、自宅内にある無線機器や自宅周辺にある基地局に目を向けてほしい。そして、ぜひ、自室の安全を確保するために、電磁波計測器を手元に置いて、電磁放射線の存在をその目で確認してほしい。全ての方策は、そこから始まる。

第2章　世界的電磁放射線汚染源「スマートメーター」

説明なしのスマートメーターへの交換

２０１３年３月某日、「電気メーターの交換にご協力をお願いします」という東京電力からのチラシがポストに入っていた。場所は、東京都下のＨ市。「お客様の電気メーターの交換時期がまいりましたので、下記ご訪問予定日に交換させていただきます」。

それを見た私は、驚いた。「えっ、もうスマートメーターに交換する時期がきてしまったのか、どうしよう」と。担当の人が来たら、とりあえず「スマートメーターには反対。交換しない」という意思表示をしようと決意し、交換日に臨んだ。

幸いなことに、電気メーターの交換は、現在使っているものと同じ機種のもので、スマートメーターではなかった。ホッと胸をなでおろした後、東京電力に委託されて交換に来ていた男性にスマートメーターへの交換時期などについて聞いてみた。すると、次のような返事が返ってきた。

「Ｈ市の交換は今すぐではありません。しかし、『変える』という方針は決まっているので、いずれは交換することになると思います。『交換のお知らせ』（チラシ）は入れますが、スマートメーターについての説明はとくに行ないません」という返事だった。

スマートメーターの実態を知らない大半の人々は、何の説明もなく「電気メーターの交換です」と言われれば、「そうですか」と素直に交換に応じてしまうにちがいない。しかし、いったん交換してしまったら、自宅が、町が、さらに大量の電磁放射線で汚染されることになりかねない。「自分の家や町に住めない」という人が大量に出現する可能性もある。

2020年代早期、日本全戸にスマートメーター導入

スマートメーターとは、「電気の使用量を30分ごとに電磁放射線(マイクロ波)で送信する新しい電力検針器」だ。「電力量計」、「通信機能を備えた電力メーター」、「インターネットにつながった積算電力計」、「次世代電力計」などとも呼ばれている。

ちなみに、電気の検針器だけではなく、ガス、水道に関する使用データをマイクロ波で送信する検針器もスマートメーターと呼ばれている。しかし、現在、日本で問題になっているスマートメーターはほとんどが電気に関するものなので、本書で「スマートメーター」と使う場合は、電気に関するそれに限定して使う。

政府は、「エネルギー政策基本法」に基づいて2010年6月に策定した「エネルギー基本計画」のなかで、次のように目標を掲げている。

「費用対効果等を十分考慮しつつ、2020年代の可能な限り早い時期に、原則全ての需要家に

スマートメーターの導入をめざす」

これを受けて、東京電力（以下、東電）では、２０１０年10月から東京都小平市で約４０００台のメーターをスマートメーターに変え、その後、清瀬市なども加え、合計９万台のスマートメーターを設置し、通信機能などの実証実験を行なってきた。

これらの結果を踏まえ、２０１４年４月１日に小平市（小川町付近）からスマートメーターの設置を始め、２０２０年度までに全２７００万世帯に導入する計画だ。２０１４年７月からは東京都全域、２０１４年度後半からは営業エリア全域へと導入を拡大する予定だという。メーターが交換されるタイミングは、定期交換（10年ごと）のとき、家などを新築したときだ。

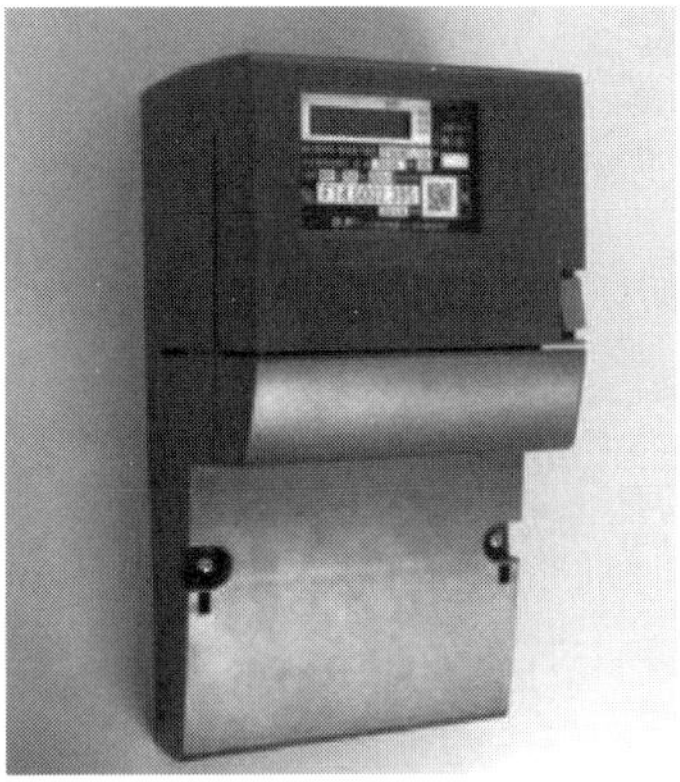

東京電力のスマートメーター
外観や仕様は
製造会社によって違う
（東京電力 HP より）

２０１４年現在の導入状況

スマートメーターの導入は東電だけではなく、全国の電力会社でも進められている。導入がもっとも進んでいるのが関西電力で、２０１２年度から導入が拡大され、２０１４年３月末時点で約２５０万台が設置されている。２０２２年度までに、すべての顧客に導入を終える予定だ。

九州電力では２０１０年度からスマートメー

ターの導入を進めているが、企業など大口需要家にはすでに約7万5000台を設置済み。2013年度からは、戸建てやマンションなど、家庭向けの設置を始めている。2023年度までに都市部を、2025年度までに離島や山間部を含めた全需要家約810万世帯に設置するとしている。

沖縄電力は、2014年3月末時点で、スマートメーターは設置されていない。2016年度から始め、2024年度までに全数設置完了の予定。

四国電力は、2014年3月末時点で、約1000台が設置済み。導入から5年以内で約6割の設置をめざし、2020年代早期に完了予定。

中国電力は、2014年3月末時点で、スマートメーターは設置されていない。2015年度中に設置を開始し、2023年度末までに全数設置完了の計画。

中部電力は、2014年10月から一部地域において設置を開始し、2015年7月から全域に拡大、2023年3月までに全数設置完了をめざしている。

北陸電力は、2015年度から設置を開始し、2023年度末までに全数設置完了をめざすとしている。

東北電力は、2010年度下期から実証実験のため約1800台が設置され、2014年3月時点で、うち約900台が通信を行なっている。本格的な導入は2015年1月から。2023年度末に完了を予定している。

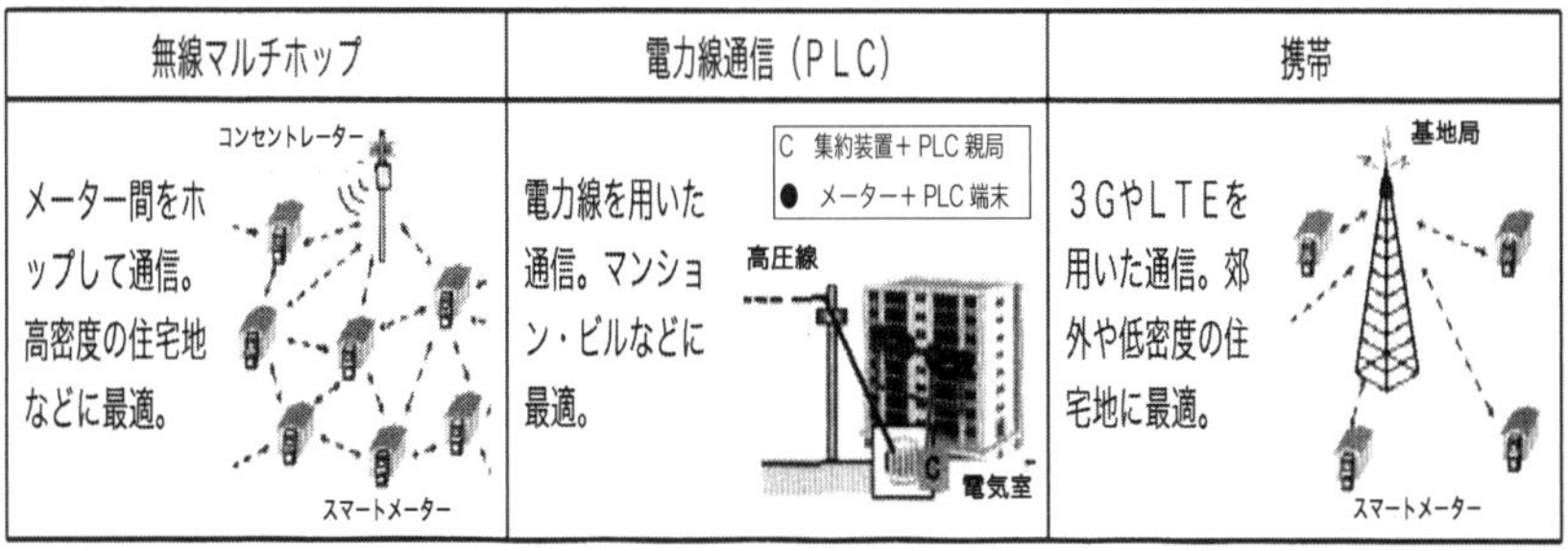

３つの通信方式 （東京電力 HP より）

北海道電力は２０１１年度から実証実験を開始し、約８００台が設置済み。２０２３年度末に設置を完了するとしている。

「無線マルチホップ方式」など3通信方式で

スマートメーターの通信方法は、東京電力によると次の３つだ（上図参照）。

①無線マルチホップ方式

スマートメーターどうしがバケツリレーのように電磁放射線を受け渡して、コンセントレーター（集積装置＝各家などと電力会社側との通信を中継する基地局のような機能をもつ）と電磁放射線をやり取りする方式。コンセントレーターと電力会社との間は、有線の場合と携帯電話用の電磁放射線を利用する場合がある。「高密度の住宅地に最適」とされている。

②電力線通信（ＰＬＣ）方式

今ある電力線（電線）を使った通信方式。「マンション・

ビルなどに最適」とされている。

③携帯方式

携帯電話と同様、各スマートメーターが直接、3G（ギガ）（「第3世代」の通信規格）やLTE（「3・9G＝3・9世代」の通信規格）を用いて、基地局と交信する方式。「郊外や低密度の住宅地に最適」とされている。

各電力会社では、この3つの方式を「『適材適所』で最適に組み合わせて使う」としているが、各社とももっとも多く採用しているのは①の「無線マルチホップ方式」だ。この方式は、スマートメーターどうしが電磁放射線を受け渡していくので、街中が電磁放射線の網で覆い尽くされるようになる。

スマートメーターに使われる電磁放射線（マイクロ波）は920MHz（メガヘルツ）帯で、出力は20mW（ミリワット）以下となっている。

「交換を希望しない」需要家への対応は？

市民団体の「電磁波問題市民研究会」は、2013年7月、スマートメーターに関する質問と要望を、経済産業大臣、東電社長、電気事業連合会（電事連）会長宛に対して書面で行なった。そのなかに「従来のメーターからスマートメーターへの交換を希望しない需要家には、交換を拒否できることとしてください」という要望がある。それに対する、東電の回答は次のようなものだった。

「現時点で具体的な対応方式は決まっておりませんが、今後、お客さまのご要望等をふまえて対応を検討してまいります」

２０１４年に、同研究会は他の電力各社にも質問・要望書を送っている。上記と同じ要望に対する各社の回答（同年4月まで）は、おおまかに分けると、次の2通りだった。

「個別にご説明させていただく等、適切な対応に努めてまいります」というのが、九州電力・四国電力・関西電力・北陸電力・北海道電力の各社。

「現時点では具体的な対応方式は決まっておりませんが、今後、お客さまのご要望等をふまえて対応方法を検討してまいります」という、ほとんど東電と同じ回答だったのが、沖縄電力・中国電力・中部電力・東北電力だった。

各社の回答をみる限り、私たち需要家の多くが「スマートメーターへの交換拒否」「無線でなく有線で」を強く要求していけば、「要望をふまえて」、「適切に」、対応してくれるということだろうか。いずれにしろ、スマートメーターの存在を知り、早めに対策をとることが大事だ。

基本的に、需要家である私たちが電力会社に直接問い合わせなければ、交換時期はいつが予定されているのか、どんな通信方式なのか、電磁放射線の強度はいくらなのか、「発がんの可能性がある」電磁放射線に対してどのような予防的対策がとられているのか、などは不明だ。不明のまま、「まず交換ありき」で、交換だけが着々と全国津々浦々で進んでいるのが現状だ。すでに、関西の方では、新築時にスマートメーターを何の説明もなく設置されたお宅で、スマートメーターの近くで長時間過ごしていた高齢の女性が認知症になったなどの例が出現しはじめている。

「スマートグリッド」の要

スマートメーター化が進められている理由の一つは、検針して回る人の「人件費削減」が挙げられる。もともと、スマートメーターは「検針員のいらない遠隔検針」を目的として構想されていた。ところが、２０１１年3月11日の原発事故後、再生可能エネルギー活用の要として「スマートグリッド」が叫ばれるようになり、「消費電力の見える化」、「消費電力の制御」のために、必要不可欠の機器とされた。

スマートグリッドとは、直訳すれば「賢い送電（または電力）網」。「次世代送電（または電力）網」「次世代エネルギーシステム」などとも呼ばれている。

具体的には、「再生可能エネルギー等の分散型電源の大規模導入に向けて、従来からの大規模電源と送配電網との一体運用に加え、高速通信ネットワーク技術等を活用し、分散型電源、蓄電池や需要側の情報を統合・活用して、高効率、高品質、高信頼度の電力供給システムの実現をめざすもの」とされている。

ちなみに、スマートグリッドは、原発事故以前の２００９年11月、日米の政府間（鳩山内閣総

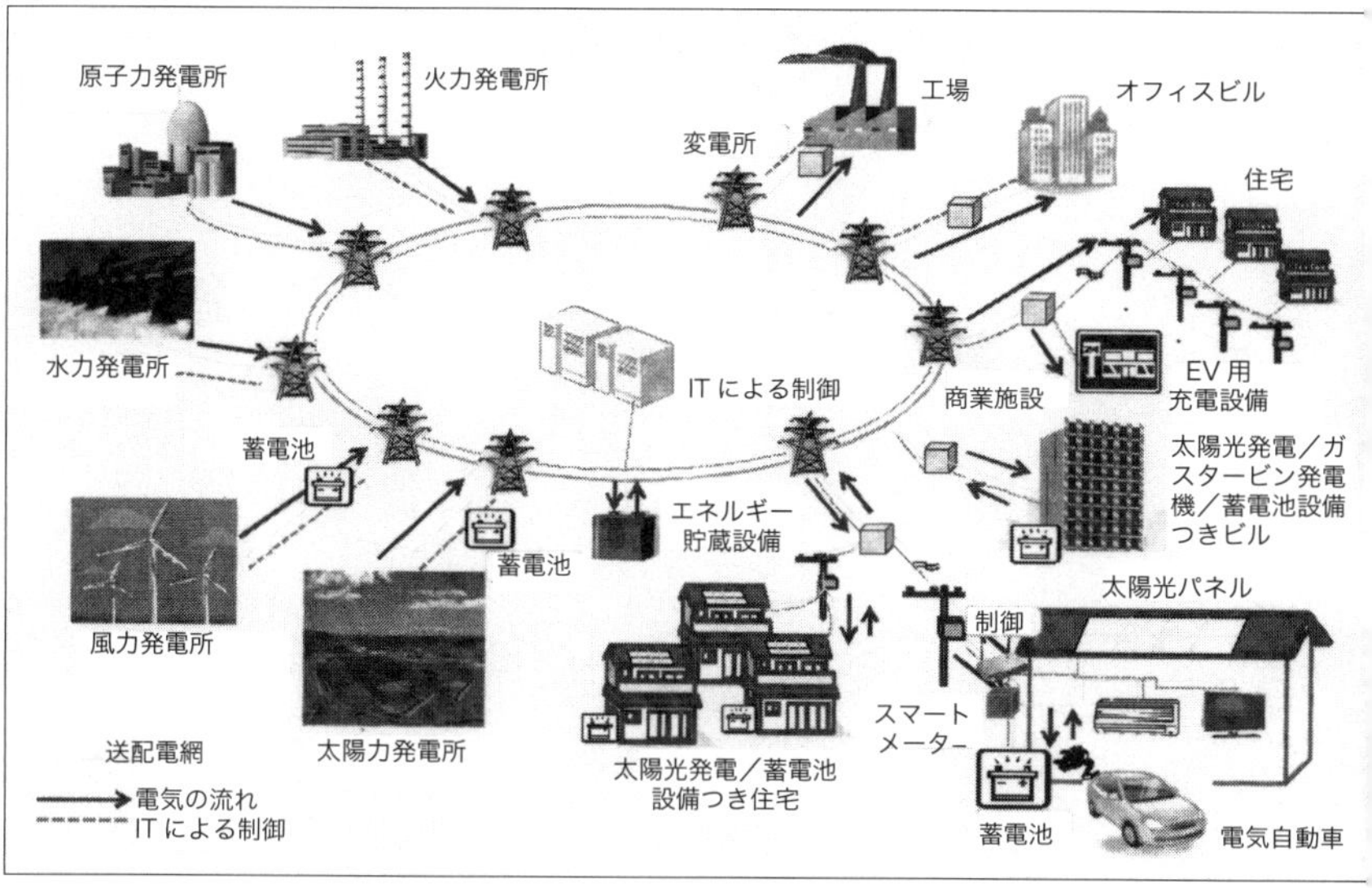

スマートグリッドの概念図（経済産業省HPより）

理大臣とオバマ大統領）において、「日米クリーン・エネルギー技術協力」に関して合意された事項のなかにはいっている。ファクトシートのなかには、「スマートグリッド分野における、実証プロジェクトからの情報及び経験の共有並びに標準の開発を通じた協力の深化」と明記されている。そして、２００９年時点で経済産業省が描く「スマートグリッド概念図」のなかには、「原子力発電所」もエネルギーの一つとして組み込まれている（上図参照）。つまり、もともとスマートグリッドは、（原発をなくし）再生可能エネルギー活用のためにのみ構想されたものではない、ということだ。

電力会社によれば、スマートメーターがあれば、各社は30分ごとに消費電力が把握できる（「見える」）ので、風力エネルギー、太陽光エネルギーなど不安定な自然エネルギーも取り入れつつ、必要なだけの電力を無駄なく作って需要家に配電できる、としている。

例えば、「計画停電を行なうときにも、信号機や病院だけは除外して、行なうことができる」「電力需要のピークが予想される日には、電気料金を引き上げるなど、季節や曜日によって電力料金を変える『ダイナミックプライシング（DP）』も行なえる」と。

そして、「需要家は、スマートメーターと無線インターネットでつながった端末画面（宅内表示機）に送られてくる電力会社からの『料金変更のお知らせ』などを見て、安い時間帯の電気を『賢く』使うなどの節電ができる」と。

HEMS・BEMSそしてCEMSにつながるスマートメーター

スマートメーターが「スマートグリッド」の要とされている理由は、スマートメーターが「HEMS（住宅エネルギー管理システム）」や「BEMS（ビルエネルギー管理システム）」、「CEMS（地域エネルギー管理システム）」と結びついているからでもある。スマートメーターはインターネットでHEMSやBEMSにつながり、HEMSやBEMSはインターネットでCEMSにつながっている。

最初にスマートメーターがなければ、電力会社は供給先の家庭やビル、地域の精細な電力消費を把握することができず、家全体、ビル全体、地域全体のエネルギー管理をすることができなくなる。言いかえれば、スマートメーターさえあれば、精細な電力消費を把握できるので、スマートメーターのインフラを使って、新たなビジネスの創出も可能になるというわけだ。

しかし、各家庭やビルの精細な電力消費データを得て、電力の制御をするためには、電気製品までもがインターネットにつながっていなければならない。全てのものがインターネットにつながることで、外出先からスマホを使って、スマートメーターにつながっているエアコンなど家電のスイッチを入れる（切る）ということも可能になる。

ちなみに、ＨＥＭＳを備えた家は「スマートハウス」、ＢＥＭＳを備えたビルは「スマートビルディング」、ＣＥＭＳを備えた地域は「スマートコミュニティ（またはシティ）」と呼ばれている。

２０２０年には全世界で約10億台のスマートメーターが稼働するようになるという予測もある。今や、スマートメーターとスマートグリッドをめぐる状況は、１９９０年代初頭にインターネットが登場したときの状況に似ているとも言われている。スマートグリッドのアプリケーションにおいていかに世界をリードするか。各国がその巨大な世界市場獲得に向けてしのぎを削っているというのが産業界の現状だ。

「スマート」化する家電・車

「スマート」（「インターネットにつながる」という意味）の文字が頭につく商品がどんどん開発さ

れている。「スマートテレビ」など、いわゆる「スマートアプライアンス（家電品）」だ。そして、スマート化されていない白物家電をそれにつなぐことでインターネットに接続できるという「スマートコンセント」「スマートタップ」「スマートソケット」も登場している。

インターネットにつながった大量の「スマート」製品は、「モノのインターネット」（ＩＯＴ＝Internet Of Thing）を形成し、人とモノ、モノとモノのコミュニケーションに供される。

電源につながる自動車である「ＰＨＶ（プラグインハイブリッド車）」や「ＥＶ（電気自動車）」も「スマート」化され、「スマートヴィークル」となる。そして、スマートコミュニティ内では、スマートヴィークルが積んでいる蓄電池はスマートグリッド内の蓄電池ともみなされる。電力供給に余裕のあるときに蓄電し、ピーク時に放電するというかたちで、電力需要の平坦化に寄与することも期待されている。

日本の4カ所で「スマートコミュニティ」の実証事業

「スマートコミュニティ」の開発は、世界中の１０００カ所以上で計画されているというが、日本でもすでに実証事業が始まっている。２０１０年に経済産業省が約１５０億円の予算で始めたもので、愛知県豊田市、福岡県北九州市、京都、大阪、奈良の3府県にまたがるけいはんな学研都市、神奈川県横浜市の４カ所で、「先端エネルギー管理システム」の実験が行なわれている。

北九州市では「北九州スマートコミュニティ創造事業」と銘打って、２０１２年4月から、八

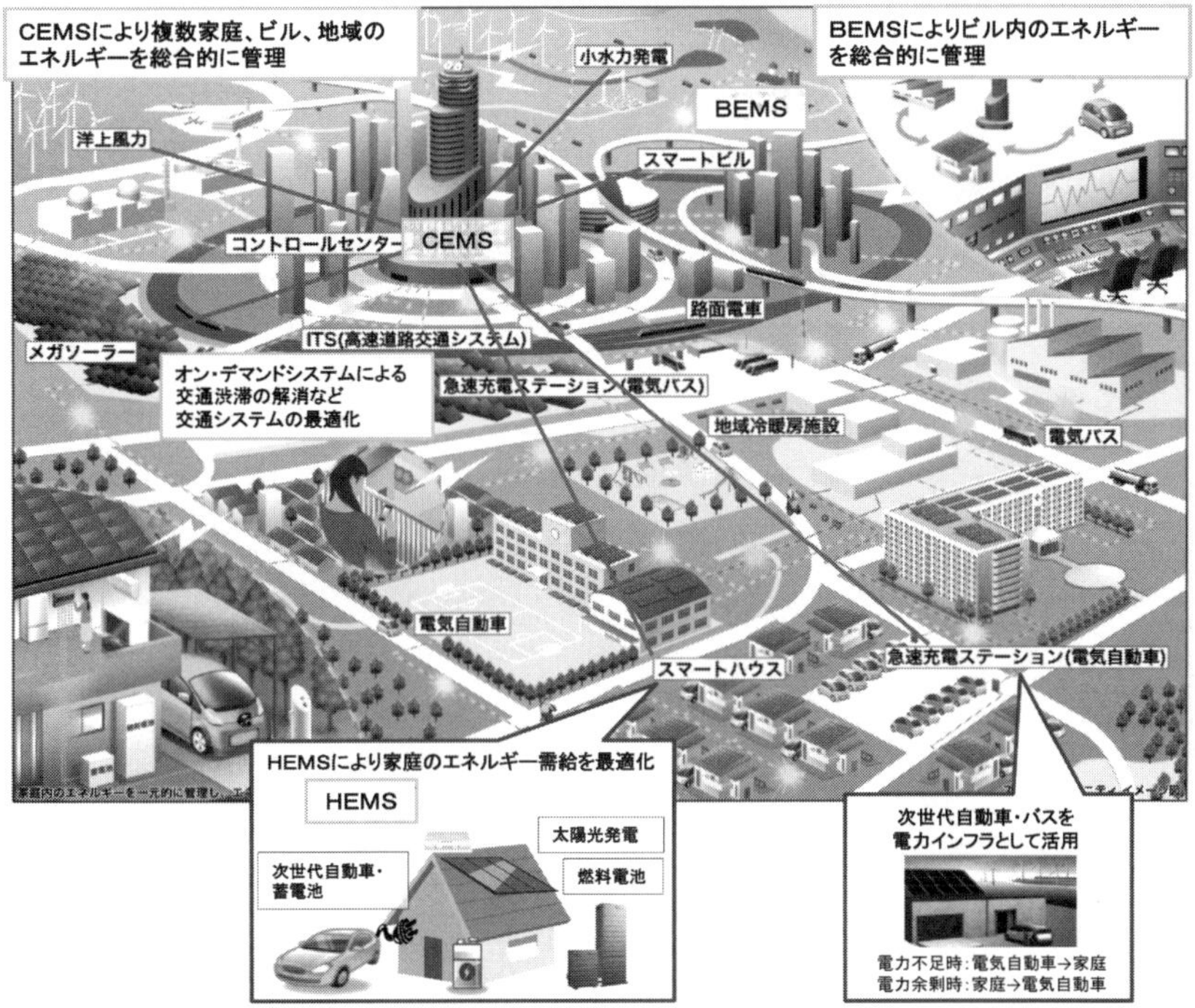

スマートコミュニティのイメージ（経済産業省 HP より）

幡東区東田地区（約120㌶）で、住民約900人、就業者約6000人、企業など約70社が参加して行なわれている。また、横浜市では、みなとみらい、港北区などを舞台に、2010年から2014年の5年間で、大規模の実証を展開している。同市では、2011年度までに市内約630戸にHEMSを導入した。2012年度はHEMSを1400戸に導入し、最終的に4000戸に広げる予定だ。さらに、オフィスビルなど160万㎡相当にBEMSを導入し、街には2000台のEVを走らせる。そして、それら住宅・ビル・EVは、HEMSを介してCEMSにつなげられる。

CEMS接続後は、「デマンドレスポンス（需要応答）」と呼ぶ電力の需要家の節電（省エネ行動実験）で、系統電力の需要バランスを保つ手法を実証する。エリア内で東芝は、HEMSを導入する4000戸とは別の住宅で、「自動デマンドレスポンス」を実証する。これは、空調などの設備をCEMSを通じて遠隔操作して、電力消費を抑える手法。急な需要増などで発電設備の供給力が追いつかないようなときにとられる手法だ。居住者による事前の同意を得て、空調の設定温度を高くしたり、消灯したりする計画だという。

「電磁放射線被曝量の増大」と「プライバシーの侵害」

スマートメーターの問題は、まず2つある。1つは、なんと言っても、人間を含む生物・植物の電磁放射線（マイクロ波）被曝量が増大することだ。各戸に電磁放射線発生装置が取り付けられるので、地域全体の電磁放射線汚染が進む。スマートメーターの導入は世界的に進められているので、国境を越え、地球レベルでますます電磁放射線汚染が加速される。電磁スモッグが濃くなればなるほど、健康への悪影響懸念も大きくなる。

また、個人でスマートメーターの導入に反対しても、隣の家、地域のほとんどがスマートメーターに変えられれば、電磁放射線被曝は避けられない。地域全体、国全体で「有線方式に変える」ことを決めるしか、被曝量を減らす方法はなさそうだ。

２つ目は、スマートメーターが電力消費量を24時間記録しているために、電磁放射線を傍受すれば、需要家のプライバシーが明らかになることだ。インターネットにつながりスマート化された家電は、いつ、どれくらいの電力を消費したかを精細に傍受者に知らせる。それが犯罪に利用される可能性がないとは言い切れない。現在、横浜市で東芝は居住者による事前の同意を得て「自動デマンドレスポンス」を実証中だが、ある意図のもと、何者かが居住者の同意を得ることなく「自動デマンドレスポンス」を行なうことも可能だ。

また、電力会社をとおして政府が、一般の人々の生活を有利に管理する手段にスマートメーターやＨＥＭＳ、ＢＥＭＳ、ＣＥＭＳの技術を使おうと思えば、それも不可能ではないだろう。そして、スマートメーターを含むスマートグリッドがいったんコンピュータ操作などによる攻撃を受ければ、たちまちにして世界中の経済システム全体が重大な影響を受けることは間違いない。『ブラックアウト』（マルク・エルスベルグ著、角川文庫）という小説が、その「実態」を、リアルに描き出して見せている。

また、スマートメーターが発火し、火災の原因になる可能性も否定できない。事実、アメリカやカナダでは、スマートメーターを設置した後、電気火災が起きるケースが増えている。カリフォルニア州では、スマートメーターが設置された翌日に火災が発生し、住民が死亡するという事故も起きている。

アメリカで広がる危機意識と反対運動

2013年7月時点ですでに4600万台以上（全米の電力契約数の約32％）のスマートメーターが導入されているアメリカでは、反対運動も活発化している。カリフォルニア州では、2007年にパシフィック・ガス＆エレクトリック社（PG＆E）がスマートメーターの設置を開始した。すると、スマートメーターが設置された地域で、「不眠」「頭痛」「めまい」「耳鳴り」「吐き気」などを訴える人が増えた。これらの症状は基地局周辺の住民が訴える健康被害と一致している。スマートメーターが1カ所に集中して設置されたマンションでは、その階上に住む人が体調を悪化させるということも起こっている。

スマートメーターから放射される電磁放射線の安全性が大きな社会的問題となり、設置の中止を求める「ストップ・スマート・メーターズ！」など、市民団体も結成されている。同州では、州議会議員数人が、カリフォルニア科学技術評議会（CCST）にスマートメーターの被曝量を検証するように求めた。それを受けて、ＣＣＳＴは２０１１年４月、「約30チセンの距離で電力密度は１８０μＷ（マイクロワット）／㎠（平方センチメートル）」という報告書を出している。ＰＧ＆Ｅが公表している値（周波数は９０２～９２８MHz、電力密度は約30チセンの距離で８・８μＷ／㎠）の約21倍の値だった。

ちなみに、世界で一番安全な基準値を定めているオーストリア・ザルツブルク州の規制値（室内基準値）は０・０００１μＷ／㎠。ＣＣＳＴが報告した値は、実に、ザルツブルク州の１８０万倍の強さだ。

カリフォルニア州51の自治体が反対表明・一時停止条例

カリフォルニア州フェアファクス町では、２０１０年８月、「スマートメーターの導入を１年間停止する」という条例を施行した。この条例の意図するところは、１年後、最新の情報をもとに、「一時停止期間を終了するかどうか」を決めようというものだ。

一時停止を決めた理由は、「第三者がスマートメーターからの送信を傍受することでプライバシーが侵害され、安全上も問題がある」「電磁放射線の健康への影響が指摘されている」などだった。さらに、「スマートメーターによる悪影響を評価せず、住民の権利を無視して設置されている」「自宅に住めなくなることで、住宅の資産価値を減らす可能性がある」ことも指摘された。

２０１１年、同町はさらに「一時停止期間」を１年延長することを決めた。

この条例を範として、同州では51の自治体が、反対を表明したり、一時停止条例を制定したりしている。そして、カリフォルニア州公益事業委員会（CPUC）に「スマートメーターの安全性を確保するよう」に要求した。それを受けて、CPUCは2012年2月、「スマートメーターを設置したくない人は、従来のアナログメーターを使うことができる」という選択肢を認めた。しかし、同メーターを選択した場合、初期費用75ドル、月額10ドルの追加料金を払わなければならないとした。

問題は、アナログメーターを選んだ場合、スマートメーターを使う家に比べてお金がかかるということと、自分がスマートメーターを使わなくても、周囲の家がスマートメーターを選べば、電磁放射線被曝量は増えるということだ。

テキサス州、ミシガン州、イリノイ州、メイン州などでも

アメリカの場合、反対運動はテキサス州、ミシガン州、イリノイ州、メイン州、メリーランド州、ネバダ州、オレゴン州などでも起きている。テキサス州では、電力事業者・米Oncor社の顧客が2010年3月、「スマートメーター導入後に高額の料金（400〜700ドル→1800ドル）が課され、納得のいく説明がなかった」として、同社を相手どって同州の地方裁判所に提訴した。

ミシガン州では9つの自治体がスマートメーターの導入に反対している。なかでも、同州ス

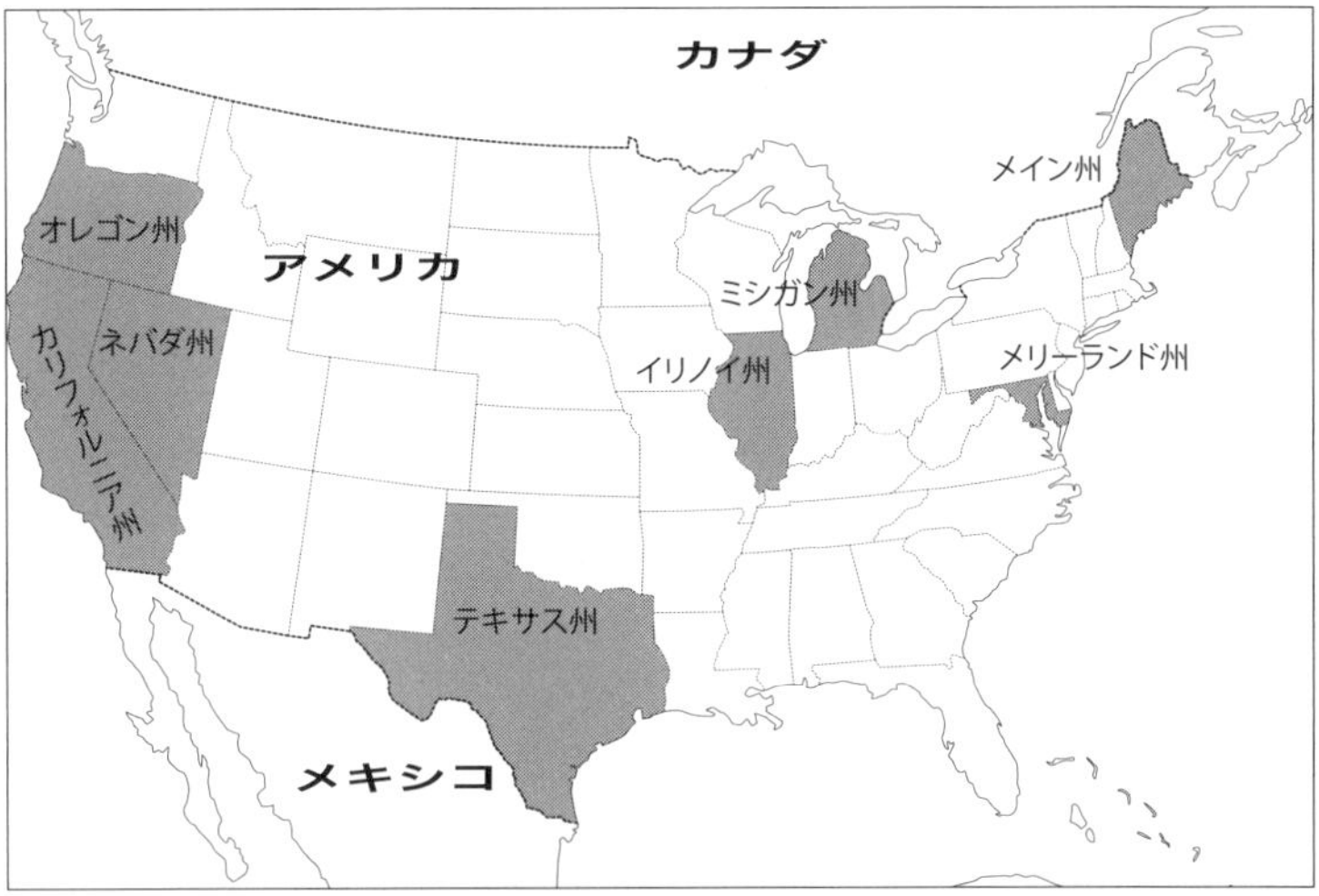

スマートメーター導入反対運動の起きているアメリカの州

ターリングハイツ市は、「スマートメーターの設置を拒否する選択肢が全住民に与えられるまで、スマートメーターの設置を一時停止する」と決めた。

イリノイ州ではネイバービル市の市民団体が、「合理的な保護対策が行なわれるまでスマートメーターの設置を差し止めるよう」、２０１１年12月、提訴した。

また、メイン州では、２０１２年1月から同州最高裁判所で、住民が「スマートメーターの電磁放射線による健康影響、安全性、プライバシー侵害のおそれについて調査するよう」公益事業委員会に求めた裁判の控訴審が行なわれている。

オランダ・イギリスは「強制しない」に

反対運動はヨーロッパでも起こっている。オランダの新聞（NRCハンドレスブラッド紙・電子版・２００９年４月８日付）によると、当時の経済大臣は当初、罰則を設けてスマートメーターの設置を進めようとしていた。しかし、プライバシーの侵害を懸念する市民団体や消費者団体が導入に強く反対し、議員の大多数も強制的な設置に反対票を投じたため、大臣は設置を任意にすることを決めたという。

イギリスでも、エネルギー担当大臣が「設置を強制しない」（テレグラフ紙・２０１２年２月１日付）と述べている。同国では、１２０億ポンド（約１兆５４８０億円）の予算を組み、２０１９年までに全世帯にスマートメーターを設置する計画だった。そして、すでに40万世帯に導入されていた。しかし、電磁波問題に取り組む市民団体がスマートメーターの設置に反対し、ビル・エスターソン下院議員とともに、政府への働きかけを続けた。その結果、上記のようなエネルギー担当大臣の言を引き出したのだ。

「米国環境医学会」の２度にわたる警告

スマートメーターの設置が進み、健康被害が表面化するなか、アメリカでは医学者たちも社会に対して公式な発言を始めている。

２０１２年４月12日、「米国環境医学会（ＡＡＥＭ）」（１９６５年創設）は高周波電磁放射線の健康影響に関する声明を出し、スマートメーターの設置について緊急警告を発した。同医学会はいくつかの査読済み科学研究に言及し、「非熱高周波の被曝は、有意な生物学的悪影響を起こす」

という、電磁放射線と健康被害との因果関係を認める結論を出した。

同医学会の会長で内科医でもあるエミー・ディーン博士は、次のように語った。

「患者たちは彼らの家にスマートメーターが設置された後、健康被害や症状の発生を医師に訴えている。市民の健康を守るために早急な行動が必要である」

「スマートメーターの技術の安全性を検証するためには、より独立した調査が必要だ」

同医学会の元会長であり、「ダラス環境医学治療センター」の設立者でもあるウィリアム・J・レイ博士も、次のように述べている。

「『がん』『心臓疾患』『脳機能障害』『呼吸困難』、そして『線維筋痛症』のような末期疾患の禍《わざわい》から人々を守るために、新しい科学技術を取り入れる際には、その負の影響について調査すべきである。電磁放射線や無線技術は、病気から患者を守り救おうとする医師たちにとっては、疑問をもたざるをえない最先端技術である」

そして、同医学会は、行政機関や電力会社、市民に対して次のことを要求した。
○悪影響の可能性のある高周波を出すスマートメーターの設置に対する早急な警告。
○ワイヤレス・スマートメーター機器による曝露を含む、電磁放射線曝露の健康影響を考慮した生活環境。
○電磁放射線曝露による健康影響をさらに解明するための独立した研究。
○スマートメーターなどに付随する技術には、ハード配線、光ファイバー、無害なデータ送信方法など、安全なものを使用すること。
○電磁波過敏症が世界的に増加していることを認めること。
○電磁放射線の量子学的な健康影響への考慮および独立した研究。
○社会の安全のために、この電気に汚染された環境をしっかりと認識し、管理すること。

翌2013年11月、米国環境医学会は社会に対して、再び、警告を発している。警告のきっかけとなった一つは、フェデリカ・ラメシュ医師の一連の研究論文「ヴィクリアにおけるワイヤレス・スマートメーターの電磁放射線による健康被害患者に関する報告」だった。

これは、92人の症状に関する報告で、「疲労」「頭痛」「動悸《どうき》」「めまい」など、多くの症状が電磁放射線被曝によって引き起こされたことを証明していた。そして、重要なことは、彼らのほとんどが「スマートメーターを設置するまで電磁放射線に敏感ではなかった」ということだ。

同医学会の警告は次のとおりだ。
○スマートメーターの健康影響に関するさらなる研究調査。
○スマートメーターに関する健康を考慮した住まい。
○アナログメーターのままにしておく選択も含めて、健康を考慮してスマートメーターからの電磁放射線曝露を避けること。
○スマートメーターの一時的停止、より安全なテクノロジーの導入。

○病気の経過、診断、患者の治療において、電磁放射線の作用や影響を考慮できる医師と保健士の配備。

40人の科学者・医療専門家が「ニセ情報」を正す

カナダの情報誌『21世紀の家』（カナダ・ケベック州に基盤）が、スマートメーターの危険性について、医師たち40人のコメントを載せた。これは、２０１２年5月24日付・モントリオール日刊紙『ル・ドボワール』に掲載された「ワイヤレス・スマートメーターが人の健康に与える危険性はない」という文書に対して出された反論で、『スマートメーター　粗野なニセ情報を正す』というものだ。

コメントしたのは、著名な内科医で、アルバニー公衆衛生大学（ニューヨーク州立大学とニューヨーク健康省とが共同で作った大学）の元総長であるデビッド・O・カーペンター医師をはじめとする約40人の国際的な専門家たち。彼らは、電磁放射線の健康影響についての論文（査読された）を何百も共同で執筆してきた科学者と医療関係の専門家たちだ。

問題の文書は、ケベック州のエンジニア・物理学者のグループによって提起されたもの。彼らは、「疫学的な、また人体実験的な手法による何千もの研究は、低レベルマイクロ波の曝露によるがんの増加を示していない」などと記述していた。

これに対し、カーペンター医師らは、エンジニア・物理学者のグループによる文書は、「スマートメーターから放射されるマイクロ波の健康影響に関する科学的理解の欠如をあらわにしている」として、次のように非難した。

「彼らが引用した論文は、多くがワイヤレス業界の助成による研究である。それらは、対象となる人数が少なすぎたり、期間が短かすぎたりで、実験条件に重大な不備がある」

「業界の助成でない研究では、低レベルマイクロ波の長期被曝を受けている人たちに、がんの有意な増加が見られる。少なくとも、10年以上携帯電話を使っているレギュラー・ユーザーには、脳腫瘍《のうしゅよう》の増加リスクが見られる」

後悔する前に安全策を

『スマートメーター　粗野なニセ情報を正す』のなかで、カーペンター医師らは、「脳腫瘍率」「電磁波過敏症」「明確な生物学的効果」「警告した科学者への攻撃」などについてコメントしたのち、スマートメーターに関して、次のように述べている（要旨）。

「ワイヤレスのスマートメーターは非常にインパクトの強いパルス・マイクロ波を作る。その生物学的影響は十分に検証されていない。それらは1000分の1秒の長さのマイクロ波を、平均で1日に9600回、最高で1日に19万回放射し、電磁放射線強度の最高レベルは公認された安全な電磁放射線密度より2・5倍高い」

「携帯電話のマイクロ波曝露は、主に頭や首に集中し、また、使用時のみである。しかし、スマートメーターの場合は、全身がマイクロ波に曝され、体内の臓器が過剰曝露される危険が増える」

「スマートメーターは変調マイクロ波に加えて、『汚れた電気』（キロヘルツ周波数の典型的な電磁干渉）の大きな源となる」

そして、「後悔する前に安全策を」と、次のようにコメントしている。

「現時点では、低レベルマイクロ波源の長期の健康影響に関する独立した研究はほとんどないに等しい。しかし、何十年もの化学物質の毒性研究の歴史から学べば、低レベルマイクロ波の長期曝露は、同じマイクロ波の短期で強い曝露と同様か、あるいはより深刻な被害をもたらす可能性がある。

多くの科学者や医療専門家が、マイクロ波の曝露を減らすために有線のメーターを使うなどの予防原則に基づく方法を直ちにとることを勧める理由はそこにある。

我々は、マイクロ波技術を全廃しろと言っているのではない。ただ、これらの技術を使う際には、良識をもち、開発と実行においては、曝露と健康被害のリスクを減らすために最善を尽くすことを求めているのである」

日本の科学者、医学者たちが40人も、スマートメーターに関してこのようなコメントを社会に向けて発表するときはくるのだろうか。

「電磁放射線難民」となり、1億2000万ドル請求の訴訟

米国・カリフォルニア州では、2012年12月、スマートメーターが設置されたことで「電磁放射線難民」となった女性が、電力会社などを相手に1億2000万ドルを請求する訴訟をサンフランシスコ州立裁判所に起こした。

原告は、音楽家のデボラ・コーニイさん（2012年現在50歳）。被告は、サンディエゴ・ガス電気公社、スマートメーターの製造会社イトロン、州の弁護士カマラ・ハリス、公共事業コミッションなど。

デボラさんの申し立て内容は次のようなものだ。

「電磁放射線曝露による急性症状として、『皮膚を針でさすような痛み』『筋肉の収縮・こり・痛み』『運動失調』『脱水症』などを経験した。きっちり4時間ごと（1時、5時、9時）に、『心臓に痛み』を感じた。痛みは心臓発作のように始まり、『胸の痛み』『呼吸困難』『動悸』『吐き気』『めまい』『浮腫』『しびれ』と広がり、『死の恐怖』を感じた」

デボラさんは、2011年4月、突然、「キーンという高音の耳鳴り」に襲われた。それは、まるで、だれかが「突然、スイッチを入れたかのように」始まった。原因は、近くのマンションに設置された100個以上のワイヤレス・スマートメーターではないかと疑った。

その後、症状は悪化し、家のなかでは眠れなくなり、食事も喉を通らなくなった。もう、自宅にいることができなくなった。

２０１１年８月24日、ついに、家を出て、２６００マイル（約４２００㎞）離れたウェストバージニア州グリーンバンク市にある国立の「無線禁止地区」（第12章参照）まで、車で避難することになった。２０１４年現在は、10×20フィート（約３㍍×約６㍍）四方の電気のないレンタル・キャビンに住み、シャワー、料理、電話・コンピュータを使うときは、８マイル（約13㎞）離れた小さな借家まで車で移動するという生活を送っている。

デボラさんは、言う。「裁判でどんな結論がでようと、私は訴訟によって問題を突きつけた。その点では偉業を成し遂げたと思う。私が手本となり、他の人が同じような裁判をすることを願っている」と。

デボラさんはアメリカ人だが、スマートメーターが設置された後、世界各地で彼女と同じような経験をしている人がいるだろう。また、これからするであろう人々が増えることは確実だ。

第３章　電磁放射線問題は地球丸ごとの「環境問題」

街中にあふれる電磁放射線（マイクロ波）

「電磁波は21世紀の公害」と言われてから久しい。しかし、日本ではいまだに電磁放射線の危険性に意識を向けている人が少ないようだ。

私たちが生活する空間に、電磁放射線は見えないスモッグとなって充満し、年々濃さを増している。近年、急増しているのが「マイクロ波」と言われる電磁放射線だ。マイクロ波を発するものは、家の中や街の中にあふれている。室内では、携帯電話、スマホ、Wi-Fi、無線ＬＡＮルーター、無線機能付ゲーム機、子機付無線電話、子機付無線インターホンなど。これらの機器がどのような健康被害をもたらすかは第1章でみてきた。

駅に行けば、まず目につくのが、周辺ビルの屋上に設置された大きな基地局だ。そして、ホームはもとより駅構内の各所には携帯電話・スマホ用の基地局が天井に取り付けられている。２０１３年5月には、地下鉄の構内すべてに、高速無線ＬＡＮが使えるように、さらに基地局が増設された。

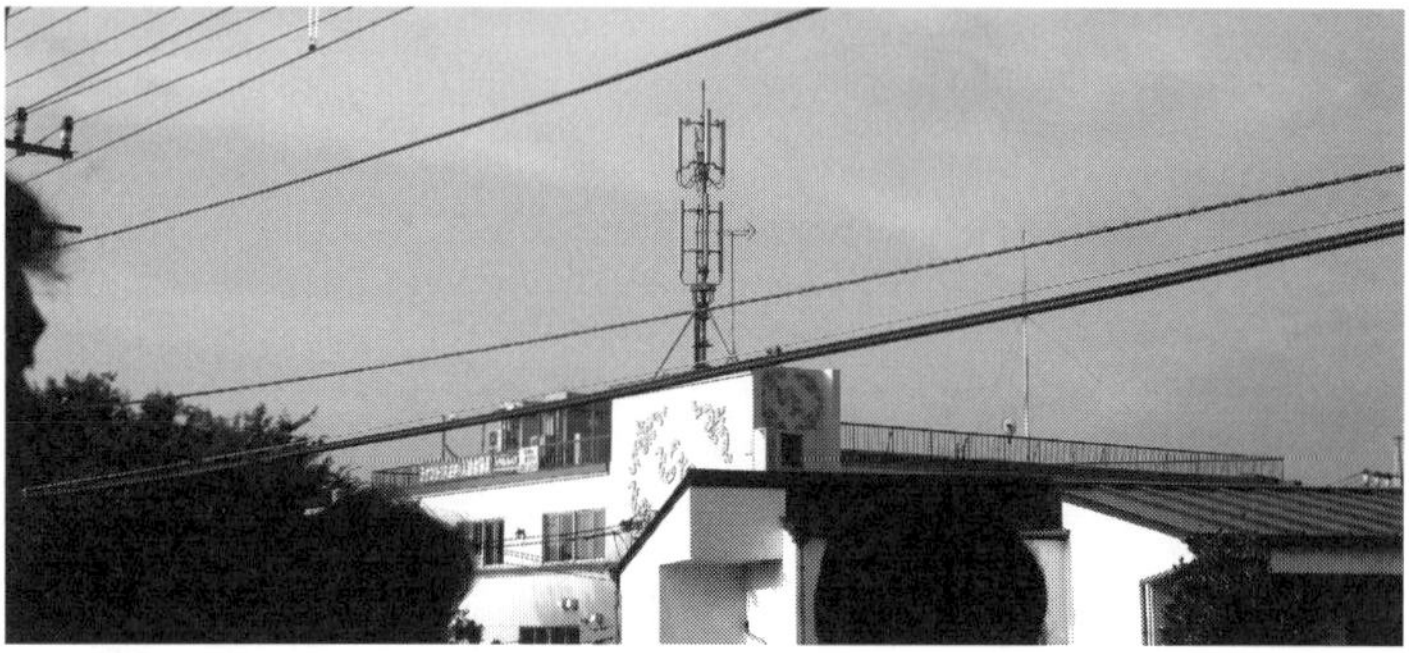

駅のホームから見える、周辺ビルの屋上に設置された大きな基地局

駅構内の天井に取り付けられた基地局

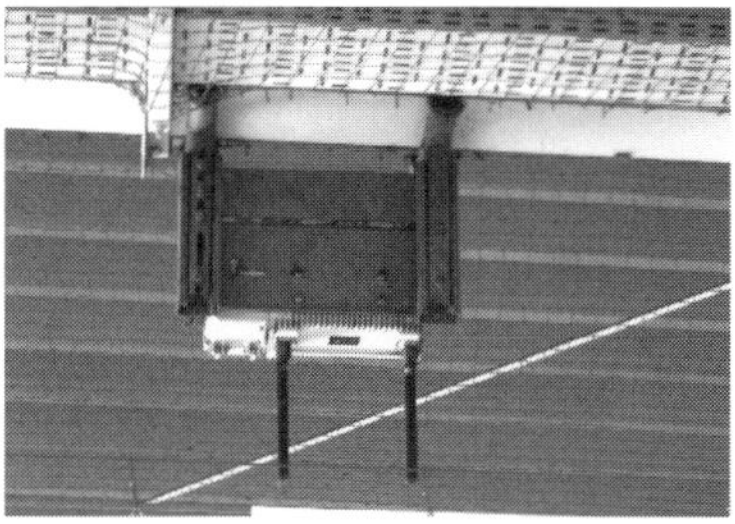

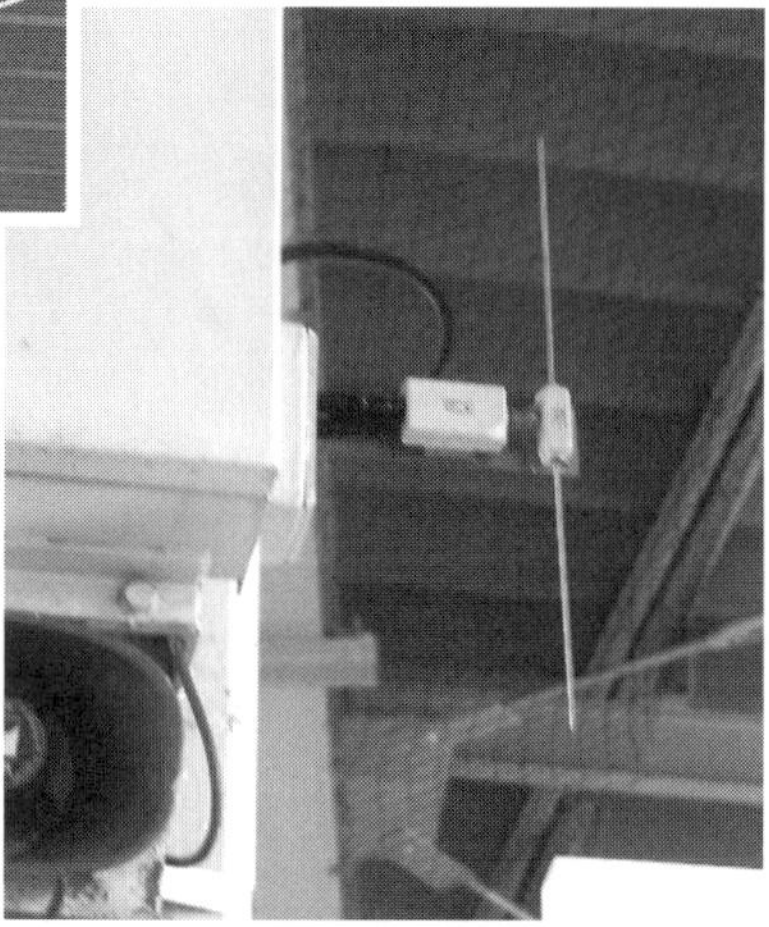

（写真撮影：３点とも著者）

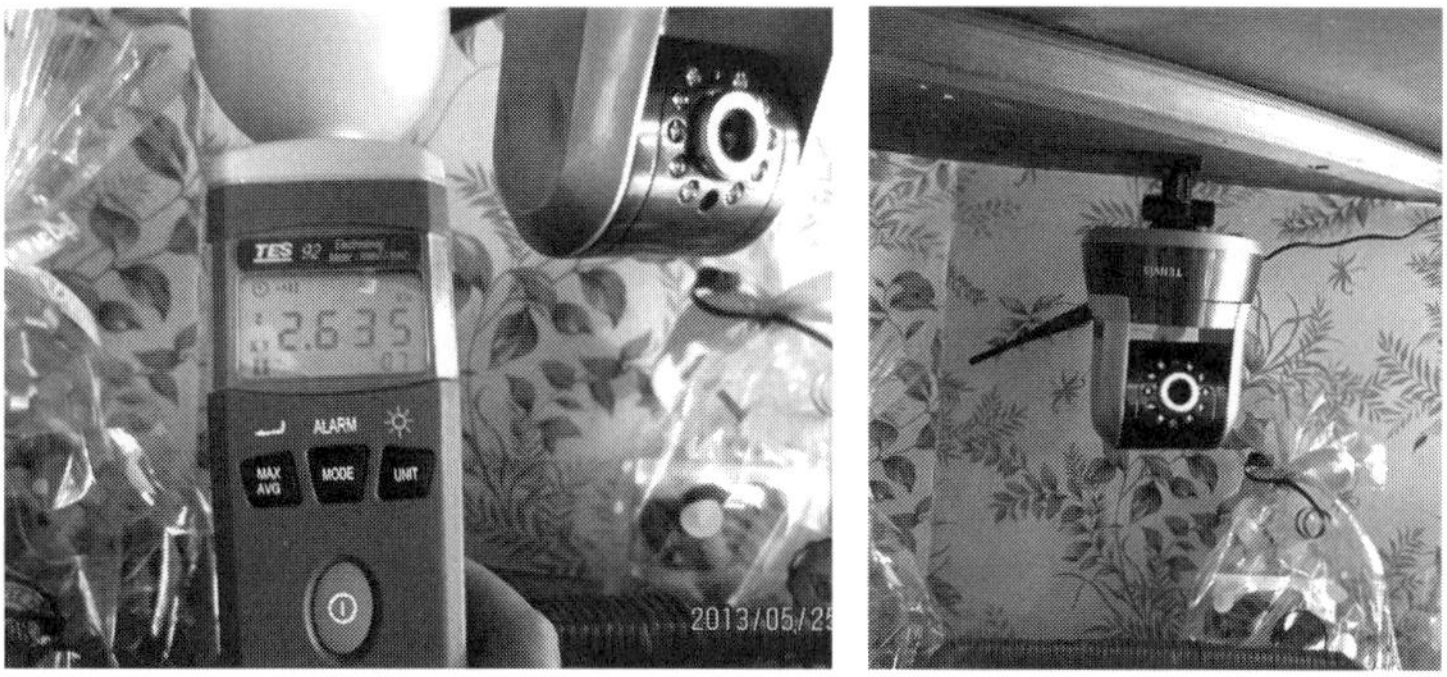

お菓子売り場で盗難防止用に取り付けられた無線装置付きのカメラ（右）と、
測定した電磁放射線の値（2.6V ／ m=1.79μW ／㎠）
（写真提供：Mさん）

図書館や量販店、ドラッグストアなどの入り口には、盗難防止用の無線ゲートが。病院に行けば、院内ＰＨＳ用の基地局が、ナースステーション近くや病棟各所の天井に取り付けられている。

デパートに行けば、エレベーターを待つスペースの天井に基地局が設置されている。また、有名な観光名所など、人が集まるところには、どこにでも、もれなく基地局が目につくようになった。

お菓子売り場（パン屋）でも、盗難防止用に、無線装置付きのカメラが取り付けられているところがある。売り場の様子を、別の場所に置いたパソコンで確認するためだ。この無線装置付きのカメラ（ネットワークカメラ）は、別室に寝ている赤ん坊や老人の見守り用としても使われることがある。知り合いが電磁放射線を測定したところ、「1・79μW（マイクロワット）／㎠（平方センチメートル）」という高い値のマイクロ波を発信していた（写真）。世界でもっとも安全な基準値を定めているオーストリア・ザルツブルク州の基準値は室内で０・０００１μＷ／㎠。無線装置付きカメラの値は、同州の基準値の1万７９００倍にあたる。

２０２０年に向けてWi‐Fi環境強化

街中における電磁スモッグ濃度は、２０２０年の東京オリンピック開催に向けて、過剰な「おもてなし」精神から、さらに濃くなりそうだ。

朝日新聞デジタル版（２０１４年6月23日）によると、日本を訪れる外国人観光客の、「街でWi‐Fiを利用できるエリアが限られている」「煩雑な手続きを経ないとすぐ使えない」などの苦情意見を受けて、２０２０年の東京オリンピックに向けて、首都圏でさらなる通信（Wi‐Fi）整備の動きが出ているという。

観光庁が２０１１年に成田空港で外国人約５００人にアンケートしたところ、旅行中に「困ったこと」の最多が「無料公衆無線ＬＡＮ（Wi‐Fi）環境」（36・7％）だったという。これに対して、九州大学大学院教授の実積寿也《じつづみとしや》さん（通信政策）は「外国人旅行者のためには街をカバーする面的な整備が必要」とコメント。

そして、6月3日には、都知事の舛添要一さんに、ソフトバンク社長の孫正義さんが、「日本のおもてなしとして（無料Wi‐Fi整備を）やるべきだ」と要請、同月12日には、楽天社長の三木谷浩史さんが同知事に、「パスワードなしの無料Wi‐Fiを都内全域に広げるのが重要」と訴えたという。これに対して、同知事は「進めます」と答えている。

東京オリンピックを控えて、都は、２０１３年度、ホテルのWi－Fi整備に最大30万円の補助を出し、約60のホテルが応じている。また、都バスの無料Wi－Fiを全路線に広げるなどの整備も進める予定だという。

同記事によると、川崎市でも、外国人誘致などを目的に、「川崎まるごとWi－Fi化計画」を掲げ、２０１４年5月に検討会を立ち上げたという。

２０２０年をめどに、東京都内・近郊の地域が、次々とWi－Fiの電磁放射線で面的（数十メートルおきにルーターを設置）に覆われようとしている。

病院内で「電磁放射線規制」緩和

電磁スモッグは、これまで「禁止されていた」場所にまで広がりそうだ。

病院など医療機関では、医療機器に対する誤作動などへの配慮から、携帯電話が使えるのは、待合室など限定されたエリアのみだった。ところが、２０１４年8月以降は、「手術室、集中治療室、検査室など」を除いて、待合室はもとより、ロビー、食堂、廊下、エレベーターホールなどでも携帯電話の使用が可能になった。病室でも、通話は制限するものの、メールやインターネット接続などは可能となった。

これは「電波環境協議会」（総務省や携帯電話事業者らで構成）が8月19日に発表した「医療機

関における携帯電話等の使用に関する指針等」（新指針）に基づいている。

これまで、医療機関における電波の制限は、１９９７年に策定された「医用電気機器への電波の影響を防止するための携帯電話端末等の使用に関する指針」（旧指針）に基づいて行なわれてきた。しかし、新指針によって、携帯電話等の使用制限が大幅に緩和されることとなった。

緩和の理由として、「第3世代以降の携帯電話と比べて電波が強い第2世代携帯電話のサービスが終了したこと」「携帯電話の制限緩和を希望する患者の生活の質（ＱＯＬ）の向上」などが挙げられている。

２０１４年1～2月に行なわれた総務省による全国約３０００の病院を対象とした調査によると、約85％の病院が、病院内での携帯電話使用について、「原則禁止・一部の許可エリアのみ」としている。しかし、新指針が策定されたことによって、病院内での携帯電話使用を大幅に緩和するところが出てきそうだ。

新指針（もちろん、旧指針にも）には、電磁波過敏症の人に対する配慮は全くない。今でも、病院内の電磁放射線が強いために中に入れない人々がいるのに、さらに電磁放射線が強くなれば、ますます足を踏み入れられなくなる人が増えていく。それは、彼らの「医療を受ける権利」を剥奪することに等しい。

また、携帯電話から放射されるマイクロ波は「発がんの可能性あり」とＩＡＲＣ（国際がん研究機関）が認めた物質であり、だれにとっても「危険」なものだ。とくに、からだが弱っている人々や療養中の人々にとっては、病気を加速させるものとなる。健康を害するマイクロ波の使用（携帯電話の使用）を、健康を回復させるはずの場所で、禁じるどころか、寛大に許可するというのは、「本末転倒」も甚だしいというべきだろう。

関西の鉄道25社が携帯電話規制を緩和

電磁放射線規制緩和の動きは、交通機関にも広がっている。ＪＲ西日本や近畿日本鉄道など関西の鉄道25社が、２０１４年7月1日から、優先席付近での「携帯電話電源オフ」を「終日」から「混雑時」に変更したのだ。

同年６月まで、上記の各社は、「携帯電話の電磁波が心臓ペースメーカーを誤作動させる恐れがある」として、「原則として、優先席付近では携帯電話の電源を『終日』切るよう」に案内してきた。

ところが、２０１３年1月、総務省が、「ペースメーカーの改良などにより誤作動の可能性が低くなったとして、「各種電波利用機器の電波が植込み型医療機器へ及ぼす影響を防止するための指針」を改正し、携帯電話と医療機器の距離指針を22センチから15センチに変更した。これを受けて、上記25社が、「終日」から「混雑時」に変更したのだ。

それに伴って、これまで列車編成中1両は「携帯電話電源オフ車両」としてきた阪急電鉄・能勢電鉄・神戸電鉄・大阪市営地下鉄堺筋線も、他社同様、「混雑時のみ、優先席付近での電源オ

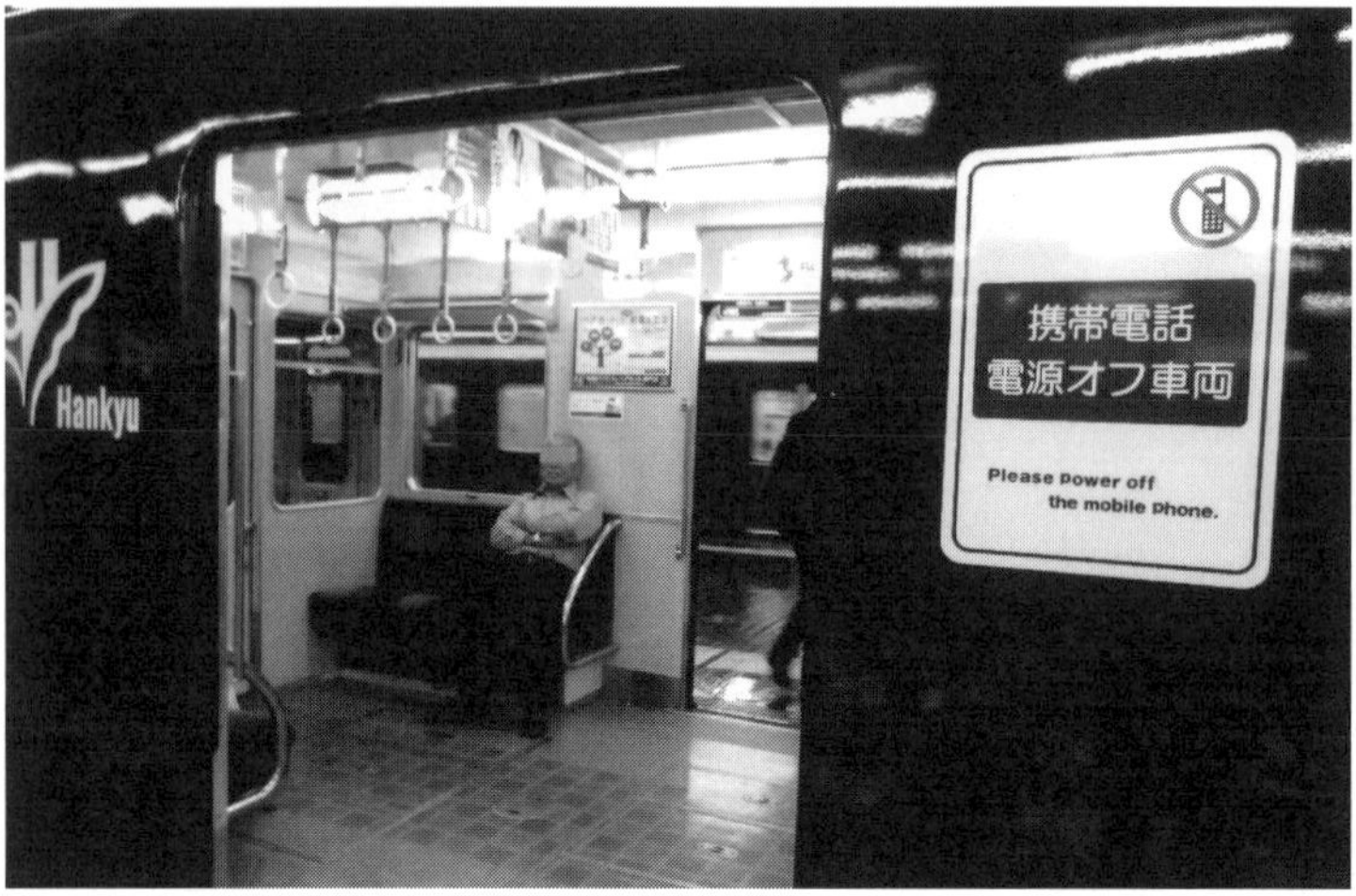
Hankyu
携帯電話
電源オフ車両
Please power off
the mobile phone.

廃止されてしまった阪急電鉄の「携帯電話電源オフ車両」
（写真撮影：著者）

フ」を求める案内に変更した。

この鉄道25社による「携帯電話電源オフ」の「終日」から「混雑時」への変更に関しても、電磁波過敏症の人々への配慮、ＩＡＲＣによる「発がんの可能性あり」という警告は無視されている。

関西における車内の電磁放射線規制緩和は、関東など他の地域に広がる可能性をもっており、日本全国で、電磁放射線に敏感な人々の生活や仕事に支障が出ることが予想される。

公共機関というものは、「いかなる人も利用できる」ことが前提ではないのだろうか。その前提を国（総務省）が率先して壊しているようだ。病院内においても、電車内においても、電磁放射線規制を緩和しようとする総務省には「予防原則」という概念はないようだ。

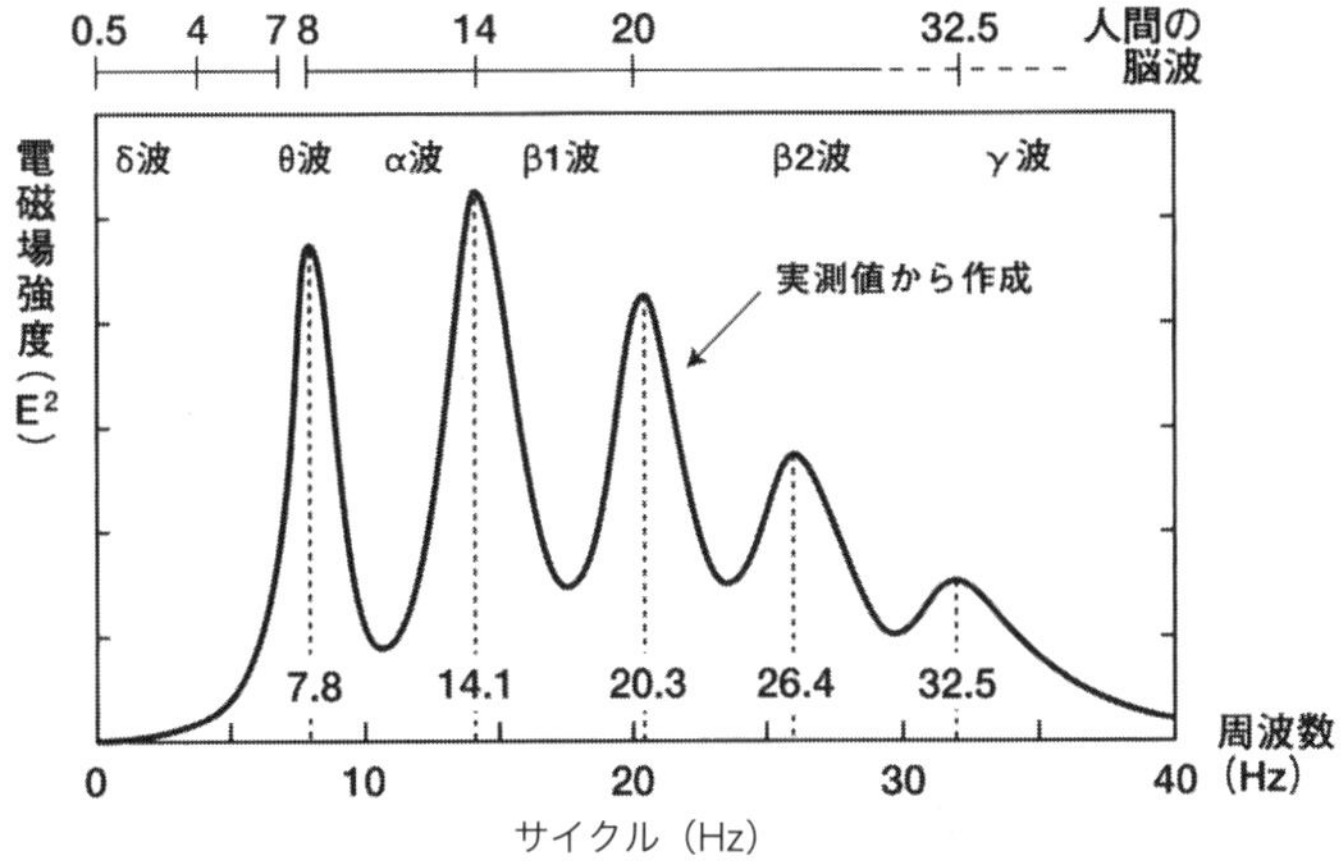

シューマン共振波と脳波（人間）との関係
（『健康を脅かす電磁波』荻野晃也著、緑風出版、2007 年、21 頁より）

数十億倍になった人工マイクロ波

地球上に初めて生物が誕生したのは、約37億年前だと言われている。そのときから、私たち生物は「シューマン共振波」と言われる電磁放射線と共存してきた。「シューマン共振波」は「地球の脳波」と言われるもので、その周波数は低い順に、7・8Hz（ヘルツ）（1波長が地球の円周）、14・1Hz（2波長で地球を1周）、20・3Hz、26・4Hz、32・5Hzとなっている。

これらは、1つの波長がとても長い（7・8Hzの場合、1波長は地球の円周と同じ）極低周波だ。そして、その強さはとても弱い。電力密度で言えば、0・0000001μW／㎠という弱さだ。これは前出のザルツブルク州の室内基準値（0・0001μW／㎠）の1000分の1の値だ。

この弱いシューマン共振波と共存してきた私

たちは、脳波もシューマン共振波にちかい周波数となっている。たとえば、「デルタ（δ）波（睡眠時に発生）」は0・5〜4Hz、「シータ（θ）波（まどろみ時に発生）」は4〜8Hz、「アルファ（α）波（リラックス時に発生）」は8〜13Hz、「ベータ（β）波（覚醒時に発生）」は13〜30Hz、「ガンマ（γ）波（興奮時に発生）」は30〜100Hzとなっている。

1900年以前まで、私たちはこのようにとても弱い自然の電磁放射線環境のなかで生きてきた。しかし、ここ100年余りの間に、徐々に人工的な電磁放射線（高圧線・家電などの極低周波／医療用のX線／核実験・原発などの電離放射線）が増え続け、とくに1990年代からは、携帯電話の普及に伴って、マイクロ波領域の人工的な電磁放射線（非電離放射線）が爆発的に増加した。今や、私たちは、先も見通せないほど濃くなった電磁放射線のジャングルの中を生きているに等しい状態だ。人工的なマイクロ波量は、地球上で観察される自然マイクロ波量の数十億倍にまで及んでいる。電磁放射線問題は地球全体で問題にしなければならない環境問題の最たるものになっている。

電磁放射線と生物の関係を研究したパイオニアである米国医師・学者のロバート・O・ベッカーは、その著書『クロス・カレント――電磁波・複合被曝の恐怖』のなかで、次のように指摘している。「すべての異常な、人工的な電磁波は、その周波数に関係なく、同様の生理的影響をもたらす。これらの影響は、正常な機能を逸脱させ、明らかに、あるいは潜在的に有害である」

ベッカーが指摘する、「有害性」とは、次のようなものだ。

○成長中の細胞への影響（がん細胞の成長促進など）。
○ある種のがん発生のひきがね。
○胎児（胚）の異常発育。
○神経化学物質の変化（自殺のように、異常行動を引き起こす）。
○生理的周期（リズム）の変容。
○ストレス反応（継続すると免疫システムの機能の低下を招く）。
○学習能力の低下。

そして、「これらの生物学的影響は、いかなる電磁波を浴びても、その人の病的状態に作用を及ぼす」と述べている。ベッカーの同書が発行されたのが1993年。それから、21年（2014年現在）が経過した今日、彼が指摘した人工的な電磁放射線の生物学的影響は、人工的な電磁放射線の爆発的増加にともなって、どれほど深刻化しているか、計りしれない。

「電磁波」とは「エネルギーの波」

「電磁波」とは何だろうか。ひとことで言えば、「電場（電界）と磁場（磁界）によって作られるエネルギーの波」（「空間を走る電磁気の波」）だ（83頁図参照）。「電場（電界）」とは、電気の力が及ぶ空間。「磁場（磁界）」とは、磁気の力が及ぶ空間だ。そのエネルギーの波が空間を伝わる速さは光と同じ「秒速30万㎞」だ。それは「1秒間に地球を7周半する速さ」に等しい。

「電磁波が1秒間に振動する回数」は「周波数」で、単位は「Hz（ヘルツ）」。家電などに使われている「50Hz」とは、「1秒間に50回振動するエネルギーの波」という意味だ。無線LANや電子レンジに使われている「2・45GHz（ギガヘルツ）」とは、「1秒間に24億5000万回振動するエネルギーの波」ということになる。

1回の振動で進む距離は「波長」で、単位は「cm（センチメートル）」や「km（キロメートル）」。「波長」は「30万km÷周波数」で求められる。そのため、波長の長いものは周波数が少なく、波長の短いものは周波数が多くなる。

電磁波はその性質の違いによって、大きく「電離放射線」と「非電離放射線」に分けられる。ところで、「電磁波」のことを英語では「Electro-magnetic wave」とも、「Electro magnetic radiation」とも、シンプルに「radiation」とも表現する。「radiation」は「放射線」を意味する。ところが、日本では「電離放射線（Ionized radiation）」のことだけを「放射線」と呼び、「非電離放射線（Non-ionized radiation）」のことを「電波」などと呼ぶために、両者はまったく別のもののように感じられてきた。しかし、電離放射線も非電離放射線も、エネルギーとその影響効果が異なるだけで、ともに放射線（radiation）であることに変わりはない。つまり、原発から放出されている放射線（電離放射線）も、スマホに使われているマイクロ波（非電離放射線）も同じ放射線（radiation）の仲間ということになる。本書では、そのことを改めて認識し、「Electro magnetic radiation」にあたる日本語として「電磁波」の他に「電磁放射線」という言葉も使い

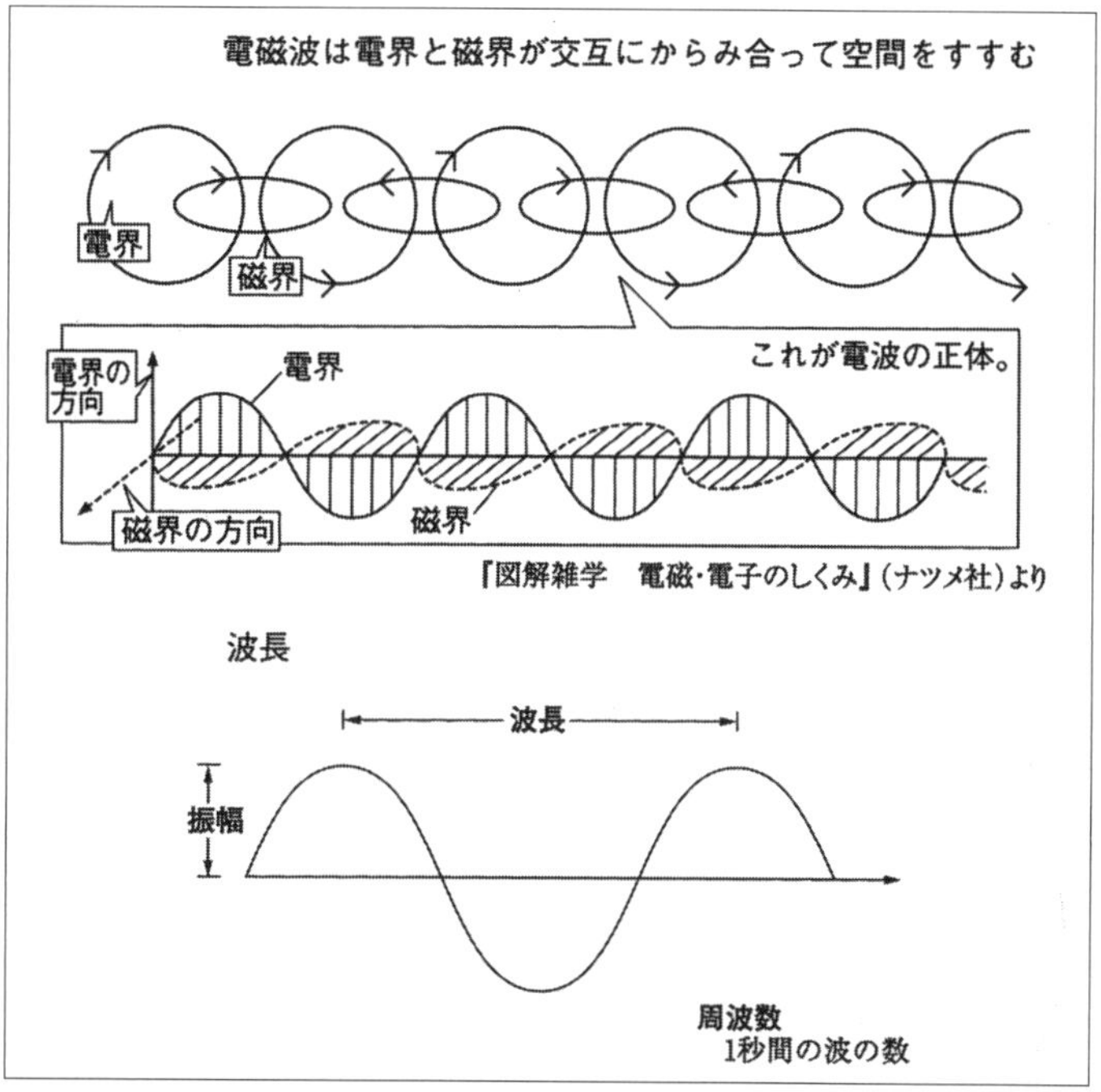

電磁波とは

(『誰でもわかる電磁波問題』大久保貞利著、緑風出版、15 頁より)

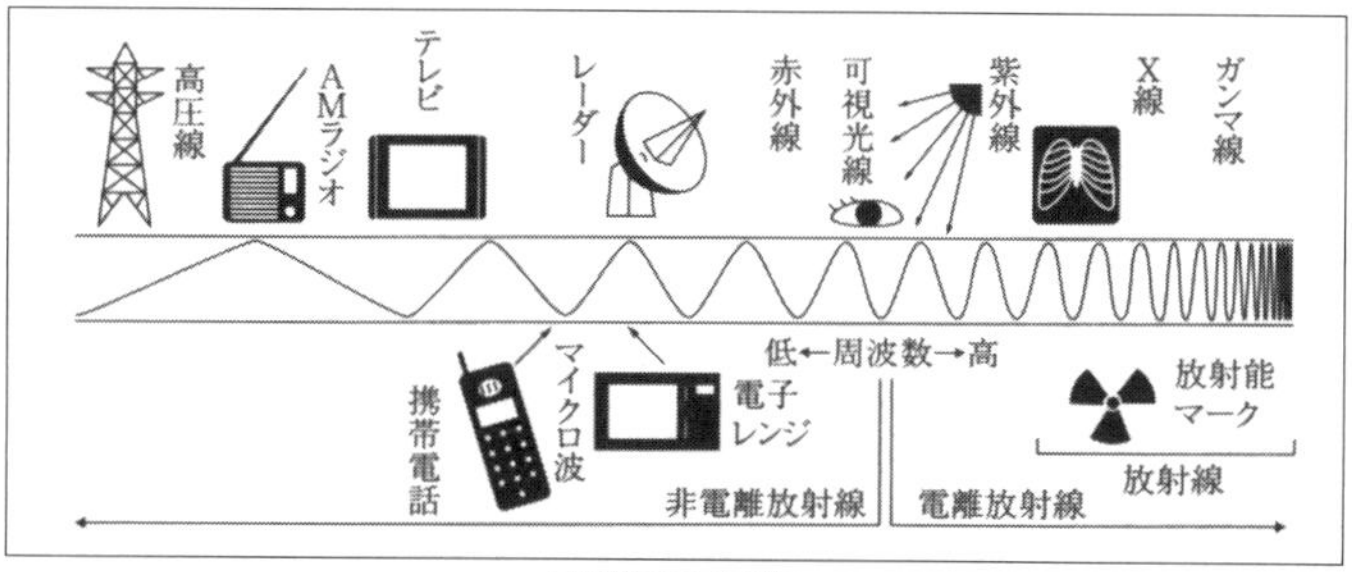

電磁波の種類

(『危ない携帯電話』荻野晃也著、緑風出版、13 頁より)

分類	周波数帯	該当するもの
高周波	100GHz（ギガヘルツ） 〜 10MHz（メガヘルツ）	電子レンジ、携帯電話、PHS、スマホ、無線LAN、アマチュア無線、無線ドアフォン、基地局、レーダー、コードレスホン、スマートメーター、インバーター式蛍光灯や液晶テレビの画面コントロール
中間周波数	10MHz（メガヘルツ） 〜 10kHz（キロヘルツ）	IH調理器（2万〜9万Hz） 盗難防止ゲート（14 kHzなど）
低周波 （極低周波）	10kHz（キロヘルツ） 〜 1 Hz（ヘルツ）	送電線、配電線、家庭配線、変電所、発電所、テレビ、パソコン、エアコン、電気毛布、ホットカーペット、蛍光灯、冷蔵庫、洗濯機、換気扇、オーディオ等すべての電気製品、鉄道。

高周波・中間周波数・低周波の分類

（「最新電磁波事情概観」（上）大久保貞利『世界』2014年3月号 などをもとに作成）

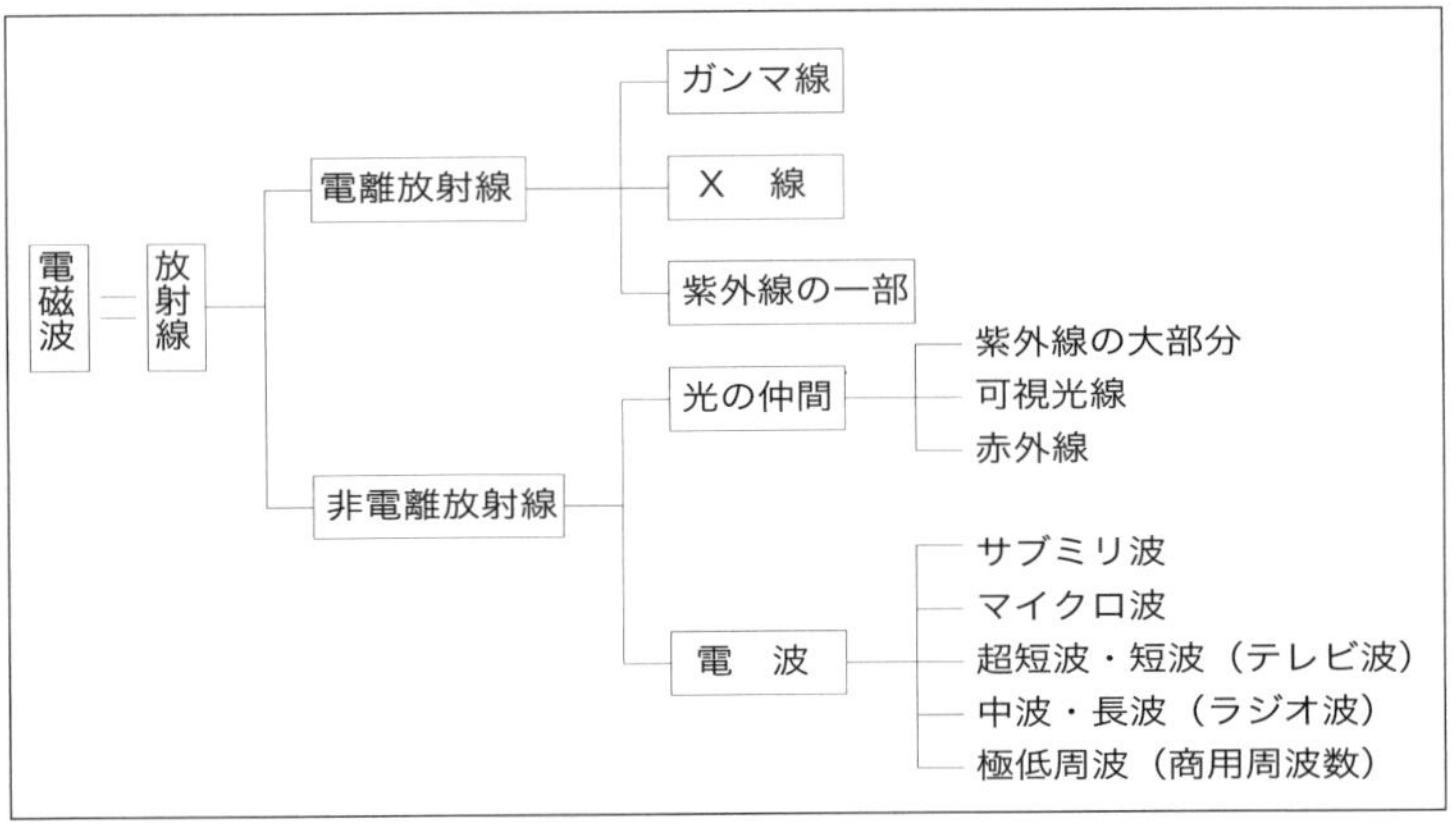

電磁波（放射線）の分類

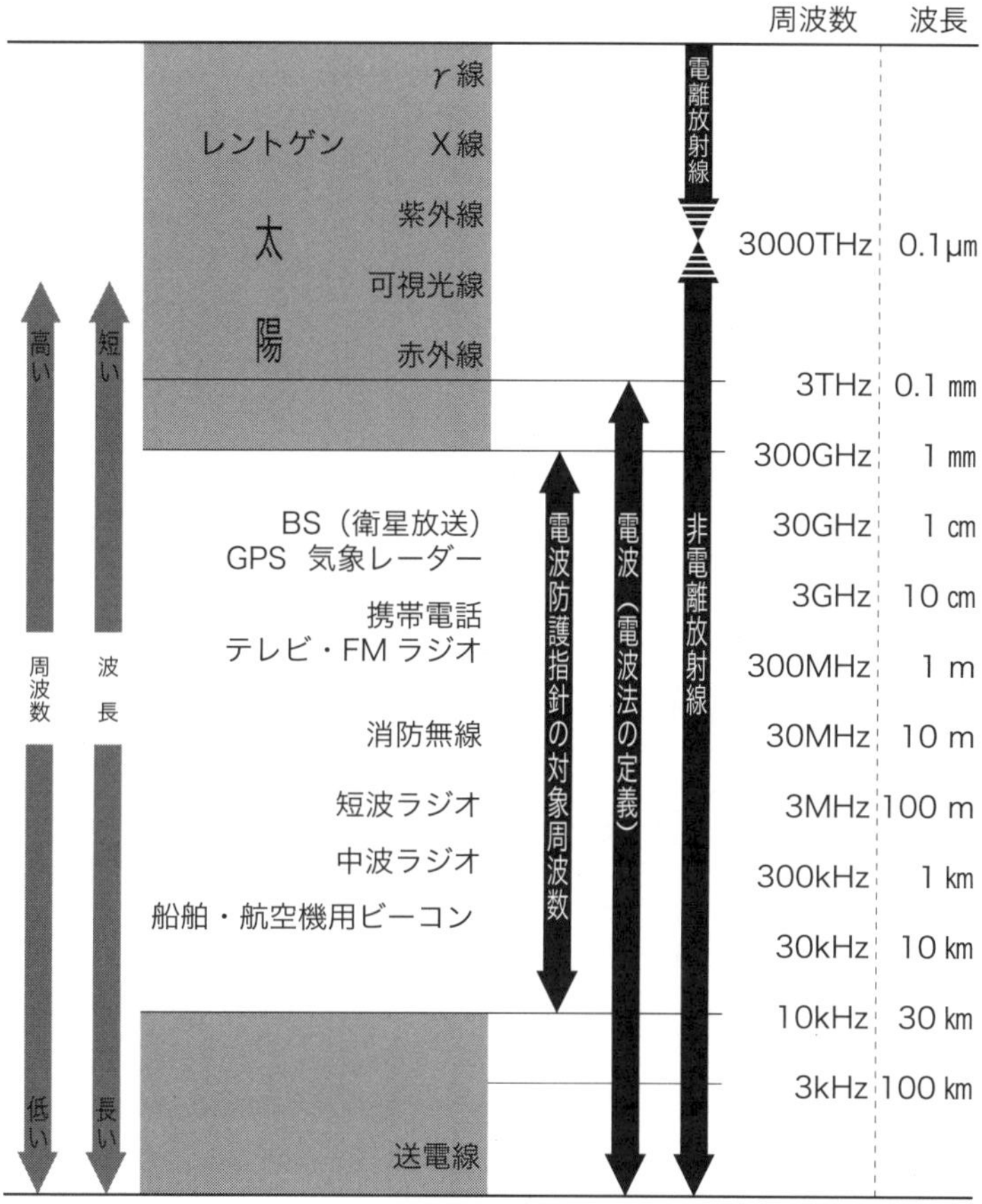

1 T（テラ）＝10^{12}（1兆）
1 G（ギガ）＝10^{9}（10億）
1 M（メガ）＝10^{6}（100万）
1 k（キロ）＝10^{3}（1千）

周波数による電磁波の分類

（『電波と安心な暮らし』総務省、
『携帯電磁波の人体影響』矢部武著、集英社新書 などをもとに作成）

用語	単位
周波数	Hz（ヘルツ） 電磁波の波が1秒間に振動する回数
波長	cm（センチメートル）またはkm（キロメートル） 電磁波の波一つ分の長さ。電磁波は光と同じスピード（約30万km／秒）で進むので、 30万km÷周波数＝波長となる。
電場（電界）	V/m（ボルト／メートル） 1m当たりにかかる電圧
磁場（磁界）	T（テスラ）またはG（ガウス） 1T＝10000G、1T＝1000mT（ミリテスラ） 1G＝1000mG（ミリガウス） 1mT=10G＝10000mG 1μT（マイクロテスラ）＝10mG
比吸収率 (エネルギー吸収比) (SAR=Specific Absorption Rate)	W/kg（ワット／kg） 高周波の電磁波が生体組織に吸収されるエネルギー量。 「全身SAR」と「局所SAR」がある。
電力密度	mW/cm²（ミリワット／cm²） またはμW/cm²（マイクロワット／cm²） 1mW＝1000μW 高周波電磁波の強さを示す単位。 1cm²当たりに何mWまたは何μWのエネルギー量が通過するかを表す。

電磁波の単位

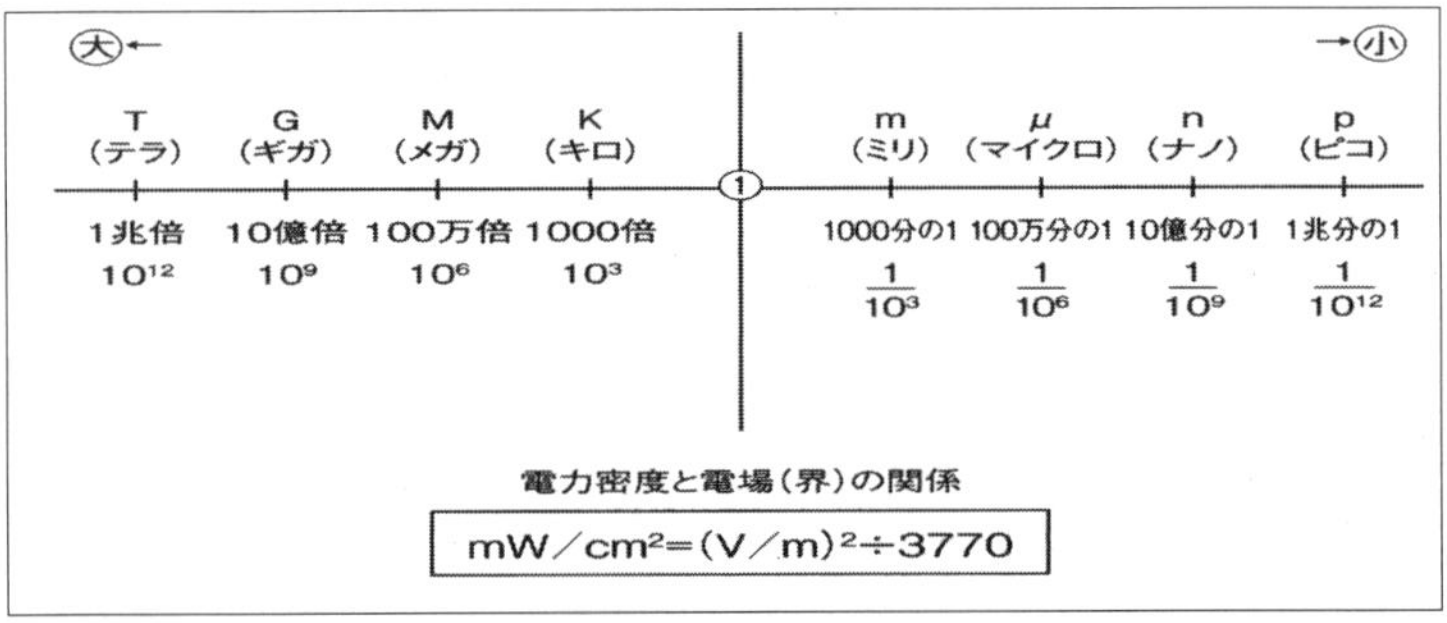

周波数と補助単位

（『見えない汚染「電磁波」から身を守る』拙著、講談社＋α新書、35頁より）

たい。

「電離放射線」とは、物質の電子を電離させることができるほど強いエネルギーをもつ放射線で、γ（ガンマ）線、X（エックス）線、紫外線の一部などが含まれる。

「非電離放射線」とは、物質の電子を電離させるほどエネルギーが強くない放射線で、大きく「光の仲間」と「電波」（３THz〈テラヘルツ〉以下の電磁波）に分けられる。

「光の仲間」には、「紫外線の大部分」「可視光線」「赤外線」が含まれる。

「電波」は大きく「高周波」「中間周波数」「低周波」（または「極低周波」）に分けられる。携帯電話やスマホ、無線LANなどに使われる「マイクロ波」は、高周波のなかに分類されている。

家電などに使われている極低周波（50Hzや60Hzなど）は周波数が低い（小さい）ため、電場と磁場を別々に測ることができる。そのため、単位は、電場に「V（ボルト）／m」、磁場に「mG（ミリガウス）」「μT（マイクロテスラ）」などが使われる。

一方、高周波は周波数が高い（多い）ため、電場と磁場が一体化して出てくる。そのために、両者を分離しては測れず、単位は電力密度「μW／㎠」で表される（前頁参照）。

「非熱的相互作用」こそ電磁放射線本来の性質から生まれたもの

電磁放射線がもたらす問題には「電磁干渉」と「生体への影響」がある。「電磁干渉」とは、ある機器（装置）から出る電磁放射線が、ノイズとなって他の機器（装置）を誤作動させる問題だ。

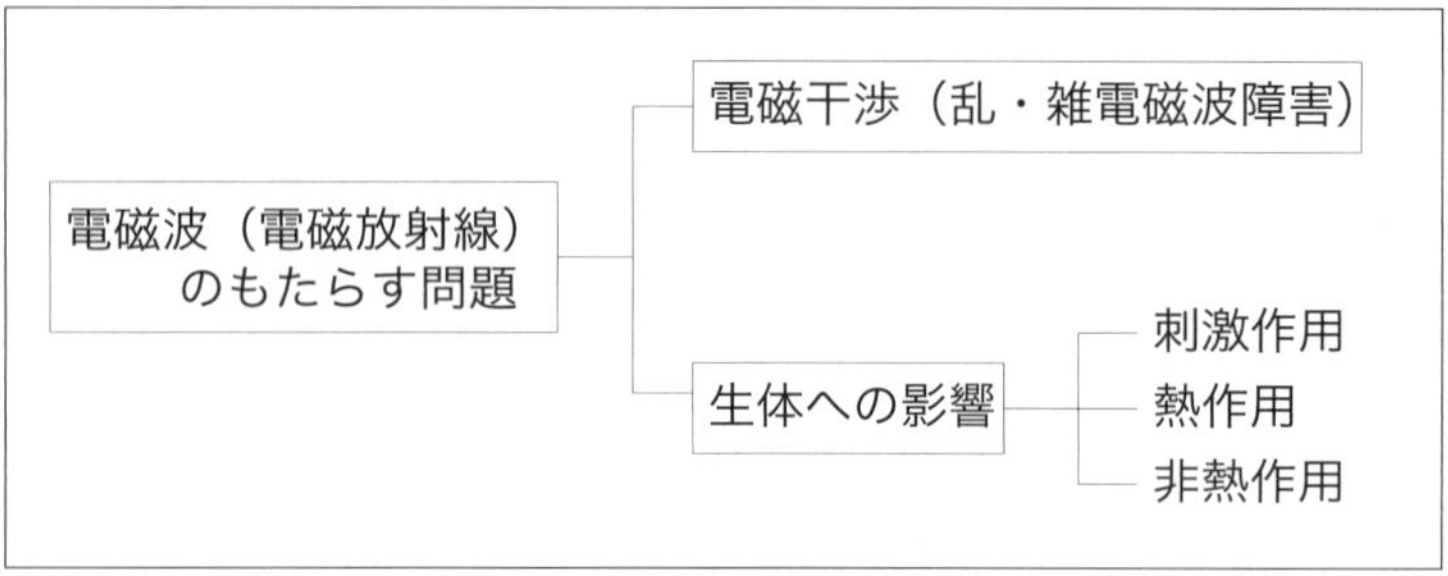

電磁波の影響

たとえば、携帯電話基地局からの電磁放射線の強い地域では、テレビにゴーストが出たり、映らなくなったり、リモコンが使えなくなったりすることがよくあるが、これらは電磁干渉と言えるだろう。

「生体への影響」には、「刺激作用」「熱作用（熱的相互作用）」「非熱作用（非熱的相互作用）」がある。

「刺激作用」（低周波領域）とは、体内に誘導電流が発生し、神経や筋などを刺激する作用（感電・ビリビリ感・チクチク感）のこと。「熱作用（熱的相互作用）」（高周波領域で主にマイクロ波）とは、人体に当たると、全身や局所の体温を上昇させる発熱作用のこと。「非熱作用（非熱的相互作用）」とは、刺激作用や熱作用をひき起こさないレベルの、極めて低レベルの電磁放射線によってひき起こされるさまざまな作用（相互作用）のこと。

物理学者（東北大学）の本堂毅さんは、電磁放射線の「熱的相互作用」と「非熱的相互作用」を比べて、「非熱的相互作用こそが、電磁波に特徴的（固有）な相互作用である」と述べている。（「マイクロ波の生体への相互作用」『物性研究』第82巻1号　2004年

４月号）

同書のなかで、彼は、「非熱的相互作用こそ電磁波本来の『高い』自由エネルギー状態を『生かした』相互作用」であり、「『非』熱的相互作用という呼び方は、熱的相互作用が本質的作用であるかのような誤解を生じさせるという意味で“misleading”な言葉使いである」と記している。

さらに、「電磁波の、電磁波本来の性質（自由エネルギー）を最も『失った』ものが熱的相互作用である。『非熱的相互作用』こそが、電磁波『本来の』性質から生まれた相互作用であることは、強調されなければならない」としている。

そして、「『非熱的相互作用』は、自由エネルギーが高い状態から、そのエネルギーが使われ熱化していく『過程』で生じるもの」であり、「この時点での系の微視的なパラメーター（限定要素）の詳細に大きく依存するはずである」と述べている。

携帯電話基地局の周辺で人々が訴える「不眠」「頭痛」「頭鳴」「うつ」「耳鳴り」「不整脈」「鼻血」「記憶力減退」「各種がんの発生」などの多彩な症状は、まさに「非熱的相互作用」と言えるものだろう。それは「生体という莫大なパラメーターをもった高度な非平衡・非線形系との相互作用」（同書）であるがゆえに、人々（生体）は多様な症状で苦しむことになる。

「ペトカウ効果」――「液体の中に置かれた細胞は、高線量（電離）放射線による頻回の反復放射よりも、低線量（電離）放射線を長時間、放射することによって、容易に細胞膜を破壊することができる」（詳しくは第９章参照）――で明らかなように、（電離）放射線の生体に及ぼす影響は、

分類	症例	極低周波	マイクロ波
	めまい	○	○
	吐き気	○	○
眼	かすみ眼	○	○
	白内障		○
	網膜炎症	○	○
	角膜上皮炎症	○	
	眼球の痛み		○
	涙が出る		○
	白いものが見えにくい		○
	青い色が見えにくい		○
	閃光体験	○	○
鼻	臭いを感じにくい		○
筋肉・皮膚	頭、前頭部の突っ張り感	○	○
	手足の硬直感		○
	筋肉痛		○
	皮膚の刺すような痛み	○	○
	ほてり	○	
	汗が多く出る	○	○
	手足の血管拡張		○
	皮膚のしみ		○
	脱毛		○
生殖	精巣の退行	○	○
	女児出産率の増大		○
	流産	○	○
	不妊		○
	奇形児出産	○	○
	先天性尿道異常	○	
	月経パターンの変化		○
	卵子形成の減少	○	○
	精子の減少	○	○
	精力の衰え	○	○
循環系	心臓の不快感	○	○
	動悸	○	○
	息切れ	○	○
	不整脈	○	○
	徐脈	○	○
	血圧の変化	○	○
	心電図の異常	○	○
	心臓発作		○
	心筋梗塞	○	○
	動脈硬化		○
	貧血	○	

分類	症例	極低周波	マイクロ波
自律神経系	頭痛、頭鳴、頭が重い	○	○
	疲労、倦怠感	○	○
	日中の眠気	○	○
	夜間の不眠	○	○
	志気の低下、消沈	○	○
	神経衰弱、神経疲労	○	○
	食欲の衰え		○
	興奮、感情の不安定		○
	記憶力の衰え、部分消失	○	○
	知的レベルの低下	○	○
	指などの震え	○	○
	まぶたの震え		○
	頭と耳のチック症		○
	意識がなくなる	○	○
	てんかん	○	○
	ストレス	○	○
内分泌系	甲状腺の異常		○
	乳汁分泌の不全		○
	血液脳関門の異常	○	○
	メラトニンの低下	○	○
	血中ヒスタミンの低下		○
	セロトニンの異常	○	○
	ドーパミンの異常	○	○
免疫系	免疫力の低下	○	○
がん・腫瘍	白血病	○	○
	皮膚がん		○
	脳腫瘍	○	○
	リンパ腫瘍	○	○
	乳がん	○	○
	精巣がん	○	○
	肺がん	○	○
	聴神経腫瘍		○
	すい臓がん	○	○
	その他のがん、腫瘍	○	○
その他	アルツハイマー病	○	○
	神経変性疾患	○	○
	認知症	○	○
	うつ病	○	○
	アトピー・アレルギー	○	○
	ダウン症		○
	自殺	○	○
	死亡率の増大	○	○
	ＡＬＳ（筋萎縮性側索硬化症）	○	○
	子どもの突然死	○	○

電磁波によって起きるとされている症状・異常

（『電波は危なくないか』〈徳丸仁著、講談社〉、『危ない携帯電話』〈荻野晃也著、緑風出版〉、『危ない電磁波から身を守る本』〈植田武智著、コモンズ〉をもとに、著者の知見などを加えて作成）

強いレベルの（電離）放射線よりも弱いレベルのそれの方がはるかに深刻だ。その原理は、「電離」放射線であろうと、「非電離」放射線であろうと、放射線である以上、同じではないだろうか。携帯電話基地局周辺で人々が訴える多彩な症状（非熱的相互作用）は、低レベル電磁放射線（非電離放射線）の長期間にわたる影響の結果とも言える。

「電波利用の健全な発展」が目的の「電波防護指針」

日本における電磁波（電磁放射線）の規制はどのようになされているのだろうか。日本では、独立した機関（例えば環境省など）による規制はなく、原発に関する規制同様、業界の所管省庁（電波・電力の利用を推進する側の官庁）が規制の担当部局もかねているのが特徴だ。つまり、高周波は総務省（前郵政省）が、低周波は経済産業省（前通商産業省）が「規制」を行なっている。

高周波に関する規制には、総務省（当時・郵政省）が定めた「電波防護指針」がある。これは1990年6月に郵政省・電気通信技術審議会が答申した「電波利用における人体の防護指針」（指針答申）（通称「電波防護指針」）と、1997年4月に同審議会が答申した「電波利用における人体防護の在り方」（新答申）（改訂）の2つを合わせたものを指している。そして、これが、現行の規制の前提となっている。

「電波防護指針」（「指針答申」）は、その目的を次のように記している。

「人体の安全と電波利用施設の運用との間の適切な調和を図ることによって、社会・経済的に需要の高まっている電波利用の健全な発展に資することを目的とする」
つまり、「規制する」のではなく、「電波利用の健全な発展に資する」ことが目的の指針だということだ。対象は、電波（3THz＝3000GHz以下の電磁放射線）のうち、10kHz～300GHzまでの電磁放射線となっている。

「非熱作用」は考慮なし

「電波防護指針」（「指針答申」）は、「基礎指針」と「管理指針」とからなっている。基礎指針は「考え方の根拠」を示し、管理指針は「実際の評価に用いる指針」となっている。対象とする電磁放射線の生体作用は、「熱作用」と、「刺激作用」（10kHz〈キロヘルツ〉～100kHz対象）で、「非熱作用」は考慮されていない。

基礎指針では、「全身平均SAR」値が「0・4W〈ワット〉／kg〈キログラム〉以下」（任意の6分間平均値）であることなどが定められている。

「SAR（Specific Absorption Rato）」とは「比吸収率（エネルギー吸収比）」のことで、生体が電磁放射線にさらされることによって、単位質量の組織に、単位時間に、吸収されるエネルギー量のこと。SARを全身にわたり平均したものを「全身平均SAR」、人体局所の任意の組織1グラム当たり、または10グラム当たりにわたり平均したものを「局所SAR」という。

管理指針は、「電磁界強度指針」と「補助指針」とからなっている。物理量（電界強度、磁界強度など）が、「管理（職業）環境」と「一般環境」に分けられ、周波数帯域別に示されている。例えば、一般環境の場合、「１・５GHz～３００GHz」の指針（規制）値は「１m（１０００μ）W／㎠」となっている。

１９９７年４月に出された「新答申」（改訂）では、管理指針の一部が改訂され、新たに「局所吸収指針」が設けられた。一般環境の場合（任意の６分間平均値）、「全身平均ＳＡＲ」値が「０・08Ｗ／kg以下」に、「局所ＳＡＲ」値が「２Ｗ／kg以下（四肢では４Ｗ／kg以下）」（任意の組織10グラム当たり）に定められている。

電波防護指針に基づいた「規制」

電波防護指針に基づいて定められた「規制」としては、以下のようなものがある。

○電波の強度に関する規制

電波法施行規則第21条の３（電波の強度に対する安全施設）（１９９９年）

電波防護指針（指針答申）の「電磁界強度指針」に基づいて、無線設備から発射される電波（10ｋHz～３００GHzまでの電磁波）の強度（電界、磁界、電力密度、平均時間）が規定されている（次頁表参照）。この規制値は、「電磁界強度指針」と同じものだ。

同条項には、「定める値を超える場所（人が通常、集合し、通行し、その他出入りする場所に限る）に取扱者のほか容易に出入りすることができないように、施設をしなければならない」

周波数	電界強度（V/m）	磁界強度（A/m）	電力束密度（mW/cm²）	平均時間（分）
1　10kHz を超え 30kHz 以下	275	72.8		6
2　30kHz を超え 3MHz 以下	275	2.18f−1		
3　3MHz を超え 30MHz 以下	824f−1	2.18f−1		
4　30MHz を超え 300MHz 以下	27.5	0.0728	0.2	
5　300MHz を超え 1.5GkHz 以下	1.585f1/2	f1/2/237.8	f/1500	
6　1.5GHz を超え 300GHz 以下	6.14	0.163	1	

注　f は、MHz を単位とする周波数

電波の強度の値（電波法施行規則第 21 条の３関係）

と記されている。

規制値は「９００MHz」の場合には「０・６ｍ（６００μ）W／cm²」、「１・８G（１８００ｍ）Hz」の場合には「１ｍ（１０００μ）W／cm²」となっている。

○SAR（比吸収率）（エネルギー吸収比）に関する規制

無線設備規則第14条の２（人体頭部における比吸収率の許容値）（２００２年）

これは、電波防護指針（新答申）の「局所吸収指針」に基づくもの。電波法に基づいて電波監理委員会が定めている。同条項では、携帯電話端末等の無線設備から発射される電波について、「局所吸収指針」と同じ基準値で規制している。

低周波の規制

低周波の規制に関しては、経済産業省が中心となって行なっているが、当初、規制されているのは「電界」のみで、「磁界」に関する規制はなかった。その後、２０１１年に省令が改訂され、磁界に関しても制限値が設けられた。現時点（２０１４年）での規制値は、電界「３ｋＶ（ボルト）／ｍ（メートル）以下」、磁界「２００μＴ（２０００ｍＧ）以下」となっている。

電界に関する規制が設けられたのは１９７６年。電気事業法に基づいて旧通商産業省（現経産省）が定めた「電気設備に関する技術基準を定める省令・第27条」によってだった。「架空電線路からの静電誘導又は電磁誘導による感電の防止」を目的として、高圧送電線下での電界強度許容限度を地上高１㍍で３ｋＶ／ｍ以下としている。

その後、２０１１年、経産省は同省令「第27条の2」によって、磁界を「２００μＴ（２０００ｍＧ）以下」に規制した。これは、２０１０年に発表された「国際非電離放射線防護委員会（ＩＣＮＩＲＰ）」のガイドライン〈「時間変化する電界及び磁界への曝露制限に関するガイドライン（１Hz～１００kHzまで）」（１９９８年版の改訂）〉の規制値を採用したものだ。

ＩＣＮＩＲＰとは、１９９２年に国際放射線防護学会（ＩＲＰＡ）から独立した専門組織で、ＷＨＯの協力機関の一つだ。

「過去の遺物」となった電波防護指針

電波防護指針が定められたのは１９９０年。同指針はそれ以前の40年間（１９５０～１９９０）にわたる国内外の研究結果に基づいて策定されている。その時代はまだ携帯電話が普及せず、「非熱作用」に関する研究もあまりなかった時代だ。１９９０年3月の日本における携帯電話普

周波数	ICNIRP 1998	フランス	韓国	ドイツ	イギリス	スウェーデン	米国 ANSI/IEEE	中国
900MHz	450	450	450	450	450	450	600	38
1.8GHz	900	900	900	900	900	900	1000	38

周波数	日本 告示 1999	イタリア 政令 (屋外) 2003	ロシア	ポーランド	ブルガリア	カナダ	オーストラリア 1998
900MHz	600	9.5	10	10	10	600	450
1.8GHz	1000	9.5	10	10	10	1000	900

周波数	ウーラン市 (フランス) 2009	バイオ・イニシアティブ報告 2012	オーストラリア (フォローゲン議会) 提案 1998	オーストリア (ザルツブルク) 勧告 2002	スイス 政令 2000
900MHz	0.1	0.0003 〜 0.0006	0.001	0.001 （室外） 0.0001（室内）	4.2
1.8GHz	0.1	0.0003 〜 0.0006	0.001	0.001 （室外） 0.0001（室内）	9.5

単位：μW/cm²

各国の電磁波・電力密度の最大被曝限度値
（スタンダード・勧告など）
（『携帯電話亡国論』拙著、藤原書店より）

及率はわずか0・4%でしかない。それゆえ、高周波に関しては「熱作用」しか考慮されていない。

1998年4月には、国際非電離放射線防護委員会（ICNIRP）のガイドライン「時間変化する電界、磁界及び電磁界による曝露を制限するためのガイドライン（300GHzまで）」(初版)(2009年に一部改訂)が定められた。これが、今日、多くの国が準拠するガイドラインだ。しかし、このICNIRPのガイドラインも「熱作用」しか考慮しておらず、電磁放射線による「慢性的影響」「非熱作用」などは考慮されていない。

日本の電波防護指針は、このICNIRPのガイドラインとほぼ同等のものとなっているが、周波数によっては、ICNIRPのガイドラインよりもさらに緩いものとなっている。例えば、「900MHz（メガヘルツ）」の場合、ICNIRPの規制値は「450μW／㎠」だが、電波防護指針は「600μW／㎠」。「1・8GHz」の場合には、前者は「900μW／㎠」だが、後者は「1000μW／㎠」となっている。この日本の規制値は、アメリカやカナダ同様、世界で一番緩いものだ。

規制値の見直しを図る国・国際機関

近年、携帯電話の電磁放射線による脳腫瘍の発生とそれをめぐっての裁判、基地局周辺における電磁放射線によるさまざまな健康被害など、電磁放射線をめぐるトラブルが世界中で頻発し、また、非熱作用に関する研究や論文も多数出現してきた。そんななか、ICNIRPのガイドライン、それに依拠した自国の規制値が古すぎるとして、多くの国や国際機関がそれらの見直しを迫ったり、新たな規制値の勧告を行なったりしている。

本堂さんが指摘するように、「非熱的相互作用こそが、電磁波に特徴的（固有）な相互作用である」ことを考えれば、熱作用しか考慮していないICNIRPのガイドラインは、すでに規制の用をなしていない。

2002年には、オーストリア・ザルツブルク州（政府公衆衛生局）が、RF（無線周波数電磁波）について、屋内「0・0001μW／㎠」、屋外「0・001μW／㎠」という世界でもっとも安全な規制値を勧告している。これ（屋内基準）は、日本の基準値「1000μW／㎠」（1・8GHzの場合）の1000万倍の厳しさだ。

欧州議会—電磁場被曝限度値は「時代おくれ」

2008年9月には、欧州議会が「欧州環境衛生行動計画2004—2010年の中間報告」を圧倒的多数（賛成522票、反対16票、棄権7票）で採択した。

欧州議会とは、欧州連合（EU）の主要機関の一つで、EU加盟各国から直接選挙で選ばれた議員（751人・2014年現在）によって構成される。同議会は下院で、上院のEU理事会とともに両院制の立法府を形成しており、世界でもっとも強力な権限をもつ立法機関の一つと言われている。

現在、ＥＵの立法は３つの機関に振り分けられており、法案を提出するのが欧州委員会で、制定するのが欧州議会とＥＵ理事会となっている。本会議場はフランスのストラスブールに、事務局はルクセンブルク大公国の首都ルクセンブルクに置かれている。

同報告はそのなかで、「一般の人々のために設けられた電磁場被曝限度値は、情報通信技術の進展、欧州環境庁や各国の勧告を考慮しておらず、妊婦や新生児、子どもといった傷つきやすい集団の問題を扱っていないので、時代遅れである」と指摘した。そして、「健康に関する環境因子の影響を評価する際には、何よりもまず、妊婦や新生児、子ども、高齢者のような傷つきやすい集団を最初に考慮すべきだ」と強調している。

そのうえで、欧州委員会と加盟国に、「未然防止と予防原則の利点を認め、未然防止と予防対策を実行すること」を勧告した。

予防原則とは、「科学的に不確実性が大きな場合のリスクに対応するため」の原則で、「危険性が十分に証明されていなくても、引き起こされる結果が、取り返しがつかなくなるような場合に、予防的処置として対応する」考え方だ。

２００９年５月には、フランスのローヌ県ウーラン市が、携帯電話基地局の設置制限、制限地域内の電磁放射線放射「０・６Ｖ／ｍ（０・１μＷ／㎠）以下」の行政命令を発効している。これは、「環境と健康問題に関するヨーロッパ行動計画２０００―２０１０年の中間評価に関する

２００８年９月４日の欧州議会の決議」などを鑑みて、実行したものだ。

また、２００９年11月には、ニュージーランド政府の委員会がＩＣＮＩＲＰのガイドラインに沿った同国の無線周波数の基準を見直すことなどを、政府に勧告している。

欧州評議会――「予防原則」を尊重すべき

２０１１年５月には、欧州評議会（CoE）の議員会議（「環境・農業・地域問題委員会」）が「電磁放射線の潜在的な危険性と環境におけるそれらの影響」（ジーン・フス議員提出）という文書を全会一致で採択した。

欧州評議会は、「人権・民主主義・法の支配の分野で、国際社会の基準策定を主導する」汎欧州の国際機関。１９４９年にフランスのストラスブールで設立されている。47カ国（ＥＵ全加盟国・南東欧諸国・ロシア・トルコなど）が加盟し、日本も１９９６年11月、米国、カナダに続いてオブザーバーとして参加している。

同文書は、「現在の指針値以下のレベルである極低周波または高周波電磁放射線が、人間だけではなく、動物や植物、昆虫に有害で、非熱的・生物学的な潜在影響を及ぼしているかもしれない」として、「予防原則を尊重すべきである」とした。

そのうえで、「ＩＣＮＩＲＰのガイドラインに関する科学的根拠を見直すこと。それは、深刻な限界があり、ＡＬＡＲＡ原則（合理的に達成できる限り低く保たなければならないとすること）を適用し、電磁波照射や放射の熱作用と非熱作用や、生物学的影響の両方を扱うこと」などを勧告した。

さらに、次のようなことも加盟各国に求めた。

「電磁放射線のとくに不耐な人々に対して、『電磁放射線フリー地域』の設定を含む特別な保護策を講じること」

「予防原則に基づいて、全ての屋内について『０・１μＷ／㎠』の許容限界値を設定し、それを中期的に『０・０１μＷ／㎠』へ引き下げること」

「電磁放射線を常に放射しているデジタルコードレス電話やベビーフォンなどの家電についての、潜在的健康影響について啓発すること」

「学校・教室内における携帯電話、デジタルコードレス電話、Wi‐Fi、無線ＬＡＮの禁止」

同年、２０１１年5月31日には、「世界保健機関（ＷＨＯ）」の専門組織である「国際がん研究機関（ＩＡＲＣ）」が、「高周波（マイクロ波）」を「ヒトの発がん評価分類」で「発がん性があるかもしれない」という「グループ２Ｂ」に評価した。

日本においても、２０１２年9月19日、日本弁護士連合会（日弁連）が、国（環境・経済産業・厚生労働・総務の各大臣あて）に対して、「電磁波の安全対策」を要望する「意見書」を提出した。

意見書では、次の３点を提案している。

①新たな安全対策の創設――「電磁波安全対策委員会（仮称）」の設置
②実態調査――公正に構成された調査・研究機関を設置する
③電磁波過敏症対策――人権保障の観点から、公共施設および公共交通機関に「電源オフ」のエリアを作る

『バイオイニシアティブ報告書２０１２年』――一刻も早い安全基準を

２０１３年1月、『バイオイニシアティブ報告書２０１２年』（21章１５００頁）が発表された。副題は「生物学に基づく高周波ならびに極低周波の公衆被曝基準のための理論的根拠」。

これは10カ国29人の科学者たちが、２００６年から２０１１年にわたって発表された「無線技術や電磁放射線がもたらすリスク」に関する１８００本以上の最新研究論文を検証し、21章の報告書にまとめたもの。２００７年に出版された「２００７年版」の改訂版に当たる。

関わった科学者たちは、政府機関や企業と利害関係のない人たちで、主として生体電磁気学会（学術誌『生体電磁気学』を刊行）に所属するメンバーだ。29人のなかには、同学会の元会長3名、ロシア非電離放射線防護委員会の委員長、欧州環境機関の主席顧問など、錚々《そうそう》たるメンバーが名を連ねている。

２０１２年版の特徴は、「環境中の電磁放射線発信源が著しく増加し、低レベルで恒常的な曝露の度合いがますます高まっている」という現状への危機感と、この現実を改善するために、「こ

れまでよりもはるかに厳しい電磁放射線曝露の基準を一刻も早く打ち立てる必要がある」という認識だ。

「胎児や乳幼児をはじめとする感受性のたかい人々への影響を示す証拠を含めて、その要求を裏づける科学的証拠が以前よりも増大し、確かなものになってきているからだ」というのが、その理由だ。

そして、２００７年版よりもはるかに厳しい高周波の規制値を勧告している。２００７年版では「０・１μＷ／㎠」だったが、２０１２年版では「０・０００３〜０・０００６μＷ／㎠」に強められた。そして、さらに、「これらのレベルは、新しくてより良い研究が完成したら、将来、さらに低くする必要があるだろう」とも記されている。

バイオイニシアティブ 2012
【低強度高周波被曝による生物学的影響】（簡略化したもの）
携帯電話基地局、Wi-Fi、ワイヤレスノート PC、スマートメーターの高周波強度

電波強度（μW／㎠）	健康リスク	参照
0.0000001 0.000005 0.0001	遺伝子変異―クロマチン構造に問題 酵母細胞の増殖率に変化 遺伝子変異―クロマチン凝集に問題	Belyeave, 1997 Grundler, 1992 Belyeave, 1997
0.0001	オーストリア医師会推奨	
0.00034 0.0005	精子数の減少（携帯電話による慢性的な曝露） 細胞増殖の低下（携帯電話による 30 分間の曝露）	Behari, 2006 Vellzarov, 1999
0.0003 ～ 0.0006 以下	バイオイニシアチブ 2012 年勧告	
0.0006 ～ 0.0128 0.0009 0.002	疲労・倦怠感、抑うつ傾向、睡眠障害、集中困難、心臓血管障害 （脳腫瘍）グリオーマ細胞の DNA 合成増殖を 10 ～ 40% 誘発 睡眠障害、血圧異常、緊張、脱力感、疲労感、手足の痛み、関節の痛み、消化不良、児童の進級が減少	Oberfeid, 2004 Stagg, 1997 Altpeter, 1995, 1997
0.003	1990 年代の都市郊外の環境電波の平均強度（米国）	
0.003 ～ 0.02 0.003 ～ 0.05 0.05 0.005 ～ 0.04 0.006 ～ 0.01 0.01 ～ 0.11 0.01 ～ 0.05 0.005 ～ 0.04 0.015 ～ 0.21	学校での頭痛、イライラ、集中困難。（短時間曝露― 8 ～ 17 歳の子ども） 学校での問題行動および行動障害。（短時間曝露― 8 ～ 17 歳の子ども） 睡眠障害。（慢性的な曝露― 30 ～ 60 歳の大人） 頭痛、集中困難。（携帯電話による短時間曝露―大人） ストレスホルモンの増加― 1 年半後でも細胞レベルで慢性的なストレス状態。（基地局による慢性的な曝露） 疲労・倦怠感、頭痛、睡眠困難。（基地局による曝露） 頭痛、神経疾患、睡眠困難、集中困難。（携帯電話による短時間曝露― 18 ～ 91 歳）の成人 頭痛、集中困難。（携帯電話による短時間曝露―成人） 精神状態の変化（静かになるなど）、言語表現がうまくできない、文章がまとまらない、言葉がでてこない。（頭がぼーっとする）	Heinrich, 2010 Thomas, 2010 Mohler, 2008 Thomas, 2008 Buchner, 2012 Navarro, 2003 Hutter, 2006 Tomas, 2008 Augner, 2009
最大 0.0424	コードレス電話（親機）から 7m	
0.05	2000 年の年の環境電波の平均強度（スウェーデン）	
0.05 ～ 0.1 0.05 ～ 0.1 0.07 ～ 0.1 0.38 0.8 ～ 10	有害な神経症状や心臓症状、癌リスク 頭痛、集中困難、睡眠困難、疲労・倦怠感 精子頭部の異常―ピンヘッド・バナナ型など。（6 ヶ月間の曝露―マウス）。GMS 携帯電話基地局のごく近くの住民にも精子頭部異常が認められ、論争。 心臓細胞のカルシウム代謝に影響 感情の変化、フリーラジカルによる損傷	Khurana, 2009 Kundi, 2009 Otitoloju, 2010 Schwartz, 2003 Akoev, 2002
約 0.1 以下（0.6V/m 以下）	欧州評議会議員会議　勧告（2011 年）	
0.13 0.16 0.168 ～ 1.053	認知力、幸福感の低下。（基地局による曝露） 児童の運動能力、記憶力、注意力の低下。 回復不能な不妊症（アンテナパーク 1 基にて 5 世代曝露―マウス）	Zwamborn, 2003 Kolodynski, 1996 Magras & Zones, 1997
最大 0.1698	コードレス電話（親機）から 3m（日本）	
0.2 ～ 8 0.2 ～ 8 0.21 ～ 1.28	小児白血病が倍増 小児白血病の生存率低下 頭痛の悪化（携帯電話に 45 分間曝露―成人）	Hocking,1996 Hocking, 2000 Riddervold, 2008
0.3	携帯電話基地局（電波塔）から 300m（日本）	

0.5	精上皮の著しい変性（2.45GHzへの 30 ～ 40 分間の曝露―マウス）	Saunders, 1981
0.5 ～ 1.0	精子生存能力の低下、精子の DNA 断片化。（ノートパソコンの Wi-Fi に 4 時間曝露）	Avendano, 2012
1.0	血液脳関門の病的漏出	Persson, 1997
1.0	免疫系機能に影響	Novoseiova, 1999
1.0	幸福感の喪失（携帯電話による 50 分間曝露―電磁波過敏症患者）	Eltiti, 2007
1.3 ～ 5.7	白血病が倍増（成人）	Dolk, 1997
1.25	腎臓の発生に異常（ラット）	Pyrpasopoulou, 2004
1.5	記憶機能低下（ラット）	Nittby, 2007
2	脳細胞の二本鎖 DNA 損傷（子宮内曝露―ラット）	Kesari, 2008
2.5	心筋細胞のカルシウム濃度に変化	Wolke, 1996
2 ～ 4	イオンチャンネル崩壊	D'Inzeo, 1988
4	脳の記憶や学習を司る海馬に変化	Tattersall, 2001
4 ～ 15	記憶障害、運動能力＆学習能力に遅滞	Chiang, 1989
5	ナチュラルキラー（NK）細胞の減少＝免疫力の低下	Boscolo, 2001
5.25	細胞にストレス反応（鉄塔型基地局に 20 分間曝露）	Kwee, 2001
5 ～ 10	神経系活動の低下	Dumansky, 1974
6	細胞の DNA 損傷	Phillips, 1998
最大 6.3687	無線 LAN のパソコンから 50㎝（日本）	
8.75	白血病細胞の DNA 破壊（900MHzに 2 ～ 12 時間曝露）	Marinelli, 2004
最大 9.8	スマートメーターから 0m（米国）	
0.1 ～ 10	基地局から 30 ～ 60m の環境電波強度（米国、2000 年データ）	
10	回避行動（パルス電波に 30 分間曝露）	Navakatikian, 1994
10 ～ 100	癌リスクの増加（レーダー・オペレーター）	Richter, 2000
12.5	細胞のカルシウム流出―緊要な細胞機能に影響あり	Dutta, 1989
13.5	細胞のストレス反応を誘発	Sarimov, 2004
14.75	脳腫瘍（グリオーマ）の細胞分裂増加	Stagg, 1997
15.68	携帯電話から 0 m（日本）	
20	ストレスホルモン（血清コルチゾル）の増加	Mann, 1998
28.2	フリーラジカル増加（ラットの細胞）	Yurekli, 2006
37.5	免疫システムに影響	Veyret, 1991
45	血清テストステロン（男性ホルモン）値に影響あり	Forgacs, 2006
50	血液脳関門の病的漏出（携帯電話に 1 時間曝露）	Salford, 2003
50	記憶と学習機能に大切なレム睡眠が 18%減少	Mann, 1996
60	胚細胞に構造的変異（マウス）	Somozy, 1991
60	白血球の免疫機能に影響	Stankiewicz, 2006
60	脳の大脳皮質が活性（携帯電話に 15 分間曝露）	Lebedeva, 2000
65	癌関連遺伝子に影響	Ivaschuk, 1999
92.5	白血球の遺伝子変異	Belyaev, 2005
100	免疫機能の変化	Elekes, 1996
100	男性ホルモン（テストステロン）が 24.3%減少	Navakatikian, 1994
120	血液脳関門の病的漏出（携帯電話による曝露）	Salford, 1994
137	電子レンジから 0 m（日本）	
最大 182.7	コードレス電話（親機）から 0 m、通電中の子機から 0 m（日本）	
500	腸上皮細胞の細胞間カルシウムに変化	Somozy, 1993
500	男性ホルモン（テストステロン）が 24.6%減少、インスリンが 23.2%減少。（12 時間電波に曝露）	Navakatikian, 1994
1000	米国＆日本の基準値	

（http://ameblo.jp/for-women-safe/entry-11538505125.html より）

バイオイニシアティブ2012

【低強度高周波被曝による生物学的影響— SAR値】（簡略化したもの）

携帯電話基地局、Wi-Fi、ワイヤレスノートPC、スマートメーターの高周波強度

SAR値（W/kg）	健康リスク	参照
0.000064～0.000078	幸福感と認知機能に影響	TNO Physics and
0.00015～0.003	心臓組織のカルシウムイオン移動の増加（カエル）	Schwartz, 1990
0.000021～0.0021	細胞増殖周期に変異	Kwee, 1997
0.0003～0.06	子どもの神経行動学上の異常（子宮内曝露—マウス）	Aldad, 2012
0.0009	脳グリア細胞の変異	Stagg, 1997
0.0016～0.0044	海馬の興奮性に作用	Tattersall, 2001
0.0021	熱ショックタンパク質HSP 70が活性化（ヒト羊膜上皮細胞）	Kwee, 2001
0.0024	DNAダメージ	Philips, 1998
0.0027	能動的条件回避行動の影響に変化（曝露30分後）	Navakatikian, 1994
0.0035	DNA切断とp53遺伝子の初期活性化が腫瘍の攻撃性に関連（2～12時間の曝露）	Marinelli, 2004
0.0095	複雑な作業で短期記憶にミスが多発	Lass, 2002
0.001	熱ショックタンパク質の増加	De Pomerai, 2000
0.001	心筋細胞内のカルシウム濃度に統計的に有意な変化	Wolke, 1996
0.0021	熱ショックタンパク質の誘発	Velizarov, 1999
0.004～0.008	血液脳関門の病的漏出	Persson, 1997
0.0059	（脳腫瘍）グリオーマ細胞の誘発	Stagg, 1997
0.008以下	米国電気電子技術者協会（IEEE）非管理公共環境基準値（全身）	
0.014	酸化ストレスによる精子損傷とメラトニン値の低下（1日2時間、45日間曝露）	Kumar, 2012
0.015	免疫システムに影響	Veyret, 1991
0.02	深刻な脳細胞の損傷—大脳皮質・海馬・脳の基底核の死滅（1回の2時間曝露、50日後も血液脳関門は漏出状態）	Salford, 2003
0.026	がん遺伝子の活性化（20分間曝露）	Ivaschuk, 1997
0.0317	飲食行動の減少	Ray, 1990
0.037	一酸化窒素合成酵素阻害が原因の多動性障害が30分間曝露で相殺	Seaman, 1999
0.037～0.040	クロマチン凝集、DNA修復欠陥（たった1時間の曝露で、3日間持続）	Belyaev, 2008
0.05	脳細胞のニューロン発火率が350%増加（トリ）	Beason, 2002
0.09	ミトコンドリアとゲノム安定性に影響（1日12時間、7日間の全身曝露—マウス）	Aitken, 2005
0.091	DNA損傷の増加、DNA修復の減少（無線インターネットに24時間、20日間曝露）	Atasoy, 2012
0.11	細胞自然死、DNA断片化の増加（無線インターネットへの35日間の慢性的な曝露）	Kesari, 2010
0.121	低血圧	Lu, 1999
0.13～1.4	リンパ腫が倍増（1日2時間半、18ヶ月間の曝露）	Repacholi, 1997
0.14	電波曝露に対する免疫反応の上昇	Elekes, 1996
0.141	睾丸の精液管の直径が縮小化	Dasdag, 1999
0.15～0.4	悪性腫瘍が統計的に有意差のある増加（ラット）	Chou, 1992
0.26	特定の薬物で、電波に対して目が敏感になる	Keus, 1992
0.28～1.33	頭痛の有意的な増加（1日最大60分間、手に持って携帯電話を使用）	Chia, 2000
0.3～0.44	認知思考、記憶の呼び出しなどの知的活動に変化	Krause, 2000
0.3～0.44	脳の注意機能、脳の反応がスピードアップ	Preece, 1999
0.3～0.46	血液脳関門の病的漏出（2日間の曝露、4日間の曝露で3倍の漏出）	Scgirmachr, 2000

0.4 以下	米国電気電子技術者協会（IEEE）管理職業環境基準値（全身）	
0.43	精子の運動の低下、精子濃度の希薄（1 日 8 時間、12 週間曝露―ウサギ）	Salama, 2008
0.5	パルス波がニューロン発火率に影響。連続波は影響なし（ヨーロッパモノアラガイ）	Bolshakov, 1992
0.58 ～ 0.75	脳腫瘍の増加（慢性的な曝露）	Adey, 1999
0. 6 以下	ドイツの基準値（10g あたりの SAR 限界値）	（検討中）
0.6 ～ 0.9	胚の子宮内曝露で、頭蓋骨が脆弱化（マウス）	Fragopoulou, 2009
0.6 と 1.2	脳細胞に DNA 一本鎖切断と二本鎖切断の増加（ラット）	Lai&Singh, 1996
0.795	卵巣の DNA 損傷と早期細胞死が原因の卵巣発育の低下と卵巣サイズの縮小	Fragopoulou, 2012
0. 8 以下	スウェーデンの基準値（10g あたりの SAR 限界値）	
0.87	精神面の変容（曝露後）	Hamblin, 2004
0.87	脳波の電位低下、アルファ波とベータ波に変化	D'Costa, 2003
0.9	精子数の減少、精子死亡数の増加	Kesari, 2012
<1.0	生まれた子どもの卵胞数が減少（妊娠中の 21 日間曝露―ラット）	Gul, 2009
0.4 ～ 1.0	精子細胞の運動性と生存率の低下、活性酸素種レベルの増加	De Luliis, 2009
1.0	精液の劣化とフリーラジカル損傷の増加	De Luliis, 2009
1.0	精子運動性・精子数・精子生存能力の減少、精子形態の変異（携帯電話の使用が活発な男性ほど）	Agarwal, 2008
1.0	脳波の変調	Huber, 2002
1.0	睡眠中の脳波パターンに影響（覚醒中に曝露後）	Achermann, 2000
1.0	鼻腔内の腫れ	Paredi, 2001
1.0	携帯電話使用者の眼がん（ぶどう膜メラノーマ）が 4 倍増加	Stang, 2001
1.0	携帯電話使用者の頭痛、疲労倦怠感、耳の後ろの熱さが増加	Sandstrom, 2001
1.0	集中困難の増加（携帯電話の使用）	Santini, 2001
1.0	睡眠パターンと脳波の変化（睡眠中の曝露）	Borbely, 1999
1.0 以下	中国の基準値（10g あたりの SAR 限界値）	（検討中）
1.4	熱ショックタンパク質 HSP70 が 360%増加、ELK-1 のリン酸化反応が 390%誘発	Weisbrot, 2003
1.46	精子活動性と生存率の低下、酸化ダメージの増加	Agarwal, 2009
1.48	プロテインキナーゼ C の活動の有意的な増加	Paulraj, 2004
1.0 ～ 2.0	末梢血液細胞の小核が有意的な増加	Trosic, 2002
1.5	腫瘍抑制因子 p53 欠損 ES 細胞の遺伝子発現レベルに影響	Czyz, 2004
1.6	連邦通信委員会（FCC）（IEEE）身体への部分被曝において、組織 1g あたりの SAR 限界値―（アメリカの基準値）	（検討中）
1.8	精子細胞死が高発生、精子細胞が凝集し分離・遊泳・受精不可能	Yan, 2007
2.0	ストレス反応と変異活性タンパク質キナーゼが活性化。脳腫瘍の促進、血液脳関門の浸透性増により、毒物が脳に流入。	Leszczynski, 2002
2	脳細胞の酸化ダメージ	Ilhan, 2004
2.6	ストレス信号の活性化、細胞の縮小と凝集、熱ショックタンパク質の活性化	Leszczynski, 2004
2.0 ～ 3.0	皮膚がんと乳がんの進行促進	Szmigielski, 1982
2	脳生理学的影響	Schmidt, 2012
2	ICNIRP 組織 10g あたりの SAR 限界値―（日本の基準値）	

（http://ameblo.jp/for-women-safe/entry-11556594227.html より）

「新しい生命」を守るために、「無線」ではなく「有線」で

2012年版がもっとも懸念する、「マイクロ波を含む高周波の低レベルで恒常的な曝露」をもたらしているのが、携帯電話基地局、Wi‐Fi、無線インターネット、スマートメーターなどだ。これらの電磁放射線が及ぼす生物学的影響は、「0・0000001μW／㎠」レベルから「500μW／㎠」レベルに至るまで数十事例が列挙されている（104～107頁の表参照）。

そして、これらの影響をもっとも受ける「新しい生命」（胎児、新生児、幼児、子ども）を守るために、「無線」ではなく「有線」での公私にわたる生活環境を強く求めている。とくに、学校での電磁放射線環境に言及し、「無線ラップトップ・パソコンとその他の無線機器は、全ての年代の子どもたちに対して、学校での使用をやめさせるべきだ」と、強く、何度も、勧告している。

また、「携帯電話基地局レベルのマイクロ波被曝による影響の証拠」については、次のように記している。

「2007年以降、携帯電話基地局レベルのマイクロ波に関する5つの新しい研究が、0・0001μW／㎠から0・05μW／㎠よりも低い強度範囲で、子どもや若者の頭痛・集中困難・行動問題、成人の睡眠障害・頭痛・集中困難を報告している」

さらに、「低周波ならびに高周波の曝露と関係していると思われる深刻な疾病」として、白血病（小児白血病も含む）、脳腫瘍（小児脳腫瘍も含む）、神経変性疾患、アルツハイマー病、筋萎縮

性側索硬化症（ＡＬＳ）がとりあげられている。

２０１２年版のうち、改定された主だった内容は、次のとおりだ。

「遺伝子転写の異変」「遺伝毒性とＤＮＡ損傷」「ストレスたんぱく質の生成」「ヒト幹細胞における染色体凝集とＤＮＡ修復能の喪失」「フリーラジカルの除去因子（とくにメラトニン）の減少」「神経毒性」「発がん性」「精子の形態と機能への深刻な悪影響」「胎児・新生児・次世代への影響」「妊娠時の携帯電話電磁放射線曝露によって生じる恐れのある胎児の脳ならびに頭蓋骨への影響」「自閉症と電磁放射線曝露との相関」など。

以上の内容は、２００６年から２０１１年の間に、新たに発表された研究論文のなかで、電磁放射線の健康影響が明らかに（より詳細にも）なったものだ。

「規制」にならない日本の極低周波規制値

２０１１年5月に、世界保健機関（ＷＨＯ）の専門組織である国際がん研究機関（ＩＡＲＣ）が、「高周波（マイクロ波）」を「ヒトの発がん評価分類」で「グループ2Ｂ」（発がん性があるかもしれない）に評価したことはすでに述べた。しかし、それより10年前の２００１年6月、ＩＡＲＣはすでに、送電線や家電製品から出る極低周波（低周波）の磁場について「グループ2Ｂ」の評価をくだしている。

この評価の根拠となったのは、「４ｍＧ（ミリガウス）で小児白血病リスクが約2倍になる」

（スウェーデンのアールボムらの研究）、「3mGで小児白血病リスクが約2倍になる」（米国のグリーンランドらの研究）という2つの疫学研究だった。

その後、この評価を受けて、2007年にWHOは、環境保健基準（EHC）238を発表した。そのなかで、「一貫した疫学的証拠は、長期の低強度極低周波磁界被曝が小児白血病のリスク増加と関連していることを示している」と記している。

また、日本でも、国費7億2000万円を投入して、国立環境研究所と国立がんセンターが中心になり、全国245の病院が協力して行なった本格的な疫学研究「生活環境中電磁界による小児の健康リスク評価に関する研究」（1999〜2001年度）で、兜真徳《かぶとみちのり》（国立環境研究所主席研究官・当時）らは、次のように指摘している。

「子ども部屋の平均磁界レベルが4mG以上だと、1mG未満の子どもに比べて、小児白血病の発病率が2・63倍に増加する」「急性リンパ性白血病に限ると、発病率は4・73倍になった」

以上の研究などを考慮すると、日本の低周波（極低周波）の磁界基準値「200μT（2000mG）以下」というのが、いかに規制からはほど遠い数値かということがわかる。

欧州の多くの国が、日本よりも厳しい（2分の1の値）100μT（1000mG）にしているが、さらに厳しい値を定めている国もある。イタリアでは、環境庁が小学校・幼稚園に対しては「0・2μT（2mG）」の提言をし、スイスでは、「1μT（10mG）以下」を法制化している。また、オランダやアイルランドなどでは、学校は「0・4μT（4mG）以下」になるように定めている。

国　名（制定年）		電界（電場）	磁界（磁場）
		キロボルト／メートル（kV/m）	マイクロテスラ（μT）
ICNIRP のガイドライン（2010）		5.0（50Hz） 4.2（60Hz）	200　（50Hz・60Hz）
規　制	日本（2011）	3　（1976）	200　（50Hz・60Hz）
	ドイツ（2013）	5	100　（50Hz）
	イタリア（2003）	5	100　（50Hz）
			3★
	スイス（2000）	5	100　（50Hz）
			1★
	フランス（2001）	5	100　（50Hz）
告　示（2004）	韓国（1988）	3.5	83.3（60Hz）
基　準	英国（2011）	9	360　（50Hz）
勧　告	スウェーデン（2002）	5	100　（50Hz）

★：イタリアやスイス等では、本規制値以外に住宅や病院、学校など特に防護が必要と考えられる場所において、念のための政策に基づいた制限値（イタリア：3 μT、スイス：1 μT）を設定している。
注：ICNIRP の旧ガイドライン値（1998 年）では、磁界のガイドライン値は、100 μT（50Hz）、83 μT（60Hz）だった。
注：米国は国の規制はなく、州ごとに異なる基準値を定めている。
注：1 μT=10 mG

極低周波の各国規制値

（経産省・電磁界情報センターの HP をもとに作成）

『クロス・カレント』の著者ロバート・O・ベッカーは、「相対的な電磁波が1㎡（平方メートル）当たり0・1mGを超えたら、居住者には何らかの害がある」と断言している。予防原則にのっとれば、日本の、そして世界の基準値は早急に「0・1mG以下」に改められるべきだろう。

静磁界と変動磁界が複雑に絡み合う「リニア中央新幹線」

今、極低周波領域でもっとも問題になっているのが、リニア中央新幹線の電磁放射線だろう。リニア中央新幹線とは、「超電導磁石」を車体と軌道ガイドウェイに装着させ、お互いの間に強力な磁場を発生させて、それによる吸引・反発力で車体を約10センチ浮上させ、走らせるというもの。

「リニア中央新幹線」計画は、JR東海によって企画されたもので、最高時速500㎞超で東京と大阪間を1時間7分で結ぶという計画だ。総工事費は約9兆円。2027年には東京（品川）―名古屋間（40分）、2045年には名古屋―大阪間の開業が予定されている。そして、2014年10月17日には、国土交通省によって、工事実施計画が認可された。

このリニア中央新幹線計画は86％が地中を通るため、「南アルプスの環境破壊につながる」「東京ドーム約50杯分の残土をどうするか」「地下水への影響」「大井川の上流で毎秒2トンの減水が予想される」など、問題が山積している。しかし、ここでは電磁放射線問題にしぼって取り上げたい。

２０１３年12月11日、ＪＲ東海は同年12月５日に実施した「磁界（磁場）測定値」を公表した。それによると、「走行時測定値」（床から高さ０・３㍍）は、「車内貫通路」で０・９ｍＴ（ミリテスラ）（９０００ｍＧ）、「車内客室２」で同０・43ｍＴ（４３００ｍＧ）となっている。「停車時測定値」（床から高さ１㍍）は、「車内貫通路」で０・81ｍＴ（８１００ｍＧ）、「車内客室２」で同０・37ｍＴ（３７００ｍＧ）となっている。

しかし、これらの値はいずれも時間的変動のない「静磁界（磁場）」の値（周波数は不明）であり、時間とともに方向も強さも変化し、生体により有害な「変動（交流）磁界（磁場）」の値ではない。

「変動（交流）磁界（磁場）」に言及したものとしては、２０１０年４月15日に開かれた国土交通省「第２回中央新幹線小委員会」で配布された資料「技術事項に関する検討について」（国土交通省鉄道局）に含まれた「車内及びホームの磁界測定結果」がある。それによると、車内の変動（交流）磁場は「床上」で０・６ｍＴ（６０００ｍＧ）となっている。

ＪＲ東海は、「ＩＣＮＩＲＰのガイドライン」（静磁界は４００ｍＴ〈４００万ｍＧ〉、50Hz・60Hzは２０００ｍＧ）を安全性の根拠にしているが、同ガイドラインが安全性を保証せず、各国が見直しを検討している値であることは、これまでみてきたとおりだ。

ロバート・Ｏ・ベッカーが指摘する安全の目安である「０・１ｍＧ」と上記の数値を比べてみると、９０００ｍＧは９万倍、４３００ｍＧは４万３０００倍、８１００ｍＧは８万１０００倍、

3700mGは3万7000倍、6000mGは6万倍の値となっている。人体に危険な数値であることは言うまでもない。

さらに、電磁放射線問題の第一人者である荻野晃也さん（電磁波環境研究所所長）は、リニア中央新幹線に関係する電磁放射線の特徴を、「リニア中央新幹線の電磁波問題」（『危ない　リニア新幹線』リニア・市民ネット編著、緑風出版）のなかで、次のように指摘している。

○「静磁界（磁場）」と「変動（交流）磁界（磁場）」とが複雑に絡み合っている。
○極低周波・変動（交流）磁界（磁場）の周波数が0から100Hzちかくまで幅広く分布している。
○中間周波数（10kHz〜10MHz）から、高周波の45GHzまで使われていて、携帯電話に使われている電磁放射線と同じように変調されたものが多い。
○波形が「アナログ波形」や「パルス波形」になっている。

つまり、リニア中央新幹線には、極低周波ばかりではなく、中間周波数、高周波まで、0〜45GHzの電磁放射線が幅広く使われ、それらの静磁界と変動磁界は複雑に絡まり合い、波形も複雑に変形・変調・加工されているということだ。

このような電磁放射線の嵐のなかに放り込まれたら、どうなるのか。リニア中央新幹線はまさに、「壮大な人体実験場」ということができる。

局所ＳＡＲ値はピーク時の「生体組織1グラム当たり」で

携帯電話やスマホを使うとき、それらを頭部に密着させて使うため、機器から放射される電磁放射線（マイクロ波）の約半分が頭部に吸収されると言われている。とくに、電磁放射線のマイクロ波領域は「熱集中点（ホット・スポット）領域」と呼ばれるように、局所的にエネルギーが吸収されやすい性質をもっている。そのため、電子レンジに使われている電磁放射線も２・45GHzのマイクロ波だ。電子レンジは食品中の水分を１秒間に24億５０００万回振動させ、熱を発生させることでモノを温めている。

そんなマイクロ波を使う携帯電話やスマホなどの規制値が、電波防護指針に基づく「局所ＳＡＲ」値２Ｗ／kg以下（10グラム平均で、任意の６分間平均値）（一般人の場合）というものだ。小学生までもがスマホを使う今日、はたして、その値は、子どもたちにとって安全な数値なのだろうか。

ＳＡＲ（比吸収率）（エネルギー吸収比）は、「生体組織10グラム当たり」と「生体組織１グラム当たり」とあるが、日本の場合は前者だ。携帯電話などの電磁放射線が吸収される脳組織の場合、10グラムは直径３センチの球に相当する。１グラムは直径１・４センチの球に相当する。熱が集中する「ホット・スポット現象」は、直径０・５センチの球以下に絞られる可能性もある。そのため、規制値を決めるときには、「生体組織１グラム当たり」の方が「より良い」ということになる。

ちなみに、「生体組織10グラム当たり」と「生体組織１グラム当たり」とでは、携帯電話の場合、「１グラム当たり」の局所ＳＡＲの方が、「10グラム当たり」のそれよりも約３倍大きくなると言われている。

そのため、よりよい規制をするためには、やはり、「1グラム当たり」の局所ＳＡＲの方がふさわしい。
また、ＳＡＲに関しては、「局所ピークＳＡＲ」か「局所平均ＳＡＲ」かの違いがある。当然、ピーク時の方がＳＡＲ値は高くなり、危険だ。日本は「局所平均ＳＡＲ」を採用しているが、本気で「規制」するのなら、「局所ピークＳＡＲ」に変えるべきだろう。

ＳＡＭを基準にした米国の規制値

アメリカの場合、「局所ＳＡＲ」の規制値は１９９６年に、米連邦通信委員会（ＦＣＣ）によって「1・6Ｗ／kg以下」（1グラム平均）（局所ピークＳＡＲ）と決められている。これは、日本より3倍以上も厳しい規制値だ。しかし、デヴラ・デイヴィス（米国を代表する疫学者）によると、この規制値も子どもにはまったく配慮していないという。彼女は、その著書『携帯電話　隠された真実　米国屈指の医学者が警告する携帯電話の人体影響』（プレシ南日子訳、東洋経済新報社）のなかで、次のように指摘している。

規制値を決める際、携帯電話からの電磁放射線量を推定するために、科学者たちは「標準的人間の形をした男性」ＳＡＭ（Standard Anthropomorphic Man）をつくった。しかし、ＳＡＭは標準的男性とはかけ離れていた。ＳＡＭは「１９８９年の軍隊入隊者の上位10％に入る体型をもち、体重は約90kg以上、頭部は約5kg、身長は約１８８センチ」の男性。そして、ＳＡＭが携帯電話を使う時間は、1回に6分以内とされた。彼が作られた１９９６年、アメリカで携帯電話を持っ

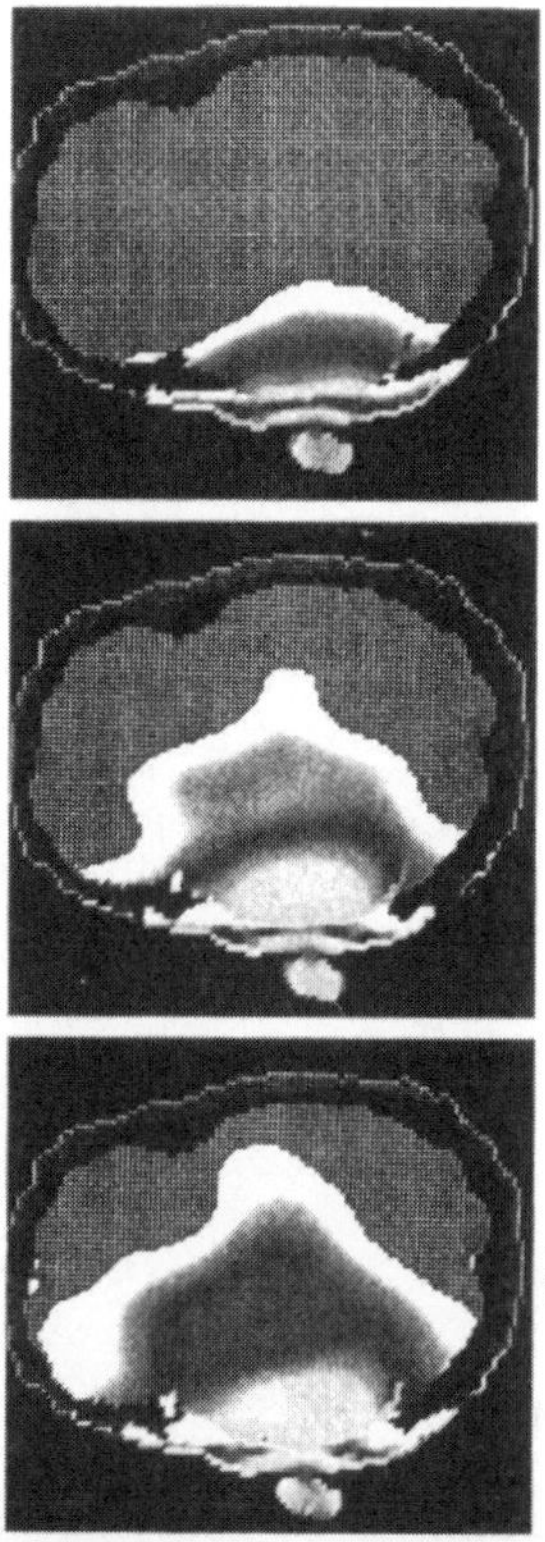

大人の頭を
電磁放射線が貫く様子

10 歳の子どもの頭を
電磁放射線が貫く様子

5 歳の子どもの頭を
電磁放射線が貫く様子

電磁放射線が子どもの頭を大人の頭よりはるかに深く貫く様子を再現したコンピューター・イメージ（同縮尺に調整済み）。

※訳註：SAR 値が下に示されている。メッシュ状の範囲が脳で、下の突起部分は耳。耳および頭の下部が～1 W/kgの SAR 値、灰色部分が～0.34W/kgの SAR 値、上方の白色は～0.11W/kgの SAR 値を示している。

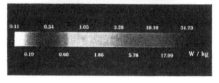

Om P. Gandhi et al., "Electromagnetic Absorption in the Human Head and Neck for Mobile Telephones at 835 and 1900MHz", *IEEE Transaction on Microwave Theory and Techniques*, Vol. 44, No. 10, Oct., 1996.

携帯電話の電磁放射線が脳を貫く様子

（『携帯電話―その電磁波は安全か』ジョージ・カーロ他著、高月園子訳、集英社より）

ていたのは人口の5％未満。幼児までもが携帯電話を使う現在とは違って、「シンプルな時代」に作られた「シンプル」な人物がSAMだった。

アメリカの基準は、このSAMの大きな脳（単純で均質なドロドロの液体）を使って実験され、決められた。「乳幼児の脳は最初の1年で3倍の大きさになり、思春期間で成長を続ける」ことなどは、まったく視野に入れられていなかった。

そんなSAMを基準に決められた「ゆるすぎる」アメリカの基準値が「1・6W／kg以下」（1グラム平均）（局所ピークSAR）。その基準値よりもさらに「ゆるゆる」で、世界で一番「ゆるい」のが、日本の「2W／kg以下」（10グラム平均）（局所平均SAR）という基準。いかに、日本の規制値が子どもたちにとって危険な値かがわかる。

子どもの脳は大人の2倍以上マイクロ波を吸収

1996年には、米国ユタ大学のオム・P・ガンディと彼の研究チームによって、均一でない脳の構造を考慮し、解剖学的に計測した脳のモデルが作られた。幼児（5歳）、10歳児、大人の3パターンだ。このモデルを使った実験によって、大人よりも子どもの方が、10歳児よりも5歳児の方が、脳の深い所までマイクロ波が届くことが明らかになった（前頁イメージ参照）。

また、オム・P・ガンディらの研究によって、SAMよりも頭の小さい大人（大半の大人）は、SAMよりも多くのマイクロ波を吸収することも証明されている。

その後、多くの科学者の研究によって、「子どもの脳は大人の脳の少なくとも2倍以上のマイクロ波を吸収する」ことは、合意の事実となった。デヴラ・デイヴィスは前出書のなかで、「2010年にオーストリアの科学者が報告したところによると、子どもの骨髄は大人の骨髄より10倍多くの放射線を吸収するそうです」とも記している。

携帯電話・スマホの電磁放射線（マイクロ波）から子どもたちを守るためには、世界中で、早急に規制値の見直しを図る必要がある。

2013年4月、アメリカではついに制定から16年経つ（2013年現在）携帯電話の電磁放射線に関する基準が見直されることになった（2013年4月1日付・ワイヤレスワイヤーニュース）。米政府監査院の要請により、米連邦通信委員会（FCC）によって基準の再評価が行なわれ、必要が認められれば見直しが行なわれることになったのだ。

韓国政府「電磁波等級」の表示を義務化

2013年7月には、韓国が「携帯電話等の電磁波規制」に乗り出すことが発表された（2013年7月31日付・中央日報）。携帯電話などの無線設備に電磁波等級の表示を義務化する「電磁波等級基準、表示対象および表示方法」が制定され（同年8月1日）、1年間の準備期間を経て、2014年8月1日から、すべての携帯電話に電磁波等級が表示されることになったのだ。これは、電磁放射線の有害性についての国民の不安感を解消するためにとられた対策だ。

「局所SAR」（1㌘平均）の値が「0・8W／kg以下」の場合は「1等級」、「0・8〜1・6W／kg」の場合は「2等級」、「1・6W／kg以上」の場合は「製造・販売の禁止」というものだ。

この規制の制定によって、携帯電話等のメーカーは、「製品本体、包装箱、使用者説明書の表紙、携帯電話内の情報メニューの1つ」に、「電磁波等級またはエネルギー吸収比（SAR）の測定値」を公表するように義務づけられる。

また、携帯電話等ばかりではなく、移動通信基地局の無線設備・フェンス・垣根・鉄条網などにも電磁波等級を表示することが決められている。

企業が自主的に電磁波等級を表記している国はあるが、政府が直接乗り出して義務化するのは、韓国が初めてだ。

第4章 「新型うつ」は「電磁放射線症」

「新型うつ」社員は65％の企業に

「新型うつ」と言われる「現代型のうつ病」が２００８年あたりから急に増えている。「新型うつ」は、従来型のうつ病と同様、「不眠」「頭痛」「気分が悪くなる」などの症状をきたすが、常にそれらの症状が続くわけではないのが特徴だ。

とくに20代、30代の若者に多く、「仕事中はうつ」だが、「会社外では元気」というのが、よく指摘される。そのため、「振り回される」などと感じる人事担当者は多い。２０１２年4月に「新型うつ」を特集したＮＨＫが実施した調査によると、「新型うつとみられる社員がいる」と答えた企業は65％にのぼっている。

しかし、「新型うつ」に明確な「病気」としての定義があるわけではない。「従来型うつ病」と区別した「非定型うつ病」のなかにくくられることも多い。

「従来型うつ病」は、「ほとんど一日中気分が落ち込み、それが2週間以上つづき、また、楽しいことがあっても気分が晴れない」（『非定型うつ病――パニック障害・社交不安障害・その他の併発しやすい病気』坂元薫監修、ＰＨＰ研究所）が、「非定型うつ病」は、「そのときどきの出来事に敏感に反応し、気分が揺れ動く」（前出書）と、規定されている。

定義があいまいな「うつ病」だが、その数は年々増えている。厚生労働省が３年ごとに行なっている「患者調査」によると、「気分（感情）障がい（躁うつ病を含む）」は、１９９９年には約44万人だった。ところが、２００８年には約１０４万人に。10年間で、約2・4倍に増えている（次頁グラフ参照）。精神障がいによる労災認定の数も、２０１０年以降、年間３００件を超している。

「仕事中はうつ」「仕事を離れると元気」

これまでマスコミなどで報じられてきた「新型うつ」の人物像をまとめると、次のようなものだ。

職場にいるときはうつ症状（激しく気分が落ち込む、頭痛など）が出るが、職場を離れると回復する。趣味など好きな対象には活動的になり、帰宅後や休みの日は普段と変わらず元気だ。休養中に海外旅行をしたり、飲み会に参加したりするなど、余暇活動では元気になる。そして、休暇をとったり、休職したりしても、会社や同僚に対して「迷惑をかけた」という罪悪感などはあまり感じない。自己中心的で、他人のせいにする傾向がある。

そのため、「新型うつ」の若者は、「休業中に遊ぶとは！」「怠け病ではないのか」と非難され、

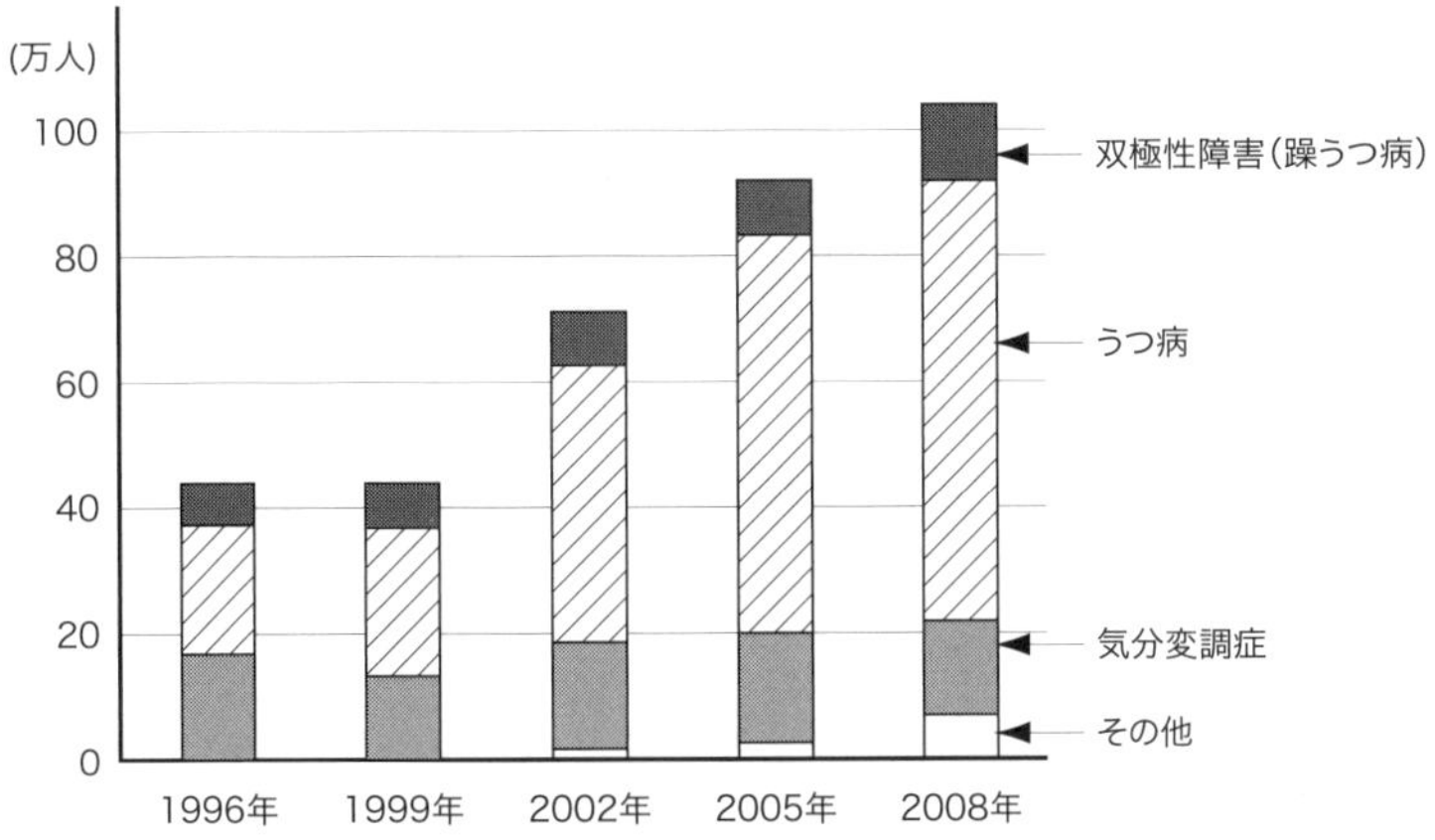

気分障害患者数の推移
（厚生労働省の患者数調査から）

「甘やかされた若者たち」「自己中心的な若者たち」と評されてきた。また、「理解不能」とされることも多かった。

しかし、これらの評のほとんどは、職場の電磁放射線環境に関してはまったく触れず、「新型うつ」の若者が「仕事中はうつだが、仕事を離れると元気」という点に重きを置いていない。単なる、「性格」（自己中心的な若者の）攻撃のように見えてしかたがない。

現在の職場のほとんどはパソコンなしには成立しない。多くの人がノートパソコンを使っているだろうが、ノートパソコンのＨＤＤ（ハードディスクドライブ）、光学ドライブ、小さなモーターからはさまざまな種類の電磁放射線が出ている。これらノートパソコンから出ている電磁放射線は、目で見ることもできるようになり、「強力」であることが確認されている（１４３頁写真参照）。

また、何台ものパソコンやパソコン周りの機器類が無線LANで結ばれていることも多い。つまり、彼らが1日の大半を過ごす職場の電磁スモッグは、一昔前とは比較にならないほど濃いということだ。

「うつは、IT業界から始まった」と言われるように、とくにIT関連の職場では、「うつ」で休職したり、退職したりする人の比率が他の業界に比べて高い。急拡大する業界に特徴的な慢性的人手不足によって、昼夜を問わない激務が社員を一日中パソコンに向かわせる。そのため、電磁放射線を大量にあび続ける職場環境となっている。

基地局周辺住民と同じ電磁放射線環境

職場で長時間、電磁放射線をあび続ける環境は、24時間、地域で電磁放射線をあび続ける携帯電話基地局の近くに住む人たちの置かれた環境に等しい。

高知県にある「丸ごと手作りマンション」として有名な沢田マンションの裏には、巨大なNTTの基地局が立っているが、周辺では、「なぜ、この近くにはうつ病の若い人が多いのか」といぶかる人が多い。

基地局周辺で、電磁スモッグの濃い地域に住む人々のなかに「うつ」が多いことは、よく知られた事実だ。会社のなかで、一日中、電磁スモッグの濃いなかで過ごさざるを得ない若者たちのなかに「うつ」が多いのも、当然のことだろう。

さらに、「新型うつ」の人が、深夜に及ぶまで濃い電磁スモッグのなかで仕事を続ければ、「軽度のうつ」ではすまされない。しだいに「重いうつ病」に移行し、「自殺」に移行するのは自然の成り行きだろう。

彼らが「職場を離れると元気」というのは、電磁スモッグの濃い環境から離れたことで、電磁放射線の影響を受けなくてすむようになった結果を示しているのではないか。基地局周辺に住み、さまざまな健康被害に悩む人々が、その場所を離れて電磁放射線の少ない（電磁スモッグの薄い）環境に移動したとき、元気を取り戻すことと同じだ。

つまり、「新型うつ」は、職場において「電磁放射線症」（電磁放射線によってうつなどの症状がひきおこされること）になった状態だといえよう。「新型うつ」を治すには、電磁スモッグの濃い職場を離れて、電磁放射線の少ない環境に移るか、職場を電磁スモッグの少ない空間に変えることだ。

「新型うつ」は「電磁放射線症」

「電磁波過敏症（ＥＨＳ）」という言葉があり、世界的にも認知されている。しかし、その言葉には、「電磁波（電磁放射線）が汚染源である」と電磁放射線自体を問題にするよりも、「それに敏感に反応した方の当人に責任がある」的なニュアンスが感じられる。そのことに、微妙な違和感を覚えるのは私ひとりだろうか。

たとえば、日本において4人に1人がかかり、推定3000万人の患者がいると言われる「花粉症」の場合には、「花粉過敏症」という言い方はしない。

多くの人が電磁放射線によって「うつ」などの症状を引き起こしていることを考慮すれば、「花粉症」にならって、シンプルに「電磁放射線症」という言い方をしたほうがふさわしいのではないだろうか。

2017年には、世界人口の半分が「電磁波過敏症」になるだろうという推測もある。そうなると、2人に1人がなる症状に「過敏」という表現はふさわしくないように思える。言葉の使い方の再考が必要ではないだろうか。

ちなみに、「化学物質過敏症」という言葉も同様に、「過敏なあなたが悪い」的なニュアンスが感じられる。「化学物質過敏症」は2009年に病名認知もされているが、これも「花粉症」にならい、シンプルに「化学物質症」と表現した方が、余分な感情が伴わなくていい。

「痴呆症」という言葉が「認知症」という言葉に、「精神分裂病」という言葉が「統合失調症」という言葉に置き換えられたように、「電磁波過敏症」・「化学物質過敏症」という言葉も、「電磁放射線症」・「化学物質症」という言葉に置き換えた方がいいのではないだろうか。

「過敏」という言い方には、「鈍感」側の悪意、「電磁放射線」・「化学物質」業界の傲慢さ（「症状を起こすほうが問題」的な意図）が感じられてならない。「花粉症」がシンプルに「花粉症」と命名された背景には、強力な「花粉」業界が存在しないがゆえなのかもしれない。

基地局から50メートル以内で高い「うつ」頻度（イラン調査）

「うつ」と携帯電話基地局との距離の関係を明らかにした疫学調査が、近年、イラン・イスファハン市で行なわれた。調査を行なったのは、イスファハン医療科学大学・医学校のダリウス・サハーバジ・ガーロウェイ他３名。期間は２０１２年10月から11月にかけて。調査に協力したのは、周辺に１年以上住んでいる住民２５０人（女１３３人・男１１７人）。

調査の対象となった症状は、「頭痛」「睡眠障害」「疲労感」「うつ傾向」「怒りっぽい」「不快感」「集中困難」「食欲不振」「吐き気」「記憶力喪失」「視覚障害」「聴覚障害」「神経質」「めまい」「心臓血管系の問題」「性欲低下」などで、症状の頻度が調べられた。

「うつ傾向」に関して、「基地局との距離」と「頻度」をみると、次のような結果が得られた。

基地局との距離（単位　メートル）	頻度
10 以下	13.7
10 ～　50 以下	14.4
50 ～ 100 以下	9
100 ～ 200 以下	3.6
200 ～ 300 以下	2.4
300 ～	1.7

つまり、基地局に近いほど、「うつ傾向」の頻度は高く、とくに「10メートル以下」と「10〜50メートル」で多いということがわかった。

他の項目に関しても、ほとんどが「３００メートル以遠」に比べて「３００メートル以内」で、症状が起こる頻度が高くなっている。

ちなみに「記憶力喪失」は、「10メートル以下」から「１００〜２００メートル」までが、「20」〜「16・4」と高い頻度を保っている。

「神経質（イライラ感）」「怒りっぽい」も、「10メートル以下」から「１００〜２００メートル」までで高く、それぞれ「26・7」〜「17・7」、「23・9」〜「21・1」となっている。

「疲労感」は、「10メートル以下」で「50・5」というもっとも高い頻度になっている。この「疲労感」は、「１００〜２００メートル」でも「40」という高頻度だ。

「頭痛」は、「10メートル以下」（「33・7」）から「２００〜３００メートル」（「19・9」）までの人が、頻繁に感じているようだ。

この調査からもわかるように、基地局周辺（３００メートル以内）（電磁スモッグが濃い場所）では、「うつ」をはじめとした「精神症状」が、たくさん出現するということだ。

電磁放射線被曝でセロトニン不足に

なぜ、電磁放射線をあび続けると、「うつ」になるのだろうか。

興奮系

神経伝達物質	おもな作用
ドーパミン	快感・陶酔感、情緒・認識、攻撃・創造性、運動機能
グルタミン酸	記憶、神経細胞の興奮
アセチルコリン	学習・記憶、睡眠
ノルアドレナリン	目覚め、集中力、積極性、興奮・攻撃、不安、恐怖、痛みの軽減

抑制系

神経伝達物質	おもな作用
GABA	脳の興奮を抑制

調整系

神経伝達物質	おもな作用
セロトニン	行動は抑え、気分を保つ

脳内神経伝達物質の種類

(『「うつ」は食べ物が原因だった！』溝口徹著、青春出版社新書、37頁をもとに作成)

それは、ロバート・O・ベッカーが指摘している(第3章参照)ように、「すべての異常な、人工的な電磁波は、正常な機能を逸脱させ、潜在的に有害」なためだ。人工的な電磁放射線によって、「神経化学物質の変化」「生理的周期(リズム)の変容」「ストレス反応」などが引き起こされた結果だろう。

具体的に言えば、電磁放射線をあびる(被曝する)と、神経伝達物質(神経ホルモン)である「セロトニン」の分泌が抑制されることが大きい。

脳内の神経伝達物質には、大きく分けて、「興奮系」「抑制系」「調整系」があるが、セロトニンは「理性のホルモン」「鎮静のホルモン」などとも呼ばれるように、感情を安定させる調整系のホルモンだ。興奮系の神経伝達物質であるノルアドレナリンなどによって引き起こされる不安感や恐怖感などの「興奮」を鎮める働きをもっている。そのため、分泌量が減って不足すると、不安感や恐怖感などの興奮が抑えられず、「うつ」（抑うつ感情）が引き起こされることになる。

世界中で「うつ」に悩む人の数は、世界人口の約5％、日本の総人口の約3倍に当たる3億5000万人にのぼっている（2012年10月のWHO発表）。この人たちの置かれた電磁放射線環境が早急にチェック・改善される必要がある。

メラトニン不足で「不眠」に

電磁放射線被曝によって、「不眠」にも悩まされるようになるが、これもセロトニンと関係がある。不眠は、概日リズム（生物時計）の狂いから引き起こされるが、概日リズムを調整しているホルモンは「メラトニン」と言われている。このメラトニンはセロトニンにマグネシウムが結びつくことで作られる。つまり、メラトニンはセロトニンなしには存在し得ないものだ。そして、メラトニンが電磁放射線曝露によって減少することもよく知られている。

また、メラトニンは免疫力を強化し、体内で発生する活性酸素（フリーラジカル）を除去する働きももっている。そのため、メラトニンの減少は、不眠だけにとどまらず、「うつ」「関節痛」「糖尿病」「心臓病」など、さまざまな体調不良を招くことにもつながっている。

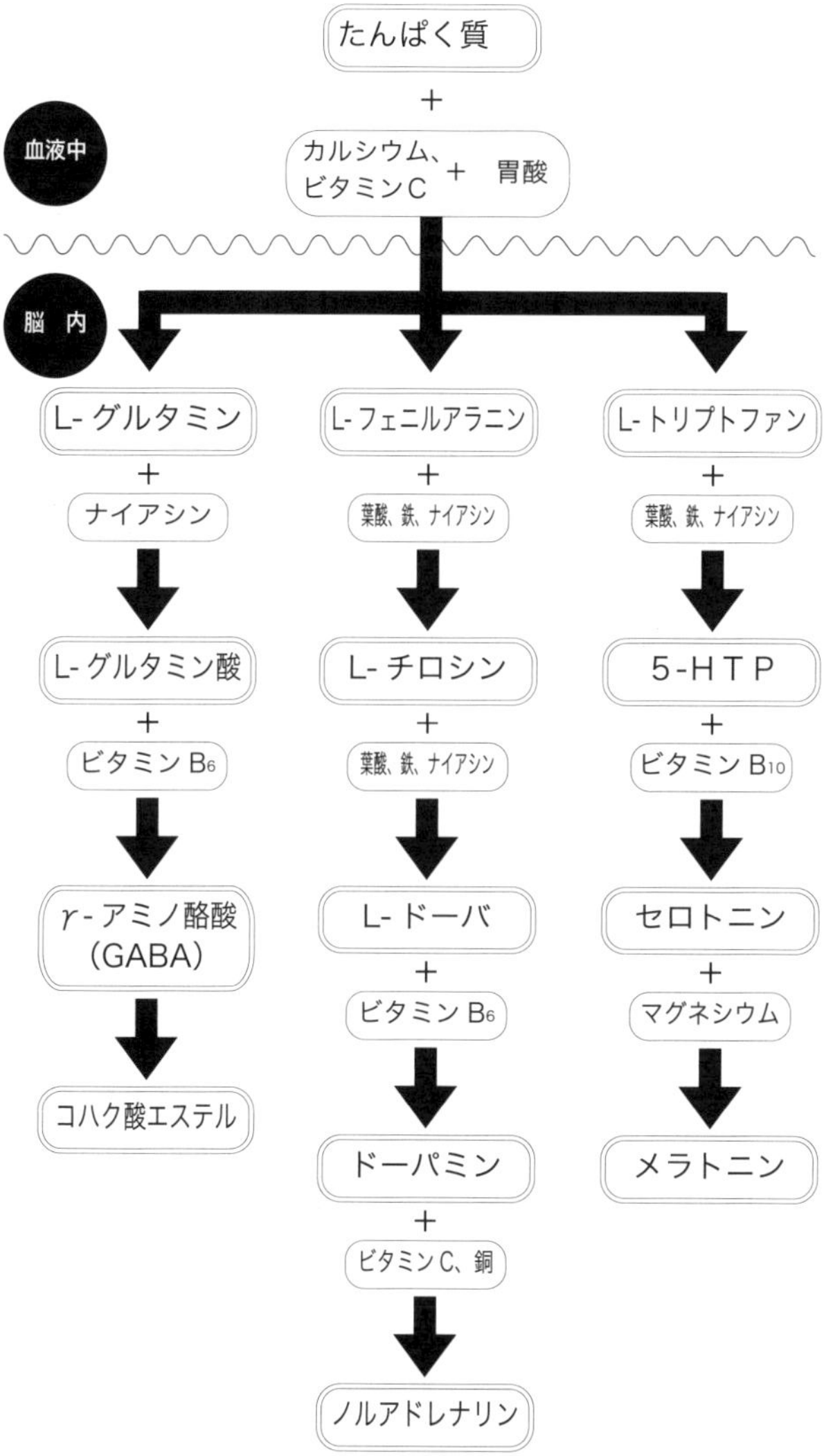

セロトニンなど、神経伝達物質の合成過程

（『「うつ」は食べ物が原因だった！』溝口徹著、青春出版社新書、43 頁をもとに作成）

さらに、セロトニンもメラトニンも分泌される場所はともに「第三の眼」と言われる「松果体」だ。松果体は、別名「磁気器官」とも呼ばれるように、磁気の影響を受けやすい。電磁放射線は磁場（磁気のある場）と電場（電気の力をもつ場）によって作られるエネルギーの波であることから、わずかな磁気にも敏感に反応する松果体が電磁放射線の影響を受けないわけはない。

電磁放射線で傷つく「脳の管制塔」海馬

基地局周辺の住民など、電磁放射線に被曝した人が悩まされるものに、「一時的・短期的な記憶力喪失」「ものが考えられない」など、脳の記憶・学習に関するトラブルが多い。これらの症状はなぜ起こるのだろうか。

電磁放射線は、生体の「正常な機能を逸脱させる」働きがあるので、脳内の神経伝達物質に及ぼす影響も、セロトニンやメラトニンだけとは限らないだろう。学習や記憶に関わる「アセチルコリン」も、認識や創造性に関わる「ドーパミン」も電磁放射線を浴びることで減少しているに違いない。

さらに、記憶や空間学習能力などに関わる脳の器官で、タツノオトシゴのような形をした「海馬（アンモン角《かく》）」も携帯電話レベルの電磁放射線被曝で損傷を受けることが実験（2003年、スウェーデンの神経外科医、リーフ・サルフォードさんらによる）で認められている。

ちなみに、海馬という名前は、その形が、ギリシャ神話に出てくる海の神ポセイドンが乗る馬

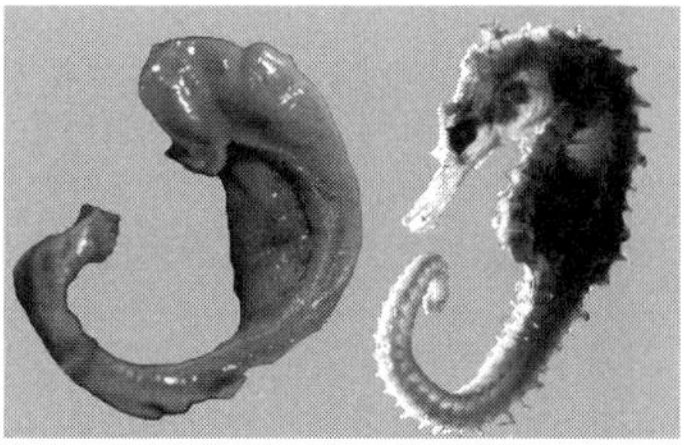

海馬（左）とタツノオトシゴ
（ウィキペディアより）

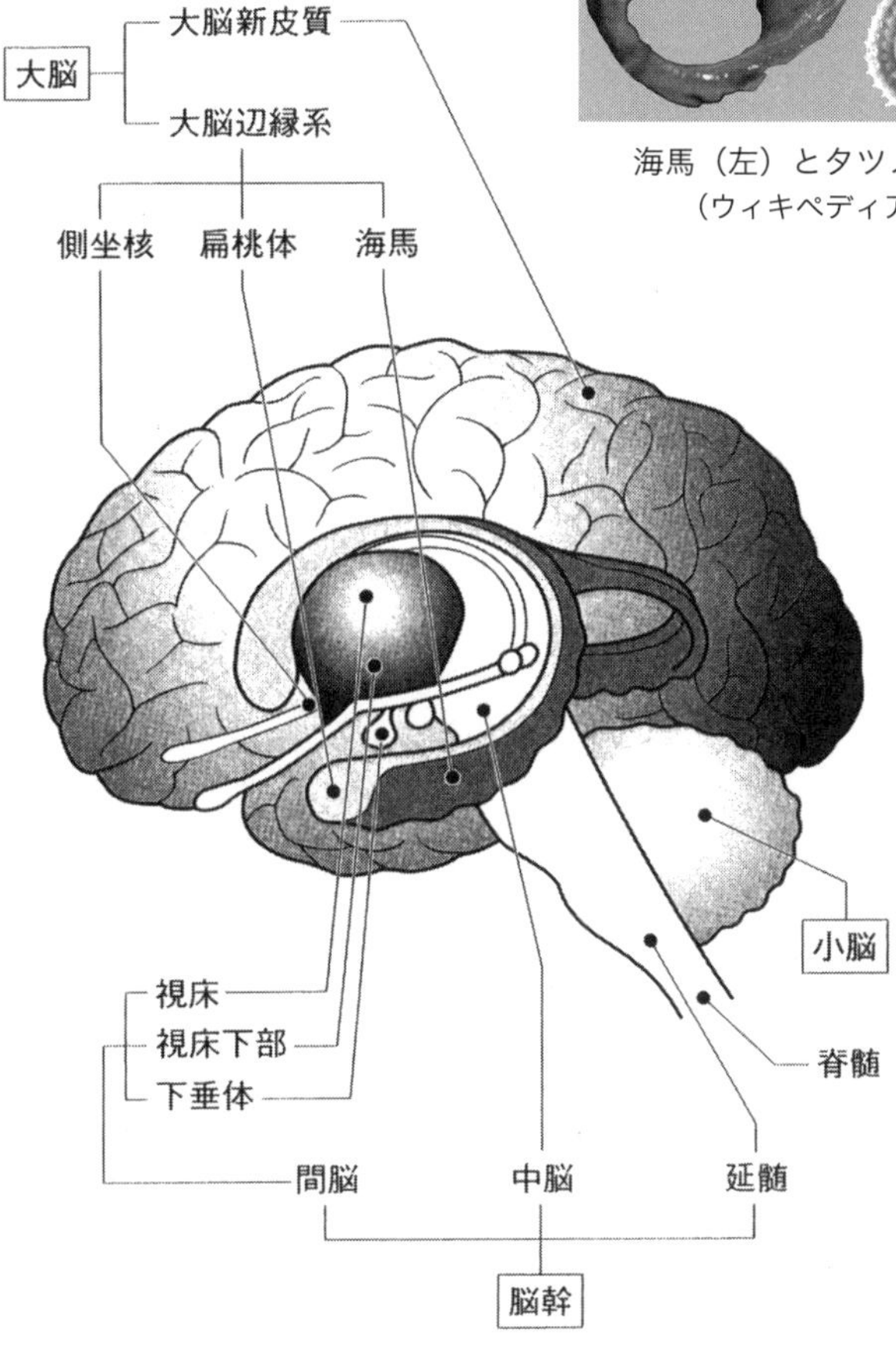

脳の構造
（『シータ脳を作る』久恒辰博著、講談社＋α新書、19 頁より）

（海の怪獣ヒポカンポス）の下半身に似ているところからきていると言われている。

海馬は、脳の内部にある大脳辺縁系の海馬体の一部で、右脳と左脳、それぞれに左右対称に存在している。日常的な経験や情報などの記憶は、一時的に海馬に保管された後、大脳新皮質で長期保存されることになる。

このように、海馬は「一時的（数十秒間）に記憶を保存する場所」であるが、さらに、長期記憶から引き出された情報を展開・理解し、加工を行なうなど、時間的・空間的に情報を統合して判断を下すという大切な働きも行なっている。そのため、海馬は「脳の管制塔」とも呼ばれている。

「記憶を溜め込む」顆粒細胞

海馬の構造（回路）は、海馬体の一部である回路の入り口部分である「歯状回」と、「ＣＡ３」「ＣＡ１」と呼ばれる回路の出口部分から成り立っている。歯状回は海馬の最も重要な部分で、大人になっても新しいニューロン（神経細胞）が生み出される特別な脳の領域だ。

そして、この歯状回には、「記憶を溜め込む」ことのできる「顆粒細胞（顆粒の形をした神経細胞）」がある。久恒辰博さん（東京大学大学院新領域創成科学研究科准教授）によると、この顆粒細胞は、「シータ波（シータ・オシレーション＝シータ波とガンマ波）に乗って押し寄せた脳全体の情報を一手に引き受け、保管のために新しいシナプスを作り、記憶として溜め込んでいる」（『シー

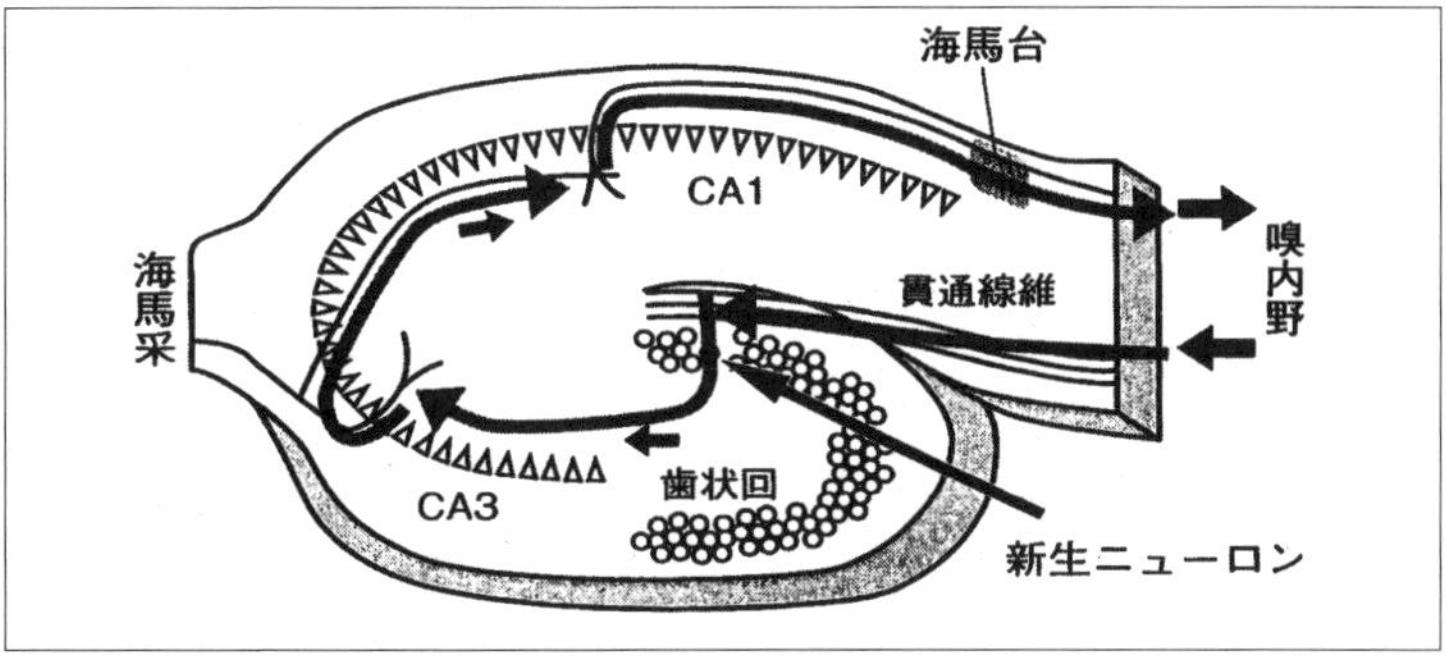

海馬とその回路

(『シータ脳を作る』久恒辰博著、講談社+α新書、103頁より)

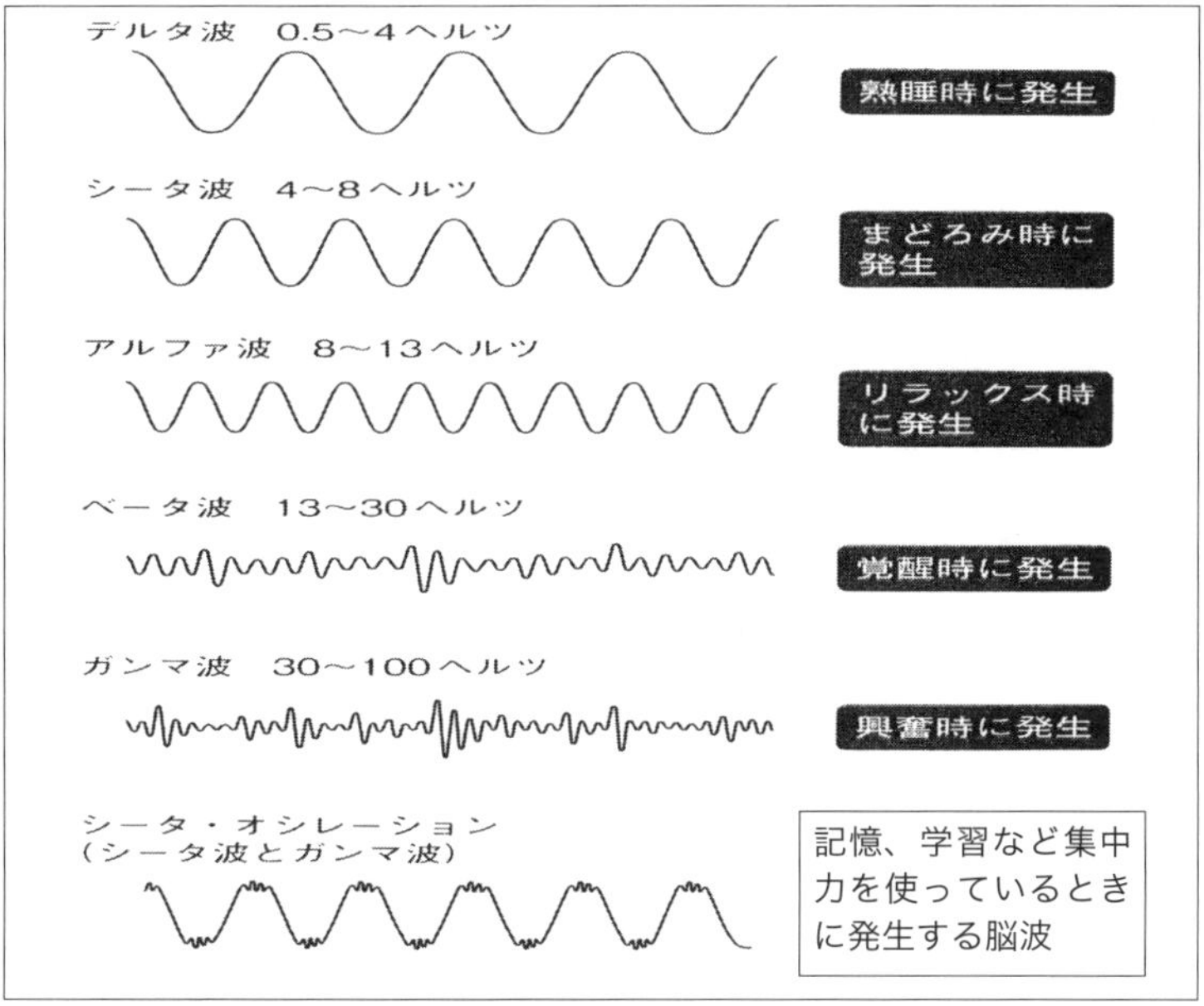

脳波の種類

(『シータ脳を作る』久恒辰博著、講談社+α新書、29頁より)

タ脳を作る』久恒辰博著、講談社＋α新書）という。

また、顆粒細胞は、「自分を取り巻く環境の変化に順応して、身の振り方を決める細胞でもある（自分の置かれた環境や場を読む働きをもつ）」ことが、さまざまな実験によってわかったという。

この「記憶」の要である顆粒細胞が電磁放射線（マイクロ波）によって傷つけられれば、情報の保管のために新しいシナプスを作ることができず、記憶として溜め込むことができなくなる。また、自分を取り巻く環境の変化にも順応できず、身の振り方を判断することもできなくなる。

顆粒細胞は、情報を保管するために、常に新しいシナプスを作り続けている「成長中」の細胞であるため、とくに電磁放射線の影響を受けやすい。また、情報を運搬している微弱な脳内のシータ波も、人工的なさまざまな周波数の電磁放射線の影響をもろに受けることになる。電磁放射線が電場と磁場によって作られるエネルギーの波である以上、脳内の微弱な電気（シータ波など）は、人工電磁放射線の巨大な「電場」にさらされれば、ひとたまりもないだろう。

結果として、私たちは、「あれ、今、何をしようとしていたんだっけ」と、直前の記憶が保てず、考え方をうまく表現することもできなくなり、的確な状況判断もできなくなるということだ。

睡眠時間が少ないと海馬の体積が減る

海馬と睡眠に関する興味深い調査結果がある。タイトルは「健康小児における海馬体積と睡眠時間の相関」。東北大学加齢医学研究所兼務・瀧靖之教授（東北メディカルバンク機構）らの研究チームが２００８年から４年間かけて、健康な子ども（5〜18歳）２９０人（女子１４５人・男子１４５人）を対象に、彼らの平日の睡眠時間と、それぞれの海馬の体積の関係を調べたものだ。

脳ＭＲＩを撮像して、脳形態と睡眠時間との相関を解析したところ、「睡眠を十分に取っている子どもは、睡眠時間が短い子どもに比べ、海馬の体積が大きい」ことがわかった。たとえば、睡眠が10時間以上の子どもは、６時間の子どもより、海馬の体積が1割ほど大きかった。

動物実験において、睡眠を奪うと海馬の体積が減少することが確認されており、ヒトに関しても、原発性不眠症や睡眠時無呼吸症候群において、海馬体積の減少が見られることがわかっている。また、うつ病になった人、高齢者でアルツハイマー病になった人の場合も、海馬の体積が「有意に小さくなっている」ことが明らかになっている。

これらのことから、睡眠時間の減少が、海馬における神経細胞の新生、分化などを抑制することが示唆されており、子どもの脳の健やかな発達を促進するうえで、十分な睡眠が最重要であることがわかった。

つまり、「よく寝る子どもは海馬が育つ」ということが証明されたと言える。海馬がよく育つということは、歯状回で、新しいニューロンが生み出され、記憶を溜め込む作業も正常に行なわれ、情報処理がスムーズに行なわれていることを意味する。逆に言えば、睡眠が十分にとれていない子どもは、海馬が育たず、記憶力や情報伝達の面で問題があるということだろう。

海馬の体積を減少させないためには、睡眠不足を誘発する電磁放射線には気をつけたい。とくに、脳が「成長中」の子どもに対しては、子どもを取り巻く電磁放射線環境に、注意してもしすぎることはない。

電磁放射線は血液脳関門を開かせる

「脳」に対する電磁放射線の大きな有害性の一つに、「血液脳関門（ＢＢＢ）を開かせる」ということがある。脳には、全身に送られる血液の5分の1が送り込まれているが、ナイーブな脳に、異物や毒物が入って機能を狂わせることがないよう、脳にはそれらの侵入を阻止するバリアが作られている。それが、血液脳関門だ。

この関門を通過できるのは、脳の活動に必要な酸素、ブドウ糖、必須アミノ酸など。低分子（分子量約５００以下）で、脂溶性、電荷のないものに限られる。ところが、携帯電話に使われているマイクロ波を浴びると、関門が開き、有害物質が侵入することがこれまで多くの科学者による動物実験などによって証明されている。

それを初めて証明したのは、アメリカの神経科学者、アラン・フレイだった。彼は、「フレイ効果」（マイクロ波の聴覚効果、１９６０年に発表）で知られているが、「通常は閉じている血液脳関門をマイクロ波で開くことができる」ことを１９７５年に発表した（『アナルズ・オブ・ザ・ニューヨーク・アカデミー・オブ・サイエンシズ』）。まず、研究室で使っている白いＳＤラット（代表的な実験用ラット）の血流に暗い色をした染料を注入し、そのあとで、ラットをパルス状のマイクロ波にさらした。すると、数分以内に、マイクロ波を浴びたラットの脳が黒ずんだ色に変わった。つまり、血液脳関門が開いて、染料が脳内に侵入したことを意味していた。

電磁放射線で「健忘症」「老衰」「記憶喪失」に

１９９０年代前半には、スウェーデン・ルンド大学の神経外科医、リーフ・サルフォードが、脳腫瘍患者のがんを治療するために、マイクロ波を使って患者の血液脳関門を開き、血液から化学物質の薬剤を送り込むことに成功している。

その後もサルフォードらルンド大学の研究チームによる研究は続けられ、２００３年には、12～26週齢（人間の10代に相当）のラットに携帯電話の電磁放射線を照射（1日2時間、1週間）すると、血液脳関門が開き、血液中のアルブミン（たんぱく質）が脳内に侵入することが明らかにされた。アルブミンは分子量約6万６２００という大きな分子で、通常、血液脳関門から侵入することはない。血液脳関門が開いた結果、これらラットの脳は、血液中の有害物質に対しても無防備なままになってしまった。

この実験を1年間続けた結果、研究チームは、これらのラットから「健忘症」「老衰」「記憶喪失」を示す証拠（海馬の損傷・脳神経細胞の死など）を確認したという。実験結果の重大性に気づいた研究チームは、この研究論文を次のような異例の警告で締め括っている。

「子どもが携帯電話を集中的に使っても、健康上、即座に顕著で劇的な影響が及ぶことは考えにくい」。「しかしながら、長期的にみた場合、脳の予備能の低下を招き、後年、これがほかの神経系疾患または加齢による損傷によって明らかになる可能性がある。数十年間（しばしば）毎日使用した場合、おそらく利用者の全世代が中年になるころには、すでにマイナスの影響がでている可能性を排除できない」。

彼らの指摘する「マイナスの影響」とは、主にアルツハイマー症をさしている。この研究発表（2003年）からすでに10年以上がたっている。近年のアルツハイマー症の世界的増加傾向は、携帯電話を使い続け、マイクロ波を脳に照射し続けてきた結果と言えるかもしれない。

「第三の脳＝皮膚」に対する電磁放射線の悪影響

皮膚は「第三の脳」（傳田光洋著『第三の脳』朝日出版社）とも言われるが、その「第三の脳」への電磁放射線の影響も見逃せない。

ちなみに「第二の脳」とは、マイケル・D・ガーション（アメリカの神経生理学者）によって「消化器（腸）」とされている（ガーション著、古川奈々子訳『セカンドブレイン』小学館）。

脳の機能は、「情報を受け取り、情報処理をする要」、つまり、「自ら、感じ、考え、判断し、行動の指示を出す」ということだが、それと同じ機能をもっているということから、消化器が「第二の脳」と位置づけられた。そして、皮膚もまた、「情報を認識し、処理するという能力において神経系、消化器系に勝るとも劣らぬ潜在能力をもっている」という認識から、「第三の脳」と位置づけられている。

「皮膚の3分の1が失われたら、ヒトは死んでしまう」と言われるように、皮膚は「体内の海（人体の約70％は水）」を守るバリアの役目を果たしている。つまり、皮膚は「環境と生体との境界線」、「環境と生体の境界を形成する臓器」なのだ。

その皮膚は「表皮（上部は「角層」）」と、その下の「真皮」から構成されているが、表皮は主に「ケラチノサイト」と呼ばれる表皮細胞によって形成されている。このケラチノサイトはさまざまな「感覚器」を備えた優れたセンサーで、ここに外部からの刺激が加わるとその刺激が認識され、ここから多種多様な信号が発信されて、神経末梢や内分泌系に作用することがわかっている。

そして、特記すべきは、「表皮細胞のケラチノサイトが、低周波（1Hz〈ヘルツ〉以下）の電磁波を発信している」ということだ。これは、傳田さんらの実験（表皮細胞内のカルシウムイオンの動きを観察）によって確認されている。つまり、「表皮は、イオンの濃度によって支配されている電気システム」なのだ。

この微弱な電気システム（皮膚）に、人工的な携帯電話の電磁放射線などが照射されたら、どうなるか。皮膚の電気システムが狂わされて、さまざまな機能障害が起こることは明白だ。

事実、「携帯電話の電磁放射線が、アトピー性湿疹・皮膚炎症候群の患者の皮膚のアレルギー反応を増加させる」という実験結果が、２００４年に医師の木俣肇さんによって発表されている。

可視化された電磁放射線

これまで、電磁放射線は「見えない」と言われてきた。「からだに良くないと聞くけど、見えないからね」という言い方もよくされる。

しかし、その「見えない」電磁放射線を「見える」ようにした人たちが現れた。デンマークにあるコペンハーゲン・インタラクションデザイン研究所の2人のデザイナー、ルーク・スタージョンとシャミク・レイだ。

彼らは、ノートパソコンなどの電子機器から放射されている電磁放射線を可視化し、動的に捕らえるプロジェクトをインターネット上で紹介している（左頁写真、msn 産経ニュース・２０１３年7月5日）。

それを見ると、ノートパソコン（Mac Book）のハードディスクドライブ（ＨＤＤ）、光学ドライブ、埋め込まれた小さなモーターなどから渦巻きのような光の線が何個もノートパソコンの上に立ち上っている。まるで、立ち上る電磁放射線がゆらめく光の絵を描いているようだ。光の束は、ラジオのスピーカーからも流れ出たりしているのが見える。

このプロジェクトは、２０１３年、同研究所における1週間の実験的な画像化ワークショップ

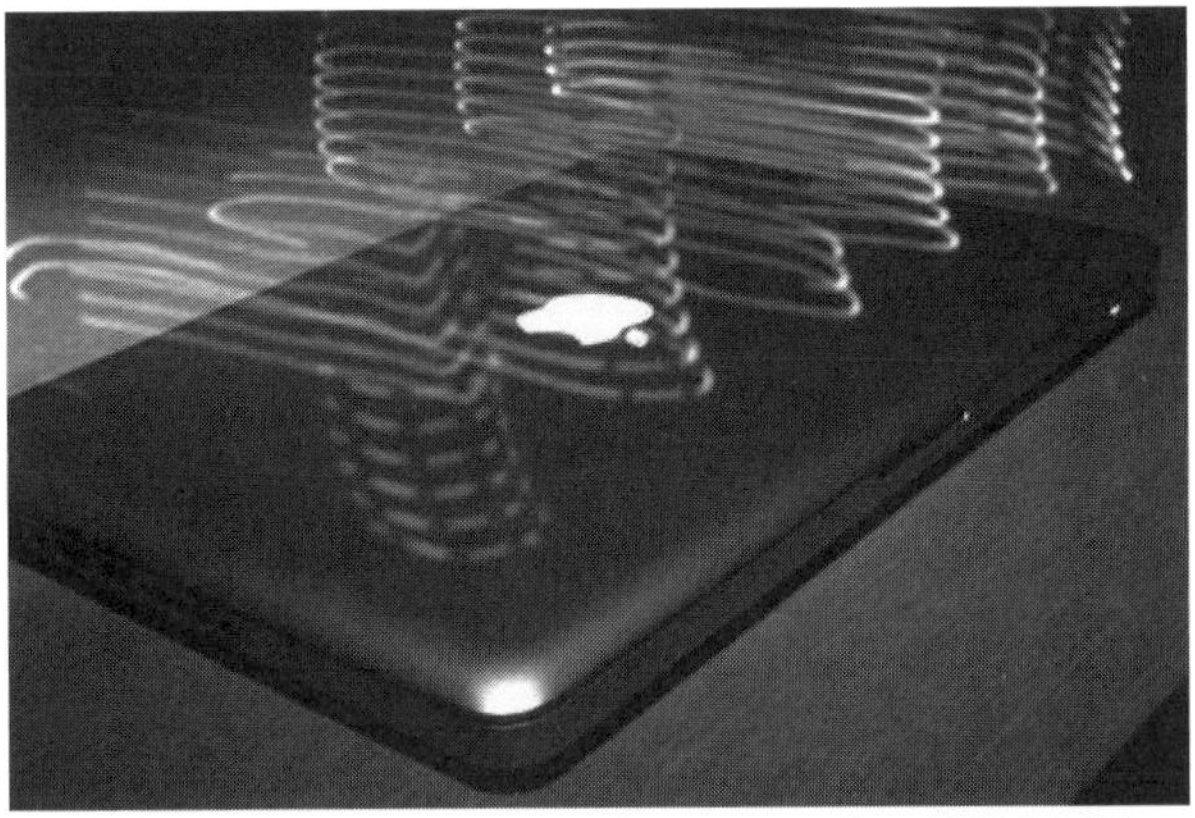

描き出されたノートパソコン（Mac Book）の電磁放射線
（http://sankei.jp.msn.com/wired/news/130705/wir13070514110001-n1.htm より）

の一環として行なわれたもの。２人は、電磁放射線を描き出すための独自のアンドロイドアプリを、電子アートとヴィジュアルデザインのためのプログラミング言語「Processing」で開発した。

磁気センサーを搭載したアンドロイドフォンが、読み取られる電磁放射線の強さに反応する一種の「光の筆」になった。ところが、ノートパソコンのＨＤＤは電磁放射線が強力で、アンドロイドフォンの磁気センサーが動かなくなるほどだったという。

ルーク・スタージョンは、「磁場を放出するあらゆるものの測定と比較に使える一貫したふさわしい視覚言語を作りたい」と語っている。

近い将来、だれでもが、電磁放射線の「姿」を「動的な形」として、簡単な機器で見ることができるようになるかもしれない。

第5章　電磁放射線で子どもの脳が壊される

増え続ける「発達障がい」

全国の「子ども人口」（2013年4月1日時点）は、総務省の調査によると、32年連続で減り続け、ついに2013年には前年よりも15万人減の1649万人となった。これは、統計のある1950年以降で、最低の数字だった。

総人口に占める子どもたちの割合も年々減り続け、1950年には33％を超えていたものが、63年後の2013年はわずか12・9％となっている。つまり、1950年には人口の3人に1人が子どもだったものが、2013年には10人に1人しかいないということだ。

このように減り続けている子どもの数だが、それに反して子どもたちのなかで年々増え続けている「障がい」がある。いわゆる「発達障がい」だ。発達障がいとは「学習障がい（LD）」（読み書きや計算といった特定の分野が極端に苦手）、「注意欠陥多動性障がい（ADHD）」（落ち着きがなく、授業中に立ち回ったりする）、「高機能自閉症」（人とのやりとりに困難がある）などの症状をいう。

朝日新聞（2012年12月6日付）によると、この発達障がいをもつ子どもが、全国の公立小・中学校の通常学級に6・5％（女子3・6％、男子9・3％）いることが、2012年12月5日、文部科学省の調査でわかったという。これは、1クラスが35人なら、「各学級に2人」いる計算になる。また、6・5％を全児童生徒数に当てはめると、その数は約61万人にのぼる。

この調査は、2012年2〜3月にかけて、公立小・中学校1200校の通常学級に在籍する子ども約5万4000人を無作為に抽出して行なわれた。「気が散りやすい」「共感性が乏しい」など75項目について、どの程度当てはまるかを担任に答えてもらったものだ。

また、朝日新聞（2013年5月15日付）によると、同じ2012年に行なわれた全国の公立小・中学校を対象にした文部科学省の調査によって、心身に障がいがあり、「通級指導」を受けている子どもが計7万1519人（前年度比6159人増）おり、初めて7万人を超えたことがわかった。内訳は、小学生6万5456人（同5292人増）、中学生6063人（同867人増）だった。合計数は、公立校の児童生徒全体の0・7％に当たる。通級指導とは、ふだんは通常学級で学びながら、週のうち何日かを、能力や可能性に応じて個別指導などを行なう学級に通って、受ける指導のこと。

「通級指導」を受けている子どもの障がいの種別は、多い順に①言語障がい　②自閉症　③学習障がい（LD）④注意欠陥多動性障がい（ADHD）など。このうち、②〜④がいわゆる発達障がいと呼ばれるもので、5年間で人数が2・8倍に増えた。

東京都にみる「自閉症・情緒障がい」「知的障がい」の急増

東京都においても発達障がいは増えている。公立学校統計調査報告書（２０１０年度学校調査編）「特別支援学級在籍者、利用者数の年度別推移（小・中学校）」によると、「通級」における「情緒障がい児」の小・中の計（以下、同）は、１９９０年には５４６人だった。ところが、10年後の２０００年には１０１７人（約2倍）に、さらに10年後の２０１０年には５１９４人（10年前の約5倍）になっている。そして、さらに10年後の２０２０年には８８０４人（20年前の約8倍）になることが推計されている。同じく「通級」の「弱視」「難聴」「言語障がい」などの数がほとんど変わらないのに比べて、「情緒障がい児」は飛び抜けて増えている。

同じ統計で、「特別支援学級」の「固定（学級）」においても、「自閉症・情緒障がい」の児童は増えている。２０００年に98人だったものが、２０１０年には２７０人（約2・8倍）に。そして、２０２０年には３１４人（20年前の約3・2倍）になることが推計されている。

また、「固定（学級）」の「知的障がい」も、２０００年には３８８６人だったものが、２０１０年には７４８８人（約1・9倍）となり、２０２０年には８９４２人（20年前の約2・3倍）になると推計されている。

同じ「固定（学級）」でも、「肢体不自由」「病弱」などの数値にそれほど変化がないことに比べると、「知的」「情緒」に関わる障がいの確実な増加は「異常」だ。

最近の子どもたちの様子を、40年以上教師をしてきたYさん（女性）に聞いた。Yさんは東京都内で35年間小学校の教師をしたのち、現在（2013年現在）も週3日、都内の小学校で「時間講師」をしている。

彼女にとっても、「特別支援対象児の増え方は異常だ」という。「医学が発達しているのに、こんなに支援が必要な子どもが増えているのはなぜなのか」と、疑問を呈する。Yさんによると、最近の小学生で「目につく様子」は次のようなものだ。

○姿勢の保持を維持するのが困難。
○鉛筆の持ち方が不自然で、手首が内側に向いていることが多い。
○集中の持続が短い。
○身の回りの整理整頓が苦手。
○手指の巧緻性が弱い。
○モノの扱い方がぎこちない。

「言葉は達者で、知的レベルも高いのに、人とのコミュニケーションがとれにくい子が増えているようだ」という。

教室不足の「特別支援学校」

都立の「特別支援学校」在籍者のなかでも、「知的障がい」でくくられる「軽度の知的障がいや発達障がい」の子どもたちの数が増え続けている。

公立学校統計調査報告書（２０１０年度）によると、幼稚部・小学部・中学部・高等部の合計で、２０００年に４０３６人だったものが、２０１０年には７２４７人（約1・8倍）に、２０２０年には９４９０人（20年前の約2・4倍）になることが推計されている。10年ごとに約３０００人ずつ増えている計算だ。

「軽度の知的障がいや発達障がい」の子どもたちが急増したことで、施設の過密化が教育現場で問題になっている。２０１３年2月17日、「子どもは天までのびる──どうしたらいいの？　町田でも障がい児の数が増えているのに教室、先生がたりない」という集会が、「第7回まちだ市民自治学校（高校問題町田協議会担当）」の主催で開かれた。

同協議会の調査では、都内の特別支援学校の児童・生徒数は、ここ10年で約３０００人増え、約７００の教室がたりない事態となっている。

東京都は２００４年以降、「特別支援教育推進計画」を策定して、都立学校の新設や増築などを進めているが、完了するのは２０２０年度。そのため、学校現場では、現状のなかで「やりくり」するしかない状況に陥っている。

当日、講師をつとめた町田の丘学園高等部の関口正和教諭によると、同学園でもっとも増えたのは「高等部の知的障がいの子どもたち」だという。２００３年2月には２３３人だったが、２０１３年2月には３６４人と、10年間で１３０人（約1・6倍）も増えている。

生徒数の急増に、同校では、教室以外の特別教室（教材室、作業室、木工室、音楽教室、視聴覚教室、実習室など）を普通教室に転用したり、1つの教室をパーテーションで分けて2つの教室（消防法上違法となる「出口のない教室」ができたりも）として使ったりしているという。それでも教室はたりず、更衣室も、保護者控え室も、プレイルームも教室に転用されているという。

「このような有様なので、子どもたちへのしわ寄せは大きく、本来、保障されるべき教育が十分に行なわれていないのが現状だ」と、関口教諭は窮状を訴えた。

「携帯電話普及率」と比例する「発達障がい」

特別支援学校の生徒が増えた背景には、2007年に学校教育法が改正され、「特殊教育」が「特別支援教育」に変わったことがある。それによって支援対象が、重度の障がい児のみから、軽度の知的障がいや発達障がいの子どもたちにまで、大きく広がったからだ。

しかし、法改正の根本には、法改正を迫るほどの、年々増加し続ける「軽度の知的障がいや発達障がいの子どもたち」の存在が横たわっている。

全国の「特別支援学級在籍者数の推移（小学校）」と「携帯電話普及率」とを見比べてもらいたい（左頁グラフ）。携帯電話は1995年から急カーブを描いて上昇しているが、特別支援学級在籍者のうち、「知的障がい」と「情緒障がい」も、1995年あたりから急上昇を続けている。とくに、「情緒障がい」のカーブは上昇率が大きい。

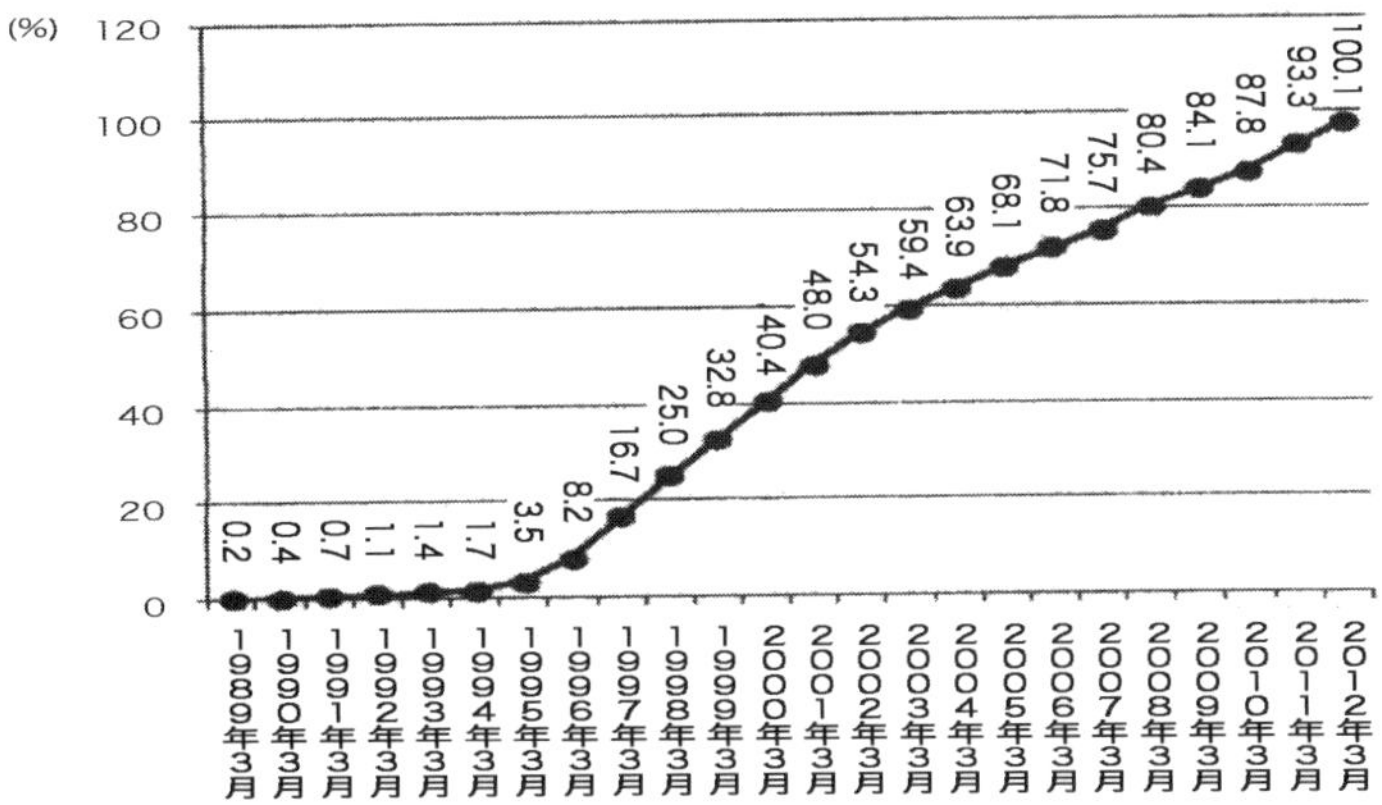

携帯電話普及率

総務省調査〈単身者含む〉「電話通信サービス加入契約数等の状況」ベース

（『携帯電話亡国論』拙著、13 頁より）

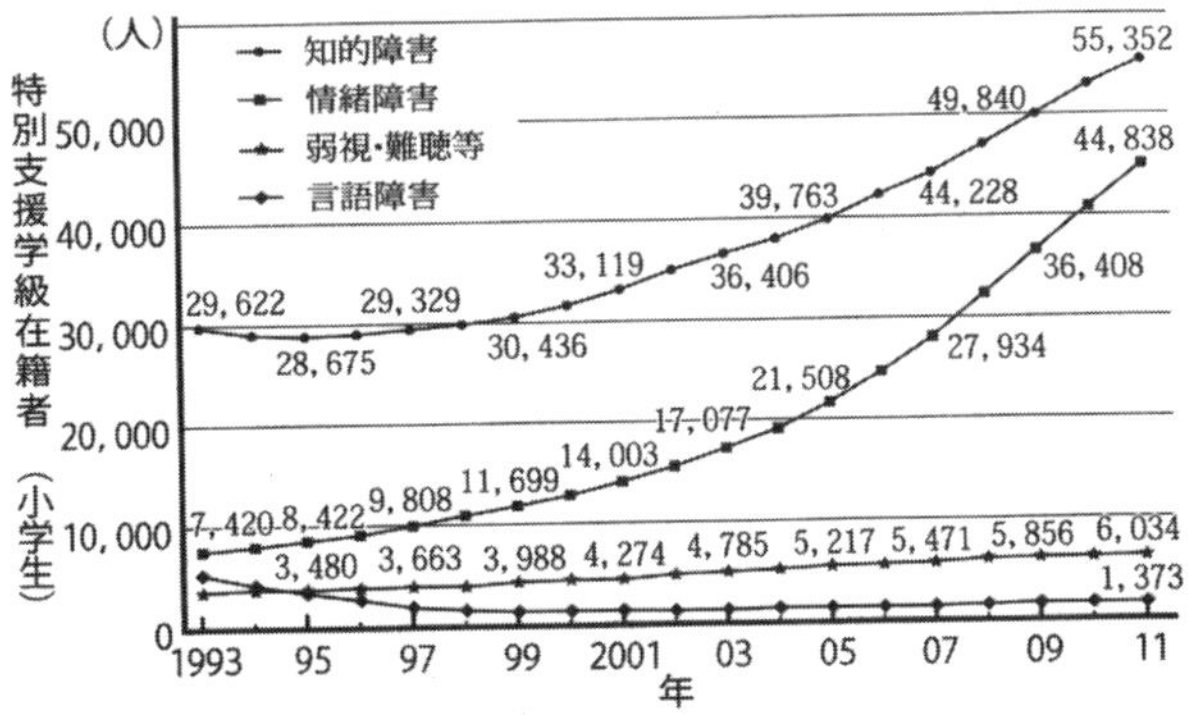

特別支援学級在籍者数の推移（小学校）

2001 年に「精神薄弱」から「知的障害」に名称変更

「弱視・難聴等」には、肢体不自由と病弱・身体虚弱も含む

（「特別支援教育資料」「特殊教育資料」文部科学省より）

（『日本の怖い数字』佐藤拓著、PHP 研究所、117 頁より）

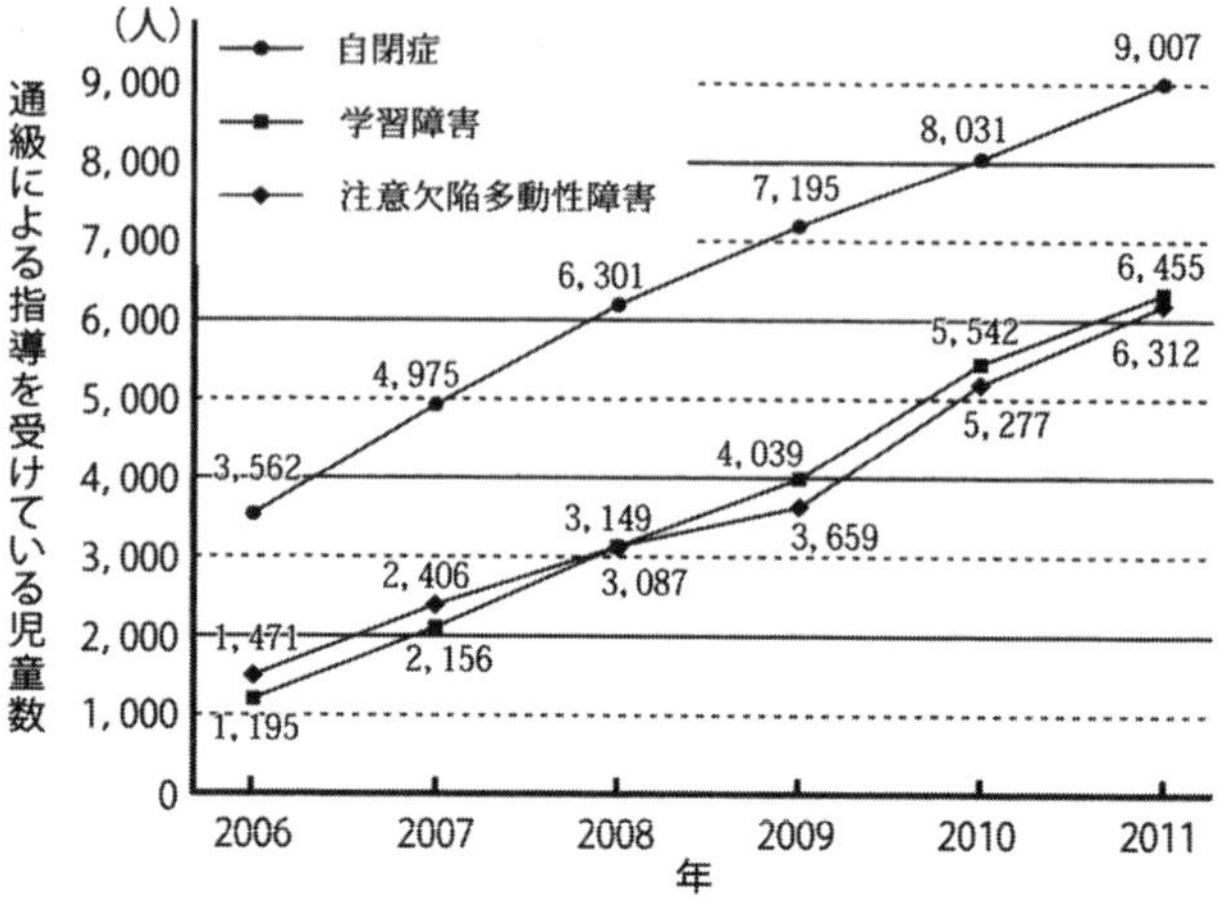

通級による指導を受けている児童数の推移（公立小学校）

（平成23年度「特別支援教育資料」文部科学省より）

（『日本の怖い数字』佐藤拓著、PHP研究所、113頁より）

また、全国の「通級による指導を受けている児童数の推移（公立小学校）」（グラフ）と「携帯電話普及率」（前頁グラフ）を見比べてほしい。前者の統計は2006年からしかないが、携帯電話の普及率と比例して「自閉症」「学習障がい」「注意欠陥多動性障がい」が増えているのがわかる。

子どもたちの「知的障がい」「情緒障がい」「自閉症」「学習障がい」「注意欠陥多動性障がい」など、いわゆる「発達障がい」は、携帯電話の普及率が高まり、それに伴って携帯電話基地局の数が増え、空間のなかの電磁放射線量が増え続けていることと深い関係がありそうだ。子どもたちが電磁放射線に被曝する機会が増えれば増えるほど、被曝する量が多ければ多いほど、発達障がいになる確率が高くなるということだろう。

「発達障がい」の増加は、有機リン系農薬・ネオニコチノイド系農薬の増加量などとも比例しているが（詳しくは第6章参照）、ここでは電磁放射線との関係にしぼって考えたい。

出生前の電磁放射線被曝「受難」

子どもの電磁放射線への受難は、生まれる前から始まっている。まず、父親となる男性が携帯電話やスマホをポケットに入れて持ち歩き、長時間使っている人であれば、その人の精子はかなり弱まっている可能性がある。

ハンガリー・セゲド大学のイムレ・フェイスさん（産科学専攻）らの221人を対象にした研究（2004年発表）によると、ほぼ一日中、携帯電話を身の回りに持つヘビーユーザーは、「13カ月で精子が約30％減少」し、「生き残った精子も、生殖能力の弱った変則的な運動をするものが多い」ということだ。また、「待機モードであっても、電磁放射線は精子に影響を与える」こともわかった。

母親となる女性についても、妊娠中に携帯電話やスマホを長時間使う人は、生まれてくる子どもを発達障がいにする可能性がある。

米国・カリフォルニア大学のホセーファ・ディヴァンさんらが行なった調査「出産前後の母親の携帯電話使用と子どもの発達障がいとの関係」（2008年）で次のことがわかった。

「出産の前にも後にも携帯電話を使っていた母親から生まれた子どもは、携帯電話をまったく使わなかった母親から生まれた子どもより、『集中できない』『多動性』『衝動的』などの行動障がいを1・8倍引き起こす」。

調査は、1997～1999年に生まれた1万3159人の子どもとその母親を対象に、子どもが7歳になるまで追跡したもの。

「携帯電話の電磁波が子どもを発達障がいにする」ことは、マウスを使った米国・イエール大学のヒュー・テイラーさん（産科婦人科生殖科学学科部長）らが行なった実験（2012年）によっても、明らかになった。

「母体内の胎児を携帯電話の電磁放射線にさらすと、胎児の脳の発達に影響を及ぼし、『多動性』『記憶力のわずかな劣り』をうむ可能性がある」と。

生命の誕生そのものを阻害する電磁放射線

1998年に発表された「携帯電話の電磁放射線と鶏卵の死亡率との関係」も忘れてはならない。フランス、モンペリエ大学のユービシエール・シモン博士のグループが行なった実験で、携帯電話の電磁放射線が鶏卵の孵化《ふか》率にどのような影響を及ぼすかを調べたものだ。（次頁図参照）

孵卵器《ふらんき》に60個の鶏卵を並べたものを2セット用意し、一方には、その中央部分に、卵から上部1センチの位置に携帯電話を置き、スイッチをオン（通話状態）のままにした。すると、携帯電話を置いていない孵卵器のほうでは、平均死亡率が約12％だったが、スイッチをオンにした孵卵器のほうでは約72％（図の黒い部分）だった。携帯電話の電磁放射線の影響を受けた鶏卵は、そうでない鶏卵の約6倍、死亡率が高まったのだ。

　携帯電話に使われている電磁放射線は、生命の誕生そのものを阻害し、死に至らしめる可能性が高いものであることを、私たちは認識する必要があるだろう。

『胎児の世界――人類の生命記憶』（三木成夫著・中公新書）によると、「胎児は、受胎の日から指折り数えて30日をすぎてから僅か1週間で、あの1億年を費やした脊椎動物の上陸誌を夢のごとくに再現する」という。

　妊娠初期、超高速で胎児の脳細胞が細胞分裂をくり返して、人類の進化を追体験している大事な時期に、1秒間に何億回も振動するような電磁放射線を浴びせ、正常な細胞分裂を阻害するような愚行は慎みたい。

　ちなみに、2014年6月に

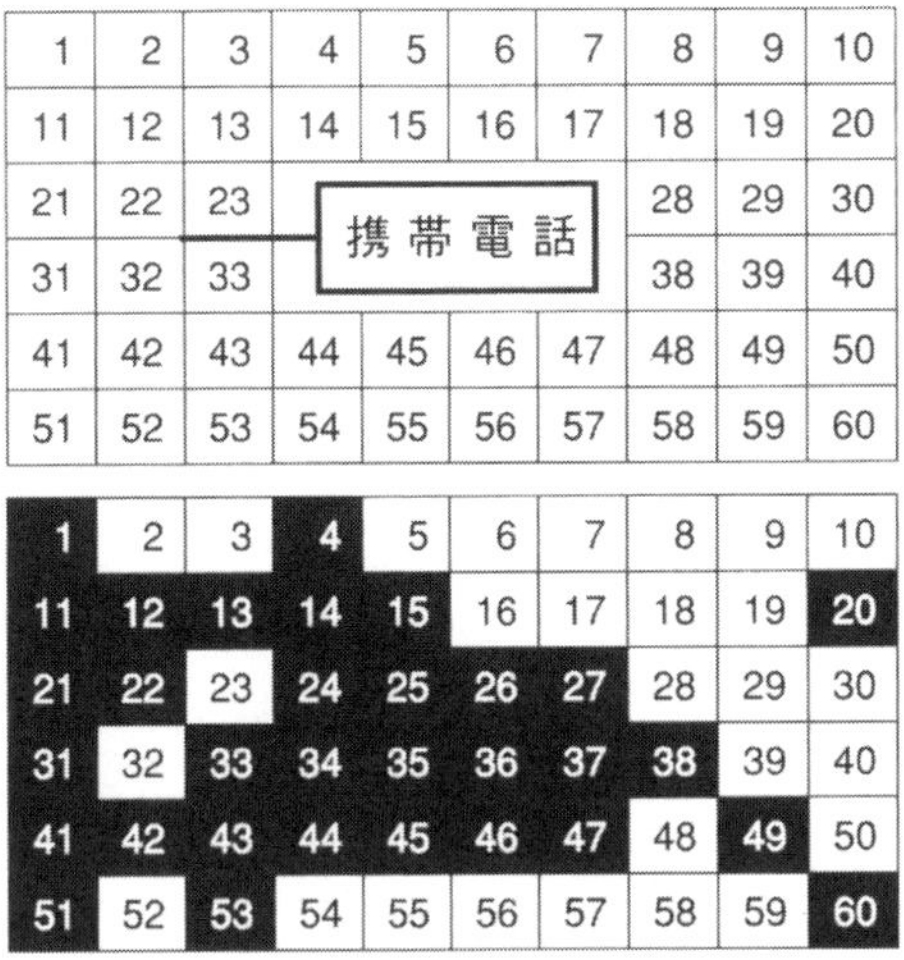

（注）Youbicier-Simo B. J., et al., "Mortality of Chicken Embryos Exposed to EMFs from Mobile Phones, BEMS 20th annual meeting", St. Petersburg, Florida, USA, 1998 をもとに作成。

携帯電話の電磁放射線と鶏卵の死亡率との関係
（『危ない電磁波から身を守る本』植田武智著、コモンズ、96頁より）

は、「携帯電話やワイヤレス機器からの電磁放射線が『胎児の脳の発達』に悪影響を及ぼす」ことを懸念して、医師や科学者からなるある国際的組織が、予防措置と研究調査の実施を提唱している。この組織は、他のNPOとも連帯して、妊婦たちに、「自分とおなかの子どもを守るために、携帯電話やワイヤレス機器からの電磁放射線被曝を避けること、制限すること」を提唱し、実践方法を示している。（詳しくは第12章参照）

具体的には「ベビーセーフ・プロジェクト」と呼ばれる公共教育キャンペーンで、米国の「草の根環境教育」「環境保健トラスト」などの団体によって始まろうとしている。

同プロジェクトに関わるニューヨーク大学ランゴン医療センターのレオナルド・ランサンドさん（小児科医・環境医学学科教授）は、電磁放射線曝露による影響について、次のようにコメントしている。

「脳細胞のコネクションを阻害する環境的な曝露を受けるとき、多くのことが起きる」「結果として、脳の電気的な回路に不可逆的な変化が起きる可能性はあり、それは生涯にわたって影響をもたらすことになる」（Reader、２０１４年6月5日より）。

学校で強要される電磁放射線被曝

生まれてからも子どもたちの電磁放射線被曝の受難は続く。

「電磁放射線がとくに子どもの健康に害を及ぼす」という認識が為政者に浸透していない日本で

は、子どもたちが公的機関である保育園・幼稚園、小学校に通いだしたときから、電磁放射線被曝を強要される。一つは、学校内に張られた無線ＬＡＮからの電磁放射線によって。もう一つは、学校の近くに建てられた携帯電話基地局からの電磁放射線によって。

まず、校内に張られた無線ＬＡＮについてみてみよう。

総務省と文部科学省は連携して、それぞれの事業を行なうために、２０１０年から、同じ小学校10校、中学校８校、特別支援学校２校、計20校を対象に、その校内に無線ＬＡＮを整備してきた。

総務省が行なってきたのは「フューチャースクール推進事業」の実証研究。２０１０年４月から小学校10校で、２０１１年からは中学校８校と特別支援学校２校で、それぞれ３年間にわたって行なってきた（次頁図参照）。

また、文部科学省は「学びのイノベーション事業」を２０１１年から３年間にわたって行なってきた。

総務省・文科省が進める教育のＩＣＴ化

総務省が推進している「フューチャースクール推進事業」とは、同省によると、「ＩＣＴ（情報通信技術）機器を使ったネットワーク環境を構築し、学校現場における情報通信技術面を中心とした課題を抽出・分析するための実証研究」。

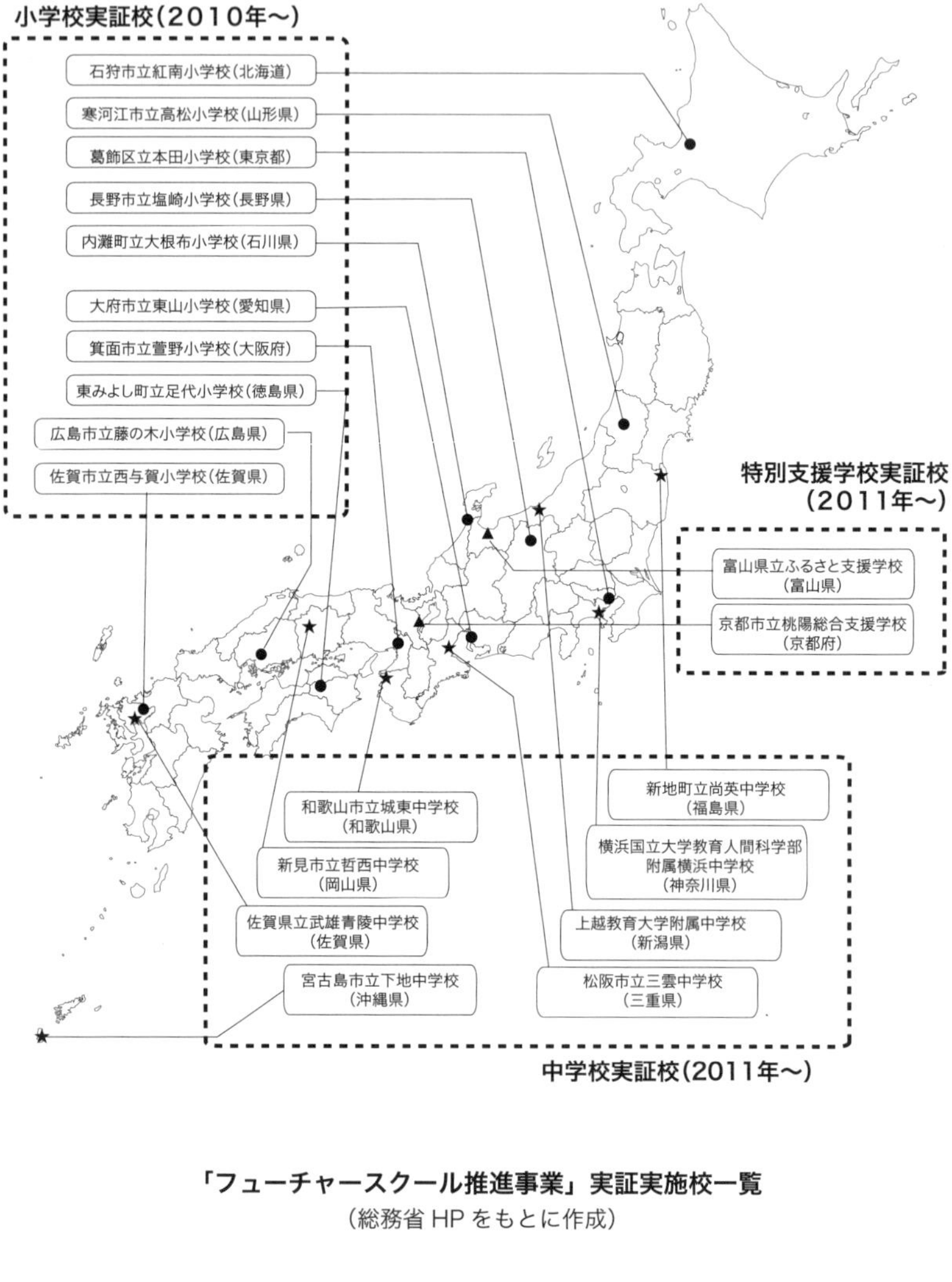

「フューチャースクール推進事業」実証実施校一覧
（総務省 HP をもとに作成）

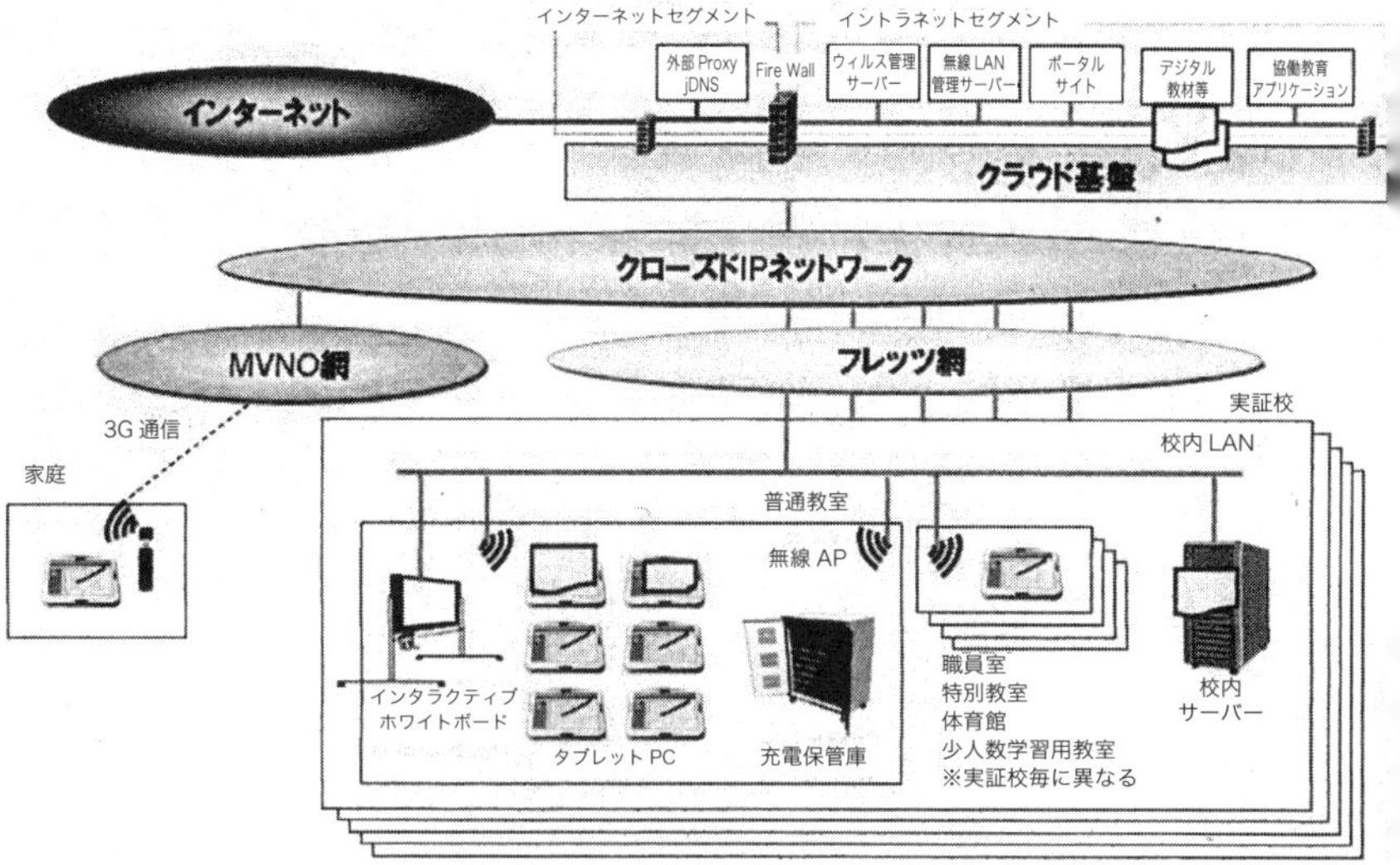

「フューチャースクール」の全体ネットワーク構成図
（総務省HPより）

その概要は、次のようなものだ。

「協働教育プラットホーム（教育クラウド）を核としたＩＣＴ環境の構築により、デジタル教材（教科書）、ポータルサイト、ＩＣＴサポート等を一元的に提供するとともに、タブレットＰＣ（全児童１人１台）やインタラクティブ・ホワイト・ボード（電子黒板、全普通教室１台）等のＩＣＴ機器を用いた授業を実践し、『協働教育』の実現に必要な技術的条件やその効果等を検証する」

それに必要不可欠なものが「校内無線ＬＡＮ」の整備だ。各教室には１～２カ所のアクセスポイントが設けられ、各校には必ず一人のＩＣＴ支援員が常駐する。技術的サポートは、小学校の場合、東日本実証校（５校）は「ＮＴＴコミュニケーションズ」、西日本実証校（5校）は「富士通総研」が担当する。

文部科学省がすすめる「学びのイノベーション事業」とは次のようなものだ。

「21世紀を生きる子どもたちに求められる力を育む教育を実現するために、さまざまな学校種、子どもたちの発達段階、教科書等を考慮して、デジタル教科書・教材のあり方や教員へのサポート体制のあり方などに関する総合的な実証研究」

モデルとするデジタル教科書は、小学校が「理科」「社会」、中学校が「国語」「数学」「英語」、特別支援学校は障がい種別に2テーマを開発する。

両事業は、総務省がインフラ面を、文部科学省がソフト面（学習指導）を担当しながらすすめる「教育のＩＣＴ化」に関する国家プロジェクトだ。

めざすは「ユビキタスネット社会」

この国家プロジェクトのルーツは、２００４年5月、総務省が発表した「u-Japan（ユー・ジャパン）構想」にまでさかのぼることができる。同構想は、「いつでも、どこでも、何でも、だれでも、快適にインターネット等の情報通信システムを利用できるユビキタスネット社会を２０１０年に実現することをめざす」というものだった。

「ユビキタス」とは、ラテン語で「どこにでも存在する」という意味。それに基づいて総務省は、どこでも携帯電話やスマホが使えるように基地局を張り巡らせ、さらに高速で大容量の通信が行なえるように、無線ブロードバンド（伝達速度が速い通信回線）環境の整備を行なってきた。

総務省はその翌年の２００５年には、「ＩＣＴ政策大綱（ユビキタスネット社会の実現に向けて）」を発表し、デジタル情報家電（デジタル技術が組み込まれた家電）のネットワーク化などについて研究を重ねてきた。

２００９年12月には、当時、総務大臣だった原口一博氏が、ＩＣＴを活用して経済成長を促すという「ＩＣＴ維新ビジョン」を打ち出した。同ビジョンのなかには、具体的に「全所帯へのブロードバンドサービスの普及、フューチャースクール（ＩＣＴツールを活用した先進的な学習を行なう学校）による協働型教育改革、電子行政による行政刷新等を推進すること」とした中長期ビジョンが盛り込まれていた。

２０１０年６月、それを受けたかたちで、政府は「新成長戦略――『元気な日本』復活のシナリオ」を閣議決定した。そのなかで、ＩＣＴを活用した教育について、次のように触れている。

「子ども同士が教え合い、学び合う『協働教育』の実現など、教育現場や医療現場などにおける情報通信技術の利活用によるサービスの質の改善や利便性の向上を全国民が享受できるようにするため、光などのブロードバンドサービスの利用を更に進める」

それに符合して、２０１０年度から、「フューチャースクール推進事業」が進められてきた。そして、翌２０１１年４月には、「教育の情報化ビジョン――21世紀にふさわしい学びと学校の創造を目指して」が、文部科学省が設置した「学校教育の情報化に関する懇談会」によって発表された。そこでは、2020年までに「全ての学校で一人1台の情報端末による学習を可能とするため、超高速の校内無線LAN環境について、高いセキュリティを確保した形で構築する必要がある」と述べられている。それを受けて展開されたのが、「学びのイノベーション事業」だった。

公立学校内LAN整備率は83・6%

全国20カ所の実証校では、無線LANのアクセスポイントは各教室2カ所。それ以外に、体育館や特別教室（理科室、家庭科室、図工室、音楽室）へも無線LANは増設されている。使用される無線LANの周波数は、3GHz（1秒間に30億回振動）など。実証校の子どもたちは、どこへ行っても建物の中で電磁放射線を浴びる生活を強いられることになった。

「フューチャースクール推進事業」を進めている総務省・情報通信行政局情報通信利用促進課の担当者によると、実証校となった20校は全て、同事業が終わった後も、継続して無線LANなどのICT環境をそのまま使うことが決まっているという（2013年10月現在）。

この校内における電磁放射線汚染状況は、20カ所の実証校だけに限られたものだろうか。

2012年9月に文部科学省が発表した「2011年度、学校における教育の情報化の実態等に関する調査結果」によると、2011年3月1日現在、全国の公立学校（小・中・高・中等教育学校および特別支援学校）における、普通教室の校内LAN整備率は83・6%、超高速インターネット接続率は71・3%、電子黒板のある学校の割合は72・5%となっている。教育のICT化は、実証校だけではなく、全国の学校に広がっている。

校内ＬＡＮのすべてが無線かどうかは不明だが、政府の政策、産業界の要請に基づいて、学校現場が年を追うごとに「無線化」され、電磁放射線量がどんどん増えていることだけは確かだ。

12社による「デジタル教科書の共同開発」

政府は、２０１９年末ごろまでに児童生徒全員にタブレット端末を配るなど、さらなるＩＣＴ教育の推進を掲げている。すでに、２０１４年４月から、東京都荒川区では公立小・中学校の全員に、佐賀県武雄市では、全ての小学生にタブレット端末を持たせている。

文部科学省によると、デジタル教科書は２０１２年３月時点で約23％の学校に整備されている。しかし、教科書会社によって操作方法が異なっており、学校現場から使い勝手の悪さを指摘する声があがっているという。

それを受けて、大手教科書会社12社は、ＩＣＴを応用した「デジタル教科書の共同開発」に乗り出すと、２０１３年９月５日に発表した。２０１５年春の商品化をめざして、「各社の製品の基本仕様を統一し、小中高を通じて同じ方法で操作できるようにすることで、学校現場への普及を加速させる」としている。同日、12社はシステム開発会社とともにコンソーシアム（企業連合）を発足し、画像の拡大や動画の再生、情報の保存といった操作の同一化を実現すべく、スタートをきった。

デジタル教科書によるＩＣＴ教育は、「動画やインターネットの活用で授業内容の充実につながる」との期待があるが、それに伴う子どもたちの電磁放射線による被曝は全く考慮されていないようだ。

「無線ＬＡＮ導入」無風の日本

教育をめぐる一連の流れをみていると、教育現場からの声はほとんど聞こえず（一般報道されず）、教育現場は政界や財界の思うままに操られているような印象を受ける。「教育」「子ども」は、彼らに利益をもたらす、単なる「おいしい資源」にすぎないかのようだ。

文部科学省によると、今（２０１４年現在）のところ、実習校において、子どもたちの電磁放射線による健康被害は表面化していないという。しかし、教育空間における「無線化」拡大にともなって、子どもたちの柔らかい脳が電磁放射線によってどのような影響を受けるかについて、注意や関心を払う教育関係者はいないのだろうか。校内への無線ＬＡＮ導入をめぐって、現場の教師や保護者から、疑問や反対意見はなかったのだろうか。

英国のローカル新聞「マズウェルヒル・ジャーナル」によると、イギリスでは２００７年、マズウェルヒル地区の小学校における無線ＬＡＮ導入を巡って、地区をあげての賛否両論が起こったという。そして、イギリスの多くの学校では保護者たちの反対の声が多く、無線ＬＡＮは導入されていない（２００７年時点）のが現状だと。

また、２０１２年には、イスラエルで、学校教育のコンピュータ化を進めるために、無線ＬＡＮやラップトップコンピュータの導入を推進する教育省と保健省、環境保護省に対して、電磁放射線に敏感な子どもをもつ保護者たちが、校内での無線ＬＡＮ禁止を求めて裁判を起こしている。それに対して、２０１４年４月、イスラエル最高裁判所は、「無線ＬＡＮの暫定的禁止命令」を出している。

無線ＬＡＮを導入したことで、「子どもたちに影響が出ている」と報じた国もある。「エポック・タイムズ」紙（２０１０年9月2日付・電子版）によると、カナダのオンタリオ州では、無線ＬＡＮを導入した学校で、「頭痛」「めまい」「発疹」「不眠」を訴える子どもが何人もいるという。それを受けて、無線ＬＡＮを撤去したり、有線に置き換えたりする学校もあり、また、電磁放射線汚染を避けるため、子どもを学校に通学させない保護者もいるという。

校内「無線ＬＡＮ禁止」を勧告する国々

頭蓋骨が柔らかく、大人より何倍も電磁放射線の影響を受けやすい子どもたちを守るためには、「予防原則」で対処するしかない。

オーストリアのザルツブルク州では、すでに２００５年12月、「州内の全ての学校、保育園、幼稚園では、無線ＬＡＮとコードレス電話は使用禁止」という勧告を出している。同州は、２００２年に世界でいちばん厳しい（安全な）電磁放射線規制値（室内で０・０００１μＷ〈マイクロワット〉／㎠〈平方センチメートル〉、屋外で0・001μW／㎠）を勧告した州でもある。

2009年にはノルウェーでも、セレタン科学委員会が、次のような勧告を出した。「無線LANによるインターネットは子どもたちに、長期間で広範囲に及ぶ電磁放射線被曝を作り出す」「校内に無線LANによるインターネットを導入しないように」。

同委員会は「有線でのインターネット」を勧めている。

また、同委員会は、「人工的な電磁放射線が、前例のない規模で、全世界的な被曝状況を作り出し、公衆衛生に影響を与えている」とし、電磁放射線から身を守るための具体的な対策も提言している。それら提言のなかで、同委員会が強く訴えていることは、「子どもや妊婦」に対して、「携帯電話やコードレス電話、PDA（携帯情報端末）を使わないように」ということだ。

2011年5月には、欧州評議会議員会議が加盟国47カ国に対して、「電磁放射線被曝を減らす対策をとるように」と勧告している。そのなかで、具体的に「学校の敷地内では、有線によるインターネット接続を優先すること」と、指摘している。

翌2012年、フランスでは、「電磁放射線への被曝に関する合理性、透明性、協議に関する法律」を上院で可決（1月23日）し、そのなかで、「保育所や託児所でのWi‐Fiの禁止」を明記している（ル・モンド紙　2014年1月24日付）。

「全保育施設にＰＨＳ設置」

子どもたちは、毎日通う保育園や幼稚園、小学校などの園舎や校舎の近くに建てられた携帯電話基地局からの電磁放射線によっても、健康に影響を受けている。子どものいのちより経済成長を優先し、携帯電話会社を優遇する政府（総務省）は、教育施設の近くでもおかまいなしに基地局の建設を許可する。

２０１３年2月9日、朝日新聞に小さな記事が載った。

見出しは「全保育施設にＰＨＳ設置へ」「東村山市、緊急時用に」。

内容は、同市では2月8日、「市内にあるすべての保育関連施設計80カ所に、東日本大震災時にも通信状態がよかったＰＨＳを1台ずつ設置する計画を明らかにした」というもの。

ＰＨＳに使われている電磁放射線の周波数は1・9GHz（ギガヘルツ）（波長約16センチ）。1秒間に19億回振動する波だ。保育園は0歳児から5歳児までが半日ちかくを過ごす場所で、「お昼寝」も多い。とくに0歳児は、その大半を眠って過ごす。敷地内に基地局を建てることは、その柔らかい脳に、至近距離から四六時中、電磁放射線を浴びせることになる。

あるとき、同市の某地区で目にした光景には、心が凍る思いがした。なんと保育園から１００メートル以内に大きな基地局が2基、２００メートル以内では計3基の基地局があったからだ（次頁写真）。

社会全体に電磁放射線の危険性に対する認識があり、子どもを大切にする国や地域であれば、このような光景は出現しないはずだ。

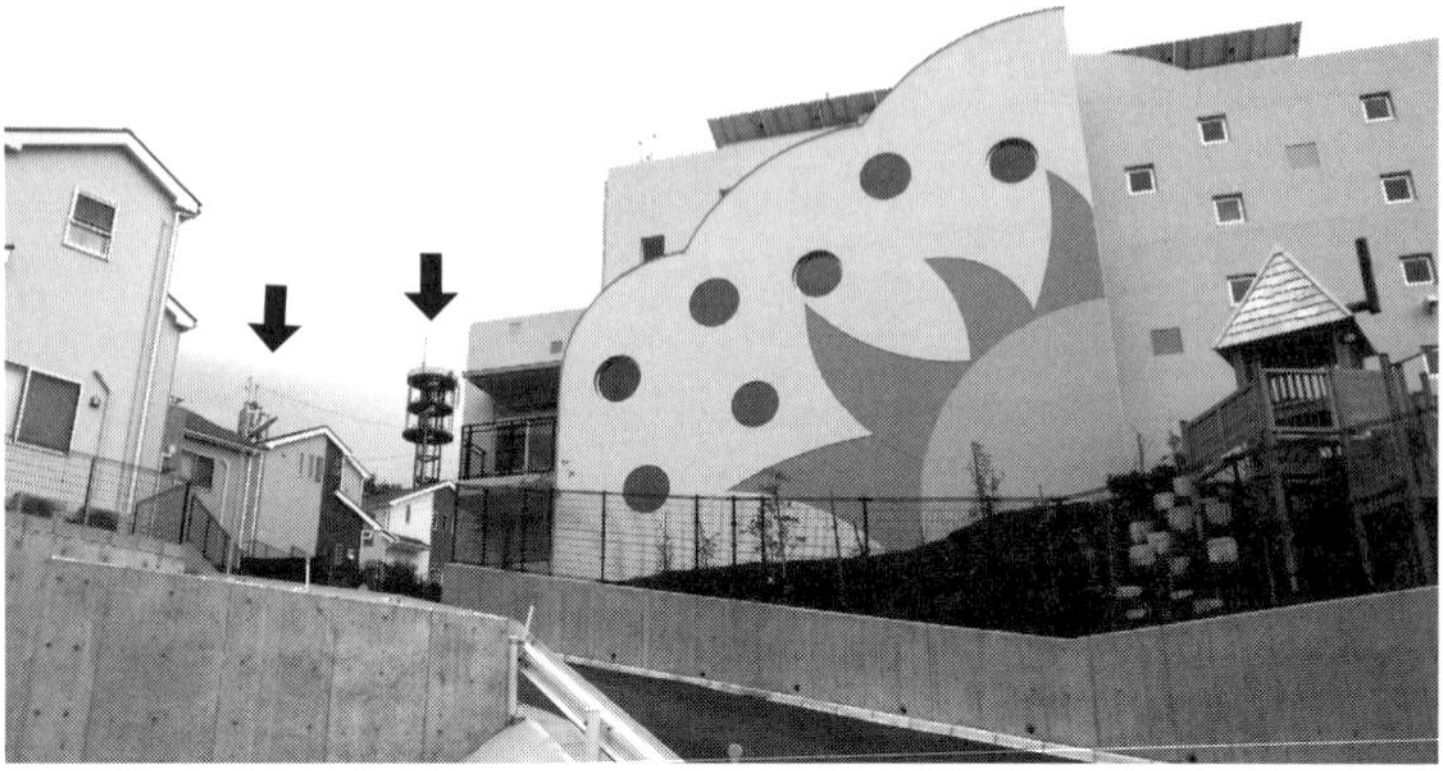

保育園（右）と 100㍍以内に建つ２つの基地局
この保育園の周辺 200㍍以内には計３基の基地局がある。

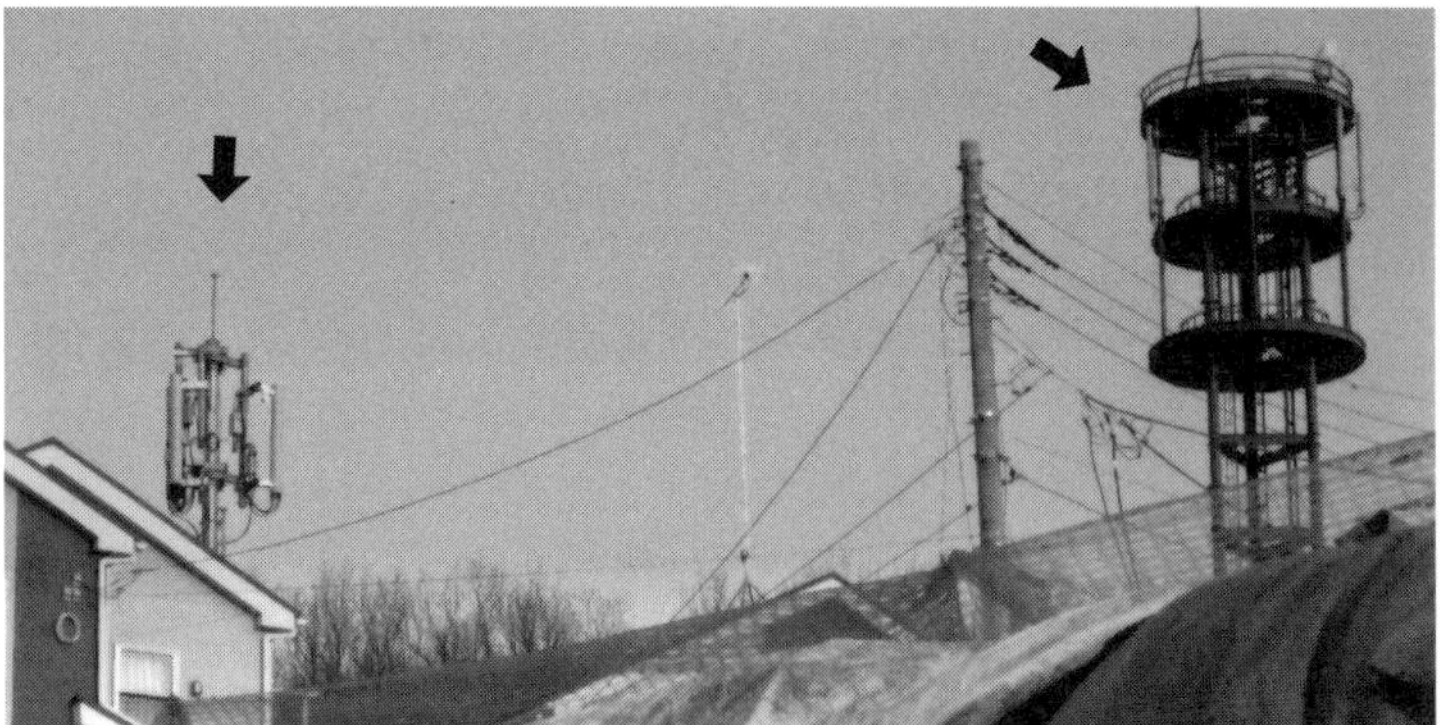

写真上の保育園（手前）を建設しているときの写真（2013 年）
巨大な基地局が間近に 2 つ見える。
（写真撮影：上下とも著者）

電磁放射線の知識がないと「子どもの不調」に気づけない

子どもたちの「電磁放射線による不調」はわかりづらい。なぜなら、保護者である大人に、電磁放射線に関する知識がなければ、気づいてあげることはできないからだ。全国に約40万基（２０１２年時点）の基地局がある今日、「園舎や校舎の近くに基地局がある」保育園、幼稚園、小中学校、高校は多い。しかし、子どもたちの電磁放射線被曝が表面化したところは少ない。問題が表面化したのは、子どもたちの不調を電磁放射線との関連で理解できる保護者や施設関係者がいたところだけだ。

その数少ないところのひとつが、福岡県太宰府《だざいふ》市にある太宰府東小学校だ。同校に電磁放射線問題が浮上したのは２０１０年。すでに２００３年に、校舎から約１００㍍のところにＮＴＴドコモの基地局が建設されていたが、さらに２０１０年、今度はＫＤＤＩが学校の敷地から約10㍍、住宅地から約40㍍のところに基地局を建てるという計画が浮上したのだ。

それをきっかけに、基地局から約60㍍のところに住む保護者の笠利毅さん・加代子さん夫妻が、電磁放射線の健康影響について学び、近隣住民とともに、基地局予定地の所有者である太宰府市に、計画の撤回を申し入れた。彼らは２カ月間で２５３２筆の署名を集め、基地局の新設計画を取りやめさせた。しかし、問題はそこで終わらなかった。

電磁放射線の危険性を深く知った彼らは、今あるＮＴＴドコモの基地局自体が、学校に在籍す

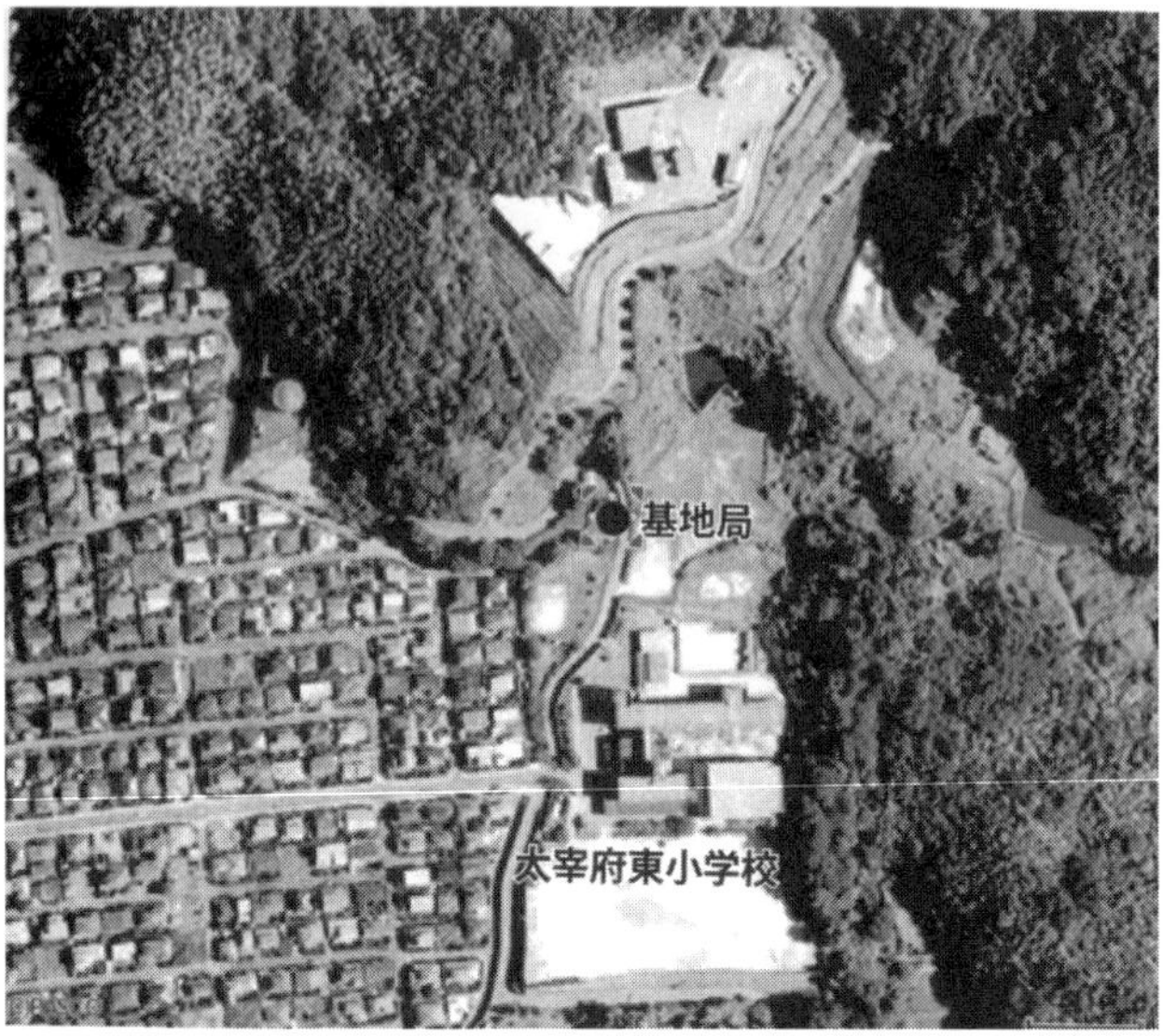

基地局は学校敷地より約 40 メートル
教室のある校舎より約 100 メートル
1 階＝1，6 年生　2 階＝2，3 年生　3 階＝4，5 年生

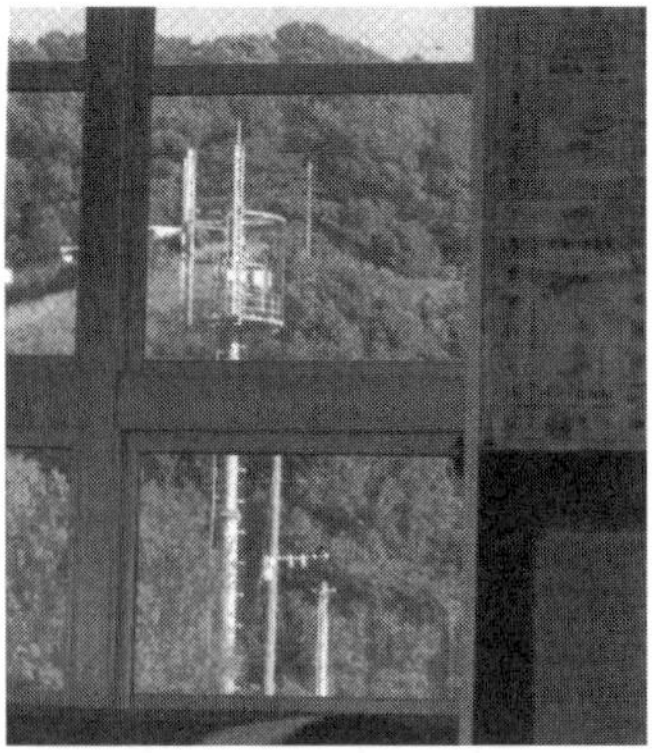

3 階の教室から見た基地局

（写真提供：近藤加代子さん）

る子どもたち、近隣住民にとって危険な存在であると認識するに至ったのだ。そして、同基地局の「撤去・移動」を求める運動を始めた。

基地局設置の適正化を市に誓願

２０１０年12月、彼らは定例市議会に「安心・安全の見地に基づく携帯電話中継基地局設置の適正化に関する誓願」を出した。市に、条例などの施策を立案・実施することを求めるとともに、携帯電話会社各社に次の３点を指導するよう求めた。

①携帯電話会社が基地局の設置をする際には、保育園や小中学校からなるべく遠ざけること。

②携帯電話会社は、基地局の設置および改造を行なう際、周辺住民に対する説明会を実施し、同意を得るよう努力をすること。

③教育施設の周辺にすでに設置されている基地局について、基地局の移動や撤去などを含む環境改善に関する要望がある場合には、携帯電話会社は誠実な対応をすること。

また、市に対して「小中学校における電磁波の状況に関して、太宰府市が問題の把握を行ない、問題がある場合には改善措置をとること」も要求した。

この誓願は圧倒的多数で採択された。しかし、市長の叛意などから、ほとんどの項目が「実施困難」と結論づけられ、実現にはいたらなかった。（詳しい経緯は『携帯電話亡国論――携帯電話基地局の電磁波「健康」汚染』拙著、藤原書店参照）

「電磁放射線測定」「子どもたちの健康調査」を実施

笠利さんらは「携帯電話基地局を考える東小保護者の会」をつくり、同校の「電磁放射線測定」と「子どもたちの健康調査」に取り組んだ。

２０１１年２月には市役所と合同で、２０１２年３月には九州大学から電磁波理論・電波工学が専門の吉富邦明教授を招いて、校内の測定を行なった。すると、校舎の１階で「０・36μW／㎠」、２階で「２・23μW／㎠」、３階で「３・76μW／㎠」だった。上の階に行くほど電力密度は高く、３階の値はオーストリア・ザルツブルク州（室内で「０・０００１μW／㎠」）の３万７６００倍もあった。

子どもへの健康調査（アンケート）からは、次のようなことがわかった。（左頁表・グラフ参照）

○１階で、「めまい」「耳鳴り・難聴」「胸痛・動悸」を感じる子はいない。
○１階、２階に比べて、３階で多くの症状が出ている。
○３階で「イライラ」（約51％）、「体がだるい」（約42％）は２人に１人が感じている。
○３階で、「朝起きられない」「皮膚疾患」がそれぞれ３人に１人（約35％）発生している。
○３階で、「口内炎」（約28％）、「頭痛・頭重」（約23％）が４人に１人に出現している。
○３階で、「喘息」「めまい」が５人に１人（約18％）に出現している。

	イライラ	体だるい	朝起きられない	皮膚炎症	口内炎	頭重・頭痛	喘息	めまい	難聴・耳鳴り	睡眠障害	動悸・胸痛	平均
１階（1・６年）	35.3	29.4	23.5	29.4	11.8	17.6	5.9	0.0	0.0	5.9	0.0	14.4
２階（2・３年）	28.1	21.9	25.0	21.9	9.4	15.6	9.4	3.1	6.3	15.6	0.0	14.2
３階（4・５年）	50.9	42.1	35.1	35.1	28.1	22.8	17.5	17.5	10.5	12.3	12.3	25.8

単位（％）

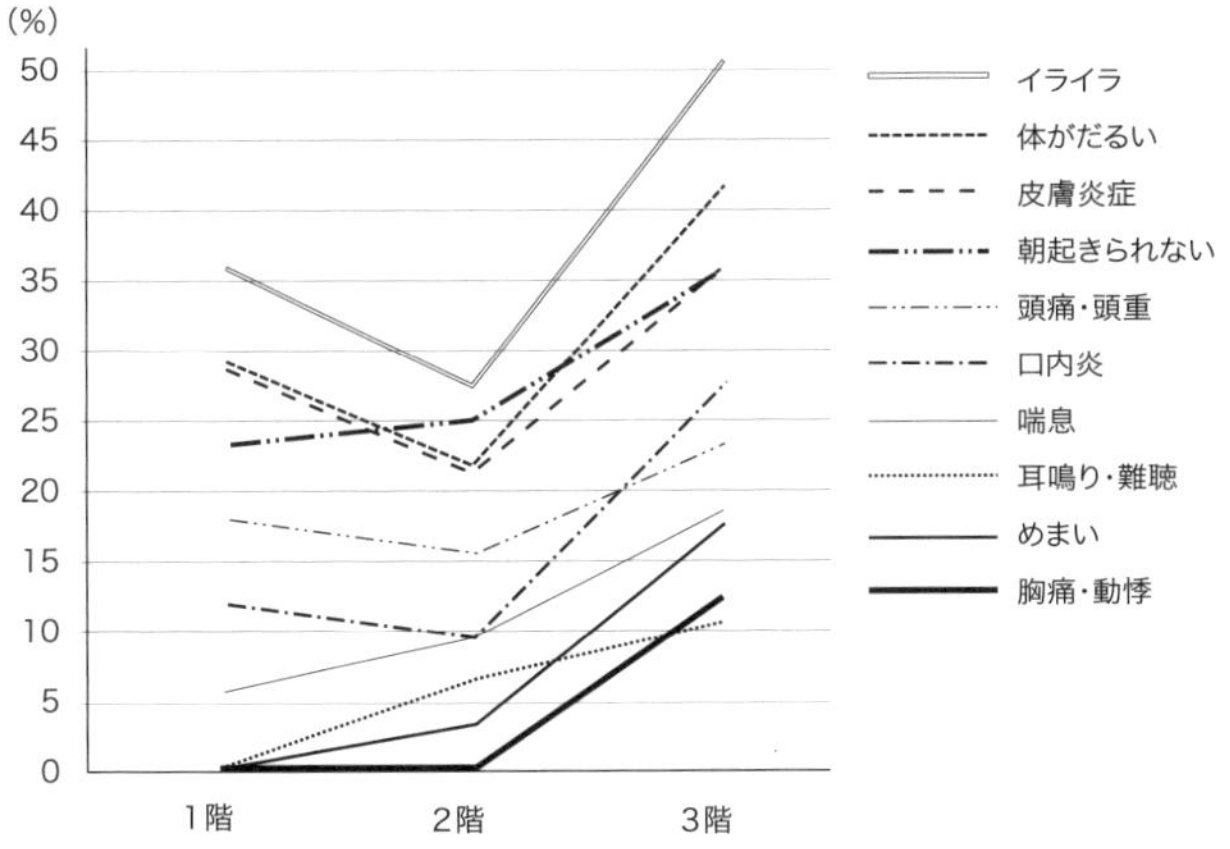

各階ごとの症状発生率

（データ提供：近藤加代子さん）

また、調査では「自宅周辺にある基地局との距離」（「300㍍以上」「100〜300㍍未満」「100㍍未満」）、「子どもが携帯電話を使っているか」、「子どもがWi－Fi、無線でゲームをしているか」についても調べた。

すると、次のことがわかった。

○「100㍍未満」で症状の発生率が急増している。

○「100㍍未満」では、「体がだるい」が55％、「口内炎」が36％、「胸痛・動悸」「耳鳴り・難聴」がそれぞれ18％発生している。

○携帯電話の使用頻度、無線ゲームの使用頻度の高い子どもほど、多くの症状が出ている。

つまり、学校では電磁放射線強度が高いほど、家では基地局との距離が近いほど、また、携帯電話や無線ゲームの使用頻度が高いほど、子どもたちは電磁放射線による健康被害を受けている、ということだ。

これらの結果を受けて、東小の保護者たちは、保護者から1人2000円の寄付を募り、電磁放射線を防ぐシールドフィルムを購入し、教室の窓をシールドした。すると、大幅に子どもたちの症状は改善されたという。

基地局周辺で鼻血を出す保育園児たち

宮崎県小林市では、基地局と子どもたちの症状との関連に気づいた保育園が、自主的に電磁放射線対策を行なった。

『週刊金曜日』（２０１４年9月19日号）・『週刊東洋経済』（２０１４年9月27日号）によると、園児を守るために対策をとったのは、同市の中心部にある朋《とも》保育園（園児76人、園長　西藤勝信）。同園では、２年前から、打撲などのけがとは無関係に突然、鼻血を出す子どもが相次いだ。そのため、２０１３年６月から「鼻血表」を作り、記録をとり始めた。すると、もっとも多かったのが同年9月。延べ35人の子どもが鼻血を出した。西藤園長は、「天気がよく、運動会の練習や外遊びが多い月に、鼻血の件数も多い」「1日に何度も出したり、30分止まらない子もいた」と言う。原因として考えられたのが、６年前に約56メートル離れたビルの屋上に設置されたＫＤＤＩの基地局と、約１２０メートル先にあるＮＴＴドコモの基地局から放射される電磁放射線だった。

そこで、保育園では２０１３年9月、専門家に依頼して、電磁放射線量を測定してもらった。専門家は、前出の太宰府市東小で測定を行なった九州大学の吉富邦明教授だ。すると、園の屋上がもっとも高く、最大値が17・６μＷ／㎠だった。この値は、「基地局から放射される電磁放射線（マイクロ波）によって、すでに深刻な健康被害を受けている」「さらに、今後、重篤かつ回復困難な健康被害を受けるおそれがある」として、現在、基地局の操業中止を求めて裁判中の同県延岡市大貫町の電磁放射線強度（もっとも高い値は22μW／㎠）に匹敵するほどの値だった。

朋保育園の子どもたちは、裁判（２００９年から）で住民たちが基地局の操業中止を求めるほど強い電磁放射線にさらされていた。

その計測結果を得た後、保育園では屋上に設置していたプールを撤去するとともに、電磁放射線を遮蔽《しゃへい》する透明なフィルムで園舎の窓ガラスを覆った。ちなみに、同園では２０１３年7月、近隣の幼稚園などと、ＫＤＤＩとドコモに対して基地局の撤去・移設をするよう要望書を送っていたが、両社の回答は「応じない」というものだった。

基地局周辺では鼻血を出す人が多い。延岡市でも裁判中の基地局周辺住民43人のうち15人が鼻血を出している。この症状（鼻血）は、原発事故後、福島県内に住む子どもたちに出ている症状と完全に一致している。「電離」「非電離」にかかわらず、「放射線」に被曝した人に共通して出現する症状だ。

子どもたちが学校や保育園などで基地局からの電磁放射線に被曝しないためには、大人である保護者や施設関係者が基地局の存在に気づき、行動を起こして対策をとるより他にはない。

７つの保育園・幼稚園で日本初の疫学調査

福岡県や宮崎県で相次いで顕在化する小学生や保育園児の電磁放射線による健康被害。これらの現実をまえに、２０１３年11月、九州大学が中心となって研究チームを発足し、日本で初めてとなる疫学調査が行われた。

対象となったのは、朋保育園も含む宮崎県と鹿児島県にある7つの保育園・幼稚園。子どもたちの健康状態、保育園・幼稚園や自宅の環境が調査された。環境とは、「携帯電話基地局との距離」「電磁放射線を発生させる機器の使用状況」「化学物質への暴露」など。

この調査結果の中間報告が、２０１４年6月、日本臨床環境医学会で行われた。中間報告では、３４９票の回答のうち１４８票（4~5歳児の有効回答）を分析。すると、自宅が基地局から３００メートル未満にある子どもたちには、「ふらふらする」「胸が苦しい」などの症状が多く、「肩などを痛がる」「夜中に目を覚ます」子も多かったという。

この疫学調査の全容は、来年度中に発表される論文で明らかになる予定だ。

「子どもを守る国」と「経済を守る国」

海外では、基地局の電磁放射線汚染から、子どもたちを守るために対策をとっている国は多い。例えば、フランスのウーラン市では、「子どもたちがいる建物（学校・幼稚園・保育園など）から１００メートル以内に基地局を建ててはならない」と決めている。

また、学校や病院、居住地などを「センシティブエリア」と位置づけて、他の地域よりも低い電磁放射線の規制値を決めているイタリアや、基地局からの電磁放射線がセンシティブエリア内の建物を直撃しないように配慮するよう勧告を行なっているイギリスのような国もある。

	規制・勧告・要請	提言者
ロシア (2002年)	16歳以下の子どもは携帯電話を使うべきではない	国立非電離放射線防護委員会
オーストラリア (2004年)	10歳未満の子どもを販売対象にしない	バージン・モバイル社
アイルランド (2004年)	16歳以下の子どもには携帯電話を使用させないようにする	アイルランド医師環境協会
イギリス (2005年)	8歳未満の子どもには携帯電話を使わせないように	国立放射線防護委員会
インド (2007年)	16歳未満の子どもの携帯電話使用・販売は禁止	インド・カルナタカ州政府
日本 (2009年)	小中学校への持ち込みは原則禁止	文部科学省
フランス (2009年)	・12歳未満の子ども用携帯電話の全ての広告を禁止 ・6歳以下の子どもが使用するために設計された携帯電話の販売の禁止 ・ハンドセットをイヤホンつきで販売すること	フランス政府 (法律で義務づけ)
フィンランド (2009年)	子どもへの使用制限（通話を少なくすること、イヤホンマイクの使用、両親への注意喚起など）を勧告	核・放射線安全局
カナダ (2011年)	18歳以下の子をもつ親に警告。「子どもの携帯電話の使用時間を減らすよう指導すること」	カナダ衛生省
ベルギー (2013年)	・7歳以下の子どもへの携帯電話の販売は、店頭でもインターネットでも禁止 ・14歳以下の子どもを対象とした携帯電話の広告やテレビのコマーシャルは禁止	ベルギー政府

各国の子どもに対する携帯電話の規制・勧告・要請など

また、子どもたちを携帯電話やスマホの電磁放射線から守るために、前頁表のように規制・勧告・要請などを行なっている国は多い。

携帯電話・スマホの販売に関しても、経済よりも子どもたちの命を優先させて、６歳以下の子ども用携帯電話の販売を法律で禁止しているフランスや、７歳以下の子どもへの販売を禁止しているベルギーのような国もある。

そんななか、日本では、子どもの命よりも経済優先の広告が各メディアをにぎわしている。例えば、次のような広告。

「母の願いも、子どものお願いも、かなえるスマホ。」（２０１３年2月1日、朝日新聞に載ったＮＴＴドコモとシャープの全面広告、次頁）

知名度の高い女性を母親役に起用して、ジュニア向けのスマホを小学校低学年と見える子どもに買い与えることを勧めている

宣伝コピーの文面にある「あんしん」のなかに、「電磁放射線被曝を受けない安心」は入っていない。

クリスマス商戦でも、幼児向けにスマホ型のおもちゃが開発され、なかには実際に無線でインターネットにつながる「LINE」（無料通信アプリ）を体験できるものまである。

子どもたちの柔らかい脳を電磁放射線から守り、これ以上「発達障がい」の子どもたちを増やさないためには、一刻も早い電磁放射線の危険性に関する社会的認知と、予防原則に基づいた子

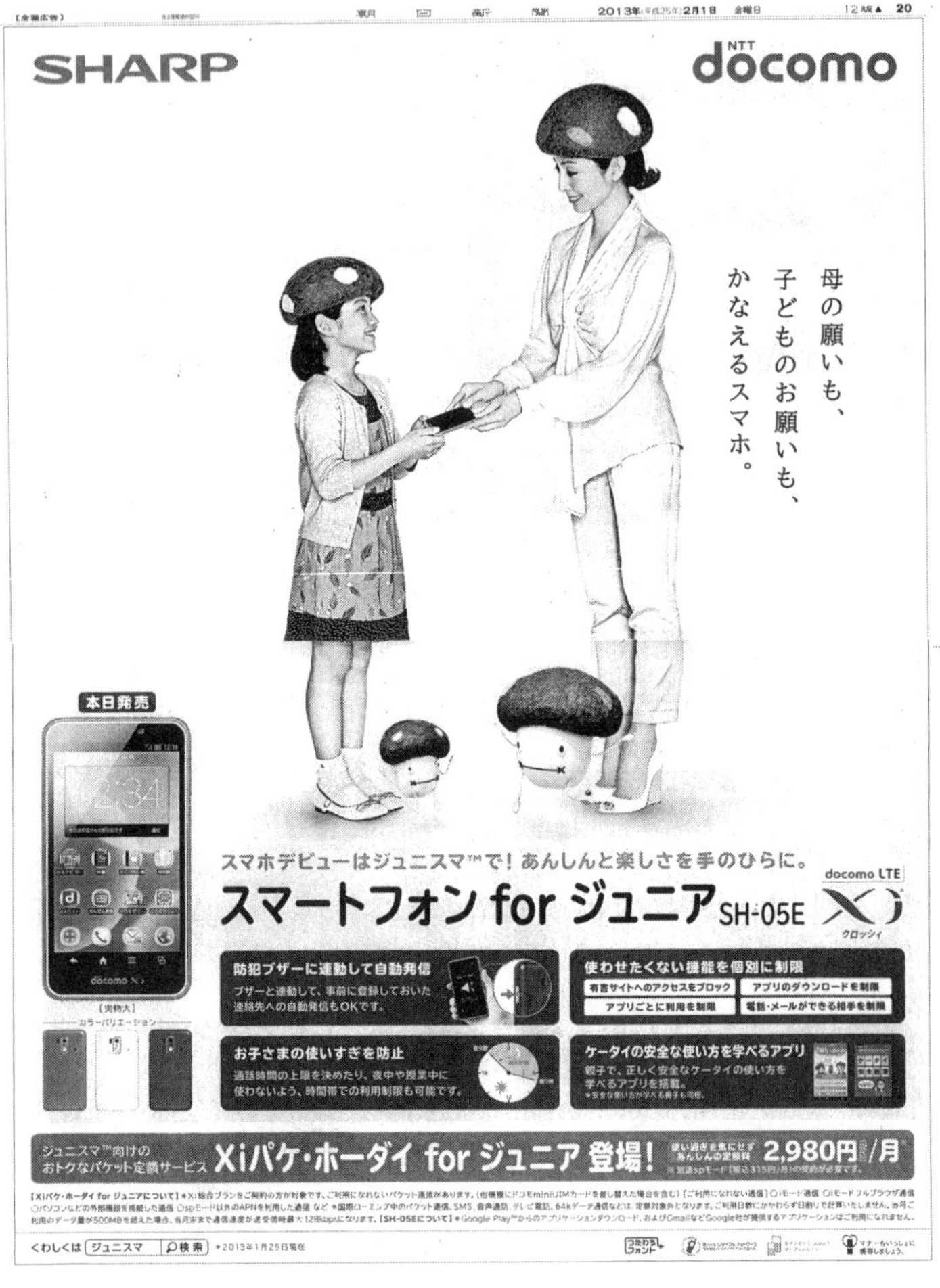

朝日新聞（2013 年２月１日）に載ったジュニア用スマホの全面広告
注：フランスやベルギーでは政府によって禁止されている
「12 歳未満を対象としたスマホの広告」

どもたちの「守り」が必要だ。

第６章　神経伝達を阻害する「ネオニコチノイド」

日本から、世界から、ミツバチが消えた

二百万年以上前から地球上に生息し、植物にとっては受粉を手伝う花粉媒介者（ポリネーター）であり、人間にとってはハチミツ、プロポリス、蜂花粉など、貴重な大地の恵みをもたらしてくれるミツバチが、日本から、世界から大量に消えた。ミツバチは「指標生物」（環境が悪化したとき、そのことを知らせる生物）であるため、ミツバチの大量失踪は、ミツバチが生息している生態系に重大な危機が訪れていることを示唆していた。

２００３年、熊本県で４地区のミツバチが被害を受け、２００８年には、同県にいた約１９００群（1群＝2万〜4万匹）のミツバチがいなくなった。（「西日本新聞」２００９年4月11日）

２００５年には、岩手県で７７２群のミツバチが死滅した。（「岩手日報」２００５年8月20日）

北海道では、２００６年に約２１００群、２００７年に約３０００群、２００８年に約４５００群、２００９年には約１５００群、合計約1万１１００群が死滅した。（「日本養蜂はちみつ協会」の調査）

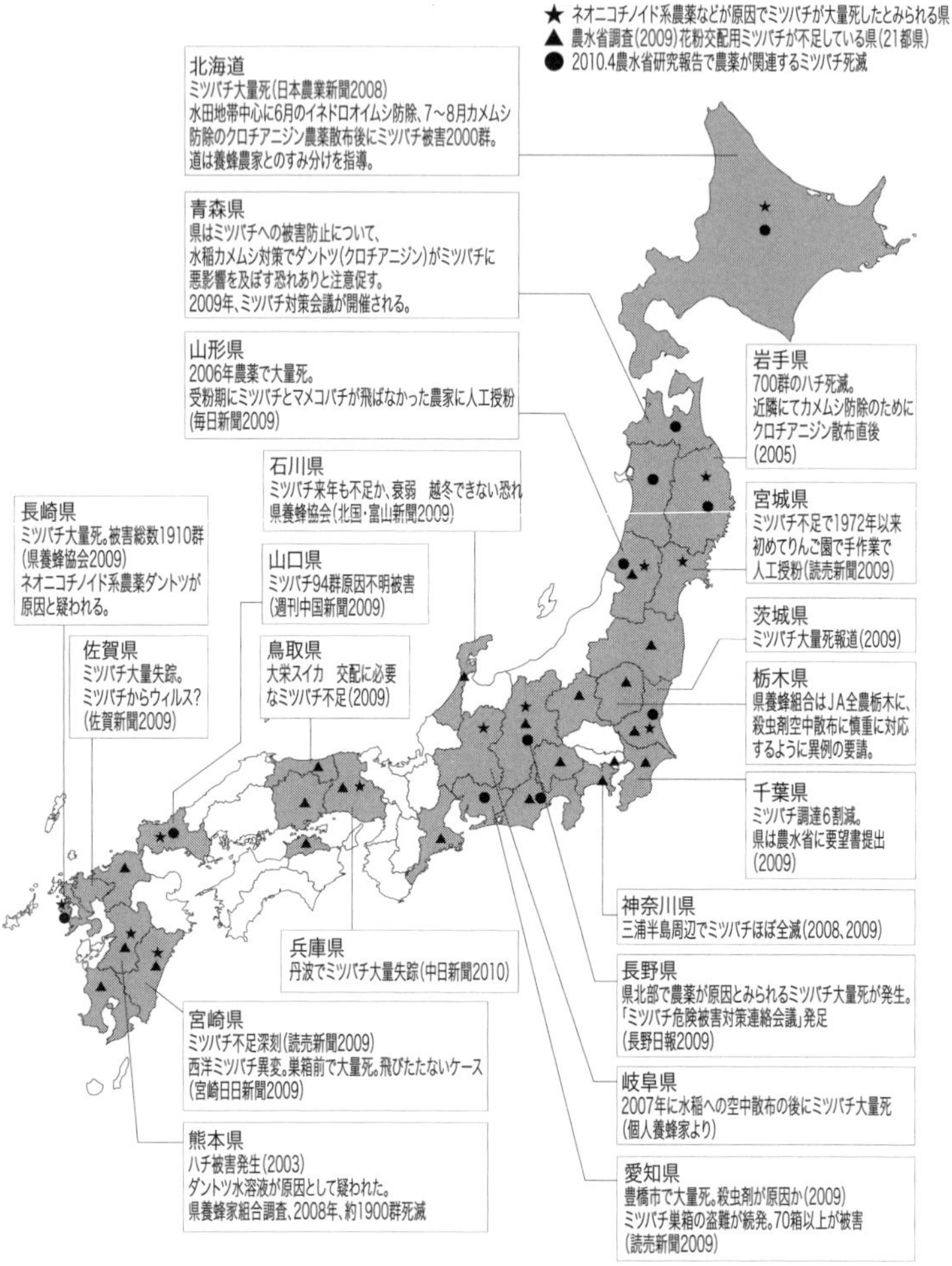

日本におけるミツバチの農薬被害

(『新農薬ネオニコチノイドが脅かす　ミツバチ・生態系・人間』改訂版(2) 2012
NPO 法人ダイオキシン・環境ホルモン対策国民会議、３頁をもとに作成)

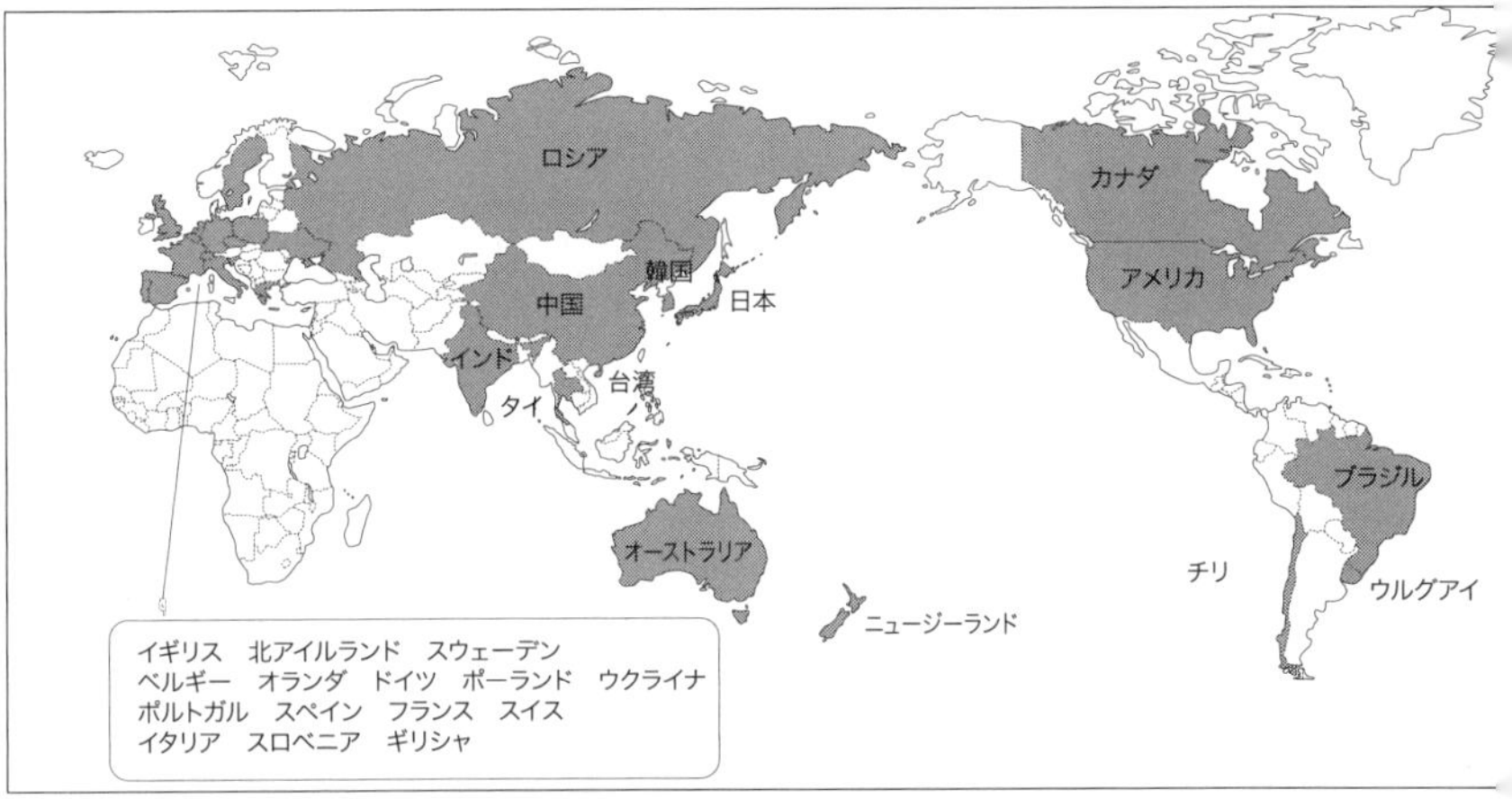

ミツバチの大量死やＣＣＤが起きた国

(『新農薬ネオニコチノイドが脅かす　ミツバチ・生態系・人間』改訂版(2) 2012
NPO 法人ダイオキシン・環境ホルモン対策国民会議、２頁をもとに作成)

２００９年になると、ミツバチの被害を受けた県の数は急速に増加した。宮城県、栃木県、千葉県、神奈川県、長野県、愛知県、青森県、山形県、石川県、山口県、宮崎県、佐賀県、長崎県など全国28府県から農薬による被害が報告された（前頁図参照）。「日本養蜂はちみつ協会」の「日蜂通信」によると、２００９年の農薬によるミツバチ被害は、全国で、報告されただけで１万１５５３群に及んでいる。その数は約２億匹にのぼる。

日本以外の国からも、ミツバチの大量死は、報告された。

もっとも早くから被害が報告されたのはフランス。１９９０年代半ばから被害を受け、２００３年には、南西部のミディ・ピレーネ地方で大量のミツバチが死滅した。

２００３年には、南米のウルグアイでも、ミツバチが大量死した。

２００６年には、アメリカでミツバチの大量死（「ＣＣＤ＝蜂群崩壊症候群」と命名）が始まった。同年には、全米22以上の州で被害が確認され、巣箱の30％以上が全滅した。

２００８年には、ヨーロッパにある１３６０万個の巣箱（ミツバチ群）の約30％が死滅した。なかでも、被害の大きかったのがスロベニア（50％）とドイツだった。ドイツ南西部にあるラインタルでは3億～5億匹のミツバチが死滅した。

大量死が確認された国は世界29カ国に及び、２００７年の春までに、北半球のミツバチの４分の１が消えたのではないかと、推測された。

犯人は「ネオニコチノイド系農薬」

これら、世界各地で同時多発的にミツバチの大量死をもたらした「犯人」はだれなのか。もっとも有力な「犯人」として浮かび上がったのが、「ネオニコチノイド系農薬」だった。２０００年代初めには、まだ、ネオニコチノイド系農薬とミツバチの大量死を結びつける学問的「証拠」はなかった。しかし、２０１２年になって、世界一流の科学雑誌『サイエンス』と『ネイチャー』に、それらを結びつける証拠となる論文が載った。それらの内容は、以下のようなものだった。
○「ネオニコチノイド系農薬がミツバチの採餌行動を減少させ、生存率を低下させる」（『サイエンス』）

○「ネオニコチノイド系農薬がマルハナバチコロニーの成長と女王バチの生産を減少させる」（『サイエンス』）
○「ネオニコチノイド系農薬とピレスロイド系農薬の複合影響でマルハナバチコロニーが弱体化する」（『ネイチャー』）

では、ネオニコチノイド系農薬とは、どんな農薬なのだろうか。

「ネオニコチノイド」とは、「新しい（ネオ）ニコチン様物質」という意味。「ニコチン」は、タバコなどの植物が進化の過程で虫などの外的から身を守る自己防衛のために作り出した有害物質のひとつ。ネオニコチノイド系農薬とは、ニコチンに似た物質を主要成分とする農薬の総称だ。

その主な特徴は、昆虫などの神経の働きを阻害して昆虫を殺す「神経毒性」をもっていることだ。ネオニコチノイド系農薬に暴露したミツバチは方向感覚や運動感覚を失い、帰巣能力が阻害され、巣に戻れなくなる。

また、「浸透性」があるため、農薬の毒性が植物の体全体に染みわたり、昆虫は植物のどの部分を食べても死ぬことになる。そして、その毒性は水で洗っても落とすことができない。

「残効性」という性格ももつ。そのため、農薬が散布されると、毒性がいつまでも土中に残り、土中の微生物やミミズなどの地中生物を危機に陥れる。さらに、「水溶性」のため、地表水と地下水を汚染する。川や海に溶け出して水質を汚染し、魚介類などの水生動物を死滅させる。また、「複合毒性」もあるため、殺菌剤や代謝阻害剤などと同時に使うと、その毒性は、数百倍か

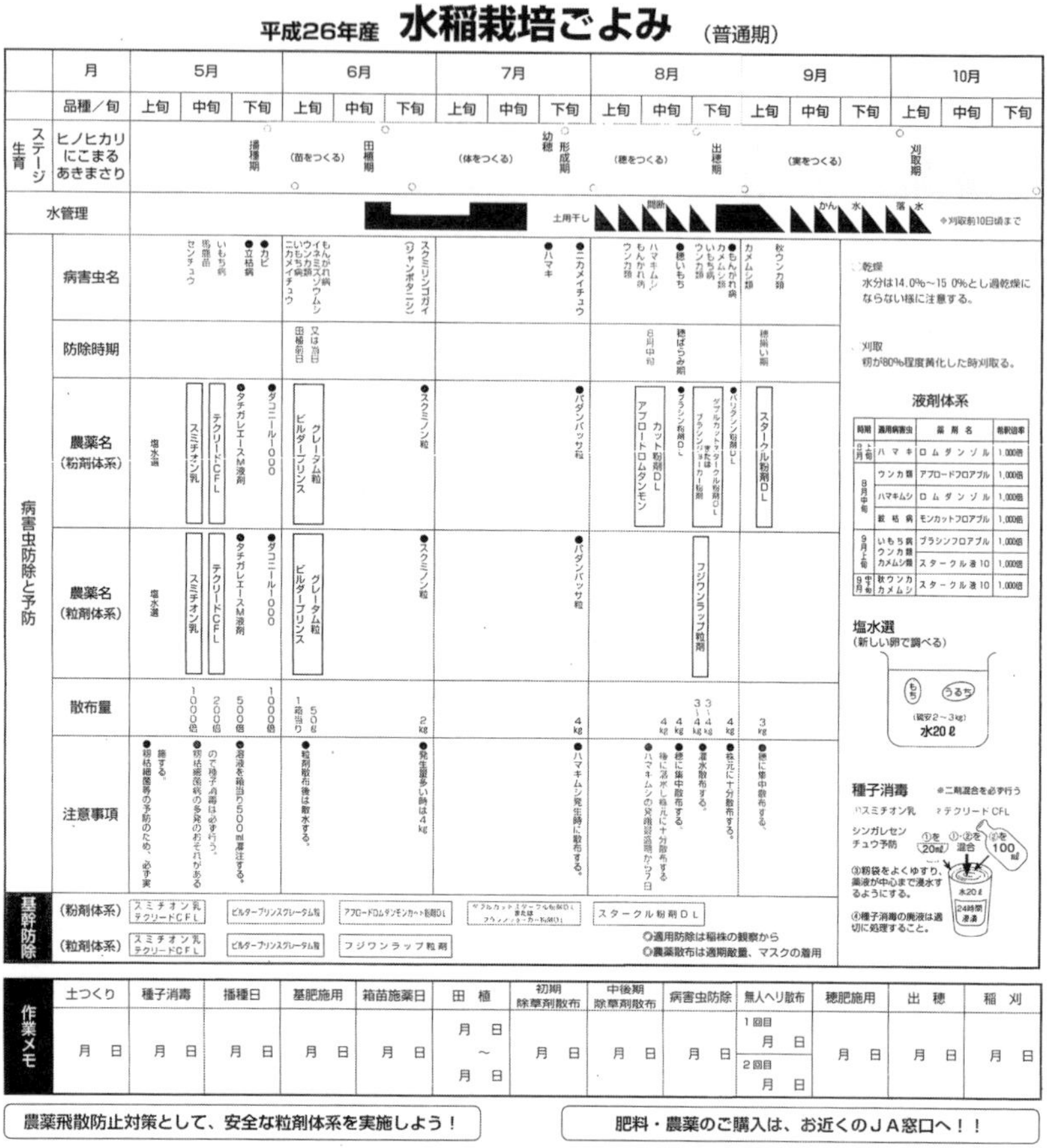
平成26年産 水稲栽培ごよみ (普通期)

月: 5月 / 6月 / 7月 / 8月 / 9月 / 10月

品種／旬: 上旬 中旬 下旬

生育ステージ（ヒノヒカリ にこまる あきまさり）: 播種期 (苗をつくる) 田植期 (体をつくる) 幼穂形成期 (穂をつくる) 出穂期 (実をつくる) 刈取期

水管理: 土用干し 間断 かん水 落水 ※刈取前10日頃まで

病害虫防除と予防

病害虫名: ●カビ ●立枯病 いもち病 馬鹿苗 センチュウ / もんがれ病 イネミズゾウムシ ウンカ類 いもち病 ニカメイチュウ / スクミリンゴガイ (ジャンボタニシ) / ●ハマキ / ●ニカメイチュウ / ハマキムシ もんかれ病 ウンカ類 / ●穂いもち / ●もんがれ病 カメムシ類 いもち病 ウンカ類 / カメムシ類 / 秋ウンカ類

防除時期: 田植前日 又は当日 / 8月中旬 / 穂ばらみ期 / 穂揃い期

農薬名（粉剤体系）: 塩水選 / スミチオン乳 / テクリードCFL / ●タチガレエースM液剤 / ●ダコニール1000 / グレータム粒 ビルダープリンス / ●スクミノン粒 / ●パダンバッサ粒 / カット粉剤DL アプロードロムタンモン / ●ブラシン粉剤DL / ダブルカットスタークル粉剤DL または ブラシンジョーカー粉剤 / ●バリダシン粉剤DL / スタークル粉剤DL

農薬名（粒剤体系）: 塩水選 / スミチオン乳 / テクリードCFL / ●タチガレエースM液剤 / ●ダコニール1000 / グレータム粒 ビルダープリンス / ●スクミノン粒 / ●パダンバッサ粒 / フジワンラップ粒剤

散布量: 1000倍 / 200倍 / 500倍 / 1000倍 / 1箱当り 50g / 2kg / 4kg / 4kg / 4kg / 3〜4kg / 3〜4kg / 4kg / 3kg

注意事項: ●籾枯細菌等の予防のため、必ず実施する。 / ●籾枯細菌病の多発のおそれがあるので種子消毒は必ず行う。 / ●溶液を箱当り500ml灌注する。 / ●粒剤散布後は散水する。 / ●発生量多い時は4kg / ●ハマキムシ発生時に散布する。 / ●ハマキムシの発蛾最盛期から7日後に落水し株元に十分散布する / ●穂に集中散布する。 / ●湛水散布する。 / ●株元に十分散布する。 / ●穂に集中散布する。

基幹防除（粉剤体系）: スミチオン乳 テクリードCFL / ビルダープリンスグレータム粒 / アプロードロムダンモンカット粉剤DL / ダブルカットスタークル粉剤DL または ブラシンジョーカー粉剤DL / スタークル粉剤DL

基幹防除（粒剤体系）: スミチオン乳 テクリードCFL / ビルダープリンスグレータム粒 / フジワンラップ粒剤

◎適用防除は稲株の観察から
◎農薬散布は適期散量、マスクの着用

乾燥
水分は14.0%〜15.0%とし過乾燥にならない様に注意する。

刈取
籾が80%程度黄化した時刈取る。

液剤体系

時期	適用病害虫	薬剤名	希釈倍率
8月上旬	ハマキ	ロムダンゾル	1,000倍
8月中旬	ウンカ類	アプロードフロアブル	1,000倍
	ハマキムシ	ロムダンゾル	1,000倍
	紋枯病	モンカットフロアブル	1,000倍
9月上旬	いもち病	ブラシンフロアブル	1,000倍
	ウンカ類 カメムシ類	スタークル液10	1,000倍
9月中下旬	秋ウンカ カメムシ	スタークル液10	1,000倍

塩水選
(新しい卵で調べる)
もち うるち
(塩安2〜3kg)
水20ℓ

種子消毒 ※二剤混合を必ず行う
①スミチオン乳 ②テクリードCFL
シンガレセンチュウ予防
①を20ml ①・②を混合 ②を100ml
水20ℓ 24時間浸漬
③籾袋をよくゆすり、薬液が中心まで浸水するようにする。
④種子消毒の廃液は適切に処理すること。

作業メモ	土つくり	種子消毒	播種日	基肥施用	箱苗施薬日	田植	初期除草剤散布	中後期除草剤散布	病害虫防除	無人ヘリ散布	穂肥施用	出穂	稲刈
	月 日	月 日	月 日	月 日	月 日	月 日 〜 月 日	月 日	月 日	月 日	1回目 月 日 2回目 月 日	月 日	月 日	月 日

農薬飛散防止対策として、安全な粒剤体系を実施しよう！

肥料・農薬のご購入は、お近くのJA窓口へ！！

農家に毎年配られる「水稲栽培ごよみ」
（本ポスターは JA おおいた国東事業部が作成したもの）

ら千倍にまで増強される。

このようにあらゆる生物の命を根幹から脅かすネオニコチノイド系農薬だが、農薬企業や農林水産省、農協などは次のように主張し、ネオニコチノイド系農薬に関する「安全神話」を作り上げた。「害虫は殺すがヒトには安全」「少量で効果が持続する」「環境保全型農業である」「弱毒性」と。農協などは同農薬の積極的使用を「水稲栽培ごよみ」などを通じて全国の農家に毎年、呼びかけてきた（前頁図参照）。

待ち望まれた新農薬

ネオニコチノイド系農薬が地球上に登場したのは１９９０年代に入ってからだった（次頁図参照）。１９６０年代にはＤＤＴなどの「有機塩素系農薬」が、１９７０年代から８０年代にかけては「有機リン系農薬」「カーバメート系農薬」「ピレスロイド系農薬」が世界の殺虫剤市場を席巻してきた。

ちなみに、「有機リン系農薬」とは、神経ガスなど化学兵器の知見を「平和利用」したもの。昆虫の中枢神経で主要な、神経伝達物質アセチルコリンの分解酵素の働きを阻害し、毒性を発揮する。「カーバメート系農薬」とは、アフリカ原産の有毒なカラバル豆の成分をもとに開発された殺虫剤。アセチルコリン分解酵素を阻害するのが特徴だ。「ピレスロイド系農薬」とは、除虫菊の殺虫成分ピレトリンをもとに開発された合成殺虫剤。ピレトリンが分解しやすいのに比べ

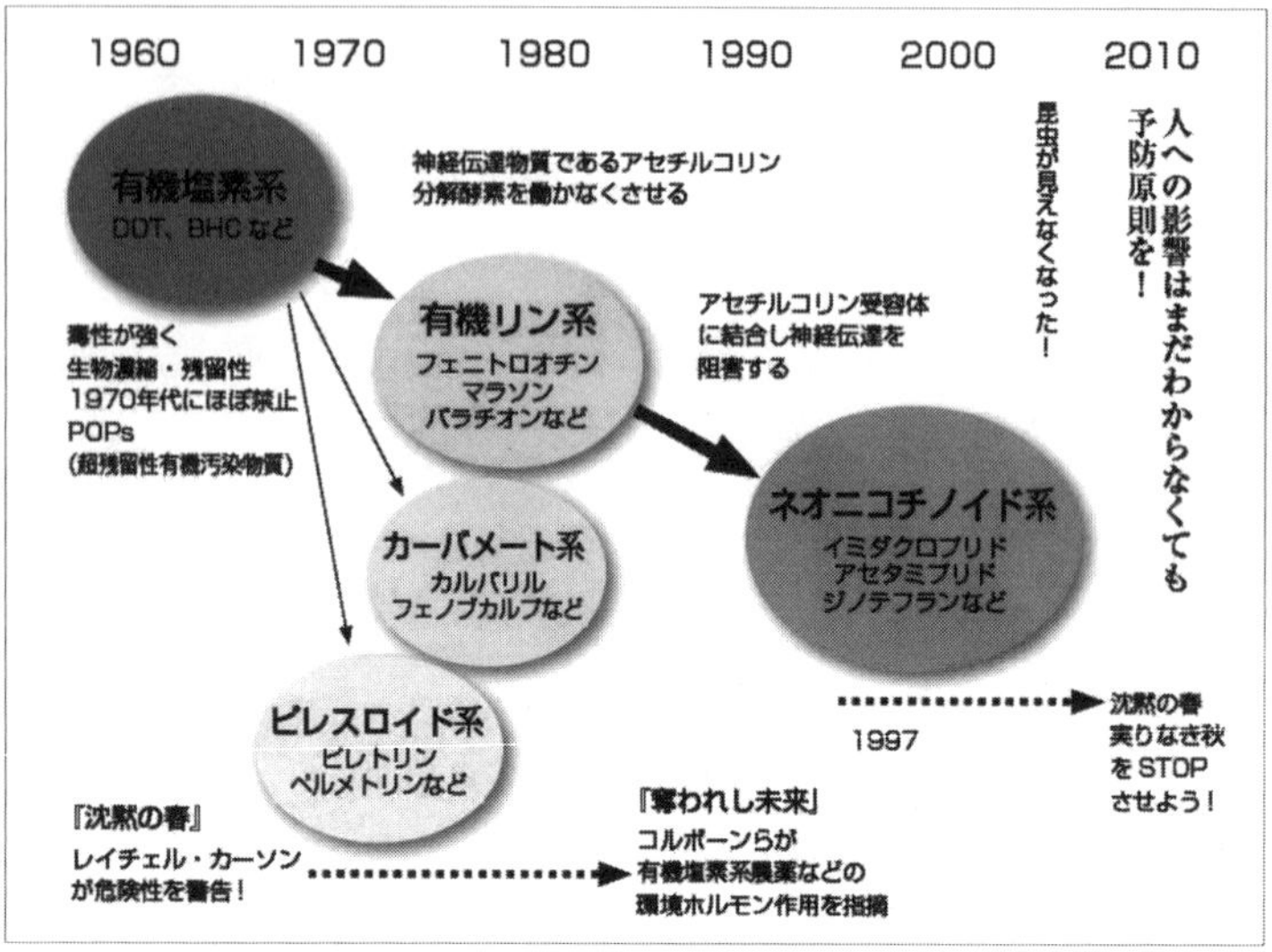

危険な農薬の変遷

（冊子『新農薬ネオニコチノイドが脅かす　ミツバチ・生態系・人間』改訂版(2) 2012
NPO 法人ダイオキシン・環境ホルモン対策国民会議、11 頁より）

ネオニコチノイド系殺虫剤

有効成分名	開発企業	農薬登録年
アセタミプリド	日本曹達	1995
イミダクロプリド	バイエル	1992
クロチアニジン	住化武田農業・バイエル	2002
ジノテフラン	三井化学アグロ	2002
チアクロプリド	バイエル	2001
チアメトキサム	シンジェンタ	1997
ニテンピラム	住化武田農業	1995

フェニルピラゾール系

フィプロニル	バイエル	1996

（『新農薬ネオニコチノイドが日本を脅かす　もうひとつの安全神話』
水野玲子著、七つ森書館、43 頁より）

て、同農薬は残効性が高いのが特徴だ。

これら３種類の農薬のうち、とりわけ「有機リン系農薬」は、「有機塩素系農薬」よりもすぐれた農薬であるとして、世界中で使われてきた。しかし、それらの農薬に対して耐性を得た害虫が出現して猛威をふるうにつれ、新農薬の登場が待ち望まれた。そこに登場したのがネオニコチノイド系農薬だった。これまでの農薬を「手榴弾」に例えれば、ネオニコチノイド系農薬は「原爆」に例えられるほど、殺虫効果は絶大だった。

日本では１９９０年代初頭に農薬登録がされ、現在、主に「アセタミプリド」「イミダクロプリド」「クロチアニジン」「ジノテフラン」「チアクロプリド」「チアメトキサム」「ニテンピラム」の７種類の成分が登録されている。

また、これらネオニコチノイド系農薬と同時期に登場した農薬にフェニルピラゾール系の「フィプロニル」がある。これもネオニコチノイド系農薬と同じように浸透性農薬で、同様に危険性が指摘されている。（前頁表参照）

これら農薬の国内出荷量は年々増え続け、ネオニコチノイド系農薬は10年前の約３倍に、フェニルピラゾール系農薬は発売（１９９６年）当時の約10倍に増えている。

あらゆる日常生活のなかに

ネオニコチノイド系農薬は、日常生活のあらゆる場面で使われている（１９３頁表参照）。農業、林業の現場では、ほぼすべての農作物や森林に使用されている。

米や野菜、果物などの農作物を作る際には殺虫剤や殺菌剤として「ダントツ」（成分名「クロチアニジン」）や「ベストガード」（成分名「ニテンピラム」）、「スタークル」（成分名「ジノテフラン」）などが。また、殺虫剤や殺菌剤の混合剤も使われている。稲作の場合、田植え前の育苗箱に農薬の粒剤が撒かれ、稲穂が出るころにはカメムシ防除のために、「ダントツ」や「スタークル」が無人ヘリコプターなどで散布される。

森林の上には、松枯れ対策として「マツグリーン」（成分名「アセタミプリド」）などが、長年使われてきた「スミチオン」（有機リン系）にかわって散布されるようになった。

都会に暮らす人々の生活もネオニコチノイド系農薬と無縁ではない。家庭菜園やガーデニング用の農薬や殺虫剤に同農薬が多用されているからだ。販売されている野菜の苗なども「モスピラン」（成分名「アセタミプリド」）などで処理されていることが多い。殺虫剤は、虫の種類ごとにアリ用、ナメクジ用、ダンゴムシ用など、実にさまざまな商品名のものがドラッグストアの棚に並んでいる。

犬や猫などのペットがいれば、「ノミ取り用」の殺虫剤として「フロントライン」（成分名「フィプロニル」）を愛犬や愛猫の首筋にたらすかもしれない。

そして、どこの家庭にもあるのが「ゴキブリ退治用」殺虫剤の「ブラックキャップ」（成分名「フィプロニル」）などだ。

林　業 松枯れ防除	農　業 イネ・果物・野菜
マツグリーン液剤（アセタミプリド） エコワン３フロアブル（チアクロプリド） モリエート SC（クロチアニジン） ビートルコップ顆粒水和液(チアメトキサム) エコファイターフロアブル(チアクロプリド) モリエートマイクロアプセル(クロチアニジン)	ダントツ（クロチアニジン） ベストガード（ニテンピラム） アドマイヤー（イミダクロプリド） モスピラン（アセタミプリド） アルバリン（ジノテフラン） プリンスフロアブル（フィプロニル*） クルーザー FS30（チアメトキサム） スタークル剤（ジノテフラン） ハスラー粉剤（クロチアニジン）
ガーデニング 花・芝生	**家庭用 殺虫剤**
ベストガード（ニテンピラム） アースガーデン（イミダクロプリド） イールダー SG（アセタミプリド） カダン殺虫肥料（アセタミプリド） モスピラン（アセタミプリド）	コバエガホイホイ（ジノテフラン） アリの巣徹底消滅中（ジノテフラン） ボンフラン（ジノテフラン） ブラックキャップ（フィプロニル*） ワイパアワンG（フィプロニル*）
家 シロアリ駆除・建材	**ペット ペットのノミとり**
ハチクサン（イミダクロプリド） アジェンダ SC（フィプロニル*） タケロック（クロチアニジン）	アドバンテージプラス（イミダクロプリド） フロントライン（フィプロニル*）

＊フェニルピラゾール系

ネオニコチノイドの用途と商品名（成分名）

（冊子『新農薬ネオニコチノイドが脅かす　ミツバチ・生態系・人間』改訂版⑵ 2012
NPO 法人ダイオキシン・環境ホルモン対策国民会議、13 頁を基に作成）

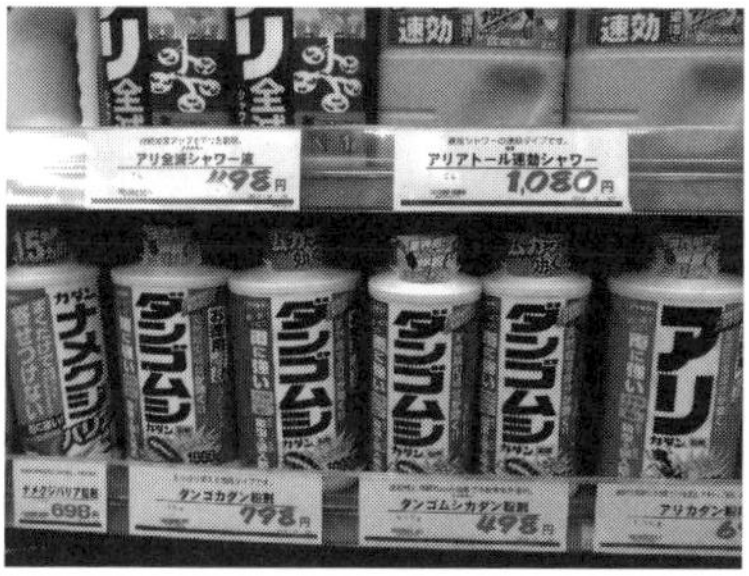

ドラッグストアに
ずらりと並ぶ昆虫別殺虫剤
（写真提供：Oさん）

住宅建材のなかにもネオニコチノイド系農薬はたっぷりとしみ込んでいる。木材防蟻剤（土壌処理用）の「ハチクサン」（成分名「イミダクロプリド」）など、木材防腐・防蟻剤（接着剤混入用）の「ケミホルツプライ」（成分名「イミダクロプリド」など）、表面処理剤（水希釈用）の「タケロック」（成分名「クロチアニジン」）などだ。そのため、私たちは家の中にいるだけでネオニコチノイド系農薬に汚染されることになる。

「2年間禁止」を決めたEU

このネオニコチノイド系農薬に対して、どこの国よりも迅速な対応をとったのは、もっとも早くからミツバチの被害が報告されていたフランスだった。まだ危険性が確立していない1999年の段階で、予防原則の立場から「ゴーショ」（成分名「イミダクロプリド」）によるヒマワリの種子処理（種子のコーティング）を一時的にやめ、2006年には「ゴーショ」によるヒマワリ、トウモロコシの種子処理の禁止を正式に決めた。また、2004年には「フィプロニル」の使用も全面的に禁止した。

2008年には、ドイツが8種類のネオニコチノイド系農薬の種子処理剤の登録と販売を一時的に停止し、イタリアでも「イミダクロプリド」と「クロチアニジン」による種子処理を一時中止した。

2009年になると、イギリスで、国内最大の農業事業体コープがネオニコチノイド系農薬を使った農作物の流通を一時的に停止した。

そして、２０１３年5月、ついにＥＵ（欧州連合）が、ネオニコチノイド系農薬3種「イミダクロプリド」「クロチアニジン」「チアメトキサム」の使用を同年12月から2年間、禁止することを決めた。

一方、日本はどうだろうか。２００９年だけで、ミツバチが約2億匹死滅したと言われているが、消えたミツバチたちの命は「農薬の規制」に向けて生かされたのだろうか。結論を言えば、残念ながら、生かされることはなかった。

「農薬天国」日本

２０１３年11月25日、東京新聞に次のような見出しの記事が載った。

〈農薬大国ニッポンの逆走〉

〈養蜂家懸念　欧米は規制「ネオニコ」拡大路線〉

記事によると、日本では農林水産省が「クロチアニジン」の使用について、拡大、緩和しようとしており、２０１４年2月に、緩和を正式決定する見込みとしている。緩和の内容は、「クロチアニジン」が使用できる作物の種類を増やし、食品の残留基準も緩和するというものだ。対象はトウモロコシやホウレンソウなど約40項目にのぼる。「カブ類の葉」は、残留基準値が２０００倍（０・02ｐｐｍ↓40ｐｐｍ）にも引き上げられる。これは農薬メーカー側の「クロチアニジン」使用拡大に関する申請に農水省が応えたものだった。

世界でも有数な農薬メーカーである住友化学は、ＥＵの「2年間禁止」決定を受けて、「決定は行き過ぎたもの。ネオニコチノイドがミツバチ大量失踪の主たる原因ではない」との見解を示していた。そして、農水省に対し、「農業生産者からの要望を受けて」と、使用拡大を申請していた。

当時、同社の米倉弘昌会長は経団連の会長をつとめ、同社は国内で登録されているクロチアニジン系殺虫剤80種のち、約50種を同社とその関連会社で占めている。

世界34カ国が加盟するＯＥＣＤ（経済協力開発機構）の調べによると、日本は、耕地面積1平方キロメートル当たり約1・2トンもの農薬が使われ、２００２年に農薬使用量が世界一となった国。２００８年には韓国に追い越されたものの、２０１０年に至るまで世界2位を保っているほど、農薬天国の国だ。その使用量は、単位面積当たり、ＯＥＣＤ諸国平均の約17倍にものぼっている。

そして、日本においては、農薬はネオニコチノイド系農薬ばかりではなく、いまだ有機リン系農薬がネオニコチノイド系農薬の約6倍も使われている。また、農薬の空中散布も、有人・無人ヘリコプターによって頻繁に行なわれている。

ちなみに、ＥＵにおいては、有機リン系農薬は、２００７年にその大部分が毒性評価の末に禁止され、農薬の空中散布に関しても、「農薬使用の削減や管理に関する指令」（２００９年）９条に基づいて禁止されている。

空中散布による人体実験

「害虫は殺すがヒトには安全」と言われたネオニコチノイド系農薬だが、同農薬は本当に、人間にとって安全なのだろうか。

２０１３年6月12日に群馬県高崎市で、同13日には同県甘楽《かんら》町で無人ヘリコプターによる農薬の空中散布が行なわれた。散布したのはゴルフ場を経営する業者で、散布されたのは松くい虫の駆除などに使われるネオニコチノイド系農薬の「チアクロプリド」だった。農薬はヘリコプターで散布するときは、通常、農地に直接まく濃度の数倍から百倍ちかい高濃度で散布される。

「週刊朝日」（２０１３年7月12日号）の記事「農薬のドサクサ規制緩和で子どもが危ない」によると、この空中散布は、小、中学校などへの十分な広報がなされていなかったために、小、中学生が農薬の被害を直に受けた。彼らは、「頭が痛くてどうしようもない」「とにかくだるい」「点滴をしてください」と、同県前橋市にある青山内科小児科医院の青山美子医師のもとに駆け込んだという。同医師によると、子どもたちの症状は、「頭痛」「吐き気」「めまい」「不整脈」「頻脈」「手足の震え」「一時的に記憶がなくなってしまう記憶障害」などだった。

これらの症状は、まさに、ネオニコチノイド系農薬の特徴である、神経の働きを阻害する「神経毒性」によるもののようだった。「人には安全」どころか、子どもたちの命を脅かす毒性物質だということが証明された。

もし、ミツバチが言葉を喋れたら、子どもたちのように「頭が痛くてどうしようもない」「からだがだるい」と訴えるのかもしれない。子どもたちは、ネオニコチノイド系農薬を直接浴びたらどうなるか、その人体実験を業者と行政によってされたようなものだった。

「アセチルコリン」を介した神経伝達系を破壊

現在、大量に使われている有機リン系農薬もネオニコチノイド系農薬も、「アセチルコリン」を介した神経伝達系を壊すことを目的として作られている。

「アセチルコリン」とは、神経伝達物質として最初に見つかった物質で、単細胞のバクテリアから高等動物にいたるまで、なくてはならない重要な生理活性物質だ。アセチルコリンとその受容体は、生物の進化過程の初期から細胞機能調節や細胞間の情報伝達系として利用され、多様な生命活動の維持に活用されてきた。

アセチルコリン受容体には、「ニコチン性受容体」と「ムスカリン性受容体」がある。前者はニコチン（タバコの有害成分）が特異的に、後者はムスカリン（キノコ毒）が特異的に結合することに由来している。

「ニコチン性受容体」は、アセチルコリンの結合によって構造変化がおこり、陽イオンを通過させるゲートが開くチャンネル型の受容体。「ムスカリン性受容体」は、アセチルコリンの結合で、

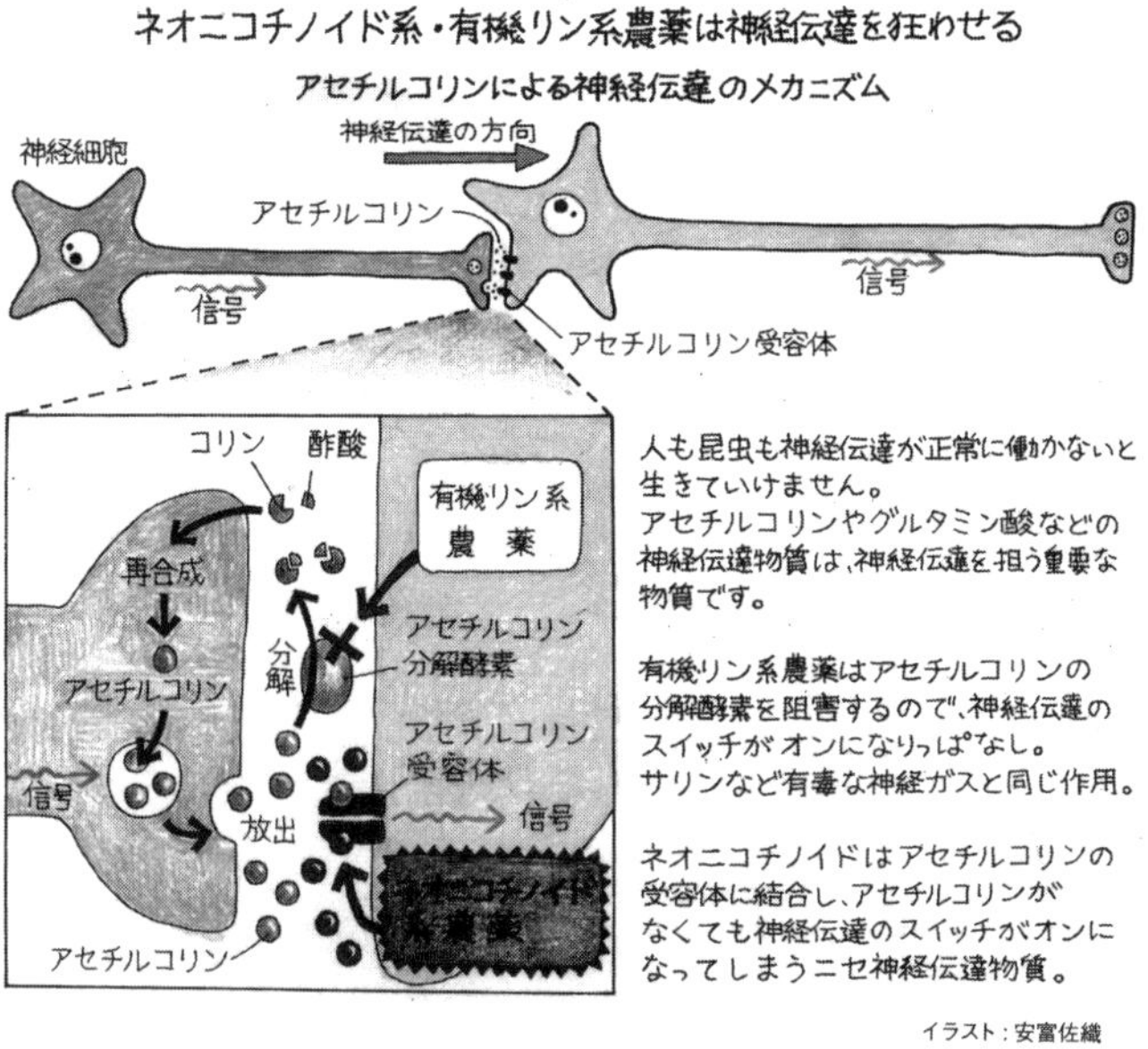

神経伝達を狂わせるネオニコチノイド系・有機リン系農薬

（冊子『新農薬ネオニコチノイドが脅かす　ミツバチ・生態系・人間』改訂版⑵ 2012 NPO 法人ダイオキシン・環境ホルモン対策国民会議、14 頁より）

細胞内情報伝達系が働くG蛋白共役型受容体だ。

有機リン系農薬は「アセチルコリン分解酵素」を、ネオニコチノイド系農薬は「ニコチン性受容体」を標的（阻害する・狂わす）としている。（上図参照）

アセチルコリンは他の神経伝達物質と違って、分解されないと信号伝達が終了しない。そのため、アセチルコリン分解酵素は、受容体に結合したアセチルコリンを即座に分解する重要な酵素だ。ところが、有機リン系農薬は、アセチルコリン分解酵素がアセチルコリンを分解することを阻害する。このようなアセチルコリン分解酵素

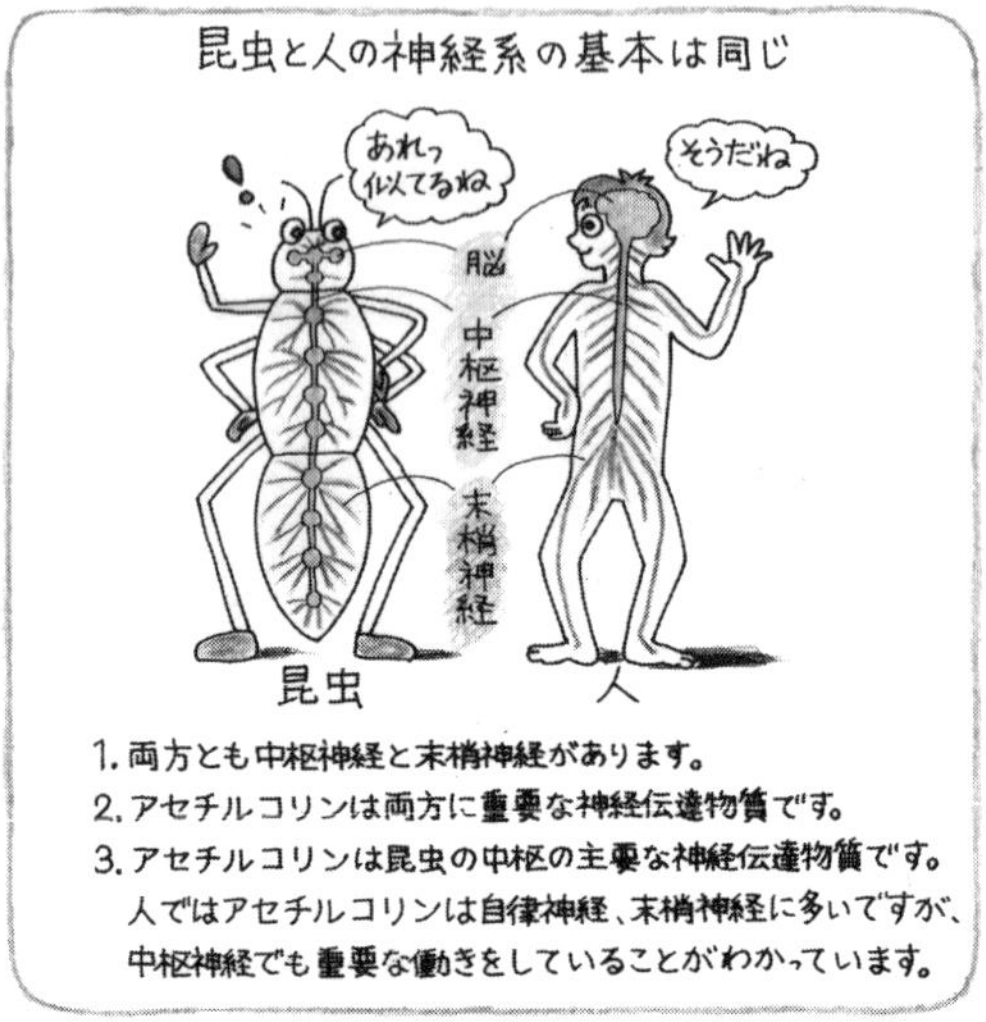

イラスト：安富佐織

「神経系の基本は同じ」昆虫と人間

（冊子『新農薬ネオニコチノイドが脅かす ミツバチ・生態系・人間』改訂版⑵ 2012、NPO 法人ダイオキシン・環境ホルモン対策国民会議、15 頁より）

の不可逆的阻害剤は、アセチルコリンを蓄積させ、強い毒性をもつ。これは、サリンなど有毒な神経ガスの毒性メカニズムと同じだ。

一方、ネオニコチノイドは、ニセの神経伝達物質（アセチルコリン）として「ニコチン性受容体」に結合する。そして、アセチルコリンがないのに神経伝達のスイッチをオンの状態にして、異常興奮をおこす。

昆虫と人間の神経系は基本的に同じなので（上図参照）、昆虫の「アセチルコリン分解酵素」や「ニコチン性受容体」を標的とした有機リン系やネオニコチノイド系農薬は、人間の「アセチルコリン」を介した神経伝達系を破壊することにもつながる。

ネオニコチノイド系農薬は脳発達を阻害する

ネオニコチノイド系農薬が標的とする「ニコチン性受容体」は、人の脳内の大脳皮質、海馬、扁桃体、小脳など幅広い領域で発現し、記憶・学習・認知などの高次機能に関係している。また、同受容体は、神経細胞のシナプス後部だけにあるのではなく、シナプス前部や細胞体、樹状突起にも存在して、多様な機能を担っている。

「ニコチン性受容体」は神経細胞の増殖、移動、分化、シナプスの形成、神経回路の形成など、脳の発達過程にも幅広く関与している。成人の脳よりも胎児の脳において、極めて高いレベルで発現することも認められている。

そのため、発達段階にある胎児や子どもたちの脳が、ネオニコチノイド系農薬にさらされると、シナプスの形成や神経回路の形成などが正常に行なわれず、記憶・学習・認知などの高次機能に微細な機能障害が生じるおそれが高い。

２０１２年、『PLoS ONE』に発表された木村―黒田純子らの論文で、感受性の高い発達期の脳へのネオニコチノイド系農薬の影響を調べたものがある。

発達期神経細胞の実験モデルとして適したラット新生仔の小脳の細胞培養を使って、ネオニコチノイド系農薬の影響をニコチンと対比させて検討したものだ。すると、２種のネオニコチノイド系農薬は、ニコチンと同じように、モル濃度が１μＭ（マイクロモーラー）以上で、小脳顆粒神経細胞に異常な興奮性反応を起こしたという。

さらに、同じラットの小脳の系を使って、ネオニコチノイド系農薬やニコチンが発達期神経細胞に及ぼす影響を調べた結果、ネオニコチノイド系農薬に曝露したグループは対象グループに比べて、多数の遺伝子に顕著な発現変動が確認された。顕著な発現変動をおこした遺伝子には、シナプス形成、神経伝達系、神経回路形成、ホルモン系、転写調節因子などに関わる遺伝子が多く含まれ、その一部は自閉症関連遺伝子と重なっていたという。

２０１３年12月、欧州食品安全機関（ＥＦＳＡ）は、この論文や、同じくネオニコチノイド系農薬の脳への影響を調べた多数の論文を検討した結果、「ネオニコチノイド系農薬２種（アセタミプリド、イミダクロプリド）は脳の発達を阻害する可能性がある」として、規制を強化するように勧告している。さらに、「他のネオニコチノイド系農薬も発達神経毒性をもつ可能性があるので、再評価が必要である」などと提言している。

農薬使用量と比例する「自閉症・広汎性発達障がい」の有病率

日本では、ここ20年で自閉症児など発達障がいの子どもが増え、１００人に一人が自閉症児と言われるようになった。その背景に、有機リン系農薬やネオニコチノイド系農薬などの影響があるのではないかと、懸念が広がっている。

その懸念を裏付けるような論文も、近年、多数発表されている。代表的なものが、２０１０年に発表されたハーバード大学、Ｍ・Ｆ・Bouchardらの「有機リン系農薬に曝露された子どもにＡＤＨＤ（注意欠陥多動性障がい）のリスクが約２倍高まる」という論文だ。

その他、農薬と脳の発達障がいとの相関関係を示す疫学データや、その因果関係を証明する証

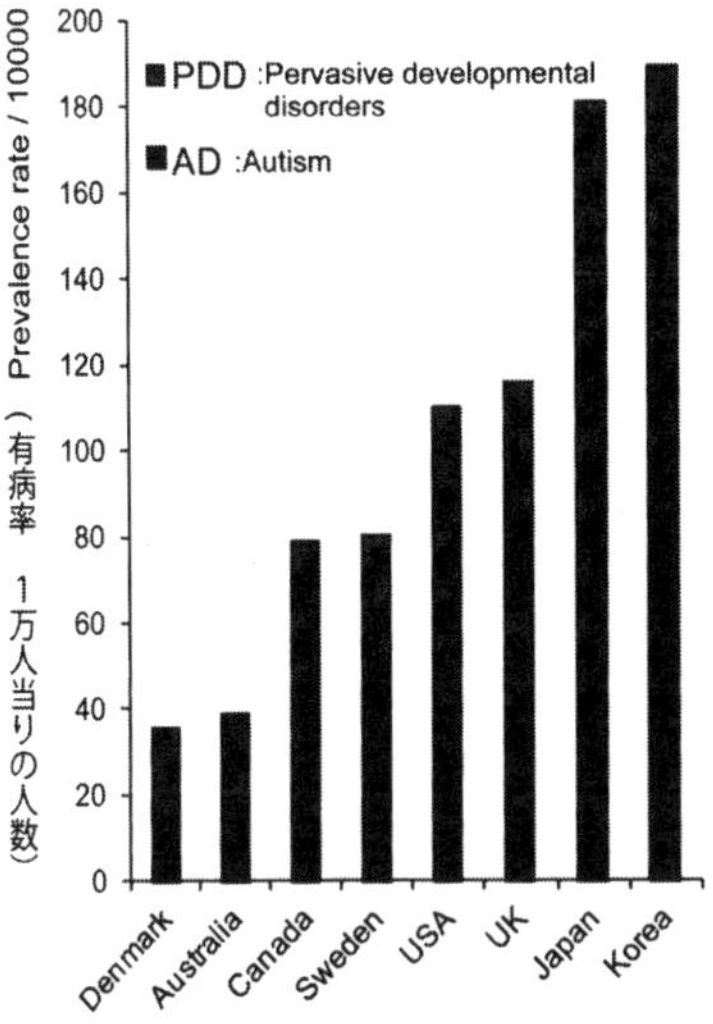

自閉症・広汎性発達障がいの有病率

(Elsabbagh, et al. 2012, Autisum Res)

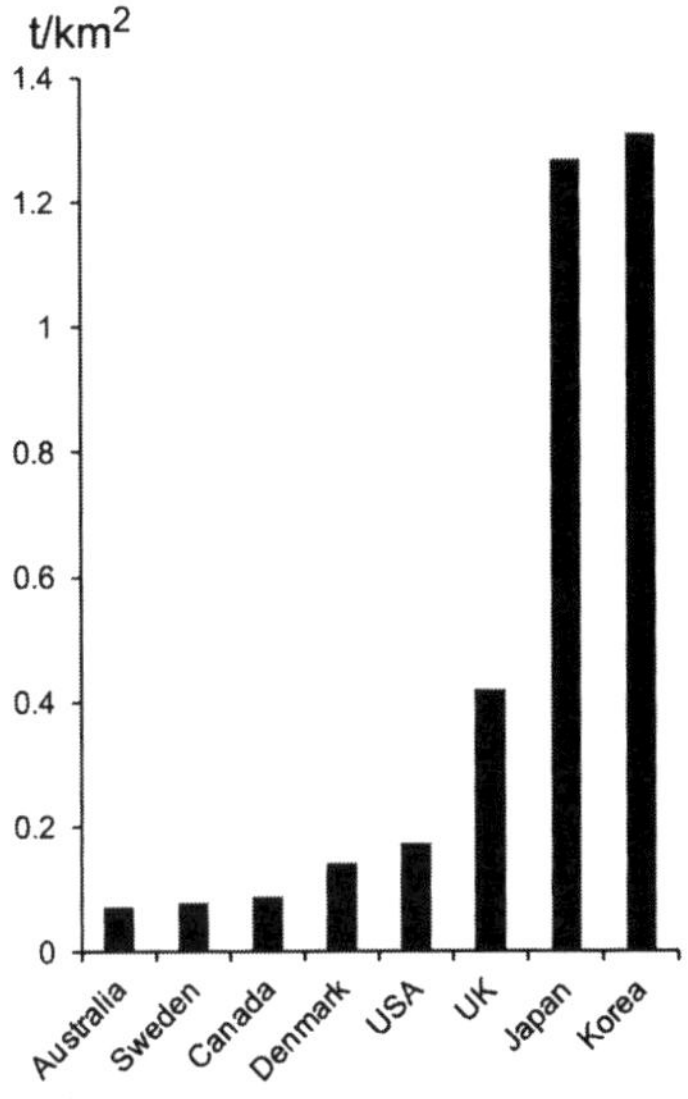

単位面積当たり農薬使用量

(OECD 2008)

(『発達障害の原因と発症メカニズム』黒田洋一郎他著、河出書房新社、242 頁より)

拠となる実験論文なども、近年、多数報告されている。そのため、それらの疫学データや論文をふまえて、２０１２年11月には、米国の小児学会を代表する米国小児学会が、農薬など発達神経毒性をもつ環境中にある化学物質の危険性を公に認めている。同学会は、米国の政府や社会に対して、「脳の発達障がいや脳腫瘍など、農薬による子どもの健康被害への警告」を、公表している。

　環境脳神経科学情報センターの黒田洋一郎さんによると「自閉症、ＡＤＨＤ（注意欠陥多動性障がい）、ＬＤ（学習障がい）の増加は、遺伝子背景で決まるシナプスの脆《ぜい》弱《じゃく》性の上に、発達神経毒性をもった化学物質が発症の引き金を引いたのが主な原因」〈「化学物質の子どもの脳への影響」と題した2013年11月21日の国際市民セミナー（NPO法人ダイオキシン・環境ホルモン対策国民会議主催）のパンフより〉という。

世界各国の「自閉症、広汎性発達障がいの有病率」と「単位面積当たり農薬使用量」を比べてみると、みごとに農薬の使用量と有病率が比例している（前頁グラフ参照）。農薬使用量が世界一の韓国は有病率でも1位、農薬使用量が2位の日本は有病率でも2位になっている。

一方、米国社会には、移民当時の生活スタイルを守り、近代文明と距離をおいて暮らすオランダ系民族集団「アーミッシュ」がいる。データによると、彼らの自閉症発症率は平均的な米国人の約10分の1。ここ数十年で年数人しか発症せず、自閉症児は著しく少ないままだという。

これらのデータから言えることは、韓国や日本の子どもたちを、世界でもっとも多く自閉症や広汎性発達障がいに追いやっている大きな要因の一つは農薬で、農薬の使用量を減らせば、子どもたちの有病率も減らせそうだ、ということだ。

高濃度の農薬が空中から散布され、世界で2番目に農薬使用量が多く、有機リンとネオニコチノイド系農薬が混合して使われている日本。子どもたちの脳への複合汚染は、はかりしれない。

増え続ける「パーキンソン病」など難病

子どもの発達障がいと同じように、ここ20年で急増している病気に「パーキンソン病」があ

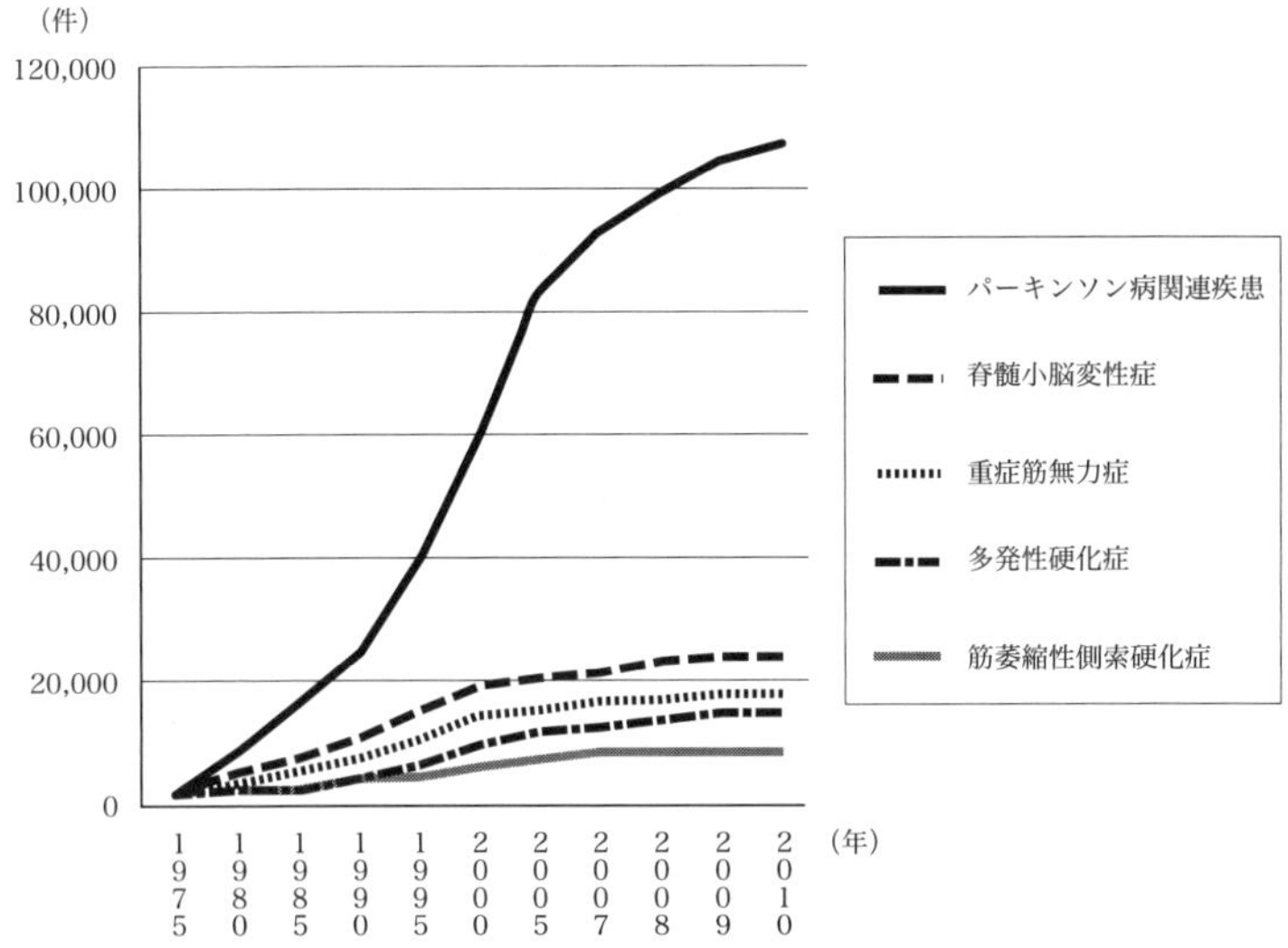

神経難病―特定疾患医療受給者交付件数の推移
（難病情報センター「特定疾患医療受給者証交付件数・年次推移」
http://www.nanbyou.or.jp/entry/1356 をもとに作成）

る。パーキンソン病は神経伝達物質であるドーパミンが減少することで起こると言われている。主な症状は、「手足が震える」（振戦）、「筋肉がこわばる」（筋固縮）、「動きが遅い」（無動）、「バランスがとりにくい」（姿勢反射障がい）などだが、筋肉の硬化が進むと寝たきりになる人も多い。

人口１００人当たりに約１人、日本国内で10万人以上の人がこの病気にかかっている。難病情報センターの「神経難病―特定疾患医療受給者証交付件数・年次推移」（上グラフ参照）を見ると、「パーキンソン病関連疾患」で国の特定疾患医療受給者証の交付を受けた人は、１９８０年に７８２０人だったのが、30年後の２０１０年には

10万6637人となっている。約14倍の伸びだ。

パーキンソン病関連疾患ほどの伸びではないが、「重症筋無力症」など、筋肉の神経伝達の異常から起こる難病も増えている。

黒田洋一郎さんらによると、「アセチルコリンはニコチン性受容体を介して、ドーパミン、セロトニン、GABA、グルタミン酸など他の神経伝達物質の放出を促進するなど、高次機能を巧みに調節していると考えられている」という。

また、人など、ほ乳類の神経から筋肉への信号伝達は、アセチルコリンと筋肉型ニコチン性受容体が担っており、自律神経においては、交感神経、副交感神経とも、神経節の受容体はニコチン性受容体だ。

これらの医学的事実と、ネオニコチノイド系農薬が標的とするのが「ニコチン性受容体」であることを考えると、パーキンソン病関連疾患や、重症筋無力症などの難病は、ネオニコチノイド系農薬と深く関わっていると言えそうだ。

第7章　隣人の健康を損なう「香料」汚染

多国籍企業が展開する「香り」攻勢

２０１３年６月、都内を走るＪＲ車両内で次のようなコピーを見かけた。

①「香るオトコは、できるオトコに見える」（受付嬢１００人に聞きました）

結論「初訪問のアポの前には、香りと名刺のご準備を」

②「香りに気を配れない社員は、マイナス評価」（人事担当者１００人に聞きました）

結論「出社・帰社の前には、シュッとひと吹き」

③「いい香りの男性は、見た目以上に、オシャレに見える」（アパレル店員１００人に聞きました）

結論「飲み会や接待前には、香りケアを入念に」

①②③はいずれも、「ＡＸＥ（アックス）脳科学研究所」の「ＡＸＥフレグランスボディスプレー」のコマーシャルコピーだ。同研究所は、「男性用化粧品ブランドＡＸＥ」が発足させたプロジェクトチーム。

ＡＸＥを展開するのは、大手一般消費財メーカーの「ユニリーバ・ジャパン」（元「日本リーバ」）。同社が扱う商品は食品、洗剤、ヘアケア、トイレタリー、家庭用品など多岐にわたっており、ヘアケア商品では「ＬＵＸ」が有名だ。オランダとイギリスに本拠地がある多国籍企業で、その売り上げは世界第３位とも言われている。

その世界的に有名な多国籍企業が、今、多大な広告料を使って展開しているのが、日本人男性に対する「香り」攻勢だ。香りの「重要性」を男性に浸透させることで、商品の売り上げにつなげようとしている。

それが可能な背景には、「香り」に対する人々の意識の変化がある。嫌な臭いを「消す」（消臭）という消極的な「香り」の使い方から、「好感度をあげるために」「自分の価値を高めるために」、積極的に使おうという意識の変化だ。

「香り系柔軟剤」の第２次ブーム

「香り」は柔軟剤の世界でもブームを起こしている。これまで柔軟剤は、「衣類の洗い上がりを柔らかくする」「静電気を防ぐ」などのために使われてきた。しかし、最近は、「衣類に香りをつけるため」に使う人が増えた。柔軟剤の市場は毎年２～３％の成長を続け、市場調査会社・富士経済の調べによると、２０１２年には約６５０億円（日本石鹸洗剤工業会によると７１５億円）に達している。

「香り系柔軟剤ブーム」の始まりは２００８年。花王、Ｐ＆Ｇ、ライオンの大手３社が、相次いで「香り系柔軟剤」を発売したことだった。また、２００９年ごろから、米Ｐ＆Ｇの柔軟剤「ダウニー」（特徴的な強い香り）がよく売れだし、そのヒットによって、「柔軟剤の香りづけ効果」が消費者の間に浸透したこともブームにつながった。柔軟剤に「香り」を求める消費者が増加し、それに伴って、「香りの良さ」を訴求した製品も増え、「香り系柔軟剤ブーム」とも言える現象が起きたのだ。

そして、２０１２年。メーカー各社の「香り」に関するこだわりはさらに激化し、さまざまな種類、さまざまな香りの付加価値をつけた製品が増加した。「香りの長続き」「香りの変化」「いつでも香りが楽しめる」「周囲に香りが広がりやすい」など。その急増ぶりに、「香り系柔軟剤の第2次ブーム到来」とまで言われている。

火付け役となったのは、Ｐ＆Ｇから発売された「レノアハピネス　アロマジュエル」（日本で初めての衣類の香りづけ専門製品）。２０１２年2月の発売から1カ月半で想定していた半年分を完売し、供給が追いつかないことから一時出荷停止になったほどの売れ行きだった。柔軟剤市場に「香りづけ専用」という新しいカテゴリーを創出したと言われている。柔軟剤「レノアハピネス」などと組み合わせることで、何種類もの香りを自分で作り出せるというのが「ウリ」だ。

キーワードは「香りの長続き」「香りで使い分け」「自分のための香り」

２０１２年、マーケティング会社のシタシオンジャパンが全国の主婦８００人を対象に、「柔軟剤に求める価値」や「使用方法」などについて調査（10月24日〜26日）を行ない、柔軟剤ブームの背景を分析した。

それによると、「使用目的」については、「洗濯物を柔らかく、ふんわりとさせたい」（88・8％）がもっとも多かった。しかし、従来の柔軟剤の機能である「衣類の静電気を防ぎたい」（25・1％）を抑えて、第2位に「衣類に香りをつけたい」（58・3％）、第3位に「部屋干しの臭いを防ぎたい」（43・1％）、第4位に「衣類に防臭・消臭効果をもたせたい」（40・0％）が入り、「香り」「臭い」に関するニーズが高いことがわかった。

とくに、約6割の主婦が「衣類への香りづけ」を目的に柔軟剤を使っていることから、もともとは付随機能だった「香りづけ」が、柔軟剤の重要な機能として重視されてきていることが判明した。

「柔軟剤に関するニーズ」を多角的に聞いたところ、3人に1人（33・7％）が、「柔軟剤の香りで自分らしさを表現したい」と、「自己表現のひとつの手段」として期待していることがわかった。さらに、「香りによる癒し効果」を見いだし、「癒しを求めて」柔軟剤を使用している人がいることもわかった。

「ニーズの多角化」に関し、より具体的なニーズを探るための調査も行なった。すると、次の3つのキーワードが浮かび上がった。

①「香りの長続き」

「柔軟剤選びで重視すること」の第3位は「香りが長続きすること」。また、以前と比べて「柔軟剤への期待が増えた『効果』」を聞くと、約6割（53・9％）の人が「香りが長続きする」と回答した。

②「香りで使い分け」

洗濯をするとき、「柔軟剤の使い分け」をしている主婦が約３割（30・５％）にのぼることが判明。使い分ける理由の第1位は「柔軟剤の香りによる使い分け」（46・７％）。また、使い分けをしている人の約３割（28・３％）が、３種類以上の柔軟剤を保有しており、なかには10本以上を保有している人もいた。そして、３人に1人以上（35・1％）が、柔軟剤以外の「衣類に香りをつけるための専用製品」（シート、スプレー、ビーズなど）を使用していることもわかった。

③「自分のための香り」

柔軟剤の効果として「自分だけの香りを楽しめる」ことを期待する人が全体の約４割（37・５％）にのぼることから、柔軟剤の香りは、家族のためではなく、「自分のために」選んでいる実態がありそうだ。

そして、「もっとも香りが好きな柔軟剤」のブランドを聞くと、香りブームの火付け役だった

「ダウニー」を抑えて、「レノアハピネス」が第1位に。第2位が「ソフラン　アロマリッチ」、第3位が「ダウニー」だった。

環境省の「香り」推奨に「意義あり」

ＪＲ車両内に男性向け「香り」のコマーシャル（「ＡＸＥフレグランスボディスプレー」）が現れた２０１３年6月、女性向けの「香り」が物議をかもした。

環境省が「女性のクールビズ」事例を提案し、「制汗剤」や「香りつき柔軟剤」を推奨したことに対して、市民団体が「待った」をかけたのだ。

ことの発端は、同年5月20日、環境省が「平成25（２０１３）年度スーパークールビズの実施について（お知らせ）」を公表し、そのなかで初めて「女性のクールビズ」を呼びかけたことだった。

同省は、文書（「女性の『クールビズ』について」）のなかで、わざわざ「ピンクのクールビズロゴ」を加え、「女性ならではのクールビズスタイルを訴求します」とし、「女性のクールビズ」は「快適に」「健康に」「美しく」の３つが重要なポイントだと明記した。そのうえで、「ファッション」「ヘアメーク・スキンケア」「小物」「生活習慣・アイデア」の項目に分けて、さまざまな「クールビズ事例」を提案した。

そのうち、「ヘアメーク・スキンケア」に関する同事例として「汗対策となる制汗剤、冷却スプレー、汗ふきシート」を、「生活習慣・アイデア」に関する同事例として、「におい対策となる香りつき柔軟剤」を挙げた。

これに対して、「反農薬東京グループ」「香料自粛を求める会」「化学物質問題市民研究会」の３団体が共同で6月3日、「スーパークールビズに関する要望と質問」を環境省に提出した。

３団体は、「化学物質過敏症やアレルギー、喘息、偏頭痛の患者など、香料等によって症状が引き起こされる可能性のある疾患に苦しむ人は大勢いる」「女性に、匂い物質をつけろと言うのは本末転倒どころか、健康被害を誘発することになる」「化学物質に反応して、化粧できない人、ノーメイクの人も多いなかで、このようなことを勧める環境省は、個人への介入が過ぎ、職務を逸脱していませんか」として、以下のような要望を出した。

ちなみに、化学物質過敏症とは、わずかな化学物質で、全身にさまざまな症状を引き起こす病気。一度に多量の化学物質にさらされたり、少量でも長期にわたって取り込み続けることで、その人の身体の許容量を超えたときに、身体反応として一気に発症する。発症後は、ごく微量のさまざまな化学物質に接するだけで、強い身体反応をくり返すようになる。だれでも「なる可能性のある」病気だ。

①ただちに「香りつき柔軟剤の使用」を勧める表現をすべて削除してください。
②制汗剤や冷却スプレーの使用を勧める表現を削除してください。
③スプレー式のミストウォーター（化粧水成分やエタノール、アロマオイルなどが成分）やアロ

ファッション	身体をしめつけず、空気が通るシルエット
	首・手首・足首が涼しいデザイン
	吸湿性や速乾性に優れた機能性素材や、皮膚との間に空気層を作る凹凸感のある素材など
	機能性素材の下着
	涼やかな印象を与える色づかい
ヘアメーク・スキンケア	涼やかな印象を与えるヘアメーク
	汗をかいても崩れにくい下地づくり
	汗対策となる制汗剤、冷却スプレー、汗ふきシート（削除）
小物	遮光・遮熱効果がある帽子・日傘
	涼を取る扇子
	うなじを冷やす冷却スカーフなど
生活習慣・アイデア	身体の循環機能、汗腺機能を高める半身浴や手足のマッサージ
	身体の内から涼しくなる食べ物（夏野菜）や飲み物
	におい対策となる香り付き柔軟剤（削除）

環境省が提案した「女性のクールビズ」事例と削除項目

（環境省 HP より）

マミストを勧めている箇所を削除してください。

④「女性のクールビズ」を撤回してください。

⑤今後は、「クールビズ対策」の中だけでなく、他の政策の中においても、香りの利用を国として推奨することは一切やめてください。

これを受けて、環境省は、6月7日、「科学的因果関係は明らかではないが、訴えがあるのは事実で配慮が必要と判断した」として、特設サイトの記述を変更し、発表文書からも「汗対策となる制汗剤、冷却スプレー、汗ふきシート」と「におい対

策となる香り付き柔軟剤」を削除した。（前頁表参照）

「柔軟仕上げ剤のにおい」に関する相談件数急増

「香りつき柔軟剤」をめぐる社会的論議はさらに続く。「女性のクールビズ」が話題になった６月から約３カ月後の９月19日、今度は独立行政法人「国民生活センター」が異例の記者会見を行なった。「柔軟仕上げ剤のにおいに関する情報提供」を行ない、社会に向けて広く注意を呼びかけたのだ。

同センターによると、国内の製造者の柔軟剤の販売量は２００８年の24・８万トンから２０１２年には26・０万トンへ、販売金額は２００８年の６１８億円から２０１２年には７１５億円（日本石鹸洗剤工業会による）と、いずれも増加傾向にある。

その一方で、PIO-NET（パイオネット／全国消費生活情報ネットワーク・システム）に寄せられる「柔軟仕上げ剤のにおい」に関する相談件数が増加傾向にある。そのため、収集した相談内容を分析し、情報提供することにしたという。

PIO-NETに寄せられた「柔軟仕上げ剤のにおい」に関する相談件数は、２００８年度は14件だった。ところが、２０１２年には65件（約５倍）となり、急増している。２０１３年度は前年同期と比較してさらに増加傾向にある。（次頁グラフ参照）

また、５月から10月（春から秋）にかけて相談が多く、「商品の購入者と相談者が異なってい

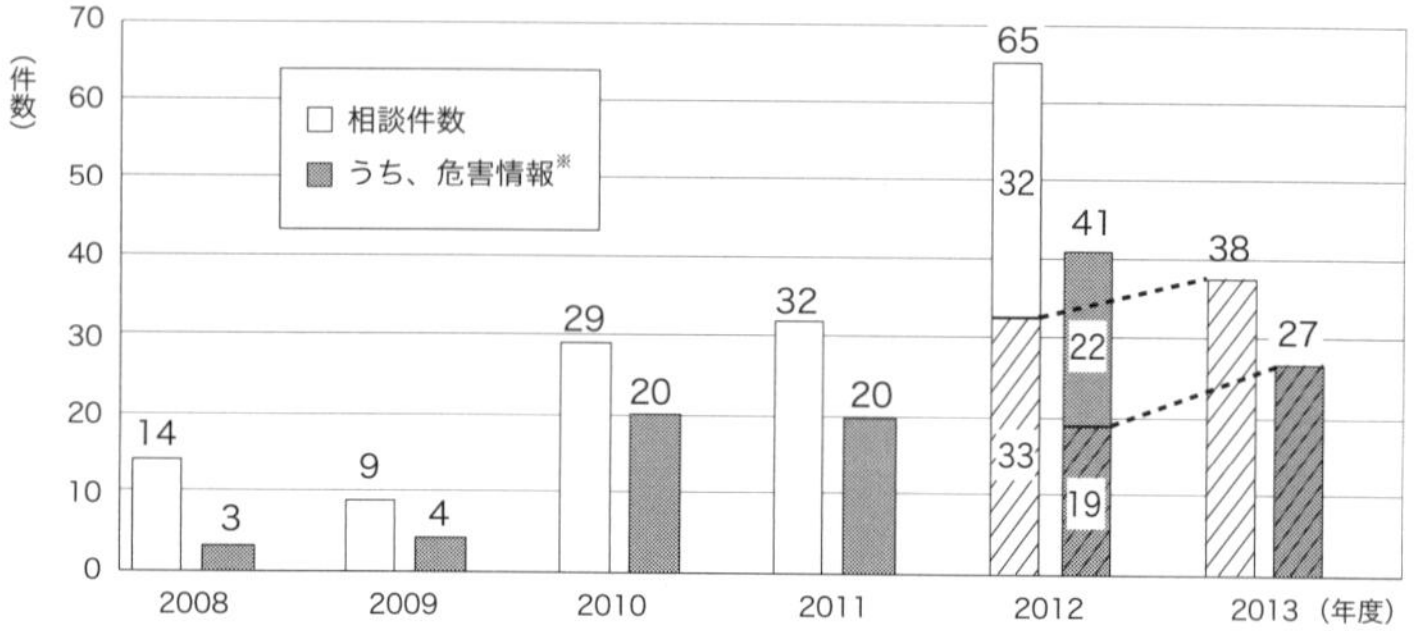

「柔軟仕上げ剤のにおい」に関する相談の年度別の推移

斜線部分は当該年度の８月31日までの登録分であり、
2013年度分を2012年度の同時期の件数と比較をしている。
※危害情報とは、商品・役務・設備に関して、身体にけが、
病気等の疾病（危害）を受けたという相談のこと。

（国民生活センターHPより）

る相談」の割合は74％。これは、相談者が使用したものではない、隣家などの「他人」が使用した「柔軟仕上げ剤のにおい」についての相談だ。

被害者の70％は30歳代～50歳代の女性（74件）で、被害にあった場所は92％（回答があった72件のうち66件）が「家庭」だった。また、危害内容の91％（１０５件）を、体調不良などの「その他の傷病および諸症状」（81件）、「呼吸器障害」（24件）が占めていた。なかには、危害状況が１カ月以上にわたっているという「申し出」も12件あったという。

「他人」が使用した柔軟仕上げ剤のにおいで「頭痛」・「吐き気」

国民生活センターは主な相談内容として、次のようなものを挙げている。

○「本人」が使用した柔軟仕上げ剤に関するもの

①柔軟仕上げ剤を使用したところ、においで気持ち悪く、体調不良になる。
　贈答品であるため、もったいないと使い始めた。洗濯時の柔軟仕上げ剤のにおいで気持ちが悪く、体調不良になる。家族とも同じ症状が出る。この商品は大丈夫なのか。（２０１３年8月、40代、女性）

②柔軟仕上げ剤を使用したところ、せきが止まらなくなり、医師に複数の薬を処方された。
　柔軟仕上げ剤を使用し、室内干しにしたところ、においがきつく、妻と２人ともせきが出るようになった。柔軟仕上げ剤を使用したタオルで顔を拭くと、せきが止まらなくなった。メーカーに相談すると、「柔軟仕上げ剤を持参して医師の診断を受けるように」と言われたのでそのとおりにした。２人ともアレルギーの反応が低かったため、原因不明とのことで、複数の薬を処方してもらった。（２０１１年10月、30代、男性）

○「他人」が使用した柔軟仕上げ剤に関するもの

①近隣からの柔軟仕上げ剤と思われるにおいで悩まされている。

最近、マンションのベランダ側から入ってくる近隣からの柔軟仕上げ剤と思われるにおいで、鼻や喉が痛くなり、悩まされている。ベランダの窓を閉めても、換気口からにおいがする。（２０１２年10月、40代、女性）

②隣人の洗濯物のにおいがきつ過ぎて頭痛や吐き気がある。

隣人の洗濯物のにおいがきつ過ぎて頭痛や吐き気があり、窓を開けられなく、換気扇も回せない。柔軟仕上げ剤のにおいではないかと思う。医師の診察は受けていないが、家族３人全員同じような症状で、今まで特定の物質にアレルギーがあると言われたことはない。（２０１３年６月、40代、女性）

③飲食店の店員からの柔軟仕上げ剤のにおいで、食べたい気持ちがなくなってしまう。

皆が柔軟仕上げ剤を使い過ぎて、そのにおいに過敏に反応して気持ちが悪くなる。とくに飲食店で柔軟仕上げ剤のにおいがする店員に運んで来られると、食べたい気持ちがなくなってしまう。（２０１２年６月、50代、女性）

④頭痛や気分が悪くなる。化学物質過敏症に苦しむ人がいることを知ってほしい。

最近、香りが長く継続するような柔軟仕上げ剤が販売され、使用している人が多く、近隣の洗濯物や電車内などで、香りつきの柔軟仕上げ剤の香料によって、頭痛や気分が悪くなることがある。化学物質過敏症に苦しむ人がいることを知ってほしい。（２０１２年８月、40代、女性）

強い芳香のある柔軟仕上げ剤は微香タイプの3〜7倍のＴＶＯＣ

２０１２年に、国民生活センターが消費生活センターの依頼で行なった商品テストで次のようなことがわかった。

柔軟仕上げ剤を使った洗濯物を室内に干し、室内空気中のＶＯＣ（揮発性有機化合物）を分析したところ、ほとんどの成分は同定できなかったが、いくつかの成分は香料原料や香料の溶剤などとして使われる化学物質と推定された。

また、

①柔軟仕上げ剤を使わない場合
②微香タイプの柔軟仕上げ剤を使った場合
③強い芳香のある柔軟仕上げ剤を使った場合

の室内空気中のＴＶＯＣ（総揮発性有機化合物）を調べると、①と②では約20μｇ（マイクログラム）／㎥（平方メートル）上昇したが、③では約70〜１４０μｇ／㎥上昇した。つまり、強い芳香のある柔軟仕上げ剤は、微香タイプのそれよりも3〜7倍のＴＶＯＣがあるということだ。

厚生労働省が定める室内空気質のＴＶＯＣ暫定目標値は４００μｇ／㎥とされているので、強い芳香のある柔軟仕上げ剤を使った室内空気中のＴＶＯＣは、その3分の1を超えていることになる。

「柔軟剤」「香料」「芳香剤」の事故データ356件

日本石鹸洗剤工業会では1991年以来、原則として5年ごとに「洗濯実態調査」を行なっているが、「洗濯時に毎回、柔軟仕上げ剤を使う人」は調査のたびに増えているという。2010年に行なわれた同調査では、6割（対象者208人）を超えた。しかし、柔軟仕上げ剤を使う際、洗濯物の重量に応じて使用量を決めている人は2割しかなく、計量していない人は16％（6人に1人）、標準使用量の2倍以上使っている人は23％（4人に1人）にのぼったという。

この調査結果をみると、使用者の多くがきちんと計量せず、規定量以上を使っているために「香害」が起こっているかのような印象をもつ。しかし、規定量を守っていても、その製品の中に含まれる成分自体が有害なために「香害」は起こっている。問題は量ではなく、「明らかにされていない」香料成分（複合化学物質）にあることを押さえておきたい。

国民生活センターでは、柔軟剤業界・輸入事業者に対して、「においが与える周囲への影響について配慮を促す取り組みを行なうように」要望するとともに、消費者へ向けて、次のことをアドバイスした。

○自分がにおいに敏感な場合は、商品を選択する際、商品の表示等に記載された芳香の強さなどを参考にするように。

○自分にとっては快適なにおいでも、「他人は不快に感じることもある」ということを認識しておこう。

ちなみに、消費者庁と国民生活センターによる「事故情報データバンクシステム」で「柔軟剤」と（入力して）検索すると、２６５件（２０１３年12月16日現在、以下同）が登録されている。同年６月17日に検索したときには93件だったので、半年間で約３倍に増えたことになる。また、「香料」と検索すると、45件が登録されており、半年で約２倍に増えている（６月17日現在で23件）。「芳香剤」と検索すると、45件が登録されており、「香料」同様、半年間で約２倍に増えている（６月17日現在で26件）。

「香り」に関わる「柔軟剤」「香料」「芳香剤」の事故データを合計すると、３５６件（半年前は１４２件）にのぼり、半年間で約２・５倍に増えたことになる。２０１２年に加熱した「第２次香り系柔軟剤ブーム」の影で、「香り」汚染は急激に拡大している。

ＮＨＫが特集「香りつき柔軟剤　過度な使用に注意」

国民生活センターの記者会見が行なわれた翌９月20日、今度はＮＨＫ（「おはよう日本」）が「香りつき柔軟剤」について特集を組んだ。タイトルは「香りつき柔軟剤　過度な使用に注意」だ。国民生活センターの異例とも呼べる呼びかけを受けて、「ブームの背景」「体調悪化の原因」などを探っている。

まず、「香りつきの柔軟剤、幅広い層に人気です」として、若い女性と男性の声を紹介している。

「絶対、柔軟剤入れます。においが好き」（若い女性）

「僕は、アメリカからわざわざ輸入したのを使っているので、いつも良いにおいだね、って言われたりします」（若い男性）

そして、記者は柔軟剤の売り場をルポする。

「香りつき柔軟剤は、お店のいちばん目立つ場所に、このように置かれています。こちらの棚にも、そして、さらに、こちらの棚すべてが香りつき柔軟剤や、その関連商品です」

ルポする店で扱う柔軟剤や柔軟剤入りの洗剤は、あわせて45種類。どれも「香りの良さ」をアピールしている。そして、店長は、「洗剤と同じくらい、売れている。補充が追いつかない状態」とコメント。

さらに、「香りつき柔軟剤が暮らしに欠かせない」という主婦2人を紹介。都内の若い主婦は、「これまでに試した柔軟剤は20種類以上。気分によって使い分け、複数をブレンドすることもあります」と。

消費者の動向に詳しい専門家（博報堂生活総合研究所・酒井主任研究員）は、「（最近は）自分の香りを表に出して個性をつけようとか、今まで香水を買わなかった層も、自分で洗濯するときに、部屋の中を良い香りにしたいというニーズが出てきている」と、コメント。

そして、前日の国民生活センターの記者会見を紹介するとともに、「柔軟剤の香りが生活に深刻な影響を与えているケース」を紹介する。

ある女性は、隣の家で柔軟剤の濃度の高い洗濯物を干されると、気持ちが悪くなり、のども痛くなり、ずっと不快な感じがする。そのため、窓を常に閉めきり、脱臭機を使うなど、不自由な生活を強いられている。「柔軟剤を使っている人がいれば、その空間全部が私にとっては臭いので、絶望的な気持ちになります」と。

柔軟剤による被害を訴える患者を多く診てきた「そよ風クリニック」の宮田幹夫院長は、「深刻な症状も珍しくない」と言う。

「筋肉痛、関節痛など、いろんな症状が出ています。日常生活でも、職場でも（周囲の）皆さんと、付き合いがなくなる人がけっこう出ています」

東海大学医学部の坂部貢教授も、次のようにコメントしている。

「においの成分を化学物質だと仮定した場合、お酒に対して非常に強い人と、ちょっと飲むと、真っ赤になる人がいるのと同じで、化学物質に対する人間の感受性は、ものすごく個人差がある」

このＮＨＫの特集は、これまで、「柔軟剤の香りを『良い』と感じるか、『悪い』と感じるかは『個人の好み』ですまされてきたことが、それではすまされない段階にきていることを、広く印象づけた。

市民団体が文科省に「学校等における香料自粛」を要望

「香料」は学校現場でも問題となっている。香料を使用した柔軟剤や制汗剤などで健康状態が悪化する学生や生徒、保護者が増えているのだ。

それらの現状をふまえ、２０１３年10月４日、「学校での香料自粛」を求めて、市民団体が文部科学省に「学校等における香料自粛に関する要望」を提出した。市民団体は、「化学物質により健康影響を受けている者およびその家族による団体」と「支援団体」で、「香料自粛を求める会」「化学物質問題市民研究会」「日本消費者連盟関西グループ」「反農薬東京グループ」の４団体。

「香料等は、日本では具体的な法的規制がなく、学校等においても、香料によって引き起こされるさまざまな症状に苦しむ児童生徒や保護者の多くが、問題の解決に多大な困難を感じている。憲法第25条１項の『生存権』、憲法13条に規定される『幸福追求権』、教育基本法第４条の『教育を受ける権利』が侵害されてしまう深刻な例もある」「安全で健康を脅かされることなく、能力の発達に応じた教育を受けられるはずの学校で、香料に暴露して健康を侵され、望む教育が受けられなくなってしまうような現状をこのまま放置しないで」とし、次のような要望をした。

1　以下の内容について、各自治体の教育委員会にご指導ください。その際、基準またはポスター案などの参考を例示してください。（写真・ポスター案）

①学校等で働く教員や職員等学校関係者、また児童生徒等および保護者に、強い香りの着香製品の使用を自粛するよう呼びかけてください。その際、アレルギーや喘息の児童生徒が増えていることや、学校は強い香りの香粧品をつけてくるような場所ではないことなども伝

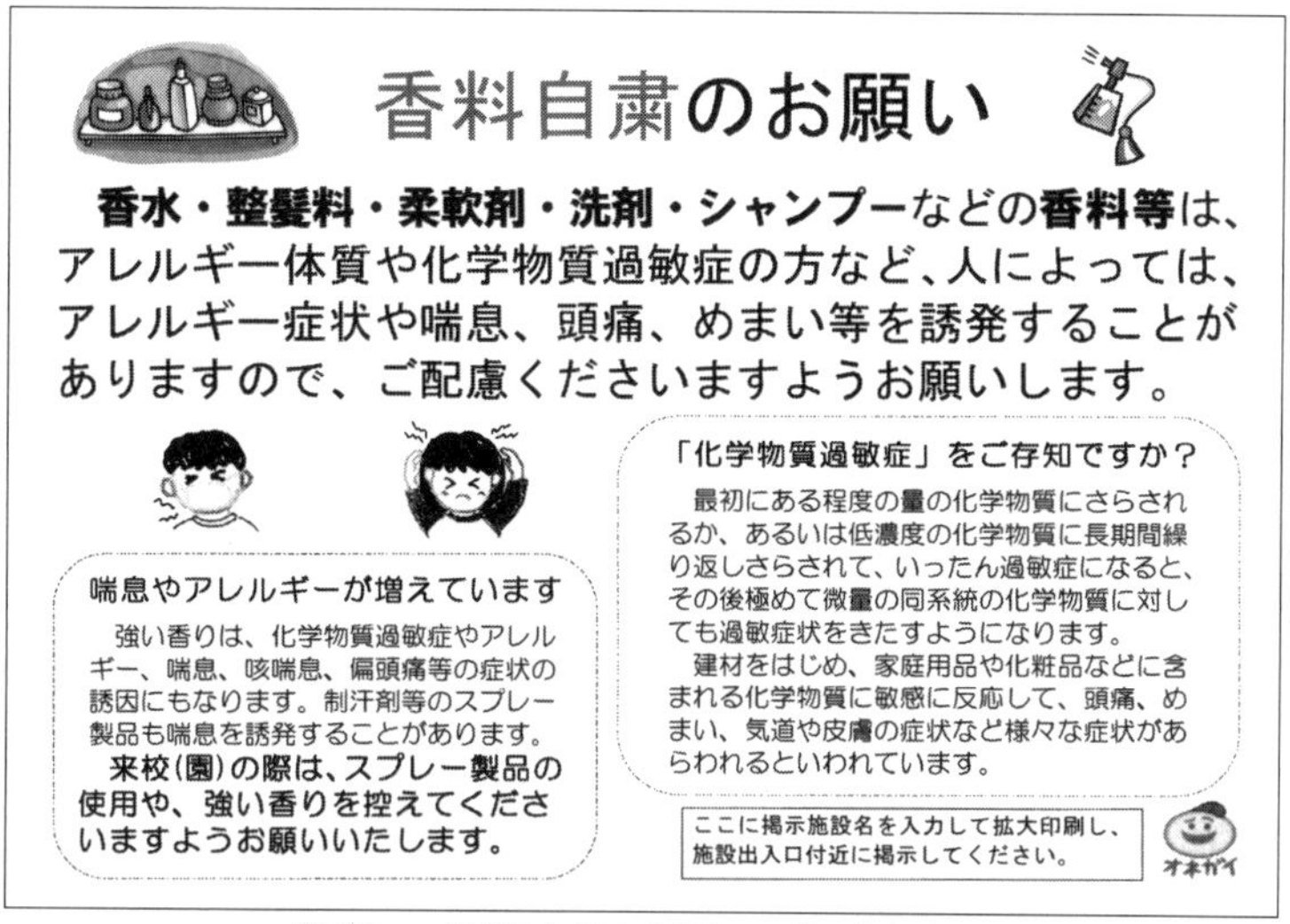
香料自粛のお願い

香水・整髪料・柔軟剤・洗剤・シャンプーなどの**香料等**は、
アレルギー体質や化学物質過敏症の方など、人によっては、
アレルギー症状や喘息、頭痛、めまい等を誘発することが
ありますので、ご配慮くださいますようお願いします。

喘息やアレルギーが増えています

強い香りは、化学物質過敏症やアレルギー、喘息、咳喘息、偏頭痛等の症状の誘因にもなります。制汗剤等のスプレー製品も喘息を誘発することがあります。
来校（園）の際は、スプレー製品の使用や、強い香りを控えてくださいますようお願いいたします。

「化学物質過敏症」をご存知ですか？

最初にある程度の量の化学物質にさらされるか、あるいは低濃度の化学物質に長期間繰り返しさらされて、いったん過敏症になると、その後極めて微量の同系統の化学物質に対しても過敏症状をきたすようになります。
建材をはじめ、家庭用品や化粧品などに含まれる化学物質に敏感に反応して、頭痛、めまい、気道や皮膚の症状など様々な症状があらわれるといわれています。

ここに掲示施設名を入力して拡大印刷し、施設出入口付近に掲示してください。

ポスター「香料自粛のお願い」（保護者向け）

えて、とくに化学物質過敏症やアレルギーなど配慮が必要な児童生徒が在籍している場合は、当該児童生徒への配慮だけを強調するのではなく、いじめなどの２次的被害が生じないようにしてください。

②添付資料のポスター要望案（生徒向けおよび保護者向け）をもとに、「香料自粛のお願い」のポスターを作成し、学校等の校舎内、玄関、行事案内立て看板等に掲示して関係者に啓発をはかるとともに、年度初めに保護者向けポスターの内容をチラシ（ポスター縮小版）として配布してください。また、行事の案内文書に来校（園）時の注意事項として香料自粛の配慮を求める文を記載してください。

③児童生徒等に、現実に香料暴露による被害者がいることや、香料暴露によるさまざ

まな健康被害の可能性についても啓発してください。

④学校等や都道府県および市町村教育委員会のホームページを通じて、学校等における香料自粛について啓発してください。

⑤学校等では、芳香剤や、清掃業務において香料を含む製品を使用しないでください。

⑥教室内に香料臭が充満することがないよう、普段から空気質に配慮し、冷暖房の使用中も換気に留意するなど、毎日の換気を徹底してください。また、児童生徒等にも、保健だより等で換気をしない場合の室内空気汚染のリスクや換気の必要性等の情報を伝えて、季節を問わず換気の励行を呼びかけてください。

⑦入学試験や部活動の大会等においても、関係者や参加者に、強い香りの着香製品等の使用を自粛するように参加案内文書等で呼びかけてください。

2　参考資料「健康的な学習環境の維持管理のために」を各学校等に改めて周知徹底してください。また、参考資料を改訂し、建材や家具、備品だけでなく、個人使用の香料の問題性や健康影響について明記してください。

3　学校等における香料暴露と健康被害の問題について、保護者、児童、教職員へのアンケート、聞き取り調査を行なってください。

制汗剤・香水・整髪剤・ローションの香りで「頭痛」など

今回の要望書提出に当たって、「香料自粛を求める会」では、「香料への暴露体験事例」を募集した。すると、各地の学校で、教師や保護者の香水や化粧品、友達の衣服からにおう柔軟剤の香料などに暴露して苦しんでいる子どもたちの実体が浮かび上がった。

小学生のときからニオイに敏感だったある子どもは、学校の先生の化粧品、衣類に残る洗剤等の香り、リンス（コンディショナー）、トリートメントの香料で「頭が痛くなる」と訴えている。また、別の小学生のときからニオイに敏感だった子どもは、友達の服の柔軟剤・合成洗剤の香りで「気分が悪く、体がだるくなり、頭痛は夜になっても治まらず、不眠や頻尿がひどくなるなどの症状に苦しみ、その後、次々と頭痛が起こるものが増えていった」という。この２人は、中学進学後には、同級生が部活の朝練習の後に使う制汗剤や全身ローションの香りに「頭痛がする」、「頭痛や気分が悪くなる日が増えた」と訴えている。

中学、高校と年齢があがるにつれ、コマーシャルの影響などで、柔軟剤やシャンプーだけではなく、制汗剤や香水、整髪料などを使う生徒も増えてくる。ある保護者は、「ティーン向けの雑誌には、香りつきの物の広告が所せましと氾濫し、子どもたちのあいだでは香りをつけていないとタブー視されるくらい」と。高校生の息子をもつある母親は、学校空間における「香り」汚染のひどさを次のように述べている。

「ノート、筆箱、教科書、プリント類、弁当箱（内側まで）、ステンレスボトル、衣類（ウールのセーター、靴下、肌着、下着に至るまで）、マスク、ハンカチ、リュックなど、学校に持っていった物は、すべて強烈な芳香臭をつけて帰ってきます。衣類については、洗っても移り香がとりきれない状況で、それらの物を家に置くだけで、家の中に強い芳香臭が放出され、芳香商品を使用しているかのようになってしまいます」

彼女の息子は、教室中に漂う香料で「気道粘膜が傷つき」、また強烈なニオイで「集中力の減退」をきたしているという。そして、家族は、息子が学校から持ち帰った物が発する芳香臭で、「息苦しさ、喉の圧迫感、側頭葉の圧迫感、頭痛、肩のこわばり、腕の筋力低下、不安症状、記憶障害、味覚障害等さまざまな症状」に苦しんでいるということだ。

また、ある高校生は、クーラーを使うために教室の窓が閉め切られるようになると、「頭痛、倦怠感、リンパ腺の腫れ」などの症状が顕著になり、教室にいられる時間が少なくなった。大学進学のために進んだ高校で、授業が思うように受けられない状態になったのだ。

「洗ってもとれない」ニオイ

「洗ってもとれないニオイ」の汚染については、いろんな場面で目や耳にする。例えば、NPO安全な食べもののネットワーク・オルターが発行している「オルター通信」（2013年8月27日発行・1301号）にも、「合成香料の恐怖」（会員さんからのお便り）が載っていた。

それによると、Tさんは、環境と食育に重点を置き、布団はオーガニックコットンを購入させる保育園に子どもを通わせている。ところが、布団や衣類を洗う際に、柔軟剤のダウニーを加えている家庭がある。そのため、同じ部屋で、一緒に布団を敷いて寝たり、同じロッカーに布団をしまわれたりすると、Ｔさんの子どもの布団にもニオイが染み付いてくるという。洗濯してもニオイはとれず、布団に触った手などは一日中、ダウニーのニオイがとれない。また、保育園から帰った子どもの髪の毛にまでニオイが染みつき、「抱きしめるときに息を止めなくてはならないくらい」と。彼女は化学物質過敏症ではないが、ダウニーのニオイを嗅ぐと「吐き気」をもよおすという。

さらに、東京都に住む小学生の母親たちからは、子どもが週末に当番で持ち帰る給食袋（中に給食用衣類が入っている）が、香りつき柔軟剤で汚染されており、10回くらい洗ってもニオイがとれないと聞く。化学物質に敏感なある母親はそのニオイを嗅ぐと体調をくずすため、校長先生に話して、給食袋を共用ではなく、「子ども専用」にしてもらったという。

いのちに関わる「２次被害」の可能性も

香料はさらに「生存の危機」に関わる問題にも発展しかねない。

兵庫県のある男性は、通っていた中学校で、教師や生徒による無理解から、化学物質過敏症になり「寝たきり状態」になった。「ピコ通信」（２００９年、第１２８号、「化学物質問題市民研究会」発行）によると、男性は３歳から喘息があったが、年齢とともによくなっていた。喘息は発作の原因となるものを避けることが大事なので、その時点では大丈夫なもの（タバコ、香水、整髪剤、制汗剤、湿布など）も避けてくれるように学校に「お願い」していた。小学校では、きちんと対応してもらい、無事、卒業できた。

中学校に入ったときにも、保護者は同様な「お願い」を学校側にした。しかし、入学直後から、ある生徒が整髪剤、香料の入った制汗剤、臭いのする湿布などを使い、その度に男性は喘息発作を起こした。それらの製品は、それまで喘息発作が出たことのないものばかりだった。そして、家庭科でも、教師が塩素系の漂白剤を使ったために、その男性は喘息発作を起こす。学校側に、「お願い」は周知されていなかったのだ。

中学2年の終わりごろには、朝、「机に香水をかけられる」という嫌がらせをされた。そして、中学3年になったときには、中1のときと同じ生徒が、また整髪剤をつけてきて、男性は喘息の発作に苦しむ。その日から1週間のあいだ、男性はニオイ攻撃に苦しめられる。他の生徒が教室で強いニオイのものを使ったり、同じクラスの生徒が香水をつけて登校したりした。そして、香水をつけた卒業生2人が来校し、彼らが通った後を男性が通ってしまった日から、男性は化学物質過敏症を発症し、「寝たきり状態」になってしまった。

要望には「いじめなどの2次被害が生じないように」という文面もあるが、まさに、対応を間違えると、いのちに関わる「2次被害」を生む可能性がある。「香料」によって、「教育を受ける権利」はもとより、「生存権」さえ脅かされる現実があるのだ。

中学生の通った後は「香料道路」

「要望」作りにかかわった長野県のAさん（40代女性）も、香料に苦しめられてきた1人だ。２０１２年7月のある晩、向かいの家の風呂場から流れてくる異様な香りでたたき起こされたのが始まりだった。それ以来、近隣から漂ってくる香りつき柔軟剤やシャンプーのニオイなどで、喉の粘膜が刺激を受け、咳き込んだり、腫れたりするようになった

香料に暴露すると、頭がパンパンに腫れ、酸素が入っていかない状態になるという。「いい空気」が吸いたいと、近くの山に登っても、すれ違う人の衣類から匂ってくる香料つき柔軟剤等のニオイで気分がわるくなる。２０１２年の年末あたりと２０１３年の年末あたりを比べると、周りの香りにかなりの差があるという。「この1年ぐらいで香料が環境中に蓄積されてきているからかもしれません」と分析する。

Aさんには高校生の息子がいるが、息子が学校から持ち帰るもののニオイが２０１２年夏あたりから、以前に比べて3倍くらい強くなったという。いったい、学校はどれくらい香料で汚染されているのだろうかと心配する。「学校では、強い香りの着香製品等の使用を自粛するよう、国から各自治体教育委員会などに通達を出してほしい」と強く願っている。

１９７０年代から、農薬など有害化学物質の問題に取り組んできた「香料自粛を求める会」の小沢祐子さん（60代・岐阜市）も、学校の香料汚染の深刻さに心を痛めている。近くの学校に通

う中学生が自宅の前の道を通った後は、そこが「香料道路」になるほど臭いという。1人が通った後でも強いニオイが残るのに、30人以上がともにいるクラスの中では、香料の濃度はどれくらいになるのかと。高濃度の「香り」の中で、子どもたちの思考力や集中力は「質の低下」など、影響を受けるのではないかと心配する。

一瞬嗅いだ強い芳香臭で「意識喪失」

約30年前から農薬や殺虫剤、除草剤などの被害にあい、それらの被害をなくすべく社会的活動をしてきた小沢さんだが、自身が「香料による被害」にあったのは2010年9月だった。

生鮮食品を調達しようと出向いた店内で、強い香料を身につけた女性とすれ違った。その一瞬に嗅いだ強い芳香臭で、意識がなくなり、顔面が蒼白になった。言葉が出ず、筋肉がこわばり、眼がかすんで、その場にうずくまった。それ以来、香料に対するからだの過敏性が増した。微香で吐き気がし、胃がキリキリ痛み、唇や舌がピリピリし、気管支の粘膜が刺激され、疲れやすくなった。そして、脳の混乱や失語にも悩まされてきた。

「脳の嗅球（嗅覚を司る神経細胞）が辺縁系（情動、意欲、記憶、自律神経活動に関与している）に近いところから、こうしたことは起こりうると専門医から聞いてはいたが、突然、我が身に起こると呆然とする」と、当時の感想を記している。

それ以来、香料暴露を避けるため、食材の買い出しに行くときも防毒マスクをつける生活を余儀なくされてきた。香料暴露の恐怖を、身を以て体験した彼女は、とくに若い人たちが「濃厚な香料ベールで自身の呼吸器や皮膚粘膜を包んでいること」に危機感を募らせている。

岐阜県で取り組む「香料環境の改善」

１９９０年代の終わり、医師から投与された除菌薬を飲んだことが原因で化学物質過敏症になった小沢さんは、自身が香料に暴露する以前から、香料の危険性を訴え、住んでいる自治体などに積極的に働きかけてきた。

２００５年には、当時、岐阜市の市会議員をしていた高橋かんさんが市議会で取り上げ、岐阜市が取り組んだものに、ポスターの掲示がある。岐阜市によって、市内の公共施設（支庁・病院・学校・公共ホールなど）に「香料自粛のお願い」と書いたポスターが張られたのだ。このポスター掲示による啓発の取り組みは、今日に至るまで同市で継続されている。

２０１０年には岐阜県教育委員会に、「子どもたちの化学物質過敏症の実態について」調査をするよう働きかけた。その結果、同年9月と11月に県内全公立学校（幼稚園・小・中・高・特別支援学校）７３１校を対象に調査が行なわれた。都道府県単位で、全公立学校を対象にした同様の調査は東海3県では初めてだった。

調査の結果、「化学物質過敏症と診断されたか、その疑いがある」子どもは12（小学校5人、中学校6人、特別支援学校1人）いることがわかった。主な症状でもっとも多かったのが「頭痛」

「皮膚のかゆみ」「眼がチカチカする」(各7人)、次いで「のどの痛み」「めまい」「精神状態の不安定」(各5人)、「発熱」(3人)、「鼻水」「関節痛」(各2人)だった。

過敏症の反応が出る物質でもっとも多かったのが「塗料」(10人)、次いで「芳香剤」「消臭剤と香水」「制汗剤」「整髪料」(各9人)、「床ワックス」「合成洗剤」「防虫剤」(各7人)、「殺虫剤」「化粧品」(各6人)、「本のインク」(4人)などだった。

調査の結果を受けて、12人が在籍する学校では、「芳香剤や床ワックスの使用中止」「アレルギーを起こしにくいインクを使った教科書の採用」「授業参観の際、保護者に香料の自粛を呼びかける」などの対応をとった。その後、同県では、「香料の影響はすべての子どもたちの健康に関わる問題」ととらえ、過敏症の子どもが在籍している学校だけではなく、すべての施設や学校にポスターを掲示するよう通知を出している。今回の文科省への要望は、岐阜県での取り組みを、より深化させ、全国規模へ広げようとするものでもあった。

文科省への要望(2013年10月4日)から約4カ月後の2014年1月27日、「香料自粛を求める会」他4市民団体は、厚生労働省に対しても、「香料の健康影響に関する調査および病院・保育園等における香料自粛に関する要望」を出した。他4団体は、「小樽・子どもの環境を考える親の会」「化学物質問題市民研究会」「日本消費者連盟関西グループ」「反農薬東京グループ」だ。

それから3日後の2014年1月30日、それらの要望を先取りするかたちで岐阜大学保健管理

保健管理センターニュース　No.94　2014/01/30

発行：岐阜大学保健管理センター
TEL：058-293-2174　FAX：058-293-2177　E-mail：hokencen@gifu-u.ac.jp

⚠ 香料自粛のお願い

「化学物質過敏症」を知っていますか？

ある程度の量の化学物質にさらされるか、あるいは低濃度の化学物質に長期間繰り返しさらされた後に、その化学物質に対して身体が過敏な反応を示すようになってしまう（過敏症）ことがあります。いったん過敏症になってしまうと、その後、極微量の同系統の化学物質も過敏症状が出てしまうようになることを「化学物質過敏症」といいます。建材をはじめ、家庭用品や化粧品などに含まれる化学物質に敏感に反応してしまい、頭痛、めまい、気道や皮膚の様々な症状があらわれるといわれています。

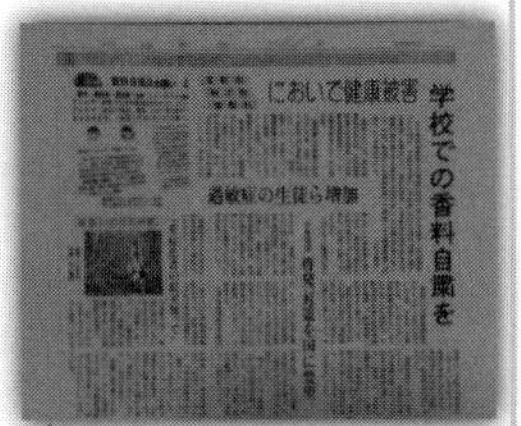

（中日新聞　2013年10月14日記事より　）

＜新聞報道の一例　＞－香料暴露で重症化－

柔軟剤、洗剤や洗濯・乾燥時用着香剤、衣類用芳香消臭スプレー、シャンプー、リンスなどには香料が含まれており、最近は香りの強い製品も増えています。このような香料にさらされることでも化学物質過敏症を起こして健康被害が出る人がいることがわかってきました。

＜香料について＞

香料は、10～数百種もの物質を混合し、様々な溶剤も添加して作くられています。これらの中にはアレルギーの原因となる物質が多く、皮膚炎や喘息、片頭痛が誘発される人がいることも知られています。また、神経を痛めたり（神経毒性）、ホルモンバランスをくずしたり（内分泌かく乱作用）、発がん性、発がん促進作用などを有するものがあることもわかってきました。香料の中にはシャンプーなどの含有量が0.1～1%程度でもアレルギー性接触皮膚炎を頻繁に起こすものがあります。香料は、空気中でガス状・浮遊微粒子状となり、気散した成分は呼吸でも体内に取り込まれます。自分では何ともなくても、気づかないうちに周囲の人の健康に影響していることがあります。大学など多くの人がいる場所では、香りの強い製品の使用には注意しましょう。

教職員は、強い香りの着香製品の使用を自粛しましょう。

【具体的な予防策】

・室内空気を汚さない（換気の励行。噴霧式・スプレー式殺虫剤、芳香剤、消臭剤は使用しない。蚊取り線香は使用しないか短時間に限って使用。衣類防虫剤は使用しないか、密閉容器中で使用。あらゆるスプレー類は使用しないか、戸外で使用する）
・食品は安さだけでなく安全性にも注意をする。
・合成洗剤より、石けん（天然材料）を使う。
・住宅の新築・改修・改装時は特に換気する。

「香料自粛」を呼び掛けた岐阜大学保健管理センターのニュース

センターが、『保健管理センターニュース』（94号）のなかで、「香料自粛のお願い」を呼びかけた（前頁参照）。同ニュースのなかで、同センターは、「教職員は、強い香りの着香製品の使用を自粛しましょう」と特記している。

嗅粘膜まで入り込んで役目を果たす複合化学物質

そもそも「香料」とは何だろうか。日本における「香料」研究の第一人者である渡部和男さん（元浜松医科大学の研究者・各務原《かがみはら》ワークショップ主催）によると、「香料」とは、「自分や他人の鼻腔の奥にある嗅粘膜まで入り込んで、役目を果たす（複合）化学物質」。（次頁図参照）

つまり、香料は鼻腔の奥深くまで送り込まれ、ニオイとして感じられることによって効果を発揮する複合化学物質のこと。ニオイを感じるということは、複合化学物質に被曝させられているということだ。

もともと「香り」は自然界には普遍的にあり、人間を含めた生き物は、ニオイを感じることで、食べもののありかを探したり、危険を避けたり、異性を認知するなどを可能にしてきた。しかし、不快なニオイを消したり、薄めたり、隠すために香料が使われると、「からだに有害なものを見つけ出す能力」自体が妨害されることにもなる。

「香料」は10種類から数百種類の物質を混合し、溶剤を添加して処方される。その数は、ゆうに4000種をこすと言われている。しかし、香料の個々の成分は「企業秘密」と見なされ、企業には表示の義務がない。ただ「香料」とのみ記されている。そのため、製品にどんな化学物質が含まれているかを、消費者は知ることができない。

そこで、製品に含まれる化学物質を検査した人たちがいる。米国・マサチューセッツ州にあるSilent Spring Institute（レイチェル・カーソン研究所）の研究者・ドナルドソンらだ。彼らによって書かれた論文「消費者製品中の内分泌かく乱物質および喘息関連化学物質」（２０１２年）（渡部和男さん紹介）によると、彼らが調べたのは、化粧品などパーソナル製品や洗剤、その他の家庭用品から選んだ85のサンプル。

「含まれているかどうか」を検査したのは66の有機物質。これらは、「内分泌かく乱物質」および「喘息を悪化させることがわかっている化学物質」だ。すると、66のうち55の化合物が検出されたという。つまり、日常的にだれでもが使っている製品を使うだけで、「内分泌かく乱物質」や「喘息を悪化させることがわかってい

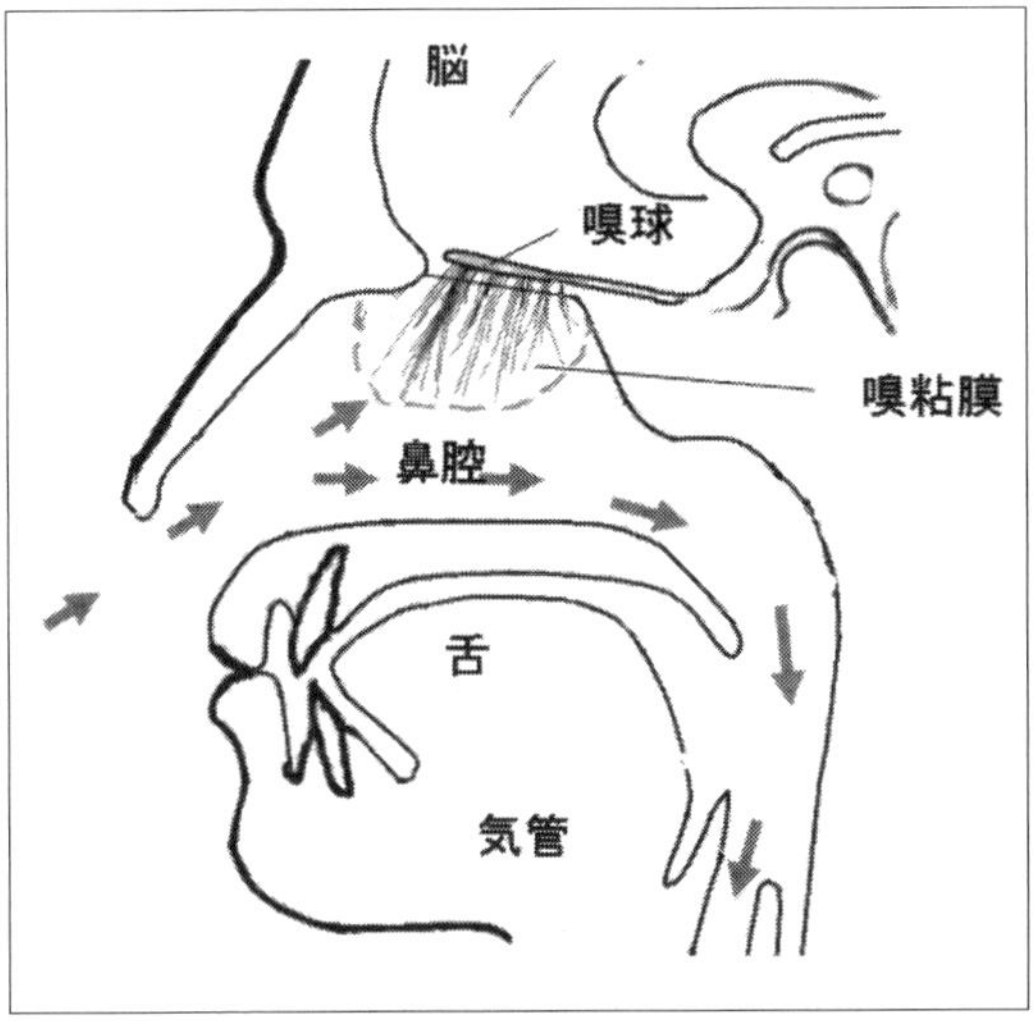

嗅粘膜と嗅神経

（冊子『CS 支援 第 77 号』NPO 法人化学物質過敏症支援センター「香料の健康影響」渡部和男、４頁より）

る化学物質」の約80％に被曝するということだ。

これまで人類が発見・合成した化学物質は、２０１３年段階で８０００万種以上。そのうち、よく使用される化学物質は1万～数万種と推定されている。しかし、それらの安全性は十分には確認されておらず、ましてや、それらが複合的に使われた場合の弊害はまったくの未知数だ。

香料の健康への悪影響

「香料」にはアレルゲン（アレルギーを引き起こす直接の原因物質）となる物質（天然香料も含まれる）が多く、「喘息」や「皮膚炎」を誘発し、また、「偏頭痛」も誘発する。
例えば、喘息。小学生の喘息有病率は年々増え続け、１９８１年には「０・49％」だったものが、１９９０年には「1・05％」、１９９９年には「２・58％」、２０１１年には「４・34％」になっている。約10年ごとに10年前の倍に増加し続けている（次頁グラフ参考）。１９６７年には「０・25％」だったので、44年間で17・４倍にふえたことになる。小学生の喘息が倍々ゲームで増加している大きな原因の一つに、生活のなかにおける「香料」の増加、香りつき柔軟剤など着香製品の増加があるのではないだろうか。（１５１頁の「携帯電話普及率」とも比例）
また、香料の一種に「合成ムスク」というものがあるが、この香料は人間に対してさまざまな悪影響を及ぼすことが知られている。
「ムスク（麝香）」とは、雄のジャコウジカの腹部にある香嚢《こうのう》（ジャコウ腺）から得られる分泌物

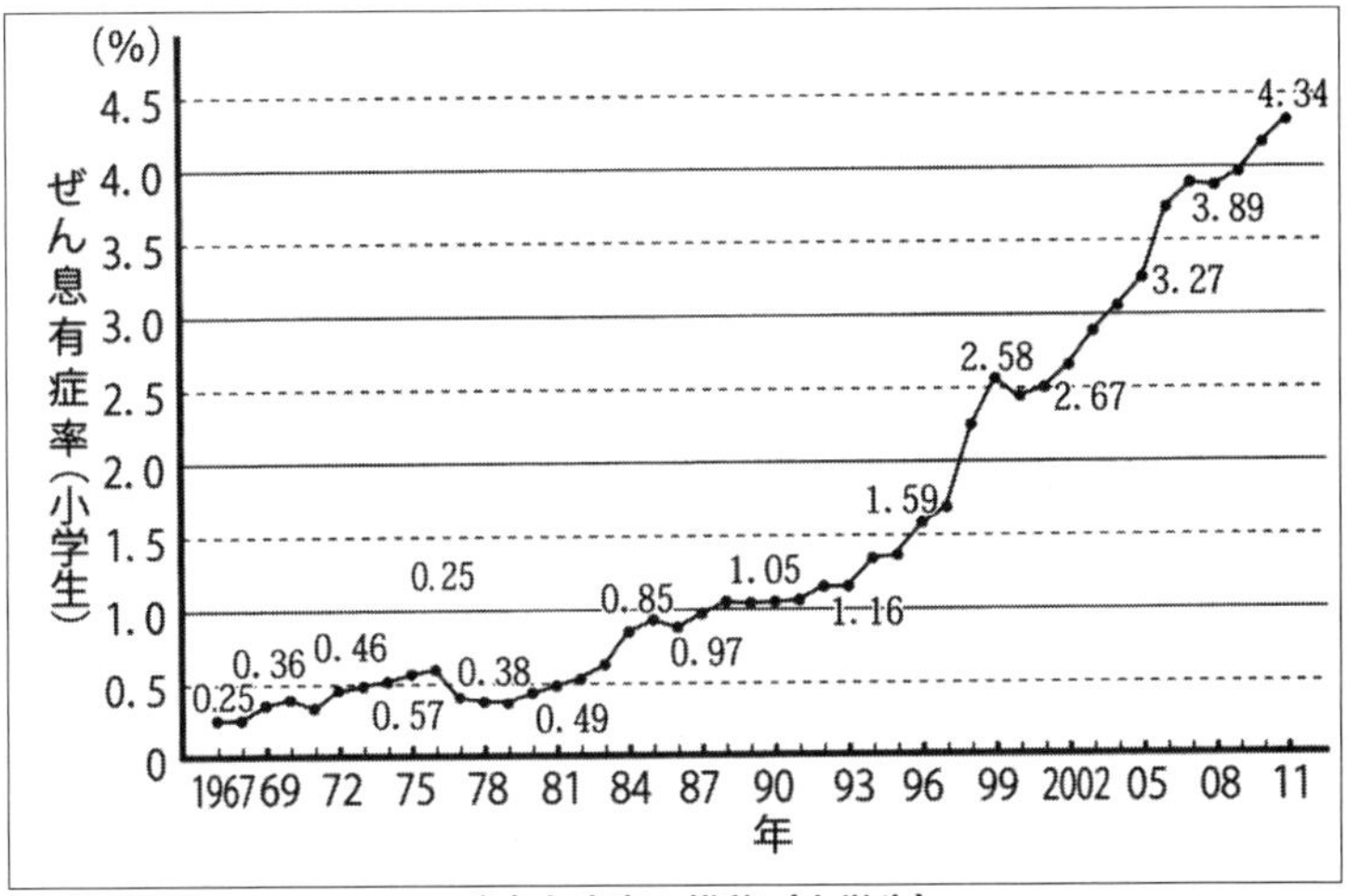

喘息有症率の推移（小学生）

（出典：「学校保健統計調査」文科省）（『日本の怖い数字』佐藤拓著、PHP 新書より）

を乾燥した香料で、生薬の一種。ワシントン条約（絶滅のおそれのある野生動植物の種の国際取引に関する条約）によって商業目的の取引は禁止されたため、現在、香料用途としては合成香料である合成ムスクが利用されている。合成ムスクは石鹸やボディソープ、香水など、さまざまな商品に使われ、その香りは一般的に「甘く粉っぽい」と言われている。香水の香りを長く持続させる効果があるため、香水の素材として、極めて重要な香料だ。

合成ムスクの人間に対する悪影響のひとつは「内分泌かく乱作用をもつ」ということだ。一部の合成ムスクは女性ホルモンであるエストロゲンやプロゲステロンの受容体に作用するとともに、男性ホルモン系に対しても影響を及ぼすと報告されている。

また、合成ムスクは「血液脳関門を容易に通過し、脳内に高濃度で残留する」。そして、「分解されにくい」。そのため、香水やデオドラント、シャンプーなどをよく使う人は、血中の合成ムスク濃度も高いと言われている。合成ムスクは母乳からも検出され、さらには、河川水や海水中、幼稚園やアパートの空気中からも検出されている。

合成ムスクは「細胞の異物排出能力も妨害する」。生体には本来、細胞内から異物を排出する能力が備わっており、細胞に悪影響を及ぼす物質を細胞内から排出しようとする。ところが、その能力を合成ムスクは妨害する。

そして、合成ムスクは「変異原性をもつ」。変異原性とは、遺伝子であるＤＮＡや染色体に傷を与え、突然変異を起こす性質。その結果、がんの原因になったり、子孫の遺伝障がいの原因になったりすることがある。

また、香水などには香料以外に可塑剤として「フタル酸エステル」が添加物として混入されることが多い。しかし、このフタル酸エステルは、内分泌かく乱物質としての疑いがもたれており、ヨーロッパなどでは規制されようとしている物質だ。

「香料」は日本で「野放し状態」

日本の場合、「香料」の安全性は、国際香粧品香料協会（ＩＦＲＡ）の「ＩＦＲＡスタンダード」を遵守することで担保されると考えられている。しかし、これは業界の自主基準にすぎない。そして、薬事法の「化粧品基準」にも「香料」に対する明確な規則はない。つまり、「香料」は野放し状態ということだ。

さらに、経済産業省には、香料の用途拡大など「香料産業の振興をはかる部門」（生物化学産業課・香料担当）もあるので、規制は一筋縄ではいかなそうだ。

一方、ＥＵでは「ＥＵ化粧品規則（EC）No.1223/2009」（化粧品に関する規制）で、香料に関して26種の物質を「アレルギー物質」として指定し、製品ラベルへ表示することを義務づけている。

さらに、２０１２年には、欧州委員会の科学委員会の一つ「消費者安全科学委員会（ＳＣＣＳ）」が、「１２７種類の物質（アレルゲンとして確定された82種類＋動物実験で確認された19種類＋アレルゲンの可能性の高い26種類）について製品ラベルに表示すべきである」との意見書をＥＵに提出している。

カナダで広がる「職場での無香料方針」

公共の場における喫煙が「非常識」となったように、カナダでは、公共の場における香水や香料使用も「非常識」になりつつある。

ノバスコシア州の州都ハリファックスでは、「無香料の啓発プログラム」を実施し、２０００年には、「香料不使用の方針」を、「市の職場」から「自治体施設の公共スペース」に拡大することを評議会で承認した。「法による規制」ではないものの、自治体として「公共施設での香料不使用の取り組み」を奨励し、施設のホームページでも「着香製品不使用のお願い」や「香料問題に関する啓発」がなされている。

学校や図書館、バスにおいて着香製品を自粛するなどの動きは、ハリファックス以外にも、ノバスコシア州内で広がりをみせている。

政府関係法人の「カナダ職業衛生安全センター（ＣＣＯＨＳ）」（政府と労使の3者からなる政労使委員会が運営）も、「職場での無香料方針の採用」を奨励している。ＣＣＯＨＳは２００５年９月に出したニュースレター（「鼻は知る：無香料の衛生的な理由を理解する」渡部和男さん翻訳）のなかで、次のように記している。

「香料中の化学物質が健康被害を起こすと推定される職場で、雇用者が正確な問題の出所を突き止めることや、建材・洗浄製品・その他の香料源からの放出物すべてを減らすことといった選択肢以外に、できれば無香料方針を考慮すべきである」

そして、建物中にニオイが広がることを防ぐために、「室内空気の質をよくしておくこと（換気）」の重要さを強調している。

ＣＣＯＨＳでは、「香料の健康影響に関する情報」や、「職場の無香料方針採用に向けての対処方法や啓発方法の具体例など」もウェブサイトで紹介し、ニュースレターへの啓発記事掲載、啓発ポスターの掲示・販売などを行なっている。また、「職場の無香料方針採用を推奨する」ＮＰ

O「カナダ肺協会」の資料を紹介するなど、「職場での無香料方針を勧めるさまざまな啓発」を実践している。

利用規約に「無香料環境を奨励・支持」明示

「カナダ肺協会」は、「肺の健康のための調査、啓発、予防および政策提言」を行なっている保健慈善活動団体。「香料の健康影響」や「香料曝露を避ける方法」などについてウェブサイトで啓発し、「職場の無香料方針採用のため」のパンフレットやポスター、啓発ビデオなどを紹介している。同協会では、「程よい強さの香水とは、自分の片手以上離れた人にはあなたの香水が感じられないくらいのもの」と定義している。

カナダでは、さきのノバスコシア州以外でも、「無香料方針」を採用し、実施する職場や学校、病院が増え続けている。たとえば、オンタリオ州のトロント大学やウィメンズカレッジホスピタル、キングストン総合病院などだ。

キングストン総合病院の場合、「同僚の香水やコロン、その他の香料が重い気道過敏症を引き起こした」という職員の苦情がきっかけで、病院規模での香料禁止を決めている。同病院では、「着香製品に対する反応」が激しく、救急病棟にはいった職員もいたという。

国の関連機関や施設でも、来訪者などに「香料不使用を求め」たり（たとえば、穀物委員会や空軍医療施設）、「利用規約に無香料環境を奨励・支持する旨を明示」したりしている（国立図書館・

公文書館）。

アメリカは、「柔軟剤ブームの火付け役」となった柔軟剤ダウニーが誕生したところだが、同国でも着香製品による健康被害が深刻化し、各地で香料自粛の取り組みが広がっている。自治体によっては、「香料禁止方針」や「香料自粛の行動指針」を示しているところもあるようだ。

「きれいな空気を吸う」権利

私たちは、１日に、水も含めて約３kgの飲食物を摂取するが、空気はその７倍ちかい約20kgを吸入している。そして、からだに取り込む全化学物質量の83％を空気から摂取している。子どもの場合、吸入する空気は大人より少ないが、体重１kg当たりで比較すると、大人の約２倍の量の化学物質を取り込んでいることになる。

飲食物は吸収された後、肝臓を通るため、かなり解毒される。しかし、空気から取り込んだ香料などの化学物質は、解毒されることなくバリアフリーで体内に入り、からだ全体をめぐる。とくに嗅神経にくっついた化学物質は、そのまま、かなりの量が嗅神経を通って脳へ直行する。そのため、空気汚染は深刻な健康被害を引き起こす。

何人も、他人の「きれいな空気を吸う権利」を奪う権利はない。まして、幼い子どもたちが吸う空気を「香料」で汚すような「暴力」をふるってはならないだろう。

米国少女の体内から「内分泌かく乱物質」検出

１９９０年代後半、新築やリフォームの際に使われる接着剤や塗料などから揮発する有害化学物質を吸い込むことで、多くの人が「シックハウス症候群（ＳＨＳ）」になった。そして、ＳＨＳになったのち、洗剤・芳香剤・柔軟剤など「日常品」のニオイによってさまざまな症状が誘発され、化学物質過敏症（ＣＳ）に進展していく人が多かった。

ところが、ＣＳの専門医として１９９０年代終わりから多くの患者を診てきた渡辺一彦医師（渡辺一彦小児科医院・札幌市）によると、「現在のＣＳは、ＳＨＳの経過を経ない、最初から、身の回りの日用品や、職場の同僚やご近所などからの何気ないニオイがきっかけのＣＳがほとんどです」と言う。「何気ないニオイ」とは、「洗剤、芳香剤、防虫剤、たばこ、ペットなどの『生活臭』」だ。

「アメリカの少女（6〜9歳）の体内汚染物質」を調べたアメリカの研究によると、少女全員の尿からフタル酸化合物が検出された。フタル酸化合物は柔軟剤などに含まれる内分泌かく乱物質（環境ホルモン）だ。また、調査をした90％以上の少女の尿から、検査目的物質（ホルモン作用を有する環境22化学物質の代謝産物）が検出されている。

同研究では、なぜ、少女だけの体内汚染物質が調べられたのか。その理由を宮田幹夫医師（「そよ風クリニック」院長）は、２０１３年10月1日に行なわれた講演会「日常にひそむ有害物質から身を守るには」（「生活環境を健康にする会」主催・船橋市民文化創造館で）で、次のように説明した。

「男性は次の世代に精子の核、DNAしか渡さない。ところが、女性の場合には細胞質を渡す。胎内の毒を全部、胎児に移行させる。出産後には、母乳（脂肪が多いので）に毒物を全部溶かして幼児に与える。だから、そういった意味で女の子が大事なのです」

日本でも、同様の検査をすれば、少女の体内から同様の内分泌かく乱物質が検出される可能性は高い。

懸念される「コンダクト・ディスオーダー（CD）」の増加

さらに、宮田医師によると、内分泌かく乱物質（環境ホルモン）によって、子どもたちに「先天異常」が非常に増えているという。内分泌かく乱物質は、女性ホルモン作用をもっているので、女の子は比較的影響は受けない。

しかし、男の子の場合、「脳の発達に影響を受け、中性的な男性になる」という。それが、極端になると「尿道下裂（ペニスの下がワギナのように裂ける）」の子どもが産まれてくる。

さらに、「微量化学物質の子どもへの影響」として宮田医師が挙げたのが、「注意欠陥多動性障がい（ADHD）」「学習障がい（LD）」「コンダクト・ディスオーダー（CD）」の増加だ。ADHDやLDのような発達障がいは、日本に約17％（学校現場の教師の認識として）いるという。CDとは、いわゆる「犯罪予備軍的な異常行動児」。アメリカで増えており、日本でもこれから増えてくるのではないかと言われている。彼らは「ひょっとすると環境の影響で頭が壊れてきた、ほんとうは被害者かもしれません。しかし、実際は加害者として扱わざるをえない」と、宮田医師は懸念を表明した。

もし、香りつき柔軟剤を多用することで、子どもたちを発達障がいやＣＤにする可能性があると知っていれば、洗濯機の中に柔軟剤を流しこむ保護者がどのくらいいるだろうか。

ＣＳのメカニズムを説明する「ＴＩＬＴ理論」

香りつき柔軟剤、芳香剤などの日常的「生活臭」でＣＳになった人はどのくらいいるのだろうか。世界的に「人口の10％前後がＣＳ患者」と言われているので、現在、日本には、自覚していない人も含めて約１０００万人のＣＳ患者がいる計算だ。ＣＳは、日本では２００９年に病名リストに登録された。しかし、一般人はもとより、医療関係者の間でも認知度は低い。

さらに、「なぜ、ＣＳが起きるのかよくわからない」と口にする医学関係者も多い。そのメカニズムを説明する「疾患理論」がいまだ確立されていないからだ。

よく言われるのは、「トータル・ボディ・ロード」論だ。ストレスの総量がその人の適応能力を超えたとき、発症するというもの。ストレスには、「物理的ストレス」（電磁波・熱・光など）・「化学的ストレス」（農薬・薬品・香料など）・「生物的ストレス」（花粉・ウイルスなど）・「精神的ストレス」などが挙げられている。（２４９頁図参照）

ところが、ＣＳのメカニズムを説明する新たな「疾患理論」を提唱する人が現れた。アメリカ・テキサス大学サンアントニオ校健康科学センターのクラウディア・S・ミラー教授（労働衛生・環境医学）だ。
ミラー教授は、現在の疾患理論には「細菌理論」と「免疫理論」があるが、近年、それだけでは対応できない症状が多くなってきたとして、「TILT理論」を提唱している。TILT理論とは「毒物から誘発される寛容喪失」理論。TILTは「Toxicant-induced Loss of Tolerance」の略。（次頁図参照）
「寛容」とは、「多少の毒物を浴びてもそれに病的な反応を起こすことなく耐えることができるという、ヒトに本来、備わっているからだの生理作用」。その寛容を失った状態が、過敏症の状態。寛容を失うきっかけとなった原因が環境からきた「毒物」「刺激」であることから、TILTという名前がつけられた。

TILTは「3段階理論」

TILT理論は「3段階理論」で、以下の「3つの段階を経る病気だ」という理論だ。
①特定の環境毒物への初期曝露により、「寛容の喪失」が誘発される。
②別の場所、別のときに低レベルの曝露を受けて、症状が発症する。
③「マスキングの期間」を経て、極めて低濃度の多様な毒物に、極めて多彩な多臓器疾患を発症する。

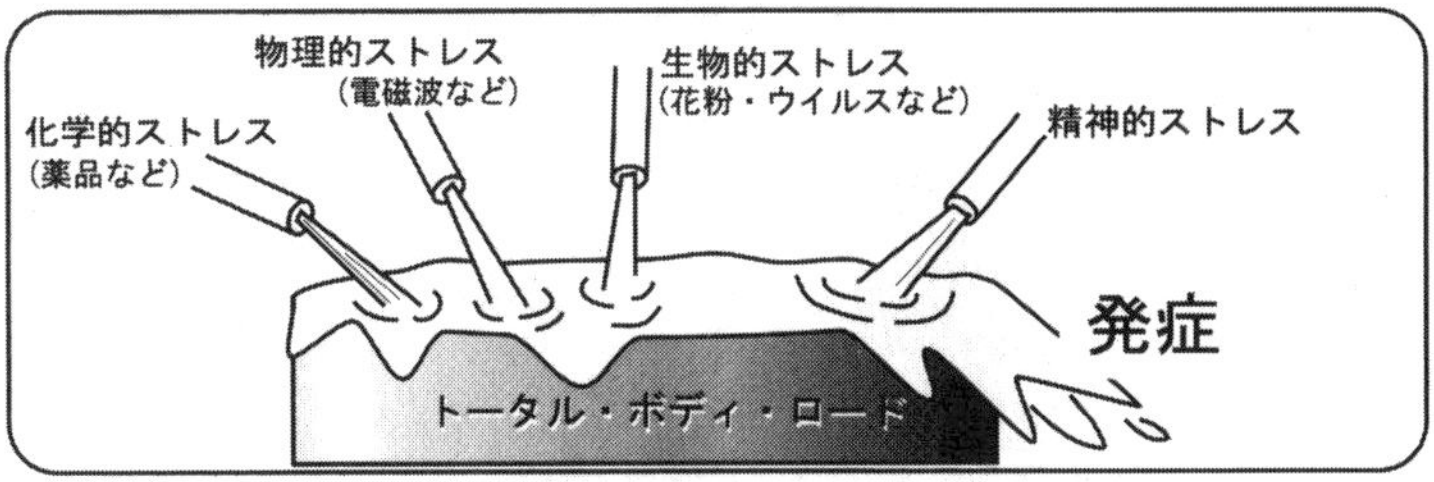

化学物質過敏症の発症のしくみ

（『化学物質過敏症 BOOK』宮田幹夫著、アメリカ環境健康財団日本支部より）

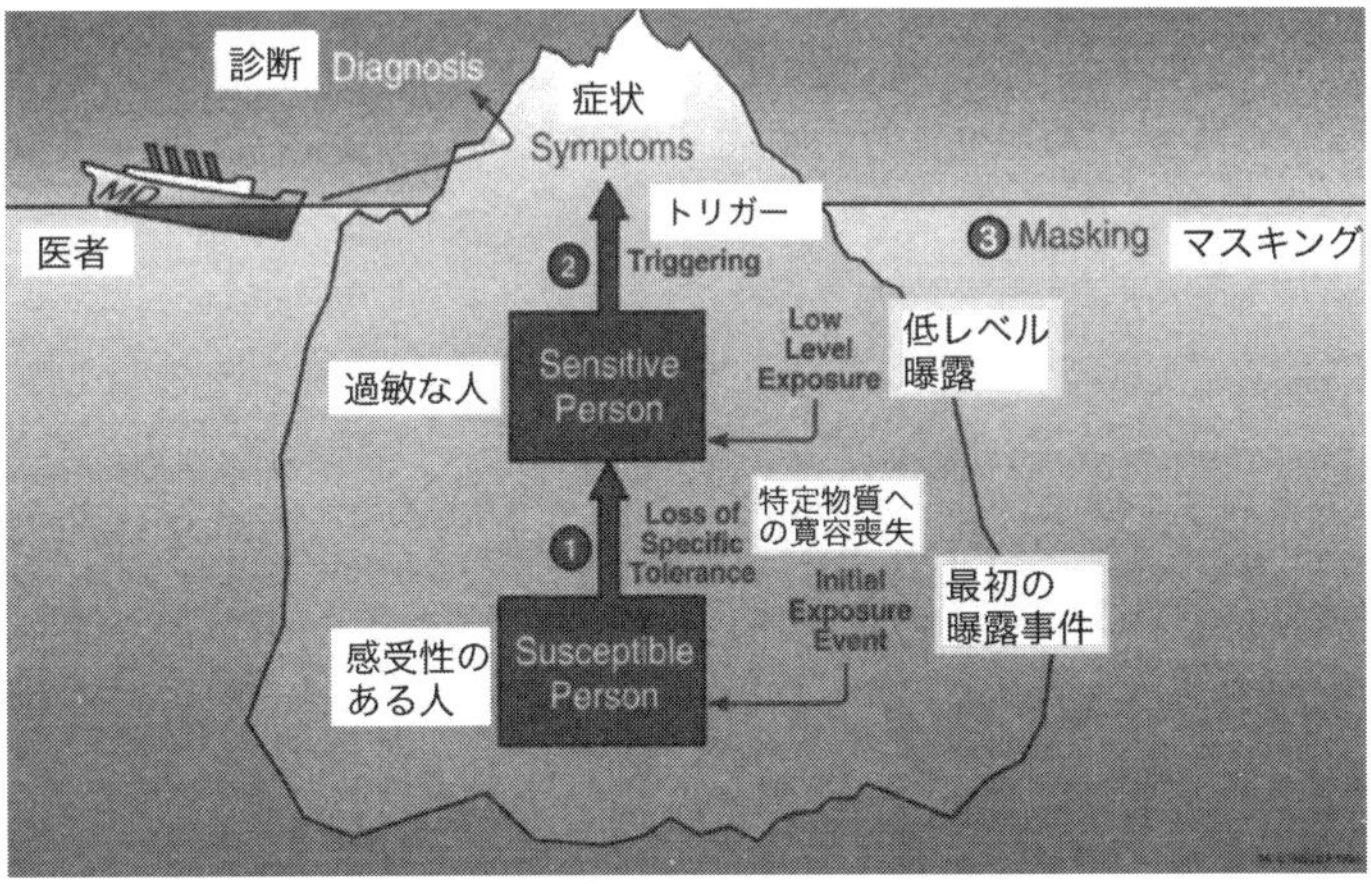

毒物から誘発される寛容喪失（TILT）

（『化学物質過敏症　治療・研究の最前線』
ダイオキシン・環境ホルモン対策国民会議・CS プロジェクト編・著、
NPO ダイオキシン・環境ホルモン対策国民会議、18 頁より）

ＴＩＬＴ理論によると、ＣＳは、この３段階を経て、「極めて低濃度の曝露で、多様な化学物質に反応して多様な臓器に疾患が発症する」ということになる。

ちなみに「マスキング」とは、「複数の反応が重なって、曝露と反応の関係がわからなくなる」こと。また、「対極的な２つの方向（躁状態と鬱状態）に症状が動く」こと。

ミラー教授は、ＴＩＬＴ（毒物から誘発される寛容喪失）は「遺伝子と環境の相互作用の結果」であり、「低濃度曝露は無害だと仮定してはならない」と指摘する。また、ＴＩＬＴ理論は「病因を重視する診断」であり、同理論を理解するうえで、「環境医療設備は不可欠」とも述べている。

「新型公害」としての認識・理論構築が必要

「化学物質過敏症　あいちReの会」を主催する薬剤師の藤井淑枝さん（50代）は、「ＣＳになってもっとも重篤なこと」は、次のことだという。

「全員に共通して起こる思考障害・記憶障害であろう。単純な計算や九九ができない、電話番号が反復できない、起こったことの記憶がすっぽり抜ける、重要な記憶（暗証番号・母親の旧姓）を引き出すのに時間がかかるなど、広範囲に顕われるのがいちばん辛い」

そして、そのことによって「自尊心が奪われる」ことがもっとも辛いという。同会では、「香りを楽しむ人がいます　香りに苦しむ人もいます　知っていますか？　化学物質過敏症」というリーフレットを作ってＣＳの啓発に努めている。（左頁写真）

前出の渡辺一彦医師は、企業の責任を次のように問うている。

「（ＣＳを発症しやすい）一定の素因者がいる場合、発症させる有害物質を開発し、販売・普及させることは――たとえ９割以上の非素因者にとって有益な物質でも――企業倫理として許されるのでしょうか。たとえば最近、柔軟仕上げ剤の臭いが強くなっています。消費者の好みがあるとは思いますが、あきらかにＣＳを発症、増悪させています。名前は挙げませんが、これらは欠陥・有害商品です。（中略）新しい公害という認識に立った商品開発・販売が必要ではないでしょうか」

（「ＣＳ支援」第70号・２０１２年12月25日発行）

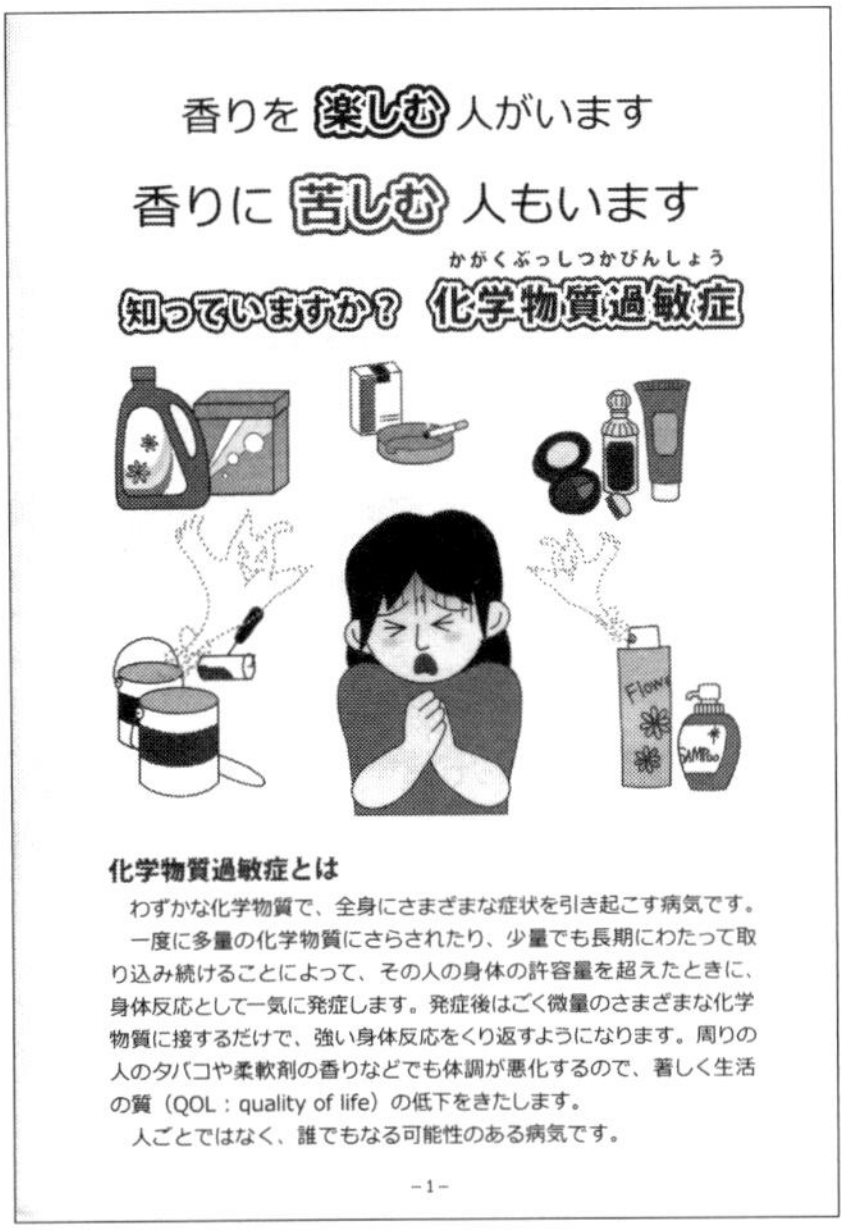
香りを楽しむ人がいます
香りに苦しむ人もいます
知っていますか？　化学物質過敏症《かがくぶっしつかびんしょう》
化学物質過敏症とは
わずかな化学物質で、全身にさまざまな症状を引き起こす病気です。
一度に多量の化学物質にさらされたり、少量でも長期にわたって取り込み続けることによって、その人の身体の許容量を超えたときに、身体反応として一気に発症します。発症後はごく微量のさまざまな化学物質に接するだけで、強い身体反応をくり返すようになります。周りの人のタバコや柔軟剤の香りなどでも体調が悪化するので、著しく生活の質（QOL：quality of life）の低下をきたします。
人ごとではなく、誰でもなる可能性のある病気です。
−1−

「化学物質過敏症　あいちReの会」の作ったリーフレットの一面

また、司法に対しても、次のように呼びかけている。

「現在のＣＳは、ほとんどの人に影響がなく、一般に流通し、ほぼ安全性が確認されているものが誘因です。このような場合、ＣＳは健康被害ですが、それは個人の体質として仕方のないこととあきらめるべきなのでしょうか、つまり、自己責任なのでしょうか。ＣＳの被害では、誰が、何が、裁きを受けるべきなのでしょうか。この点、司法はまだ被害者の立場を理解しているとは思えません。司法も新型公害として新しい理論構築が必要ではないでしょうか」(同前)

２０００年からＣＳ患者の相談に当たってきた「ＣＳ支援センター」の広田しのぶさんも、「社会全体が安全なものを使わないと、人間が内側からだめになり、日本は凋落《ちょうらく》するのではないか。大いなる社会の損失だ」と危機感を募らせる。

香料の問題は、ともすれば「文化論」的に論じられることが多い。「ほのかな香りが日本的であり、強い香りは日本人には似合わない」「西洋には昔から香水文化があり、香りを身にまとうのはエチケットだ」など。

しかし、現在、多くの国で問題になっている柔軟剤などの香料公害（香害）は、文化論からは論じられない。人工的につくり出された複合化学物質が引き起こした公害であり、水俣病や放射能汚染などと同様、人類が生み出し、根本的な解決が必要とされる「普遍的な課題」だ。

第8章　「遺伝子組み換え食品」輸入大国ニッポン

極秘の動物実験

２００９年から２０１１年にわたる2年間、フランスで極秘の動物実験が行なわれた。ラットのエサに「遺伝子組み換えトウモロコシ」と「農薬（除草剤＝ラウンドアップ）」をいくつかの組み合わせで混ぜて与えるというものだった。２年間という期間は、ラットの「一生」に相当する時間だ。

与えられた「遺伝子組み換えトウモロコシ」は品種名「ＮＫ６０３」というもので、「モンサント社」が製造・販売しているもの。同社の除草剤「ラウンドアップ」に耐性をもつように遺伝子組み換え操作されたものだ。「ＮＫ６０３」は、欧州委員会によって２００４年10月に承認（10年間）されたもので、欧州内では輸入（栽培は禁止）が許可されている。日本では２００４年11月に、栽培・食用・飼料用として認可されている。つまり、「ＮＫ６０３」は普通に、欧州・日本の市場に出回っているものだ。「ラウンドアップ」は、モンサント社の主力の売り上げを誇る除草剤「グリホサート」の商品名。世界中でもっとも売れた除草剤だ。

モンサント社とは、1901年にアメリカで設立され、同国ミズーリ州セントルイス市に本社を置く「アグロバイオ〈農業関連バイオテクノロジー（生命工学）〉企業」。46カ国に進出し、世界の遺伝子組み換え作物市場の90％を占めるというグローバル企業だ。

現在、市場に流通している遺伝子組み換え食品（作物）（GMO＝Genetically Modified Organisms）の安全基準は、「ラットにGMOを3カ月間与えても問題がない」という実験結果を根拠にしている。しかし、ラットの3カ月とは、人間（寿命を80歳として）に例えれば10歳だ。一生をとおして安全を確認するにはラットの寿命である2年間の実験が必要だった。

21カ月目で「メスの80％に乳腺腫瘍発生」

使用したラットは200匹。200匹は、「メス」「オス」各10匹ごとに次の10グループに分けられた（合計20グループ）。（次頁表参照）

①「遺伝子組み換えトウモロコシ（GMO）」が与えられたグループ（3パターン）
（餌《えさ》の11％がGMO、同22％がGMO、同33％がGMO）

②「ラウンドアップ（R）を散布して栽培した遺伝子組み換えトウモロコシ（GMO）」が与えられたグループ（3パターン）
（餌の11％がGMO＋R、同22％がGMO＋R、同33％がGMO＋R）

③「ラウンドアップ（R）を混ぜた飲み水」が与えられたグループ（3パターン）

（低濃度〈水道水に混合している濃度〉、中濃度〈一般の河川に混入している濃度〉、高濃度〈農家が散布している濃度〉）

④「非遺伝子組み換えトウモロコシ（ＧＭＯ）とラウンドアップ（Ｒ）の入っていない飲み水」が与えられたグループ

すると、①②③のグループで、次のことがわかった。

1	遺伝子組み換えトウモロコシ（GMO）	ラットの餌のうち11％を差し替える	オス
2			メス
3		ラットの餌のうち22％を差し替える	オス
4			メス
5		ラットの餌のうち33％を差し替える	オス
6			メス
7	ラウンドアップを散布して栽培した遺伝子組み換えトウモロコシ（GMO+R）	ラットの餌のうち11％を差し替える	オス
8			メス
9		ラットの餌のうち22％を差し替える	オス
10			メス
11		ラットの餌のうち33％を差し替える	オス
12			メス
13	ラウンドアップを混ぜた飲み水（R）	＜低濃度＞水道水に混合している濃度	オス
14			メス
15		＜中濃度＞一般の河川に混入している濃度	オス
16			メス
17		＜高濃度＞農家が散布している濃度	オス
18			メス
19	非遺伝子組み換えトウモロコシとラウンドアップの入っていない飲み水		オス
20			メス

ラットグループの内訳

（映画『世界が食べられなくなる日』パンフレットより）

○４カ月目でラットに「死亡例が出た」

○13カ月目で、「メスの10～30％に乳がんが増加」「オスに腎臓疾患が増加」「腫瘍が異常に肥大化」

○15カ月目で、「複数の腫瘍が発生」「乳腺にハトの卵サイズの大きな腫瘍が発生」

○21カ月目で、「オスの腫瘍の数が３～４倍に増加」「メスの80％に乳腺腫瘍が発生」

つまり、ラットの一生を通してみたとき、遺伝子組み換えトウモロコシ（GMO）やラウンドアップ（R）、その複合（GMO＋R）はラットにとって「安全」とはほど遠く、各種疾患・腫瘍の増加と肥大化、時間に比例した死亡率の上昇をもたらすことが証明されたのだ（次頁写真参照）。

みんなモルモット（実験台）？

この実験を行なったのは、1991年からフランス・カーン大学で分子生物学の教授、および応用生物学研究所の研究員をつとめるジル＝エリック・セラリーニ教授（1960年生まれ）だった。彼は1996年6月、弁護士・政治家のコリーヌ・ルパージュ（1995〜1997年に環境大臣、1996年に政治団体「CAP21＝21世紀市民行動」を創設・代表）らと、民間研究グループ「CRIIGEN（クリージェン）」を設立している。CRIIGENは、遺伝子組み換え作物や農薬、環境汚染物質が健康と環境に及ぼす影響について、専門家による評価を提供するNPO団体。会員による寄付などで運営されており、企業や政府などからは完全に独立した組織だ。

セラリーニ教授によるこの極秘の実験は、彼の信頼を得た映画監督によって、秘密裡に撮影され、作品化されてもいる。『未来の食卓』『セヴァンの地球のなおし方』などをつくったフランス人のジャン＝ポール・ジョー監督による『世界が食べられなくなる日』だ。原題は「Tous Cobayes?」＝「みんなモルモット（実験台）？」。日本でも2013年6月から全国で上映された。

セラリーニ教授が行なった実験の結果、「商業化している遺伝子組み換えトウモロコシ（品種

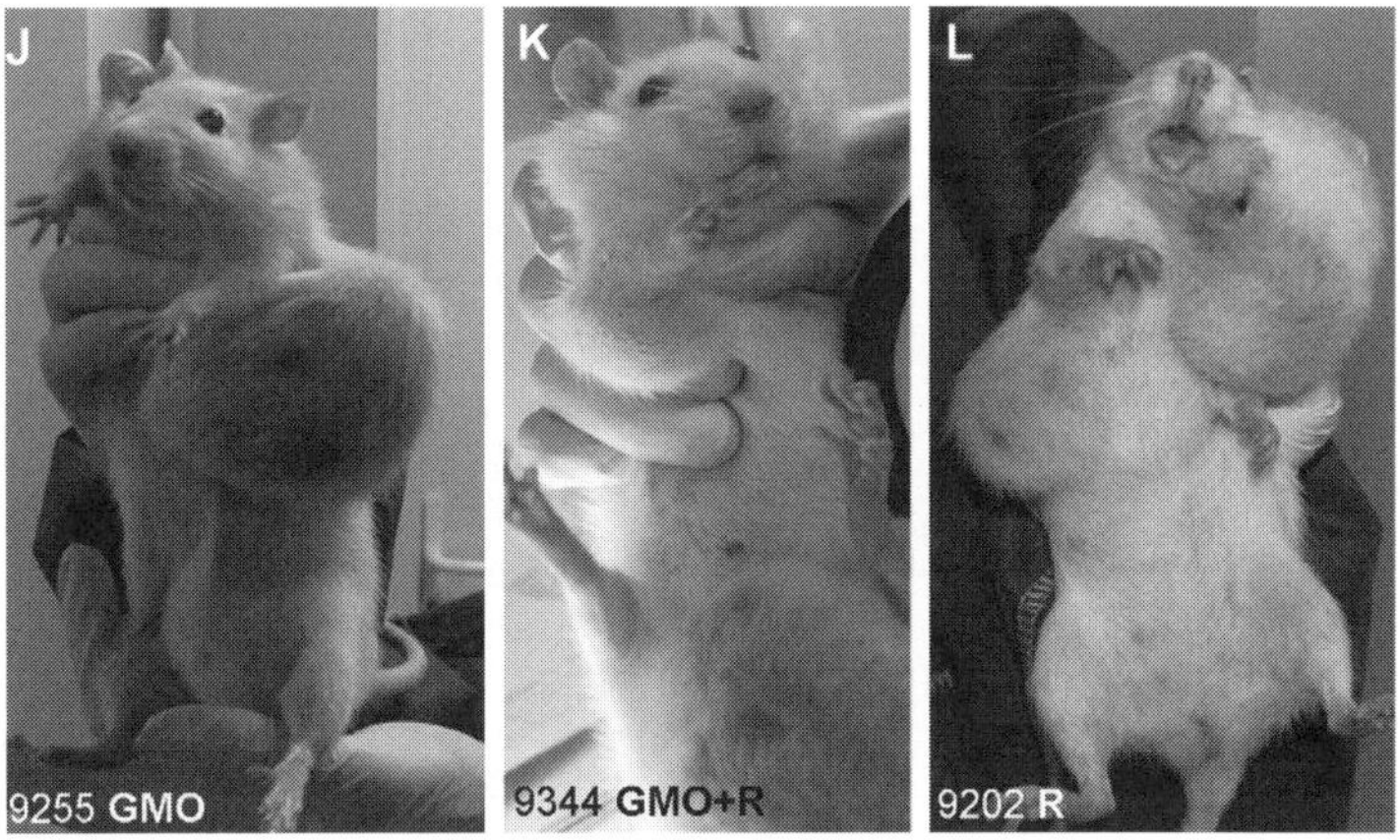

ハトの卵サイズの大きな腫瘍ができたラット
（http://www.gmoseralini.org/wp-content/uploads/2012/11/GES-final-study-19.9.121.pdf より）

名「ＮＫ６０３」）の摂取が、耐性をもつ除草剤ラウンドアップとの組み合わせのあるなしに関わらず、有害な効果をもつ」という事実は、世界中に大きな波紋を投げかけた。

オーストリアでは政府が、遺伝子組み換え食品の審査のあり方を再調査するように欧州委員会に求めた。また、フランスでは食品環境労働衛生安全庁が、「ただちに輸入停止に踏み切る必要はないが、長期試験は必要」との認識を示した。

「遺伝子組み換え」と「原発」の共通点

『世界が食べられなくなる日』は、「遺伝子組み換え」の問題と、「原発」の問題を取り上げている。なぜ、それらをともに描くことにしたのかと聞かれて、ジャン＝ポール・ジョー監督は次のように答えている。

「『遺伝子組み換え』と『原発』という２つのテ

クノロジーには、大きな共通点があります。ひとつ目は『取り返しがつかない』ということ。一度汚染されたら元に戻らないというのは、生命の歴史のなかでも初めてのことです。もうひとつは、『世界中にすでに存在している』ということです」

同監督はまた、『未来の食卓』を制作した際、「2つのテクノロジー」の共通点について、次のようにも語っている。

「どちらも第2次世界大戦で使われた戦争のための技術から生まれました。『原発』は原爆から。『遺伝子組み換え作物』は毒ガスから（毒ガスをもとに除草剤がつくられ、それに耐える植物が遺伝子組み換えでつくられた）。どちらも自然を支配しようとする技術であり、人や環境に取り返しのつかない被害を与えます」

セラリーニ教授も映画の冒頭などで、「2つのテクノロジー」について次のように警告する。

「20世紀に世界を激変させたテクノロジーが2つあります。『核エネルギー』と『遺伝子組み換え技術』です。これらは密接に関係しています。米国エネルギー省は、原爆につぎ込んだ金と技術者を使って、ヒトゲノムの解析を始めました。そこから遺伝子組み換え技術が誕生しました」

「『原爆』も『遺伝子組み換え技術』も、開発したのは世界の富の半数を支配する250の同じ企業グループです。この体制が支配者を生み、民衆を犠牲にしてきたのです。ノルマンディーでも広島でもそうでした。現在は福島です。遺伝子組み換え作物や原発を作る者の利益のために、すべてが犠牲になるのです」

さらに「遺伝子組み換え」と「原発」の問題の似ているところは、ともに生命と物質の「核」(細胞核と原子核)を操作しようとしているところだ。それゆえ、両者ともコントロールできないまま環境に放たれると、予測不能な被害を、地球上に生息するすべての生命に与えることになる。

そして、すでに、原発事故が起こったように、遺伝子組み換えによる被害も地球規模で急速に広がっている。

「種」の壁を超える「遺伝子組み換え」

「遺伝子組み換え(ＧＭ)」とは何なのだろうか。「遺伝子組み換え」とは、ある生物の「役に立つ」遺伝子を取り出し、別の生物の遺伝子に導入して、新しい生物を作り出す技術。このような技術から作り出されたのが「遺伝子組み換え生物(作物・動物)(ＧＭＯ)」だ。

「従来の品種改良(交配)と大差ない」という意見もあるが、根本的に違うのは、「遺伝子組み換え」が「種」の壁を超えるということだ。「遺伝子組み換え」は人工的に「種」の異なる遺伝子(ＤＮＡ)を挿入する(「核」を操作する)ので、「種」の壁を超え、「動物の遺伝子が組み込まれた植物」、「植物の遺伝子が組み込まれた動物」などが生まれることになる。

たとえば、「フレーバーセーバートマト」。これは、「遺伝子組み換え作物」の商業化第1号で、１９９２年に米国食品医薬品局(ＦＤＡ)によって承認され、１９９４年にアメリカで販売が開始されたもの。日持ちがするように(1カ月たっても「水々しさを保つ」ために)、トマト(夏の野菜で寒さに弱い）に魚のヒラメのＤＮＡ（寒さに強い）が組み込まれた。
当初、遺伝子組み換え食品は、遺伝子組み換え作物や、遺伝子組み換え微生物につくらせる食品添加物だけだった。しかし、今では、昆虫、魚、牛や豚などの家畜にまで広がり、さまざまな「遺伝子組み換え動物」が開発されている。
「栄養面に変化」（生産物の質の向上）をもたせることを目的に「ホウレンソウの遺伝子を導入したブタ肉」、新しい工業製品を作ることを目的に「ヤギのミルクの中にクモの糸のタンパク質を発現させたもの」、「病気への耐性」を目的に「昆虫の遺伝子を導入されたシマスズキ」などなどだ。（次頁表参照）
また、遺伝子組み換え技術は、人間の領域にも広がりつつある。
将来的に、ヒトの臓器をブタの体内でつくることを視野に入れた取り組みの第一歩として、「ブタの体内で別のブタの膵臓《すいぞう》をつくる」試みも東大・明大のチームで成功している。（２０１３年2月19日付・朝日新聞）
さらに、遺伝子操作によってつくられる「デザイナーベイビー」の誕生も架空のことではなくなった。「両親の唾液などに含まれるわずかな遺伝子情報を解析し、生まれてくる子どもの目の色や背の高さ、がんなどの病気になるリスクを予測する手法の特許」が、２０１３年9月24日付で、米特許商標庁に認可されたのだ。
「デザイナーベイビー」とは、受精卵を選別したり、遺伝子操作を加えたりして、容姿や親が望

応用	目的	例	備考
動物生産の向上	成長速度を加速して生産量を増し、または飼料の消化の割合を向上させる	アトランティック・サーモンやコイ、ナイル・ティラピアに成長ホルモン遺伝子を導入	
	病気への抵抗性向上	コイにラクトフェリン遺伝子導入、ブチナマズにセクロピン遺伝子導入	
	環境条件、例えば低温などへの抵抗性を強める	アトランティック・サーモンや金魚に不凍タンパク遺伝子を導入	耐冷性は金魚では増したが、アトランティック・サーモンでは変化なし
	飼料の成分の消化力を増幅させる	豚にフィターゼ遺伝子を導入	
生産物の質の向上	栄養面に変化	ミルクの中の乳糖濃度を減らす。 ヘルシーな豚肉（近畿大ではホウレン草の遺伝子を導入、米国ではオメガ３脂肪酸を増やす）	
	食品からアレルゲンを取り除く	エビのアレルゲン・タンパク遺伝子を不活化	
	新しい観賞用動物	熱帯魚に蛍光タンパク遺伝子を導入	
新しい生産物	人間および動物に用いる医薬品	家畜のミルクあるいは血液中に単一クローン抗体、リゾチーム、成長ホルモン、インシュリンなどを発現させる	
	工業製品	ヤギのミルクの中にクモの糸のタンパク質を発現させる	
生物標識	環境汚染のセンサー	グッピーの中に重金属結合性プロモーターとリポーター遺伝子（＊）を導入し、重金属イオンにさらされると発現させる	
人間の健康	異種間移植に用いる細胞や組織、臓器	豚の中でガラクトシル・トランスフェラーゼ遺伝子を不活化	クローン技術を必要とする
動物の健康	伝達性海綿状脳症の予防	畜牛、羊のプリオン遺伝子の不活化	BSEやスクレイピーの予防
生物の制御	殺虫剤抵抗性の益虫	捕食者および捕食寄生者の中に農薬耐性遺伝子を導入	害虫をコントロールするので化学農薬・生物農薬の両者が使える
	感染症の制御	ハマダラ蚊にマラリア原虫への抵抗をもたらす遺伝子を導入	マラリアの伝染を減らすことができる
	生殖と性の制御	ゴナドトロピン（性腺刺激ホルモン）放出ホルモンあるいは芳香化酵素（エストラジオール）のアンチセンス遺伝子を導入	外来種の侵入の制御に用いることができる

出典：FAO／WHO専門家会議（2003年11月17〜21日、ローマ）報告などより。
訳注：リポーター遺伝子／組み換え遺伝子が、いつどこでどのくらい発現するかを測定するために用いる遺伝子のこと。特定の基質と反応して発光して発色する酵素や、励起光によって蛍光を発する蛍光タンパク質がリポーター遺伝子として用いられる。

遺伝子組み換え動物の応用例

（冊子『クローン家畜・遺伝子組み換え動物が食卓に』天笠啓祐著
遺伝子組み換え食品いらない！キャンペーン　より）

む特徴をもって生まれる赤ちゃんのこと。特許を取ったのは、米国・カリフォルニア州の遺伝子解析会社「23 and Me」。同社は、「現在の遺伝子予測を超えた事業に乗り出すつもりはない」としている（2013年10月21日付・東京新聞）が、私たち人類は「デザイナーベイビー」を手に入れようと思えば手に入れられる段階にまできてしまったのだ。

2倍の早さで成長する「遺伝子組み換えサケ」

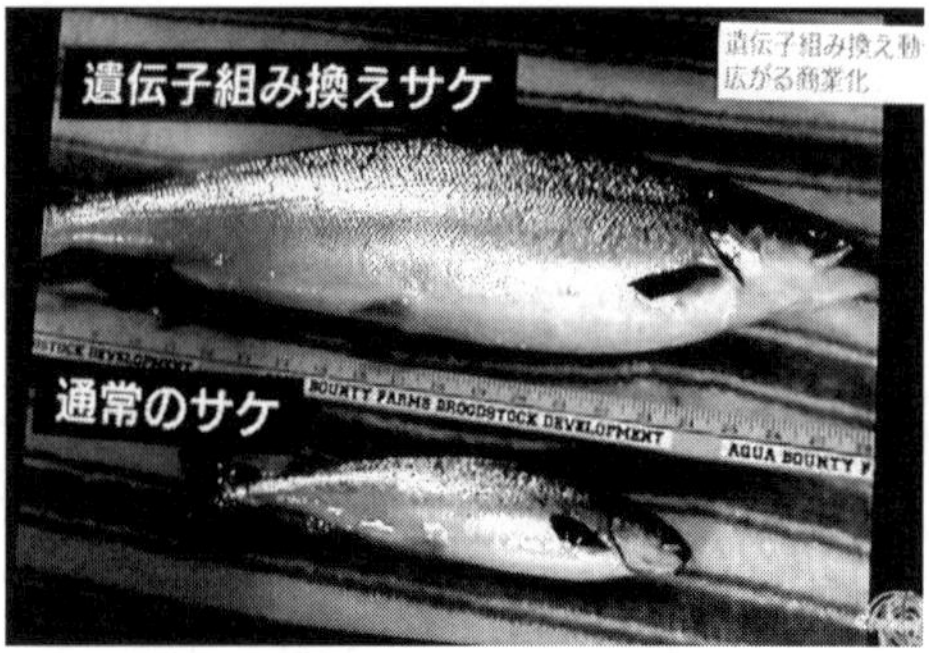

遺伝子組み換えにより
通常の２倍の早さで成長したサケ
（大地を守る会 HP より）

世界的に話題になっているのが、「アクアドバンテージ」と名付けられた「遺伝子組み換えサケ」だ。これは、アトランティック・サーモン（大西洋サケ）（水温が低い冬の間は成長ホルモンを分泌しない）に、キングサーモンから採った「成長ホルモン」のＤＮＡと、ゲンゲ（ウナギに似た水温が低い深海に住む海水魚）から採った「不凍プロモーター」のＤＮＡが組み込まれている。この遺伝子組み換えによって、このサケは1年を通じて（寒い冬も）成長ホルモンを出し続け、通常の魚の2倍の早さで成長することになった。体重はアトランティック・サーモンの約10倍に及ぶ。不妊率は95％。

このサケを開発したのは米国マサチューセッツ州に本社があるバイオテクノロジー企業の「アクアバウンティ・テクノロジーズ」。

このサケをめぐっては、人体に対する安全性について不明な点（がん細胞を刺激するなどの懸念）が多いことから、米国内で反対運動が起こり、消費者からは「フランケンフィッシュ」「ミュータントフィッシュ」などと呼ばれてきた。また、不妊率95％（妊娠率5％）であることから、もし自然界に放たれた場合、従来のサケへの遺伝子汚染や生態系への影響が危惧されてきた。

しかし、２０１２年12月21日、米国食品医薬品局（ＦＤＡ）は、「食べても安心」と評価し、「環境への重大な影響はない」と発表した。今後、諮問委員会の承認が得られれば、「遺伝子組み換えサケ」は「遺伝子組み換え動物」の商業化第1号として市場に出回ることになる。今のところ（２０１３年段階）、２００万を超える反対意見が殺到し、承認には至っていない。

「遺伝子組み換え作物」の85％が「除草剤耐性」

「遺伝子組み換え作物」の現状はどうなっているのだろうか。

世界で栽培されている「遺伝子組み換え作物」の第1位は大豆、2位がトウモロコシ、3位が綿花、4位がナタネ、5位がパパイヤだ。大豆は全体のほぼ半数、次いでトウモロコシは全体の約3分の1を占めている。

それらの生産地の第1位は北米（約半数）、第2位が南米（約3分の2）、第3位がアジア、と

アメリカ	大豆、とうもろこし、綿花、ナタネ、かぼちゃ パパイヤ、アルファルファ、テンサイ
ブラジル	大豆、とうもろこし、綿花
カナダ	ナタネ、とうもろこし、大豆、テンサイ
中国	綿花、パパイヤ、ポプラ、トマト、甘胡椒
インド	綿花

世界で栽培されている遺伝子組み換え作物の例

（「国際アグリバイオ事業団」HP より）

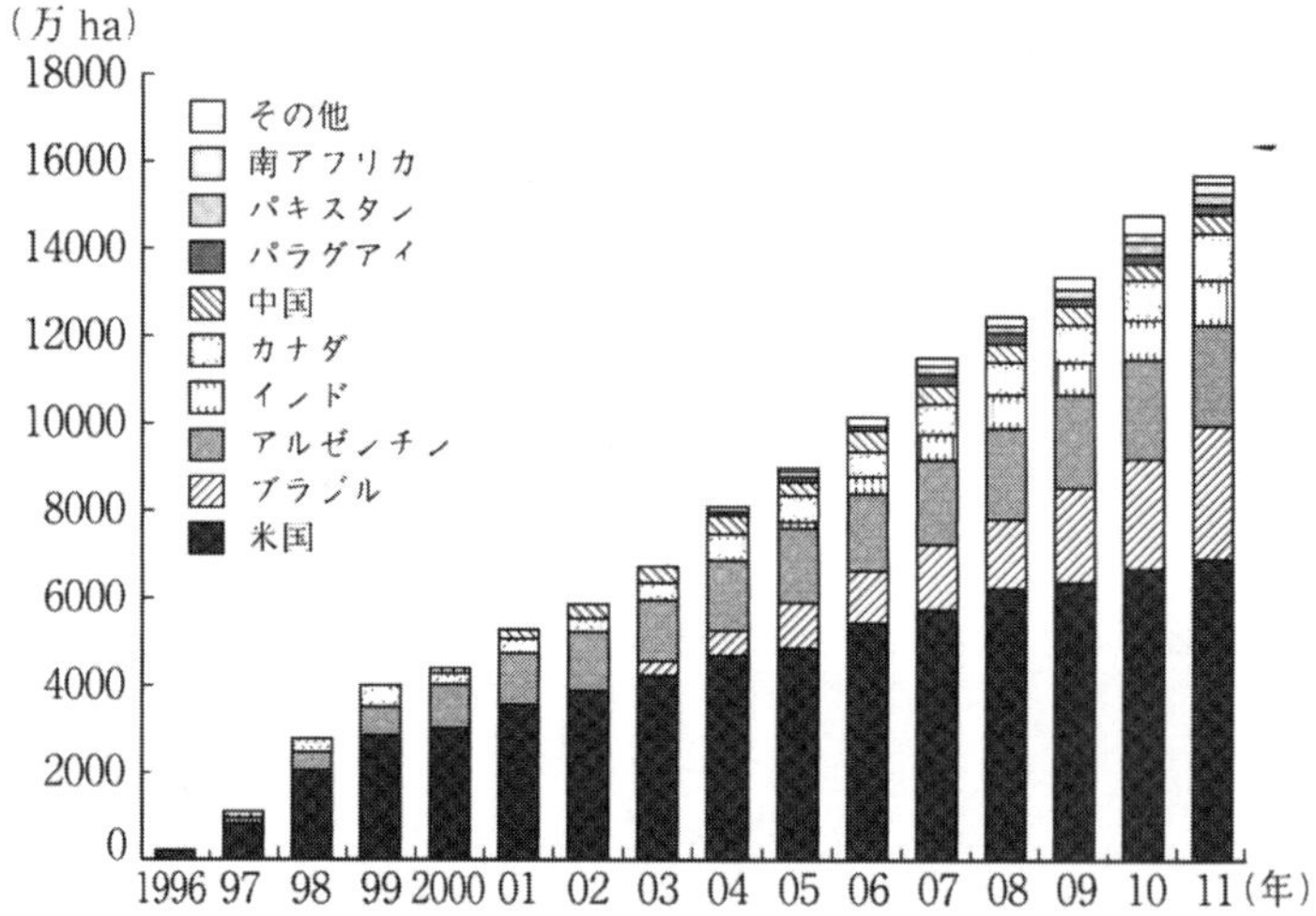

遺伝子組み換え作物の国別栽培面積推移

（「国際アグリバイオ事業団」HP より）

なっている。

遺伝子組み換え作物の作付けや流通を推進している国際組織「国際アグリバイオ事業団（ISAAA）によると、遺伝子組み換え作物の栽培面積は、商業栽培の始まった１９９６年から年々増え続け（グラフ参照）、２０１２年には約1億７０００万ヘクタール（前年比増６％）にも達している。これは、世界の農地の10％を超える広さだ。その大半はモンサント社のものとなっている。

アメリカは世界一の「遺伝子組み換え作物」の生産地だが、各作物における「遺伝子組み換え作物」の割合は２０１２年現在で、次のようになっている。

「大豆」93％、「トウモロコシ」88％、「綿花」80％、「ナタネ」90％、「テンサイ」95％、「アルファルファ」33％弱、「パパイヤ」80％。

それら「遺伝子組み換え作物」は、どのように遺伝子操作がされているのだろうか。いちばん多いのが「除草剤耐性」の59％。次いで「殺虫性」が15％。その両方を兼ね備えるのが26％。つまり、85％が「除草剤耐性」を、41％が「殺虫性」をもっていることになる。

「除草剤耐性」とは、除草剤に対して強くなった微生物の遺伝子を作物に導入し、特定の除草剤をかけても枯れないようにしたもの。「殺虫性」とは、土壌細菌のバチルス・チューリンゲンシス（Bt菌）のBt遺伝子を導入し、作物のすべての細胞に殺虫毒素ができるようにしたもの。

「除草剤耐性」をもつ「除草剤耐性作物」は、通常、それを開発した企業が同じく開発した除草剤とセットで販売される。たとえば、モンサント社の場合、除草剤「ラウンドアップ」に耐性をもつ遺伝子組み換え大豆「ラウンドアップ・レディ（耐性）大豆」は、同社の除草剤「ラウンドアップ」とセットで販売されている。

「スーパー雑草」「スーパー害虫」の出現

「除草剤耐性作物」は、除草剤を撒いたとき、その作物だけが生き残るため、「省力化・コストダウンになる」という売り文句で世界中に広がっていた。しかし、しだいにその除草剤に対して抵抗力をもつ植物「スーパー雑草」が出現してくるようになった。

「スーパー雑草」は背丈が3㍍になるものもあり、繁殖力が強く、大量の花粉が風にのって遠くまで飛ばされ、いろいろな農地で繁殖する。遺伝子組み換え大豆畑に繁殖するヒメムカシヨモギも、除草剤グリホサートでは枯れず、農民たちはより強力な除草剤を、より大量に、使わなければならない状態に陥っている。

また、「殺虫性作物」も、作物自体に殺虫毒素ができるため、害虫が寄り付かなくなり、「省力化・コストダウンになる」という売り文句だった。ところが、これも、その殺虫毒素に耐性をもった昆虫「スーパー害虫」がわずか3年で出現してくるようになった。そのため、農民の農薬使用量は遺伝子組み換え作物を栽培する前よりも、格段に増えた。

これらの事態に対処するため、企業側が打ち出した解決策は、より「強い」「古い」除草剤の大量使用と、それに耐性をもつ遺伝子組み換え作物の開発だった。ダウ・ケミカル（米国ミシガン州に本社を置く世界最大級の総合化学品メーカー）は、「除草剤２，４―Ｄに耐性をもつ遺伝子組み換えトウモロコシ」を、モンサントは「除草剤ジカンバに耐性をもつ遺伝子組み換え大豆と綿花」を開発した。「除草剤２，４―Ｄ」は有機塩素系農薬で、ベトナム戦争で使われた枯葉剤の原料だ。また、「除草剤ジカンバ」も同じく有機塩素系農薬だ。

両作物の承認はまだなされていないが、たとえ、なされたとしても、さらにそれらに耐性をもった「スーパー雑草」が出現するのは時間の問題だろう。

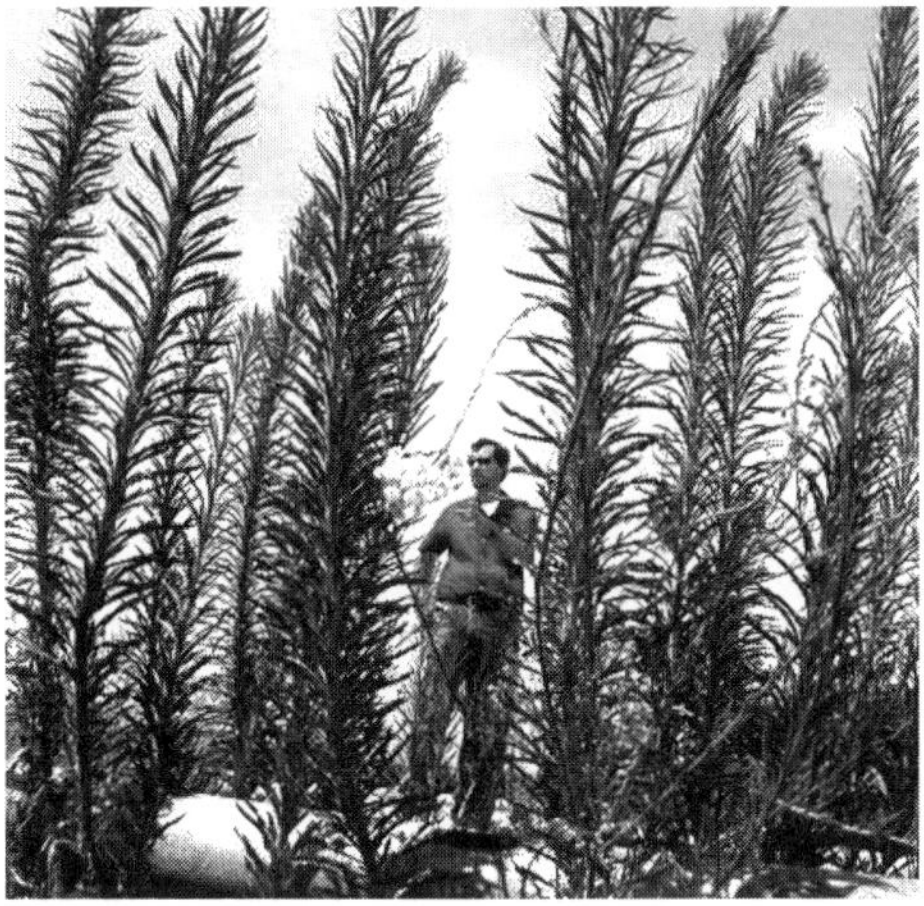

スーパー雑草
（http://blog.livedoor.jp/dutdut/archives/19204425.html より）

米国ＮＰＯ「オーガニックセンター」が行なった、米国農務省公表データを使った調査（２００９年）によると、米国の１９９６年から２００８年までの農薬使用量（大豆・トウモロコシ・綿花に対して）を、遺伝子組み換え作物を栽培している農家と、そうではない農家とで比べた場合、前者のほうが、はるかに多く使用していたことがわかった。２００８年の場合、単位面積当たりの農薬使用量は、遺伝子組み換え作物を栽培している農家のほうが、そうでない農家より28％も多かった。

遺伝子組み換え作物を栽培している農家の農薬使用量は年々増えているので、今や、彼らの農地は「農薬漬け」と言っても過言ではないだろう。

遺伝子組み換え作物で荒廃したタイの村

遺伝子組み換え作物を作り続けたら、大地はどのように変化するのだろうか。そして、どのように再生することができるのだろうか。そのことを具体的に知ることのできる記事「遺伝子組み換え作物で荒廃——はげ山　果樹で再生」が、東京新聞（２０１３年10月9日付）に載った。場所はタイ北部、ラオス国境まで４キロという山岳地帯にあるホイプム村だ。

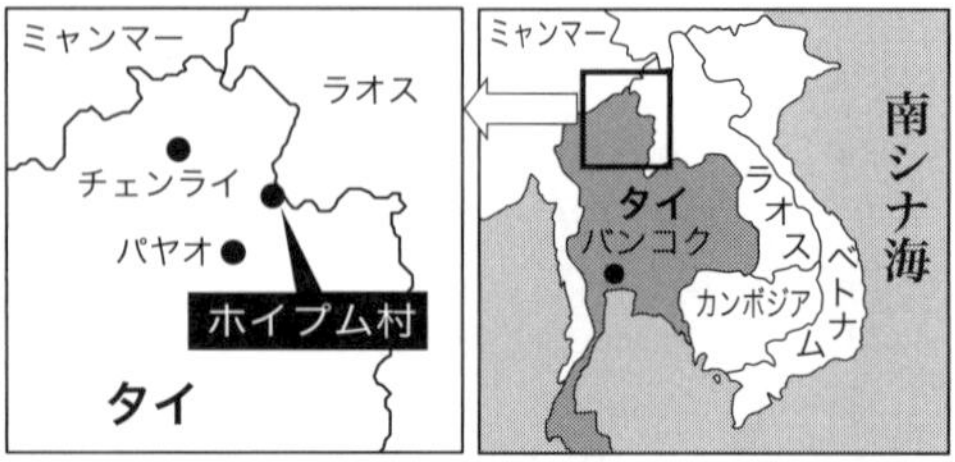

標高８００㍍の斜面にあるこの村には、１９６０年代の内線でラオスから逃れてきた少数民族「モン」の家族ら62世帯、３８０人が暮らしている。村で遺伝子組み換えトウモロコシの栽培がさかんになったのは7年前の２００６年。「欧米の生物化学メーカー」が農薬・肥料・遺伝子組み換え種子をセットで販売するようになったからだ。

モン族が多く暮らすパヤオ県で20年前から活動してきたＮＧＯ「シャンティ山口」の佐伯昭夫さんによると、「貧しい北タイの山間部では、遺伝子組み換えトウモロコシを栽培するために違法伐採が行なわれ、あっという間にはげ山が広がった」という。

　２００７年には、ホイプム村で「利益の出る遺伝子組み換えトウモロコシ」の栽培が急拡大した。１世帯の平均月収は倍の1万４０００バーツ（当時4万３０００円）になった。しかし、はげ山はどんどん保水力を失い、山の弊害が深刻化していった。同ＮＧＯの現地スタッフ・ジッポンさんは、その弊害を次のように語っている。

「雨が降ると川は赤茶色の濁流であふれ、下流域で洪水が頻発した」

「農薬に枯れないように開発された遺伝子組み換えトウモロコシ以外、植物や生物は生きられなくなり、山は地力も失った」

　しだいに畑はやせていき、遺伝子組み換えトウモロコシでさえ成長が悪くなっていった。遺伝子組み換え作物の栽培によって疲弊した大地と村の人々は、壊滅するしかない状態までいったという。

　この村の有り様に危機感を強めた佐伯さんは、２０１０年から「森林農業」の普及に取り組み始めた。村に農業センターをつくり、31種類の果樹の苗木を育てて、村人に配り、遺伝子組み換えトウモロコシからの切り替えを説いて回ったのだ。村人たちは農薬散布をやめたトウモロコシ畑に、佐伯さんといっしょに果樹の苗木を植えていった。

　２０１２年に、はじめてラムヤイ（ロンガン＝竜眼）、マンゴー、コーヒーなどに実がなった。２０１３年10月現在、村の約８割の世帯が遺伝子組み換えトウモロコシから果樹への切り替えに取り組んでいるという。

はげ山となっていた斜面に雑草がもどり、果樹の苗木が増えつつある。佐伯さんは、「村の将来と、健康のために、利益の出る森林農業を定着させ、荒れた山に緑の森林をよみがえらせたい」と抱負を語っている。

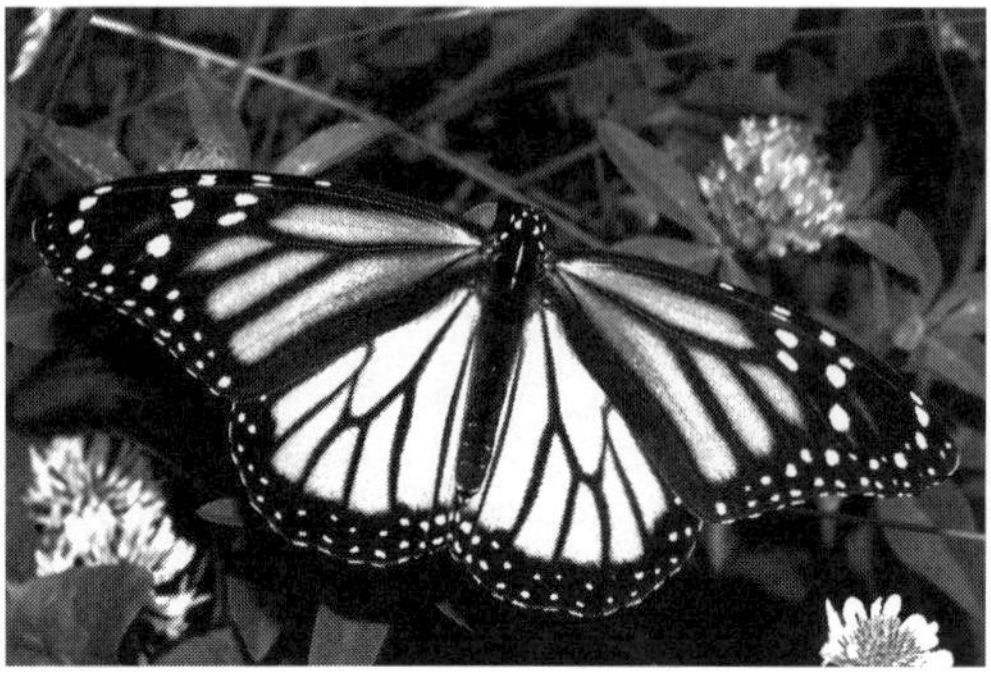

オオカバマダラ
(http://blog.livedoor.jp/the_sekai_isan/archives/51060433.html より)

除草剤で渡り蝶「オオカバマダラ」激減

遺伝子組み換え作物の出現とそれに伴う除草剤の大量使用は、生態系にさまざまな悪影響を及ぼしている。それを象徴しているのが「北米でもっとも貴重」とされている渡り蝶「オオカバマダラ」の激減だ。

この蝶は英語名「モナーク・バタフライ」で、別名「王様蝶」。黒とオレンジ色でできた美しい羽をもつ10㌢ほどの蝶だ。この蝶は、冬を超すために、アメリカ国境近くからメキシコ・ミチョアカンの森まで、3000㎞以上を渡り鳥のように大移動する。ところが、近年、この貴重な「地球の宝」のような蝶の数が急速に減少している。

米国・「食品安全センター」の弁護士・ペイジ・トマセリ

さんによると、その激減の主原因は、除草剤「グリホサート」（商品名「ラウンドアップ」）だという。オオカバマダラの幼虫にとって、「トウワタ」という食草が欠かせないが、このトウワタをラウンドアップが根こそぎ除去してしまうのだ。そのため、１９９９年から２０１０年までの10年間で、トウワタが58％減り、オオカバマダラの生息数も81％減少したという。

２０１３年12月に、メキシコの「オオカバマダラ生物圏保護区」において行なわれた調査でも、蝶のコロニーの面積が２０１２年には１・12ヘクタールあったものが、２０１３年には０・76ヘクタールに減少したことが確認されている。１年間で、実に32％も少なくなったのだ。

胎児からも検出された「殺虫性成分」

生態系に多大な悪影響を与える「遺伝子組み換え作物」が、人間に対してだけ「安全」というわけはない。米国環境医学会（ＡＡＥＭ）は２００９年5月、遺伝子組み換え食品に関して、次のような声明を発表した。

「いくつかの動物実験は、『遺伝子組み換え食品と健康被害との間に、偶然を超えた関連性』を示しており、『遺伝子組み換え食品は、毒性学的、アレルギーや免疫機能、妊娠や出産に関する健康、代謝、生理学的、そして遺伝学的な健康分野で、深刻な健康への脅威の原因となる』と結論づけることができる」

そのうえで、「遺伝子組み換え食品の即時一時停止」「長期安全試験の実施」「遺伝子組み換え食品の全面表示の実行」などを求めた。

2011年には、「殺虫性トウモロコシ（Btトウモロコシ）」の有毒成分（Cry1Ab）が妊娠した女性の体内や胎児から検出されたという調査結果が、「ヒトの血液から検出されたBt毒性は無害ではない」としてカナダの『生殖毒性』誌に発表された。

調査を行なったのは、カナダ・ケベック州にあるシェルブルック大学病院センター・産婦人科の医師たち。調査したのは、妊娠している女性30人と、妊娠していない女性39人。彼女らの血液を調べたところ、有毒成分が、妊娠している女性の28人（93％）から、また、24人（80％）の臍《さい》帯血《たいけつ》（胎児）からも検出された。妊娠していない女性では、27人（69％）から検出された。

これまで「Btトウモロコシ」を製造してきた企業は、「害虫が食べると毒となる有毒成分は、腸で破壊され、体外に排出されるので無害だ」と説明してきた。それが、「偽り」であることがこの調査で明らかになった。

胎児にまで高い割合で検出された有毒成分は、主に、女性たちが食べている肉・牛乳・卵からのものと考えられる。つまり、牛やニワトリが飼料として食べている「Btトウモロコシ」の有毒成分が、牛やニワトリの体内から肉・牛乳・卵をとおして人間の体内に移行し、胎児にまで蓄積しているということだ。

また、さまざまな加工品や添加物（たとえばデンプン・調味料など）に使用されている「Btトウモロコシ」の有毒成分が、加工のどの段階でも無害になることなく、人間のからだのなかにまではいりこんでいるということだ。

「自然を支配しようとする」技術を推進

世界でもっとも売れた除草剤「ラウンドアップ」をつくり、世界の遺伝子組み換え作物市場の90％を占め、世界の農地の10％を超える「遺伝子組み換え作物栽培面積」の大半を占めるモンサント社とはどんな企業なのだろうか。

映画『世界が食べられなくなる日』（原題「みんなモルモット（実験台）？」）をつくったジャン＝ポール・ジョー監督や、「世界で初めて遺伝子組み換え作物を与えたラットの長期実験」を行なったセラリーニ教授の言葉を借りれば、次のようになる。

「人や環境に取り返しがつかない」技術、「戦争のための技術から生まれた」技術、「自然を支配しようとする」技術、「世界を激変させた」技術を推進し、「世界の富の半数を支配する２５０の企業グループ」の一員であり、「民衆を犠牲にしてきた」支配者。それがモンサント社だ。

同社は、１９０１年にアメリカで設立された「アグロバイオ〈農業関連バイオテクノロジー（生命工学）〉企業」で、46カ国に進出していることは先にみた。「ウィキペディア」（インターネット百科事典）によると、同社の２００５年の売り上げは62億ドル（約６５１０億円／1ドル＝１０５円で計算。以下同）、２００８年のそれは１１０億ドル（約1兆１５５０億円）。３年間で約２倍の売り上げを記録している。２００８年には米国の雑誌『ビジネスウィーク』が選ぶ「世界でもっとも影響力のあった10社」の一つにも選ばれている。

また、「ウィキペディア」には、モンサント社が、研究費などでロックフェラー財団の援助を受けていることも記されている。

ニューヨークに本部のある同財団は、石油王となった大富豪のジョン・ロックフェラーの遺志によって１９１３年に設立されたもの。慈善団体ランキングでは世界最大規模〈２００９年で３３０億ドル（約３兆４６５０億円）〉となっている。その活動目的は「人類の福祉の増進、教育」となっているが、戦前（１９２０年代初期）にはナチスの関係者（優生学者）に資金提供を行なっていたことでも知られている。

「ＰＣＢ」「枯れ葉剤」「牛成長ホルモン」を開発

モンサント社は、ジョン・フランシス・クィーニーという男性によって、最初は、化学薬品の会社として創業された。「モンサント」という社名は、創業者の妻の名前（オルガ・モンサント）に由来しているという。

１９２０年代からは「ポリ塩化ビフェニル（ＰＣＢ）」を、１９６０年代には「枯れ葉剤」を、１９９０年代には「牛成長ホルモン」を開発してきた。それらの製品はどれも人体や環境に対して悪影響を与え、世界中で物議をかもしてきたものばかりだ。

「PCB」は、「燃えない」「電気を通さない」「化学的に安定している」などの性質から、変圧器やコンデンサなど電気機器の絶縁油、ノンカーボン紙などに広く使われてきた。しかし、生体に取り込まれるとがんやさまざまな内蔵疾患、ホルモン異常、子どもの奇形、皮膚の色素沈着などを引き起こした。1968年には米ぬか油にPCBが混入して約1万4000人が被害を受けた「カネミ油症事件」が起き、PCBは1975年に製造・販売が禁止された。

「枯れ葉剤」は、ベトナム戦争のときに、米軍によってベトナムの農業基盤を破壊するために飛行機から大量散布されたものだ。その成分であるダイオキシンは毒性が強く、約400万人のベトナム人が被害を受け、奇形児もたくさん生まれた。また、米軍兵士もダイオキシンに曝露し、約4万人の帰還兵が健康被害の補償を求めて集団訴訟を起こしている。

「牛成長ホルモン」は、遺伝子組み換え大腸菌によってつくられたもので、1994年に「ポジラック」という商品名で販売された。それは「牛のコカイン」とも言われ、子牛に与えると成長が早くなり、乳牛が出すミルクの量も20％まで増加するというものだった。しかし、牛に投与されたホルモンが肉やミルクに残存し、それを食べたり飲んだりした人にアレルギー、ホルモン異常、がんが引き起こされることが指摘された。そのため売り上げは伸びず、モンサント社は2008年にこの部門を売却し、撤退した。しかし、製品は今でも米国内で使用されている。

「ターミネーター」技術で種を手中に

モンサント社が「アグロバイオ企業」に衣替えしたのは1997年だった。石油化学や農薬産業の低迷を予測し、バイオベンチャーを特許付で次々と買収したうえでの転身だった。バイオ技術を手に入れた同社は、遺伝子組み換え作物を開発し、自社の除草剤「ラウンドアップ」とセットで販売していった。それらが生み出す弊害はこれまでみてきたとおりだ。

同社が、バイオベンチャーの次にターゲットにしたのが「種」を扱う会社だった。1995年から2000年までの5年間で、50余りの種子会社を買収し、主要な会社を傘下に収めていった。

2005年には、果実・野菜の種苗メーカーでは世界最大の「セミニス社」（米国）を14億ドル（約1470億円）で買収した。この時点で、モンサント社は「世界一の種会社」になったのだ。その結果、今日では「遺伝子組み換え品種」種の約90％を同社が独占している。

モンサント社が世界中の種を「手中にする」手段に使ったのが、「自殺種子技術」だ。これは、作物に実った2世代目の種に「毒」ができ、その種が「自ら死んでしまう（自殺）」ようにする技術だ。

この自殺種子技術は、「おしまいにする」という英語の「terminate」から、カナダに本部を置く国際市民団体RAFI〈現ETC（エトセトラ）＝浸食、技術および集約に関する活動グループ〉によって「ターミネーター」技術と名づけられた。

このような遺伝子組み換えを種に施して販売すれば、農家は毎年、種を企業から買わなければならなくなる。この「ターミネーター」技術は、これまでの歴史的循環、つまり、自分で種をとり（自家採取）、その種を大事に保管して毎年、作物を実らせるという、人類が何千年も続けてきた歴史の流れそのものを断ち切るものとなった。

この技術の米国特許をモンサント社（買収した会社）は1998年3月に取得している。

「トレーター」技術で種をブロック

「ターミネーター」技術の次に、モンサント社を含む「アグロバイオ」業界が開発しているのが、「トレーター（traitor＝裏切り者）」技術だ。命名は、この技術の専門用語「trait（特性）GURT（発現抑制技術）」にかけて、RAFIがしたものだ。

この技術は、植物がもともと備えている遺伝子（「発芽」や「実り」、「耐病性」など）を人工的にブロックして、ブロックした企業が販売する薬剤（抗生物質や農薬など）を「解除剤」として使わなければ、植物の遺伝子が働かないようにするものだ。

「遺伝子ブロックされた種」を使いたい場合、使用者はこの「種」を買うだけでは使えず、必ず「解除剤」もいっしょに買わなければならない。この「遺伝子ブロック種」と「解除剤」とのセット販売は、「遺伝子組み換え種子（除草剤耐性）」と「除草剤」とのセット販売と、まったく同じ手法だ。

ところで、「ターミネーター」技術や「トレーター」技術は、学問的には「植物遺伝子の発現抑制技術（GURT = Genetic Use Restriction Technology）」と呼ばれるものだ。「ターミネーター」技術は、植物品種（variety）レベルで制御をかけるので「v- GURT」、「トレーター」技術は特性（trait）を制御するので「t- GURT」と呼ばれている。

「特許」「ライセンス契約」で急成長

さまざまな遺伝子組み換え技術とともに、モンサント社を急成長させたものに「特許」がある。同社は、種の遺伝子の一部を組み替えることで、種全体の特許を取得し、商品として独占したのだ。

今日、遺伝子組み換えされていない種を大量に仕入れることは困難なため、農民は、モンサント社から種を買うしかない状況に陥っている。そんな農民に、同社は、必ず自社と「ライセンス（技術使用）契約」を結ぶことを求める。その内容は次のようなものだ。

○自分の農地で採れた（自家採取）種を翌年使用するのは禁止
○毎年、種はモンサント社から購入する
○農薬は必ずモンサント社から購入する
○毎年、ライセンス料をモンサント社に支払う
○何かトラブルが起きた際には、その内容を他者（マスコミ・友人など）に漏らさない

○契約後３年は、モンサント社の私設（遺伝子）警官による農場立ち入りを許可する（圃場《ほじょう》査察、サンプル採取のため）

モンサント社の種の独占と、「ライセンス契約」の犠牲になった人々に、インドの農民たちがいる。インドの大手種子企業「マヒコ社」を１９９９年に買収したモンサント社は、２００１年にインドでのBt綿（殺虫性作物）の販売許可を取得した。１年後の２００２年には「Bt綿が殺虫剤の使用量を減らし、生産量を倍増させる」という一大キャンペーンをインドの映画俳優たちを使って、インドで展開した。

そのとき、すでに市場では、あらゆるものの民営化を推進しているインド政府の指揮によって在来種の4倍高いBt綿しか売られていなかった。農民たちに選択肢はなく、彼らは借金をしてBt綿の種を買った。ところが、しだいに収穫量は落ち、農薬使用量は増えていった。世界市場での綿花価格の急落が追い打ちをかけ、彼らの借金は膨らみ続けた。ついに首が回らなくなった農民たちは自殺に追い込まれていた。「30分に1人の農民が自殺する」と言われるほど自殺者は増え続け、２０１１年までに自殺した人は27万人にのぼった。

「ターミネーター」技術は、種ばかりか、人間まで自殺に追いやったのだ。

この時点（２０１１年）で、インドにおけるBt綿の栽培面積は、綿花全体の88％を占めるまでになっていた。Bt綿の栽培面積拡大と同時進行で失われていったものは、農村の小農家によって長年育まれてきた多様性に富んだ農業文化そのものだった。

「特許権侵害」に立ち向かった農民

モンサント社は、同社の遺伝子組み換え作物の花粉が勝手に飛んでいき、交雑した農地の農民に対しても、「特許権侵害」を主張し、多額の賠償金を請求した。その理不尽な「特許権侵害」に立ち向かったのが、カナダの農民、パーシー・シュマイザーさんだった。

彼のもとに突然、モンサント社から手紙がきたのは1998年8月のこと。彼の農場のキャノーラ（西洋ナタネ）畑で、モンサント社が特許をもつ「ラウンドアップ・レディー・キャノーラ」（除草剤のラウンドアップに耐性をもつキャノーラ）の存在が確認されたので、「賠償金を払わなければ訴訟にもちこむ」という内容のものだった。モンサント社は、人の畑に無断で入り込み、作物を検査していたのだ。

当然のことながら、身に覚えのないシュマイザーさんは、これを拒否した。逆に、彼のほうが被害者だった。それまで50年にわたって、育種家として、大切に育ててきたキャノーラが、遺伝子汚染されたのだから。賠償金を請求されるのは筋違いだとして、彼は、モンサント社の提訴を受けて立った。

シュマイザーさんの裁判にカナダ最高裁の判決が出たのは2004年5月。彼の敗訴だった。最高裁判決は、「モンサント社が特許をもつ遺伝子組み換え作物の花粉や種がどのようにしてその場所に運ばれたかという経路は問題ではなく、そこに生えていたというその事実が特許権侵害にあたる」としたのだ。

しかし、「シュマイザーさんはこの特許権使用から利益を得ていない」として、同社が要求した「技術使用料の支払いは免除」した。また、「訴訟費用も各自それぞれが負担する」とした。

２００３年段階で、シュマイザーさんがそれまでに使った弁護士費用は約２７００万円にのぼっていた。同年7月、来日した彼は、北米でモンサント社が起こした訴訟は５５０件にのぼると述べている。しかし、手紙を送りつけられた大半の農民たちは破産することを恐れ、巨大企業モンサント社を相手に裁判することは避ける。示談金を払うしか、ないのだという。ちなみに、シュマイザーさんのことを描いた映画に『パーシー・シュマイザー――モンサントとたたかう』（２００９年、ドイツ・デンクマルフィルム製作）がある。

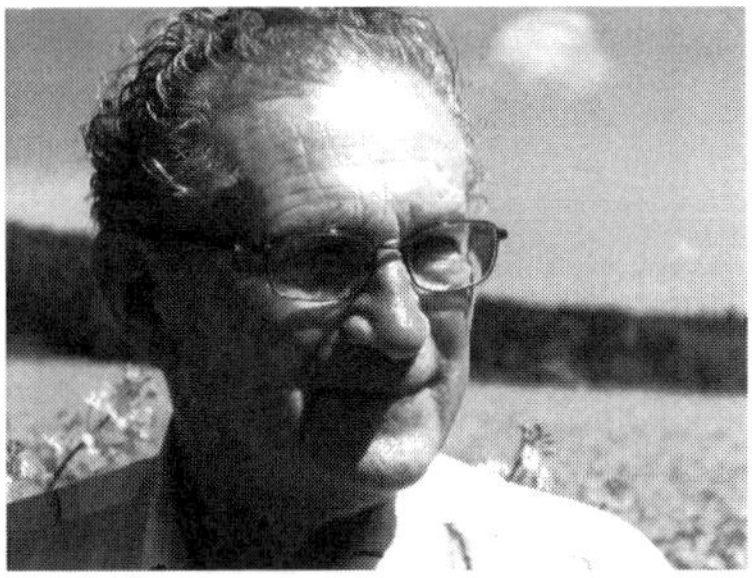

パーシー・シュマイザーさん
（http://www.bekkoame.ne.jp/ha/kook/percypage1.html より）

モンサント社は、巨大資本を背景に、訴訟分野のプロを多数擁し、農民に「損害賠償」を求めることをビジネスとして展開しているのだ。

しかし、このモンサント社の「損害賠償ビジネス」に「待った」をかける法案が、２００８年9月、米国・カリフォルニア州で可決され、発効した。「対ＧＭ農民保護法」だ。この法律は、「特許遺伝子が検出したとしても、故意でなければ農民に責任はない」と、はっきりと明記している。

シュマイザーさんの裁判などをとおして、世界的に知られるようになったモンサント社の「訴訟・賠償」脅迫ビジネスから、農民を守ろうという州が出始めたのだ。

このとき、法律に署名をしたのはカリフォルニア州知事のアーノルド・シュワルツェネッガーだった。彼は、映画『ターミネーター』（1985年・米国）で、最強の殺人マシーン「ターミネーター」を演じた人物だ。その「ターミネーター」が、「ターミネーター」技術を推進するモンサント社に「待った」をかけたのだ。

しょうゆ・飼料・食品添加物は「表示義務のない商品」

「遺伝子組み換え」食品をめぐる日本の現状はどうなっているのだろうか。

納豆のパッケージなどに「遺伝子組み換えでない」と、表示されているのを目にすることがある。ということは、表示されていないものは「遺伝子組み換えである」ということを意味しているのだろうか。明確な表示がなされていないので、どれが、遺伝子組み換え商品なのか、消費者はわからない。（次頁上表参照）

日本の遺伝子組み換え食品に関する「表示制度」では、「表示義務のある商品」と「表示義務のない商品」があるが、「表示義務のない商品」が圧倒的に多い。「表示義務のある商品」は、「豆腐」「みそ」「コーンスナック菓子」「ポテトスナック菓子」「トウモロコシ缶詰」などだ。（次頁下表参照）

加工品・添加物	原材料
大豆油	大豆
ナタネ油	ナタネ
綿実油	綿
コーン油	トウモロコシ
サラダ油	大豆、トウモロコシ、ナタネ、綿
植物油脂	大豆、トウモロコシ、ナタネ
しょうゆ	大豆
マヨネーズ	大豆、トウモロコシ、ナタネ
マーガリン	大豆、トウモロコシ、ナタネ
コーンスターチ	トウモロコシ
植物たんぱく	大豆

加工品・添加物	原材料
たんぱく加水分解物	大豆
デンプン	トウモロコシ
ブドウ糖	トウモロコシ
果糖	トウモロコシ
果糖ブドウ糖液糖	トウモロコシ
水あめ	トウモロコシ
異性化液糖	トウモロコシ
デキストリン	トウモロコシ
醸造用アルコール	トウモロコシ
醸造酢	トウモロコシ
みりん風調味料	トウモロコシ
乳化剤	大豆
調味料（アミノ酸等）	トウモロコシ
カラメル色素	トウモロコシ
ビタミンE	大豆

遺伝子組み換え作物からつくられている可能性が大きい主な加工品

（リーフレット「遺伝子組み換え食品を避けるためのチェックシート」
遺伝子組み換え食品いらない！キャンペーン編著より）

表示義務のある主な食品　※( )内は原料
豆腐・油揚げ、納豆、豆乳、みそ、大豆缶詰など（大豆） コーンスナック菓子、ポップコーン、トウモロコシ缶詰など（トウモロコシ） ポテトスナック菓子、冷凍じゃがいもなど（じゃがいも） アルファルファを主な原材料とするもの てん菜を主な原材料とするもの パパイヤを主な原材料とするもの

表示義務のある食品の表示例

遺伝子組み換え作物を使用している場合　大豆（遺伝子組み換え）（義務表示）
遺伝子組み換え作物が混じっている可能性がある場合　大豆（遺伝子組み換え不分別）（義務表示）
遺伝子組み換え作物を使用していない場合　大豆　または　大豆(遺伝子組み換えでない)
（任意表示）

表示義務のない主な食品　※( )内は原料
しょうゆ（大豆）、コーンフレーク・水あめ・異性化液糖・コーン油（トウモロコシ）、 ナタネ油（ナタネ）、綿実油（綿）、食品添加物など

表示義務のない食品の表示例

遺伝子組み換え作物を使用していない場合　大豆(遺伝子組み換えでない)（任意表示）または　大豆
遺伝子組み換え作物を使用している場合　大豆

遺伝子組み換え食品の表示義務

（リーフレット「遺伝子組み換え食品を避けるためのチェックシート」
遺伝子組み換え食品いらない！キャンペーン編著より）

しかし、これら「表示義務のある商品」でも、「意図しない混入」ならば、「5％まで遺伝子組み換え食品が入っていても表示しなくていい」ようになっている。そのため、「遺伝子組み換えでない」と表示されていても、遺伝子組み換え原料が入っている（5％まで）可能性が高い。

「表示義務のない商品」は、「しょうゆ」「コーン油」「ナタネ油」「コーンフレーク」「異性化液糖」などだ。（前頁下表参照）これらは、「組み換えられたDNAや、これによって生じたタンパク質が検出できない」ことを理由に、表示が義務づけられていない。

また、家畜の「飼料」や「食品添加物」にも表示義務がない。

「納豆」は、「表示義務のある」食品だが、遺伝子組み換えでない場合の表示は、「大豆」とのみ記せばいいことになっている。「遺伝子組み換えでない」と表記してあるのは、「任意表示」（消費者への自主的な配慮）ということになる。

EUは「すべての食品」「飼料」に表示義務

私たちが日常的に口にする、市販されている「食パン」の場合、その原料のなかに含まれていると思われる「遺伝子組み換え由来」のものには、次のようなものがある。

「糖類」「マーガリン」「植物油脂」「醸造酢」「乳化剤」「大豆」など。また、素麺のたれや煮物に重宝する「つゆ（希釈用）」の原料のなかで、「遺伝子組み換え由来」と思われるものには次のようなものがある。「しょうゆ（脱脂加工大豆、大豆）」「ぶどう糖果糖液糖」「みりん」「調味料

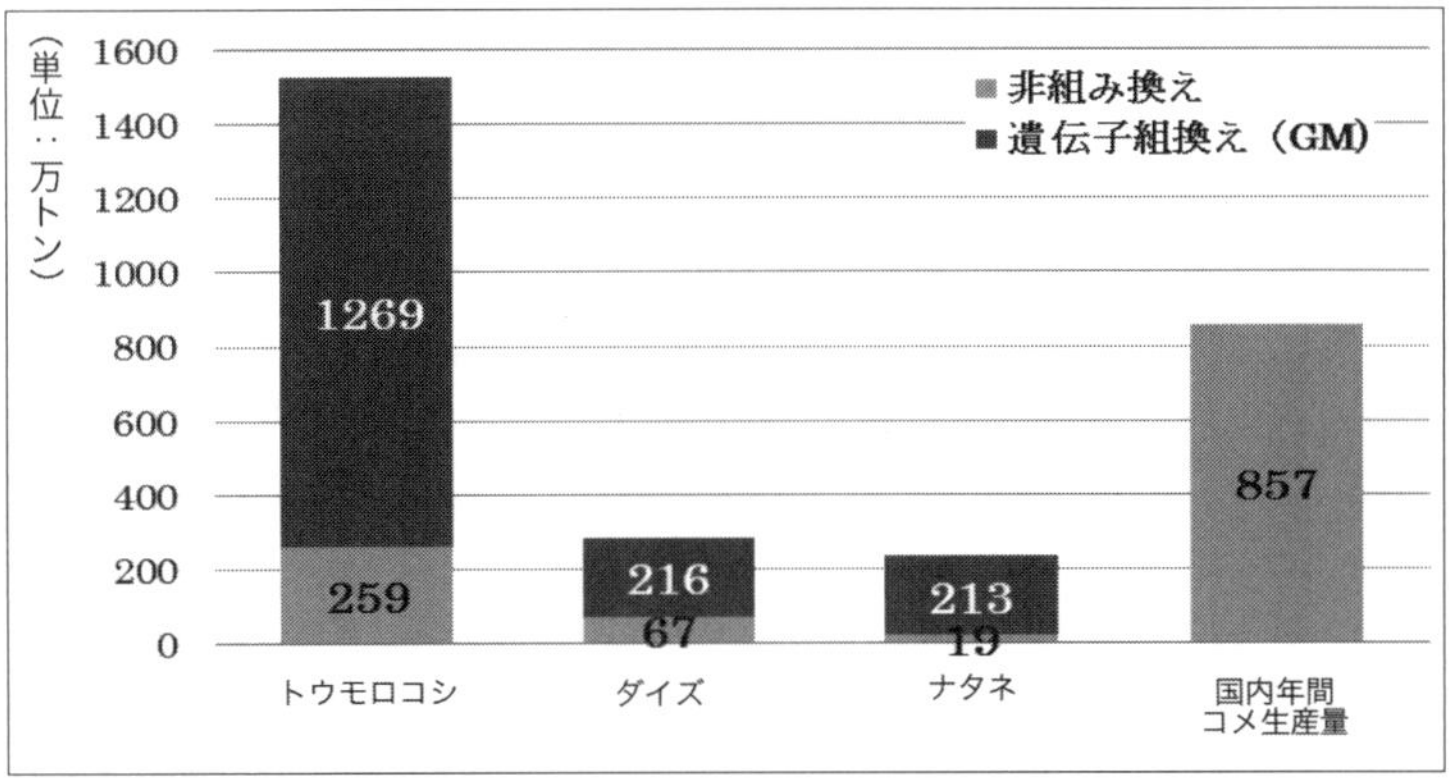

日本の年間穀物輸入量とうち遺伝子組換え作物の比率の試算
（遺伝子組換え作物が商業利用されているトウモロコシ、ダイズ、ナタネに限る）
（財務省貿易統計〈2011〉、アメリカ農務省「Acreage〈2010〉」、
国際アグリバイオ事業団（ISAAA）年次報告書〈2011〉、
農林水産省「食料需給表（平成 23 年度速報）」より田部井豊氏作成）
出典「みんなで考えよう 遺伝子組換え農作物・食品」
（http://www.life-bio.or.jp/topics/pdf/topics461.pdf ９頁より）

（アミノ酸等）」「アルコール」など。子どもの好きな「チョコレート」のなかにも「植物油脂」「還元水あめ」「レシチン（大豆由来）」など、「遺伝子組み換え由来」と思われる原料が含まれている。

以上のように、私たちは大人から子どもまで、事実を知らされることなく、大量の「遺伝子組み換え食品」を、毎日、口に入れている。

一方、ＥＵでは、トレーサビリティ法（食品の流通経路を追跡調査できる）があるために、遺伝子組み換え作物を使用した「すべての食品」「飼料」に表示義務が課されている。「意図しない混入」の許容率は、日本の約６分の１の「０・９％」だ。

ところが、アメリカでは、消費者が強く求めているにもかかわらず、「遺伝子組み

換え」の表示はなされていない。

トウモロコシの世界最大輸入国

日本は遺伝子組み換え作物の「輸入大国」だ。

安全性の確認がきちんとなされていないまま、遺伝子組み換え大豆の輸入が始まったのが1996年。以来、18年間にわたって（2014年現在）大量の遺伝子組み換え作物が、国内になだれ込んでいる。

2013年7月現在、日本で輸入・流通・販売が認められている「遺伝子組み換え作物」は、大豆（12品種）、ジャガイモ（8品種）、ナタネ（18品種）、トウモロコシ（181品種）、ワタ（28品種）、テンサイ（3品種）、アルファルファ（3品種）、パパイヤ（1品種）の8品目254品種だ。

日本はトウモロコシの世界最大の輸入国で、年間約1600万トンを輸入している。そのうち約9割がアメリカ産で、その88%が遺伝子組み換え品種だ（2012年米国農務省調べ）。つまり、日本に入ってくるトウモロコシのほぼすべてが遺伝子組み換え品種だということだ。それらが、家畜の「飼料」や、「コーン油」「果糖」「コンスターチ」などの加工品や添加物の原材料として使われている。

大豆も年間約300万トンが輸入されているが、その約7割がアメリカ産で、うち93%が遺伝子組み換え品種だ（２０１２年米国農務省調べ）。つまり、大豆も輸入ものの約７割が遺伝子組み換え品種だと思っていいだろう。

また、もし、ＴＰＰ（環太平洋連携協定）が実施されれば、ますます、アメリカ産などの遺伝子組み換え作物が入ってくる可能性がある。同協定に「輸出国の食品の安全基準に適合する食品ならば、輸入する側の国の安全基準を必ずしも満たさなくても輸入しなければならない」という規定があるからだ。

「世界でいちばん、企業が活動しやすい国をめざす」（安倍晋三首相・２０１３年発言）という日本は、モンサント社をはじめとする多国籍アグロバイオ企業にますます「食」を支配される危険性をはらんでいる。

年々広がる自生「遺伝子組み換えナタネ」

日本では、現在、遺伝子組み換え作物の「商用栽培」は行なわれていない。しかし、栽培されていないはずの「遺伝子組み換えナタネ（除草剤耐性）」が、すでに全国で自生している。

遺伝子組み換えナタネの自生が最初に報告されたのは、２００４年6月29日。「２００２年と２００３年に調査した結果、茨城県鹿島港周辺で確認された」という農水省による発表だった。

その後も農水省や環境省によって調査は続けられたが、範囲が港の周辺に限定されていたため、「汚染の拡大」は不明だった。

そこで、2005年から市民団体（「遺伝子組み換え食品いらない！　キャンペーン」）の呼びかけによって、「遺伝子組み換えナタネ」の調査が全国で行なわれてきた。各生協の組合員を中心に毎年約1500人が参加し、主にカナダからのナタネが入る港と食用油工場、その港と同工場を結ぶ道路沿い、住宅街などが調べられた。すると、年度ごとに次のようなこと（特徴）がわかった。

2005年　住宅地でも見つかる
2006年　2つの除草剤に耐性をもつもの見つかる
2007年　多年草化したもの見つかる
2008年　カラシナとの交雑種見つかる
2009年　ブロッコリーとの交雑種見つかる
2010年　雑草ハタザオガラシとの交雑種見つかる
2011年　隠れ遺伝子組み換えナタネ見つかる
2012年　手がつけられないほどの汚染になる（汚染が全国化）

この調査に参加した「食と農から生物多様性を考える市民ネットワーク（食農市民ネット）」の天笠啓祐《けいすけ》さんによると、7年間にわたる調査から次のようなことがわかったという（2013年5月18日「国際生物多様性の日」記念イベント「日本でも広がるGMO汚染」より）。

○「遺伝子組み換えナタネ」の自生が年々ひどくなり、輸入港、食用油工場、輸送経路では自生が当たり前になった。それ以外のところにも広がっているが、原因は不明。
○飼料工場の近辺でも、複数カ所で「遺伝子組み換えナタネ」の自生が確認された。油粕《あぶらかす》を用いるため、「自生はありえない」と考えられていたところだ。
○カラシナや在来のナタネなどの交雑に加えて、他のアブラナ科の植物との交雑も起きている。生物多様性への影響が懸念。生態系をとおして食品への混入の可能性も近づいた。
○今後は、公的な機関による調査が必要。
○対策としては、市民や企業による「引き抜き」「清掃」に依存しているのが現状。国・自治体の姿勢（放置したまま）が問われる。
○根本的対策は、「遺伝子組み換え」品種が大半を占めるカナダからの輸入を停止し、国産の増殖につとめること。

天笠さんによると、世界各地で「遺伝子組み換え作物」の自生調査が行なわれているが、すでに「コントロール不能」な状況になりつつあるということだ。北海道が２００６年から２００８年までの３年間に行なったイネ、大豆、トウモロコシ、テンサイの「交雑試験」によっても、「隔離距離は交雑防止の役にたたない」ことが実証されている。イネの花粉は６００㍍先でも交雑することが確認されている。

自然全体を包括的に保護するための「生物多様性条約」

私たち人間も含めた生物の多様性を守るために、「生物多様性条約」（正式名「生物の多様性に関する条約」）が成立したのは１９９２年６月（発効は１９９３年12月）だった。米国を除くほとんどの国（２００９年９月現在、１９０カ国とＥＵ）が加盟した。

同条約で、「生物の多様性」とは次のように定義されている。

「すべての生物（陸上生態系、海洋その他の水界生態系、これらが複合した生態系その他生息または生育の場のいかんを問わない）の間の変異性をいうものとし、種内の多様性、種間の多様性および生態系の多様性を含む」（条約第２条、環境省訳）

この条約は、「多様性があって生態系が守られる」「多様性があって種が守られる」という考え方から、自然全体を包括的に保護するためにつくられた条約で、次の３つの目的が定められている。

①地球上の多様な生物をその生育環境とともに保全すること
②生物資源を持続可能なかたちで利用すること
③遺伝資源の利用から生ずる利益を公平かつ公正に配分すること

同条約では、「人間が操作してつくる生命操作生物は、その危険性から特別に扱うこと」とし、とくに「国境間の移動」に対して規制を求めた。そして、この条約を実効力あるものにするために、議定書をつくるように定めた（第19条）。

ＬＭＯから生物多様性を守る「カルタヘナ議定書」

「生物多様性条約」第19条にもとづき、遺伝子組み換え生物など、生命を操作してつくった生物を規制するために締結されたのが「カルタヘナ議定書」だ。２０００年1月に締結され、２００３年６月に発効している。正式名称は「生物の多様性に関する条約のバイオセーフティ（生物の安全性）に関するカルタヘナ議定書」。生物多様性条約特別締約国会議が開かれたのが、コロンビアの都市カルタヘナだったことから、カルタヘナの名前が議定書につけられた。

ちなみに、同議定書には１５０以上の国・地域が加盟しているが、米国、カナダ、オーストラリア、アルゼンチンなど、食糧輸出大国は加盟していない。

同議定書では、「現代のバイオテクノロジーによって改変された生物（Living Modified Organism＝ＬＭＯ）が、生物の多様性の保全および持続可能な利用に及ぼす可能性のある悪影響を防止するための措置」を規定している。ＬＭＯとは、遺伝子組み換え生物（ＧＭＯ）に、細胞融合で改造された生命体を加えたもの（「体細胞クローン動物」は対象外）。

同議定書のポイントは、次のようなものだ。

○前文で「予防原則」を求める
○ＬＭＯの国際間移動を規制
○輸出国に情報の正確さを確保するために法制定を求める（第8条）

○輸入国に国内規制を求める（法律でなくてもいい）（第9条）
○損害発生への責任と修復の方法を4年以内に確立するよう求める（第27条）

日本がカルタヘナ議定書を締結し（2003年11月）、それを実行するための「カルタヘナ国内法」を施行したのは2004年2月だった。ところが、遺伝子組み換え技術推進の立場をとる日本が定めた国内法は、規制力の乏しい、問題の多いものとなった。

EUが、前文で、「予防原則に基づいて人の健康に生じるリスクを考慮すること」を強調しているのに比べ、日本では、予防原則を『輸入規制に用いる』可能性あり」として制限した。さらに、「遺伝子組み換え作物が及ぼす直接的な影響」について、人間や農作物、昆虫や鳥などへの影響をすべて排除し、近縁の雑草への影響だけを調べて「遺伝子組み換え作物」を承認するという、まったく規制力のないものとなった。そのため、「雑草を守るための法律」と揶揄《やゆ》されたた。

開発企業の責任問う「名古屋―クアラルンプール補足議定書」

遺伝子組み換え作物が引き起こす「生物多様性への被害」をどうするか。「農家の経済的損失」などに対する責任の負い方をどうするか。生態系の修復や賠償の仕組みをどうするか。それら、「カルタヘナ議定書」第27条で求められた「損害発生への責任と修復の方法」について定めたのが「名古屋―クアラルンプール補足議定書」だ。これは2010年10月、名古屋で開催された第5回カルタヘナ議定書締約国会議（ＭＯＰ５）において、「法的拘束力をもつ補足議定書」として全加盟国によって合意された。

「予防原則」を基本とし、事業者の範囲に「種子開発企業」を含め、対象に「農業」も「人の健康」も含めた、「成果」のあるものとなった。しかし、「各国の対応にゆだねる」項目が多いことから、この補足議定書が実効性のあるものになるか否かは、「カルタヘナ国内法」の改正いかんにかかることになった。

「雑草を守るための法律」とまで揶揄されている「カルタヘナ国内法」を、遺伝子組み換え生物から「生物の多様性（人間・野生動物・作物）」を守るための「武器」とするには、これまでにない消費者の関心の高さ・深さが必要だろう。

第9章「低線量内部被曝」列島

少女の告発

「私は普通の子どもを産めますか。

何歳まで生きられますか。なぜ、私だけ転校しないといけないんですか。毎日、長袖、長ズボン、マスク、帽子で、とても暑い日も行っています。

外では遊べません。

私は2学期から転校します。後7日間しか学校にいれません。とってもいやで、とっても悲しいです。

私のユメは、去年とまったく違います。

放射能をなくしてほしいです。

普通の子どもを産みたいです。長生きしたいです」

（2011年8月17日、福島の子どもたちが国に「ひとり1人の思い」を訴えたときの小学校5年生少女の手紙、

『アヒンサー』3号〈PKO法「雑則」を広める会〉より）

「これからを生きる」少女に、「何歳まで生きられますか」「普通の子どもを産めますか」などと言わせる大人・国とはなんなのだろうか。この少女は本能的に、放射線によって「いのちの連鎖」が本来の有り様で行なわれない危機感を感じている。

この少女の声は、日本だけではなく、世界中の原発周辺に住み、常に、いのちを脅かされ続けている少女たちの声だろう。

現実味を帯びてきた「ナウシカ」と「腐海」

少女の「告発」にふれたとき、私は「ナウシカ」（宮崎駿原作のマンガ『風の谷のナウシカ』の主人公）を連想した。ナウシカとは、「海から吹き抜ける風によってわずかに腐海（後述）の毒から守られる辺境の土地＝風の谷」に生きる少女の名前。防毒マスクなしには生きられない汚染された世界で、王蟲（オーム）などの蟲（むし）と心を通わせ、腐海のもつ浄化力を理解する優れた感性の持ち主だ。

清浄な空・海・大地ではなく、放射能で汚染された環境のなかで生きざるを得ない少女たちが、「腐海」と接して生きるナウシカに重なった。

「腐海」とは、「滅亡した過去の文明に汚染され、不毛と化した大地に生まれた新しい生態系の世界」「蟲たちのみが生きる有毒の瘴気《しょうき》を発する巨大な菌類の森」だ。
2011年3月11日の福島原発事故は、日本そして世界を変えた。宮崎駿さんが1982年に描いた『風の谷のナウシカ』の世界が現実味をもって迫ってきた。彼は、壮大な物語の背景を次のように記している。
「ユーラシア大陸の西のはずれに発生した産業文明は、数百年のうちに全世界に広まり、巨大産業社会を形成するに至った。大地の富をうばいとり、大気をけがし、生命体をも意のままに造り変える巨大産業文明は、1000年後に絶頂期に達し、やがて急激な衰退をむかえることになった。『火の7日間』と呼ばれる戦争によって都市群は有毒物質をまき散らして崩壊し、複雑高度化した技術体系は失われ、地表のほとんどは不毛の地と化したのである。その後、産業文明は再建されることなく、永いたそがれの時代を人類は生きることになった」(アニメージュコミックスワイド判『風の谷のナウシカ1』宮崎駿著、1995年、徳間書店刊)
これは、まさに原発事故で汚染された後の地球の姿ではないだろうか。

広島型原爆約170発分が大気中へ、約300発分が海へ

「腐海」とは、各国の核実験での結果、「立ち入り禁止」になった土地、原発事故による放射能汚染で人が住めなくなったチェルノブイリや福島県などの「立ち入り禁止区域」ではないのか。今後、世界中に乱立した原発が事故を起こすたびに、「腐海」は確実に増え続けていく。

国際原子力機関（ＩＡＥＡ）によると、２０１０年1月現在、地球上で稼働中の原発は４３７基にのぼっている。第1位がアメリカ（１０４基）、第2位がフランス（59基）、そして第３位が日本（54基）だ。２０１４年7月現在、日本の原発54基のうち、福島第一原発の１～６号機の廃止が決まり、稼働中の原発は０となっている。

東京電力・福島原発の爆発によって生み出された放射性物質は、２０１１年段階で、広島型原爆（セシウム１３７に換算）の約１７０発分が大気中に、約３００発分が海に放出された。そして、現在（２０１４年）でも、同原発からは放射性物質が空に、海に放出され続けている。

地球上のすべての国は、空と海でつながっている。日本が、そして原発をもつ国が出し続けている放射性物質（放射性降下物）は、すべての国、すべての生物を汚染しつづけていることになる。

30㎞圏外で「耳なしウサギ」

「奇形動物」をインターネットで検索すると１８８万件がヒットする（２０１４年2月16日現在）。このなかには、携帯電話基地局からの電磁放射線（非電離放射線）によるものや、農薬など化学物質によるものなど、たくさんあるだろう。そこで「福島原発事故後」に限ってみると、「金色のカレイ」（三重県鳥羽市の沖合・底引き網にかかったもの）や、「ラベンダー色をしたタラバガニ」（北海道稚内）、「体長２㍍のイノシシ」（栃木県那須塩原市）などが目につく。

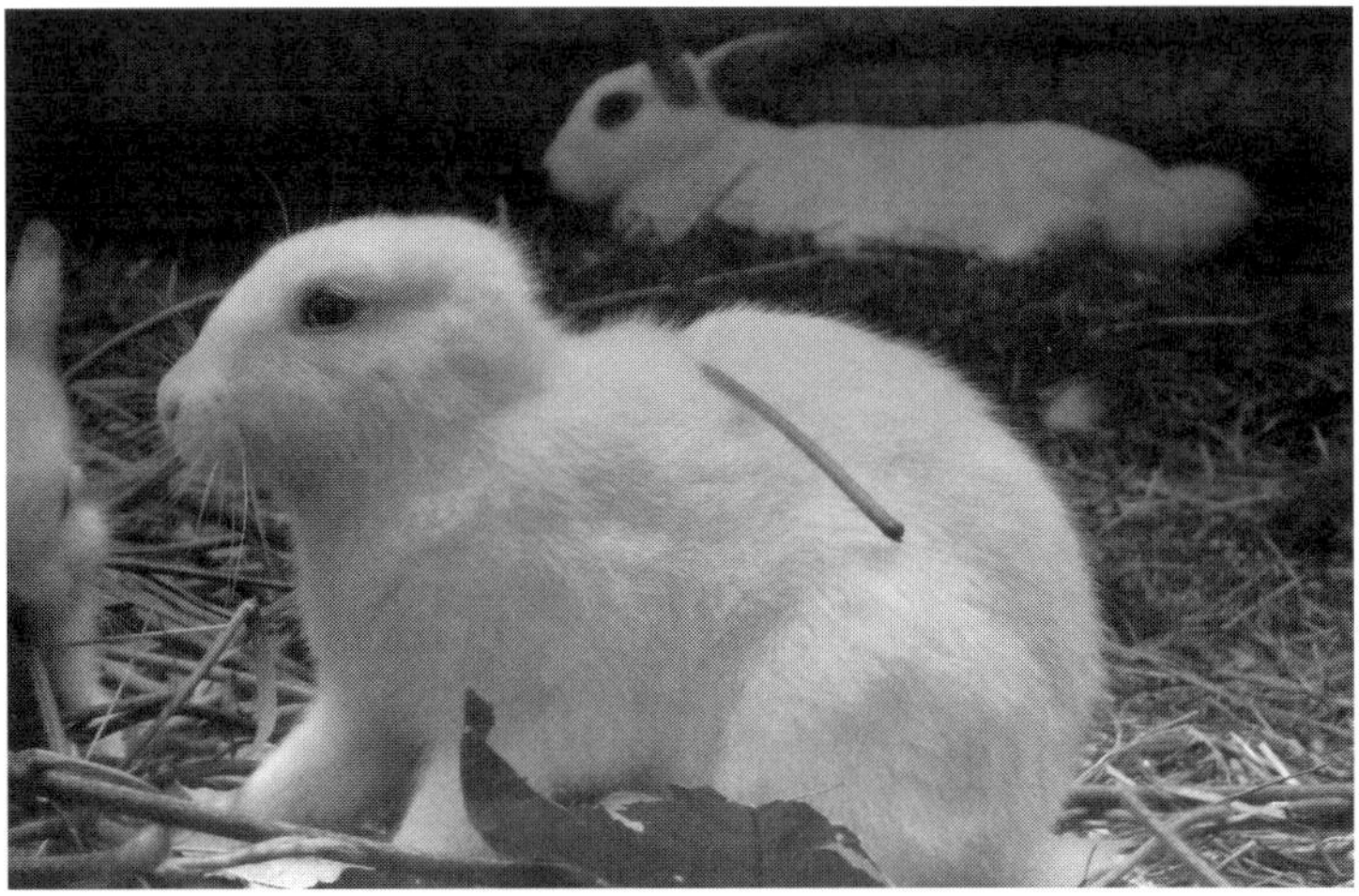

耳なしウサギ（2011年7月4日撮影）
（冊子『食品と暮らしの安全 No.268』2011.8、NPO法人食品と暮らしの安全基金、２頁より）

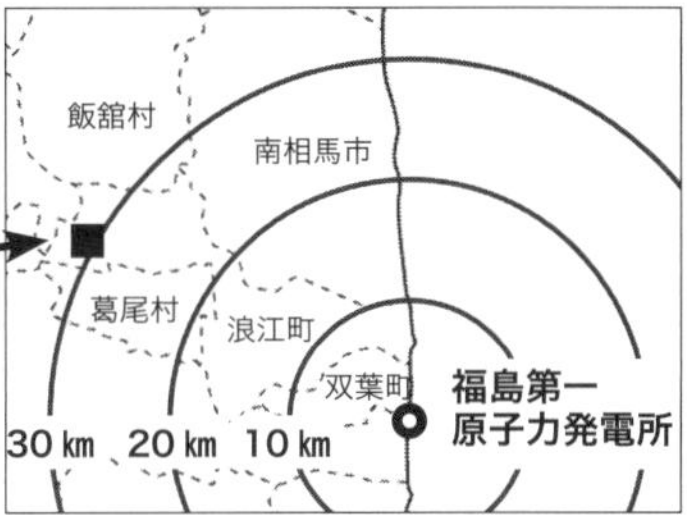

しかし、何と言っても福島原発事故後の「奇形」を象徴するものは「耳なしウサギ」だろう。２０１１年５月21日に飼い主によってYouTubeにアップされるとネット上で話題になり、約１００万回再生された。アメリカや韓国でも大きく報道され、現在でも（２０１４年２月16日）、「耳なしウサギ」で検索すると９６８０件がヒットする。

このウサギが生まれた場所は福島県双葉郡浪江《なみえ》町。福島第一原発から30㎞以上離れたところにある「ウサギ小屋」だ。報道（２０１１年５月29日付msn産経ニュース）によると、ウサギ小屋の持ち主である杉本祐子さんは、約18年前（２０１1年現在から）からウサギを飼っているが、「耳なし」が生まれたのは初めて。全国のあちこちからウサギを集めているので、近親交配ではないという。

その当時、飼っていたのは大人のウサギ21羽。「耳なしウサギ」が生まれたのは２０１1年４月末ごろだという。同じ母ウサギから他にも３羽が生まれたが、それらのウサギには耳があるということだ。

ウサギの妊娠期間は30～40日なので、「耳なしウサギ」が母ウサギに宿ったのは原発事故後の３月20日～４月1日ごろになる。

ウサギ小屋は原発の中と同程度の汚染

母ウサギが胎児を宿したころ、母ウサギはどれくらいの放射線をあびていたのだろうか。２０１1年７月４日に現地を訪問し、ウサギ小屋周辺の土の放射能（放射線を出す能力）を測り、その数値から３月20日の数値を割り出した人たちがいた。ＮＰＯ法人「食品と暮らしの安全基金」のメンバーだ。彼らによると、３月20日時点のウサギ小屋周辺の土の放射能は、「ヨウ素１３１」（半減期８日）が22万３０００Bq（ベクレル）／kg、「セシウム１３７」（半減期30年）が２万４５００Bq／kg、「セシウム１３４」（半減期2年）が２万４４００Bq／kgだった。

「ヨウ素１３１」「セシウム１３７」「セシウム１３４」は、ともに原発から出てくる放射性降下

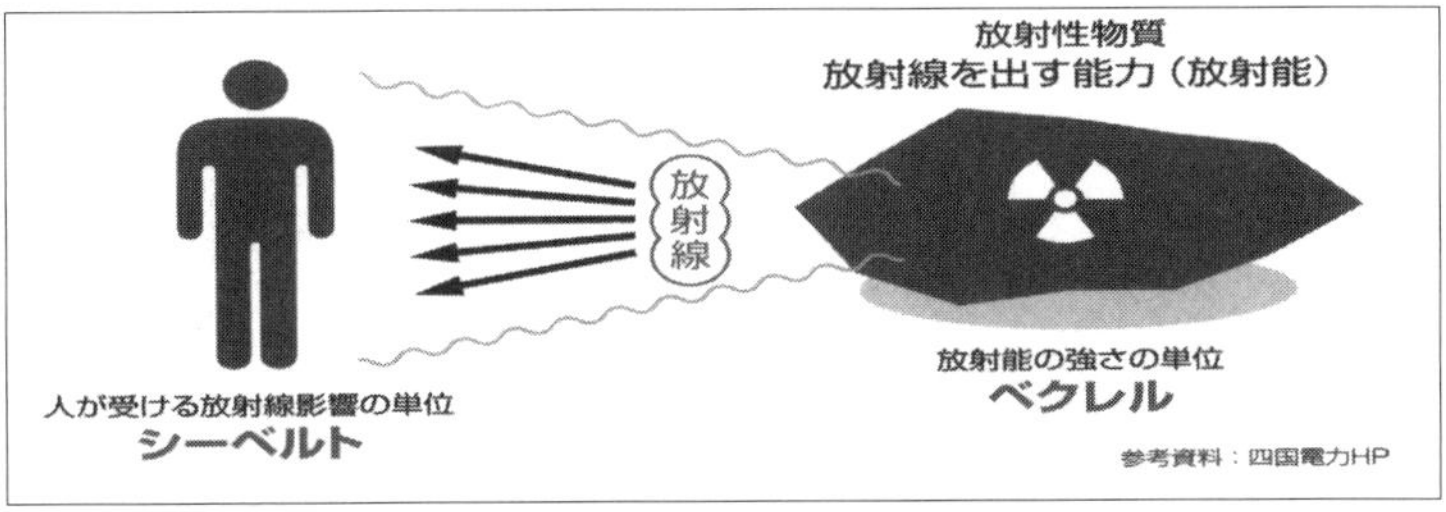

ベクレルとシーベルトの違い

（『世界一わかりやすい放射能の本当の話』別冊宝島編集部編、宝島社、27 頁より）

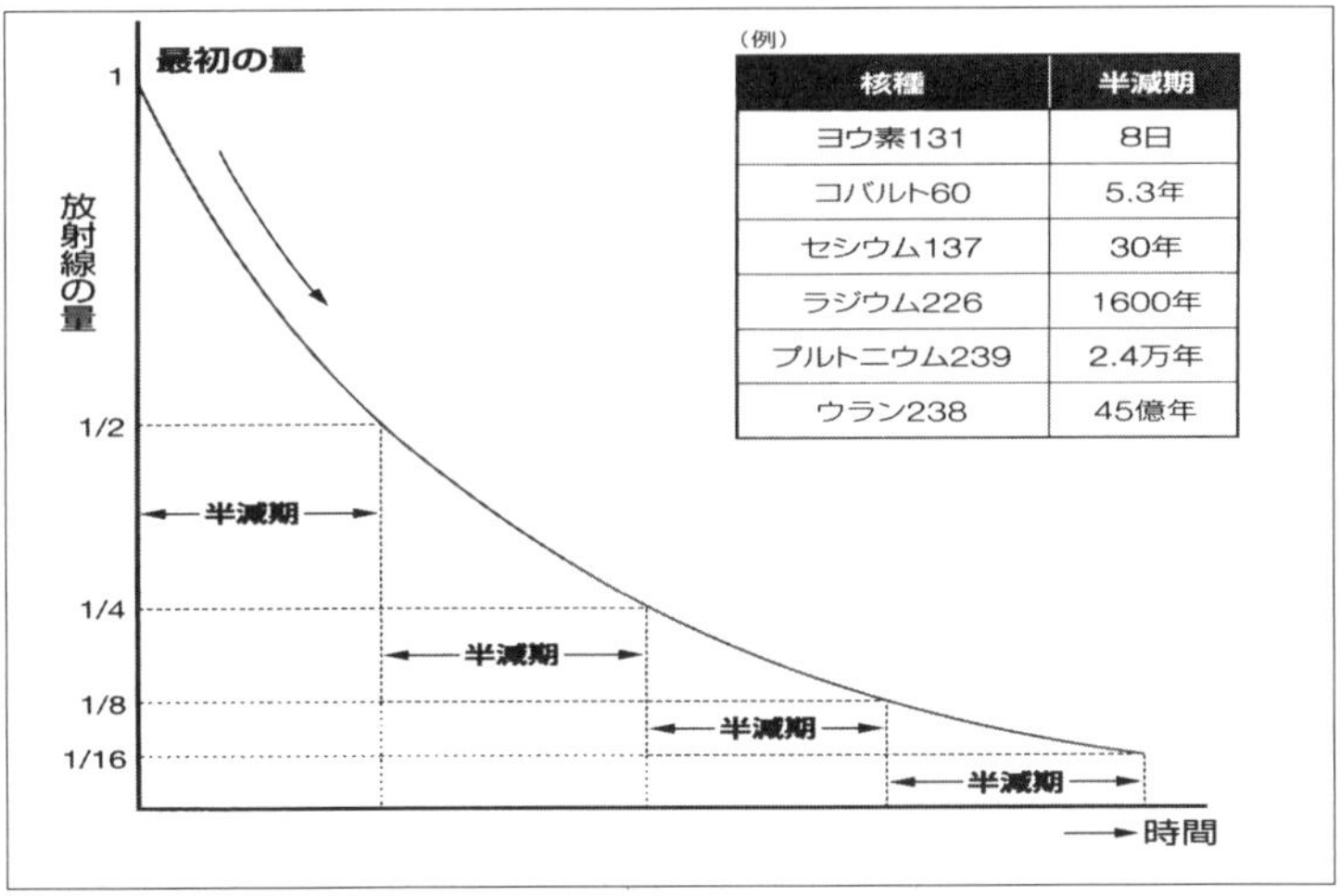

核種	半減期
ヨウ素131	8日
コバルト60	5.3年
セシウム137	30年
ラジウム226	1600年
プルトニウム239	2.4万年
ウラン238	45億年

放射性物質の半減期

（『世界一わかりやすい放射能の本当の話』別冊宝島編集部編、宝島社、23 頁より）

物（「死の灰」）だ。

「ベクレル（Bq）」とは、放射性物質がもつ放射能の強さの単位。「1秒間に何個の原子が放射線を出しているか（崩壊するか）」を示す。「1ベクレル（Bq）」とは、「1秒間に1個の原子が放射線を出している（崩壊している）」ことを表している。「22万3000Bq（ベクレル）」とは、「1秒間に22万3000個の原子が放射線を出している（崩壊している）」ことを意味している。

「半減期」（物理学的半減期）とは、「元の放射性物質の数が半分になる期間」のこと。

また、「ヨウ素131」「セシウム137」「セシウム134」は、ともにβ（ベータ）線とγ（ガンマ）線を放出して生体を傷つける。β（ベータ）線を止めることができるのは「アルミニウムなどの薄い金属板」、γ（ガンマ）線を止めることができるのは「鉛や厚い鉄の板」だけだ。

そして、生体内に入った場合、「ヨウ素131」は甲状腺に、「セシウム137」は筋肉・肺・腎臓・肝臓・骨にたまりやすいことが知られている。

「ヨウ素131」の22万3000Bq／kgという値（ウサギ小屋周辺の土）は、2011年4月13日の使用済み燃料プールの水（爆発した4号機建屋に自衛隊や消防庁が放水して水を入れた）の値22万Bq／kgを超える数字だ。

ウサギ小屋は、事故を起こした原発のなかと同レベルの放射能で汚染されていた。

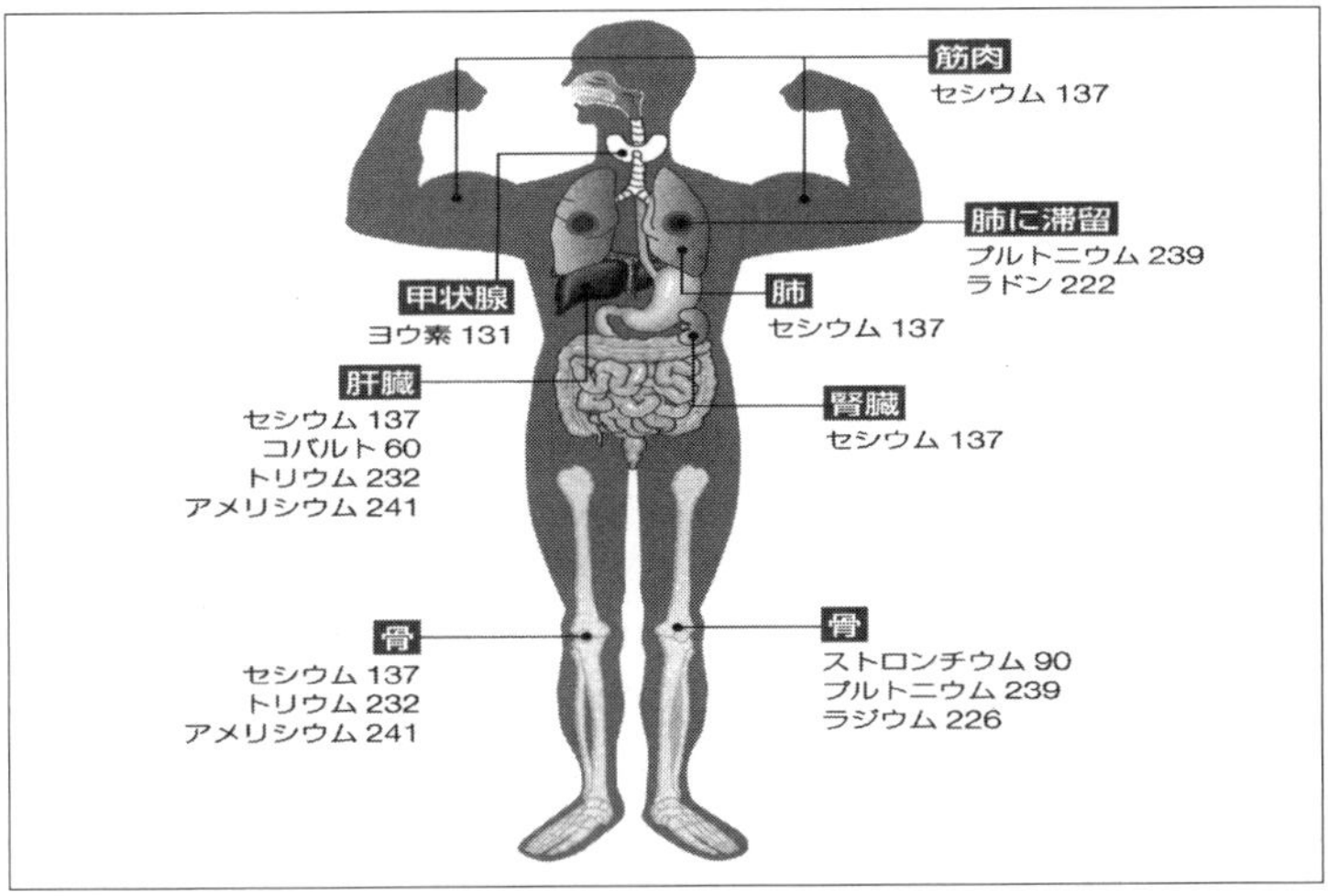

各放射性物質と結びつきやすい臓器

（『世界一わかりやすい放射能の本当の話』別冊宝島編集部編、宝島社、37 頁より）

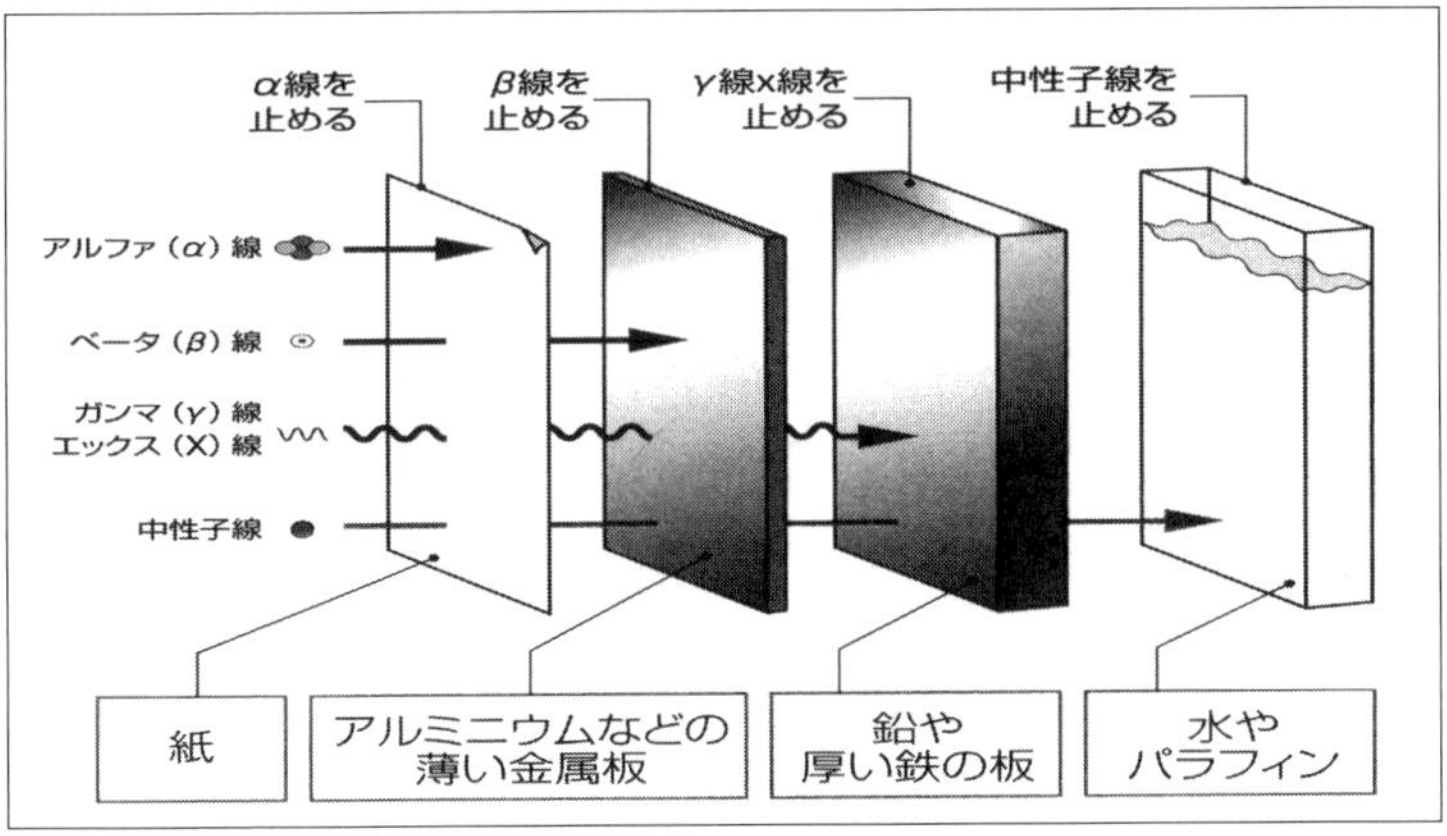

放射線を止める壁

（『世界一わかりやすい放射能の本当の話』別冊宝島編集部編、宝島社、25 頁より）

１０００mSvを超える胎内被曝で奇形に

「食品と暮らしの安全基金」のメンバーは、母ウサギが食べた草による「内部被曝」の量も計算している。内部被曝とは、「放射性の微粒子や気体を吸い込んだり、放射性物質が付着した飲食物を摂取したり、皮膚や傷口から吸収することによって、体内に取り込んだ被曝」のこと。外から受ける外部被曝の何百倍も危険だと言われている。

胎児が耳の奇形を生じる危険期は４日間ということで、３月20日の放射能値で、４日間に母ウサギが４kg（1日に1kgを食べたと仮定）の草を食べたとして、内部被曝した線量の影響を計算した。すると８４４mSv（ミリシーベルト）（「ヨウ素１３１」が７１４mSv、「セシウム１３７」が58mSv、「セシウム１３４」が72mSv）という値になった。

「シーベルト（Sv）」とは、人や動物などが受ける放射線影響の程度を示す単位。１Sv＝１０００mSv＝１００万μSv（マイクロシーベルト）だ。

私たちが1年間に受ける自然放射線（宇宙から・大地から・食べものから・呼吸から）による年間線量は2・4mSv（世界平均）と言われている。また、国際放射線防護委員会（ＩＣＲＰ）（日本も）が勧告している「公衆の年間人工放射線量の限度」は、「１mSv」だ。

放射線の遺伝的影響に詳しい野村大成大阪大学名誉教授によると、「指趾《しし》欠損等の通常の奇形は、閾値《いきち》が高く、８００～１０００mSvから発生する」という。母ウサギの内部被曝量８４４mSvという値は、ウサギの胎児が耳の奇形を生じるのに十分な値だと言えそうだ。

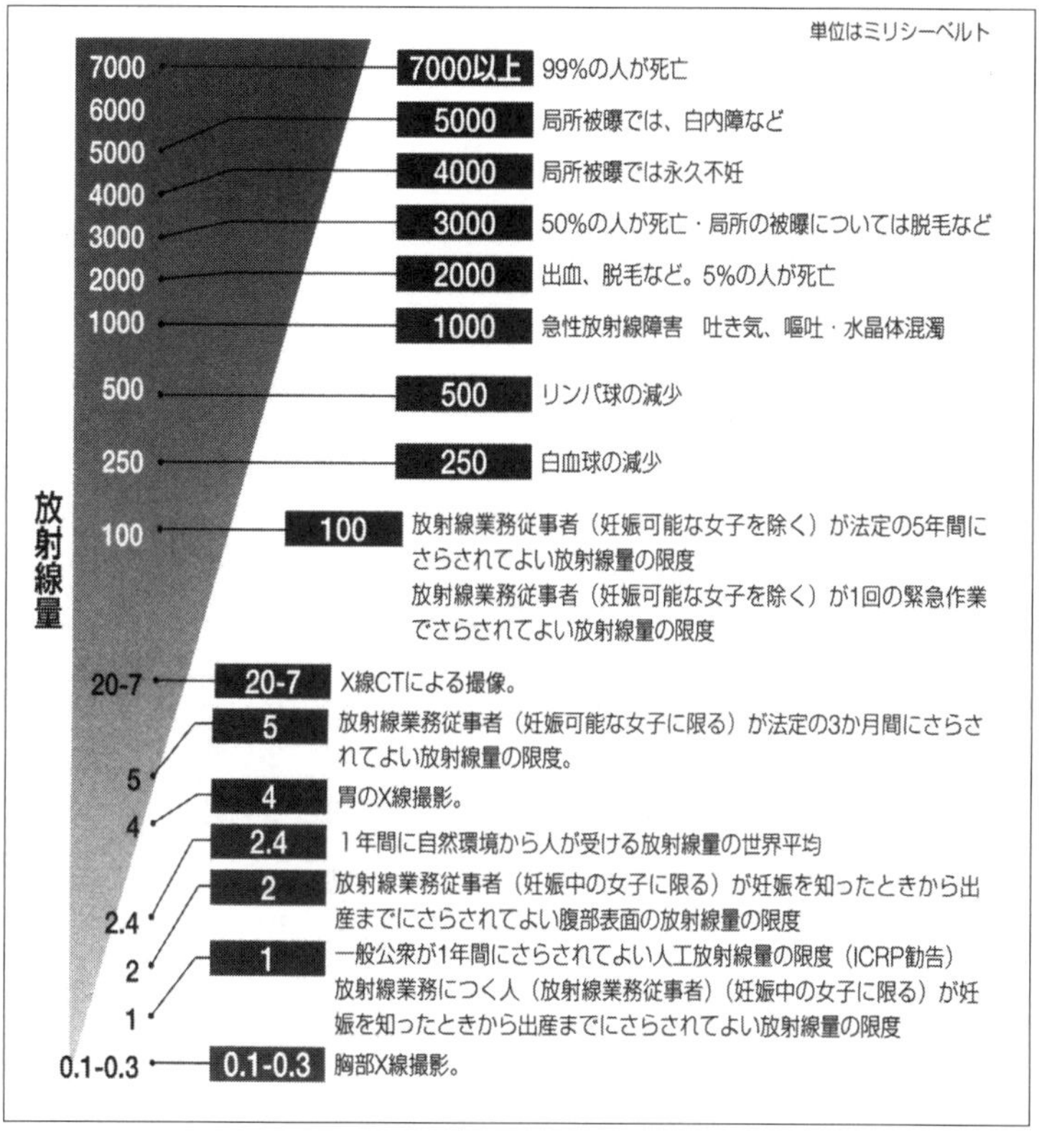

放射線量と体への影響

（『世界一わかりやすい放射能の本当の話』別冊宝島編集部編、宝島社、31頁より）

さらに、耳なしウサギは、母ウサギの胎内にいる間に、母ウサギの毛についた放射性物質からの放射線、大地からの放射線、母ウサギが取り込む空気からの放射線なども浴びる。それらを合計すると、耳なしウサギが胎内で受けた放射線の量は1000mSvを超える可能性がある。「公衆の年間人工放射線量の限度＝1mSv」の1000倍の値だ。

さきの野村大成大阪大学名誉教授がいう「800〜1000mSv」という「奇形を生む」閾値は軽くクリアすることになる。耳なしウサギは、福島原発事故がつくり出した人為的な「奇形」だということができよう。

ウサギが「耳なし」になるほどの放射線汚染のなか、同じ条件下で妊娠した30㎞圏外の女性たちは子どもを無事に出産したのだろうか。2011年3月20日〜4月1日に妊娠した人は2012年2月前後に出産したはずだ。

当時、20㎞圏内の住民には政府によって「避難命令」が出されたが、20㎞圏外の人々には避難命令は出されていない。

104人の子どもが「甲状腺がん」と「疑いあり」

原発事故による健康被害が、子どもたちにどんどん出始めている。

2014年5月19日に開かれた福島県の第15回「県民健康管理調査検討委員会」で、福島第一原発事故発生当時18歳以下だった子どもたちの「甲状腺検査」（約37万人が受診）で、3月31日時点での甲状腺がんが「確定」された子どもと「疑いあり」の子どもの合計が89人と発表された。前回2月に発表された２０１３年12月31日時点での「確定」と「疑いあり」の子どもの合計は74人だったので、３カ月でその数が15人増えたことになる。

さらに、８月24日に公表された報告書によって、６月30日時点（調査対象は約30万人）で、甲状腺がんの「確定」と「疑いあり」の子どもが１０４人（女68人、男36人）になったことが明かとなった。３カ月で、また、「確定」と「疑いあり」が15人増えたことになる。

これらの調査結果に対して、これまで、調査主体である福島県立医大の鈴木真一教授は、「１９８６年のチェルノブイリ原発事故で、甲状腺がんが発見されたのは事故から4年後。（がんと）福島原発事故との因果関係はない」と、繰り返してきた。はたして、ほんとうにそうだろうか。

原発事故前の２００８年、福島県で甲状腺がんになった19歳以下の子どもは0人だった。ちなみに、２００８年の日本全国すべての19歳以下の子どもで、甲状腺がんになった人数は72人と推定されている。「福島原発事故との因果関係はない」という鈴木教授の発言は、明らかにまちがいだ。

「ペトカウ効果」の発見

放射線による健康被害を考えるとき、もっとも重要なことは、「低線量内部被曝」の問題だ。

その基本となる学説が「ペトカウ効果」だ。

「ペトカウ効果」とは、「液体の中に置かれた細胞は、高線量放射線による頻回の反復放射よりも、低線量放射線を長時間、放射することによって容易に細胞膜を破壊することができる」というもの。

この「効果」は、カナダ・マニトバ州ピナワにあるカナダ原子力委員会のホワイトシェル核研究所の生物物理学者・医師であるアブラム・ペトカウ（1930〜2011年）によって1972年、偶然に発見された。

彼は、牛の脳から抽出した燐《りん》脂質でつくった細胞膜モデルに放射線を照射して、「どのくらいの線量で細胞膜を破壊できるか」という実験をしていた。当時、「放射線の人体に対する影響」の医学的な解明を阻んでいた壁のひとつが、「放射線に対する細胞膜の強大な障壁だった」からだ。

ペトカウは、X線の大装置から「15・6Sv／分」の放射線を「58時間」、「全量35mSv」を照射して、ようやく細胞膜を破壊することができた。ちなみに人の許容線量は1mSv／年である。

ところが、あるとき誤って、実験材料を少量の放射性ナトリウム22が混じった水の中に落としてしまった。すると、燐脂質の細胞膜は、「0・00001Sv／分」の放射線を受けて、「全量0・007Sv」を12分間被曝して、破壊されてしまったのだ。

驚いた彼は、何度も、何度も、同じ実験を繰り返した。しかし、その都度、結果は同じだった。

そして、「放射時間を長く延ばせば延ばすほど、細胞膜の破壊に必要な放射線はより少量でいい」ことを確かめた。

ノーベル賞に匹敵するほどの、世紀の大発見だった。

「ペトカウ効果」はなぜ起きるのか

さらに実験を重ねたペトカウは、「ペトカウ効果」がなぜ起きるのかを証明した。それは以下のようなものだった。

「放射線照射というものは電子の開放（電子を自由にすること）である。開放された（自由になった）電子は水中に分解している酸素に捕らえられ、フリーラジカル（活性酸素）と呼ばれる有害な陰イオンになる。陰性に荷電したフリーラジカル分子は、電気的に分極している細胞膜に引きつけられる。このことは、細胞にあるすべての膜の基本構造成分である脂質分子を融解する化学連鎖反応を引き起こす。

膜が傷害を受け、内容が漏れ出た細胞は、その傷害を修復できなければ、間もなく死ぬ。もし、フリーラジカルが細胞核の遺伝物質の近くで形成されると、傷害を受けた細胞は突然変異をおこし、生き延びるかもしれない」（ジェイ　M・グールド、ベンジャミン　A・ゴールドマン著『DEADLY DECEIT』の訳書『死にいたる虚構』・『低線量放射線の脅威』より）

この現象は、その後、ペトカウと他の科学者らによって、「バックグラウンド（自然環境）放射能レベルでも起こる」ことが証明された。

内部被曝のメカニズム

上記「ペトカウ効果がなぜ起きるのか」の証明は、「低線量内部被曝のメカニズム（実相）」を説明したものでもある。肥田舜太郎さん（広島で被爆し、被爆者をたくさん診てきた医師）が、「内部被曝のメカニズム」を『内部被曝の脅威』（ちくま新書）のなかで、より詳しく説明しているので、以下に紹介する。

「人体の細胞は全て体液に包まれている。体内で放射されるアルファ線、ベータ線などの低線量放射線は体液中に浮遊する酸素分子に衝突して、電気を帯びた活性酸素に変化させる。荷電して有害になった活性酸素は、電気的エネルギーで内部を守っている細胞膜を破壊し、大きな穴を開ける。

その穴から放射線分子が細胞内に飛び込み、細胞内で行なわれている新陳代謝（命を作る活動）を混乱させ、細胞核の中にある遺伝子に傷をつける。遺伝子を傷つけられた細胞が死ねば何事も起こらないが、生き延びると細胞は分裂して、同じところに同じ傷を持つ細胞が新しく生まれる。分裂は繰り返され、内部組織は細胞がたえず生まれ変わって生き続けるが、傷もそのまま受け継がれ、何かの機会に突然変異を起こす。細胞が内蔵、諸臓器を構成する体細胞なら白血病、癌、

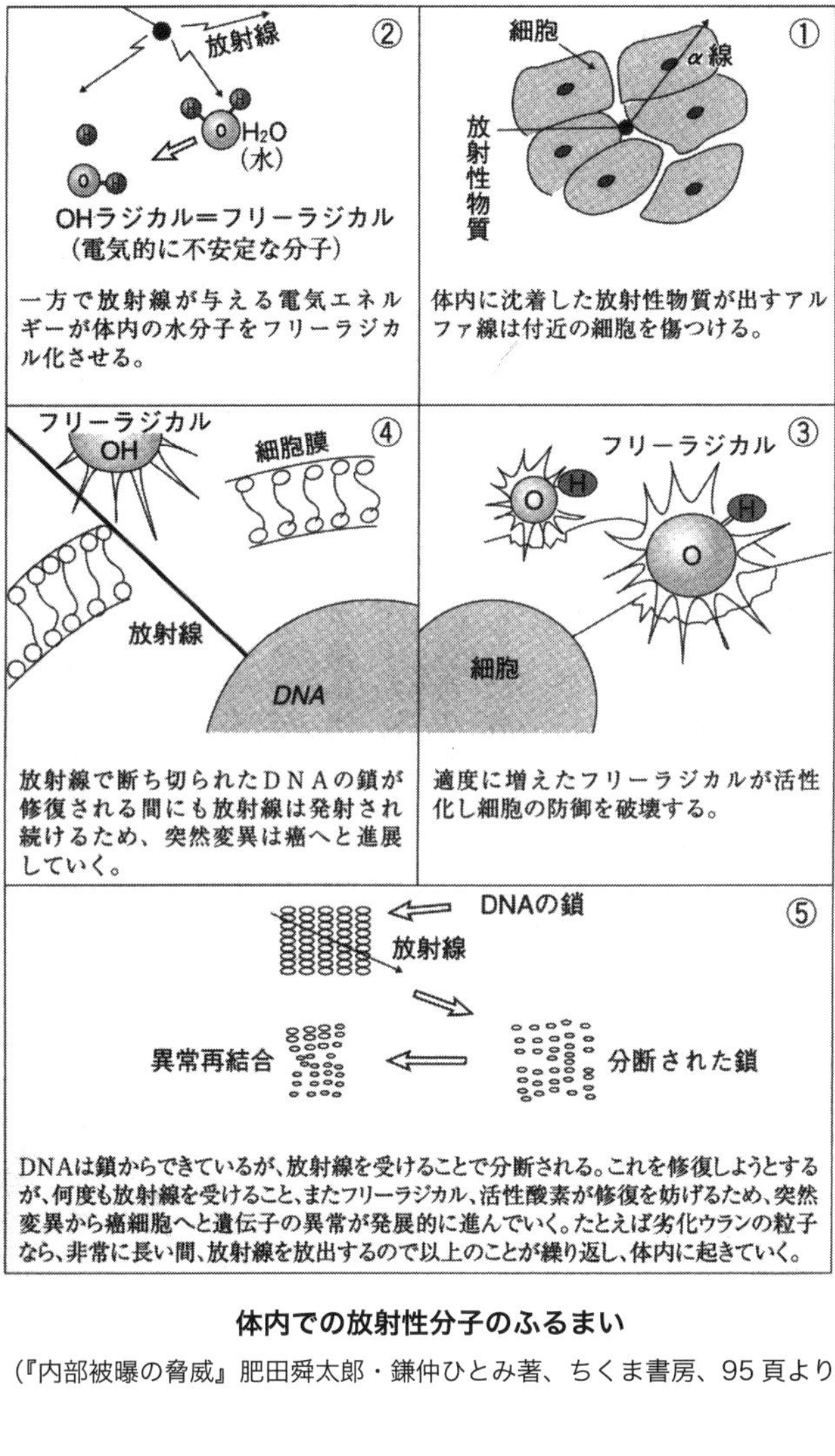

体内での放射性分子のふるまい

（『内部被曝の脅威』肥田舜太郎・鎌仲ひとみ著、ちくま書房、95 頁より）

血液疾患などの重篤な慢性疾患を起こして死に至らしめる。
また、生殖に関わる細胞なら代々、子孫の生殖細胞に傷が受け継がれ、何代目かの子孫に障がいを発生させる」(前頁図参照)
ちなみに、放射線(電離)は、学問的には「超微小な粒子(放射線分子)の流れ」と考えられており、その分子の大きさは、一般的な酸素、水素、窒素などの分子と同じく、細胞の約6兆分の1とされている。

大量より少数のフリーラジカルが危険

ペトカウは、また、「フリーラジカル生成によって起こる細胞傷害は、吸収エネルギー単位でみると、高線量放射線のほうが、低線量の場合より少ない」ことを発見した。これは、放射線が高線量の場合、フリーラジカルは濃縮され、「互いに不活性化し合う傾向をもっている」(フリーラジカルが多いと、互いにぶつかり合って、もとの無害な酸素分子に戻ってしまうため、細胞膜への傷害が少なくなる)ということだ。

このことをアーネスト・スターングラス(アメリカ、ピッツバーグ大学医学部放射線科・教授)は、次のように簡単な比喩で説明している。彼は、核兵器の実験によるフォールアウト(放射性降下物)によって内部被曝した米兵をたくさん診てきた医師だ。

「フリーラジカルを1人の人間と考え、満員の室内にいたとしよう。火事が起こり、みんながいっせいに逃げ出そうとする。その結果、お互いにぶつかり合って、少ししか逃げられない。しかし、もし、火事が出たとき、室内に数人しかいなかったら、みんながドアから容易に出られる。逃げ出す率は高く、効率がよい」(ジェイ M・グールド、ベンジャミン A・ゴールドマン著『DEADLY DECEIT』の訳書『死にいたる虚構』・『低線量放射線の脅威』より)

低線量放射線は、少数のフリーラジカルしかつくらないので、それぞれが十分に活性化された力をもち、その力で細胞膜を破壊し、傷害を与えるということだ。

「ペトカウ効果」が発見されるまで、放射性物質が体内に入って起きる被曝(体内被曝)は、「もし、微量であれば、人間が本来もっている防御本能が働いて無害となる」「微量な放射線なら大丈夫」という「微量安全神話」が唱えられてきた。しかし、「微量なものほど危険だ」ということがペトカウによって証明されたのだ。

原子炉閉鎖で乳児死亡率激減

「原子炉閉鎖で乳児死亡亡率激減」「最大で54・1%マイナス」という記事が2000年4月27日、東京新聞に載った(次頁)。

同年4月26日、「放射線の健康に与える影響」を調査している米研究機関「ラディエイション・パブリック・ヘルス・プロジェクト」(RPHP=放射線と公衆衛生に関する研究プロジェクト)が発表した、「原子炉の閉鎖により周辺に住む乳幼児の死亡率が激減した」という調査結果だった。

原子炉閉鎖で乳児死亡率激減

◆米研究機関が発表◆

最大で54.1%マイナス

【ワシントン26日大軒護】放射線の健康に与える影響を調査している米研究機関は二十六日、原子炉の閉鎖により周辺に住む乳児の死亡率が激減したとの調査結果を発表した。

調査は免疫学や環境問題などを専門とする医師、大学教授などで組織する「レイディエイション・パブリック・ヘルス・プロジェクト」（RPHP）が、一九八七年から九七年までに原子炉を閉鎖した全米七カ所の原子力発電所を対象に、半径八十キロ以内の居住の生後一歳までの乳児死亡率を調べた。

調査は、原子炉閉鎖前の死亡率と、閉鎖二年後の死亡率を比較しているが、それによると、八七年に閉鎖したワイオミング州のラクロッセ発電所では、一五・三%の死亡率減少だった。もっとも減少率の大きかったのが、九七年に閉鎖したミシガン州ビッグロック・ポイント発電所周辺で五四・一%の減少だった。減少は、がん、白血病、異常出産など、放射線被害とみられる原因が取り除かれたことによるものとしている。

RPHPによると、八五年から九六年までの全米幼児の死亡率は、平均で六・四%減にとどまっており、「原子炉の影響が実証された」としている。

米国では二〇〇三年までに二十八基の原子炉が、米原子力規制委員会（NRC）へ免許更新申請する時期にきているというが、RPHPによると更新にあたっては周辺の環境問題は考慮されておらず、今後、この問題でNRCへの強い働きかけが必要としている。

2000年4月27日付東京新聞

ＲＰＨＰは、免疫学や環境問題などを専門とする医師、大学教授などで組織された研究機関で、『DEADLY DECEIT』を著したジェイ　M・グールド（著名な統計学者・2005年死亡）とベンジャミン　A・ゴールドマン（2013年現在ＲＰＨＰの副責任者）が設立に関わった機関だ。

ＲＰＨＰは1987年から1997年までに、原子炉を閉鎖した全米7カ所の原子力発電所を対象に、半径80㎞以内に居住する生後1歳までの乳児死亡率を調べた。調査では、「原子炉閉鎖前の死亡率」と、「閉鎖2年後の死亡率」を比較した。

すると、１９８７年に閉鎖したワイオミング州のラクロッセ発電所周辺では、15・３％の死亡率減少だった。もっとも減少率の大きかったのが、１９９７年に閉鎖したミシガン州にあるビッグロック・ポイント発電所周辺で、54・1％の減少だった。

なぜ、減少したのか。それは、がん、白血病、異常出産など、「放射線被害とみられる原因が取り除かれたことによるもの」としている。

ＲＰＨＰによると、１９８５年から１９９６年までの全米幼児の死亡率は、平均で6・４％減にとどまっている。原子炉閉鎖に伴う15・３％や、54・1％もの乳児死亡率の激減は、「原子炉の影響」（原子炉から出る低線量放射線の影響）を実証したものとなった。

原子炉から１６０㎞以内で「乳がん増加」

原子炉から放出される低線量放射線は、「乳がんによる死亡者」も増加させている。アメリカにおける「乳がん死と原子炉との関係」を証明したのは、統計学者のジェイ　M・グールドだった。グールドは、１９５０〜１９８９年の40年間に、アメリカの女性（白人）の乳がん死亡者が2倍になった原因を、全米３０５３郡（州の下の行政組織）が保有する40年間の乳がん死者数を全てコンピュータに入力し、「増加した」郡と、「横ばい」・「減少した」郡を分類、調査した。

その結果、「増加した」のは１３１９郡、「横ばい」・「減少した」郡は１７３４郡であることがわかった。グールドは、「増加した」１３１９郡に共通する「増加要因」を探った。

すると、「原子炉から100マイル（160km）以内にある郡」で、「乳がん死亡数が増加している」ことがわかった。それより遠い場所にある郡では、「横ばい」または「減少」していた。乳がん死亡数増加の原因は、全米に散在する「各種原子炉から排出される低線量放射線」だった。（ジェイ　M・グールド著『内部の敵』）

日本人女性の「16人に1人」が乳がん

アメリカで乳がん死亡数が増加している「原子炉から100マイル（160km）」を日本に当てはめると、北海道の東部と沖縄を除いて、日本列島はすっぽりと原発54基（廃止決定分を含む）と六ヶ所村再処理工場の圏内（160km以内）にはいってしまう（次頁図参照）。つまり、上記の地域を除いて、どの県に住もうと、私たちは全国に点在した原子炉と再処理工場から排出される低線量放射線の影響を毎日、受け続けているということだ。

それらを裏付けるように、日本人女性のかかりやすいがんの「1位は乳がん」となっている。その発症率も年々増加傾向にあり、2013年には「16人に1人」が罹患している（2013ピンクリボンフェスティバル公式サイト）。

ちなみにアメリカの罹患率は8人に1人で、2013年の乳がん罹患者は約23万人にのぼっている（アメリカがん協会2013年版公式統計）。

日本で1年間に、新たに、乳がんと診断された人の数は、2004年から「5万人を超え」、

1995年（約3万人）から2005年（約5万人）の10年間でみると2万人が増加している（国立がんセンターがん対策情報センター調べ）。

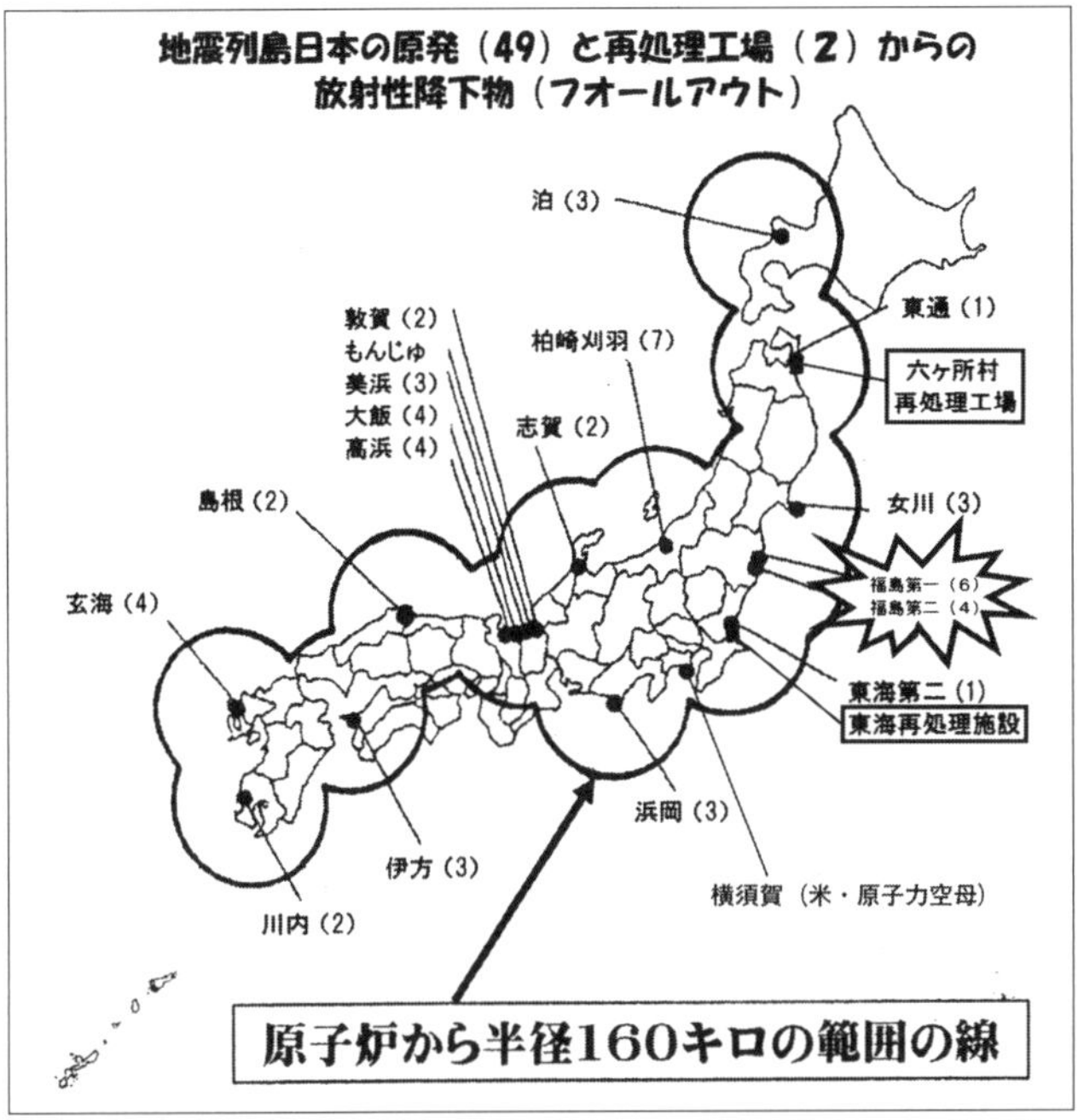

（冊子『アヒンサー　未来に続くいのちのために原発はいらない』第5号
2014年4月21日初版、PKO法「雑則」を広める会より）

WHO（世界保健機関）の付属機関であるIARC（国際がん研究機関）によると（2013年12月12日発表）、2012年のがんによる死亡者は世界全体で820万人になった。そのうち、「乳がん死亡者は52万2000人」で、前回（2008年）から14％の急増だ。「新規の乳がん患者」は、前回（2008年）から「20％増の170万人」にのぼっている。

2012年の特徴は、「途上国で乳がん患者が増加している」ことで、乳がんが主要な死因になっている、という。

原子炉（低線量放射線）問題は世界的な問題で、まさに女性のいのちに関わる「女性問題」だということができる。世界的に乳がんを減らす根本的解決は、世界中にある原発の「廃炉」しかない。

泊原発160㎞以内・以遠の「乳がん死亡数」比較

統計学者のジェイ M・グールドにならい、北海道の泊原発から160㎞以内とそれ以遠の乳がん死亡数を比較した人がいる。「岩内原発問題研究会」の斉藤武一さんだ。

泊原発は古宇《ふるう》郡泊村・共和町にある北海道電力が保有する唯一の原発で、1989年6月に1号基が運転を開始している。1号基、2号基、3号基があるが、現在（2014年12月）は、すべてが停止中だ。

斉藤さんは、1978年、25歳のときから35年間（2012年現在）、毎日、岩内港の防波堤で水温観測を続けてきた。「故郷の海を守りたい」という思いから、泊原発の「温排水の影響」を明らかにするために行なってきた（『子どもたちの未来のために――とても悲しいけれど空から灰がふってくる』〈寿郎社刊・DVD付〉参照）。

その彼が、「北海道における主要死因の概要」（北海道健康づくり財団・発行）24年分（1982～2005年）を手に、泊原発から160㎞以内と、それ以遠を比較していった。地図を拡大し、市町村ごとに乳がん死の数値を書き込み、平均値を出していった。

２カ月間、計算することだけに時間を使い、計算を10回して確認した。すると、「泊原発と、乳がん死と、雨量の間に強い相関性がある」ことに気づいた。また、「泊村が、北海道のなかでがん死亡率が1位である」ことを偶然、見つけた。その経緯を斉藤さんは、『子どもたちの未来のために――とても悲しいけれど　空から灰がふってくる』（脱原発紙芝居２０１３）という紙芝居にしている。

それに基づいて、彼が明らかにした事実をみてみたい。

原発・乳がん死・雨量に相関性あり

紙芝居は①～⑰であるが、①～⑩は省略し、⑪から紹介する。

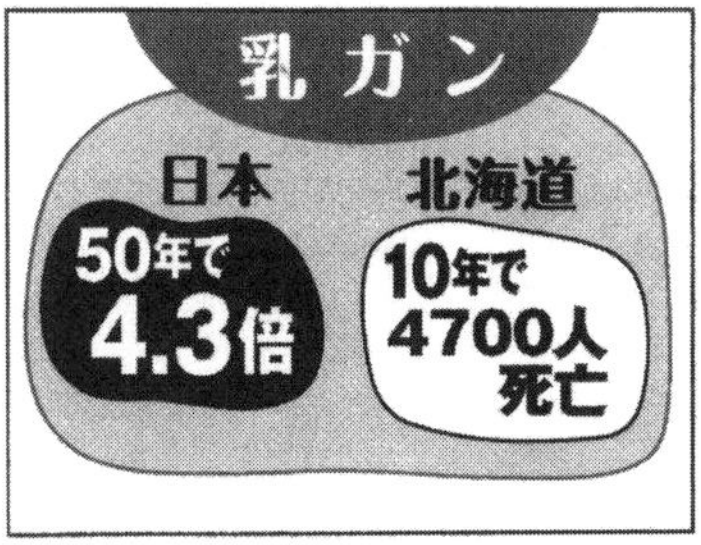

⑪

日本では、50年間（２０１２年現在で）に、「乳がん死」が４・３倍に増えている。北海道では10年間で４７００人が乳がんで死亡している。

「死の灰のついた雨」と「乳がん死」との関係を調べることを決め、岩内保健所から死亡に関する資料をもらう。

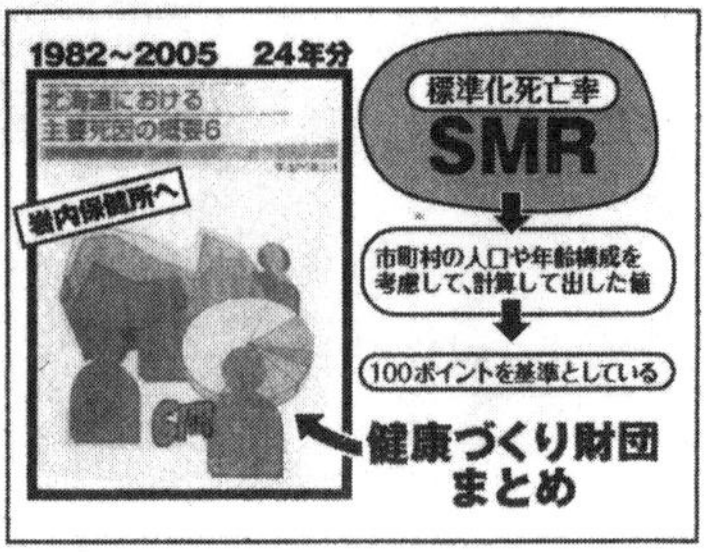

⑫

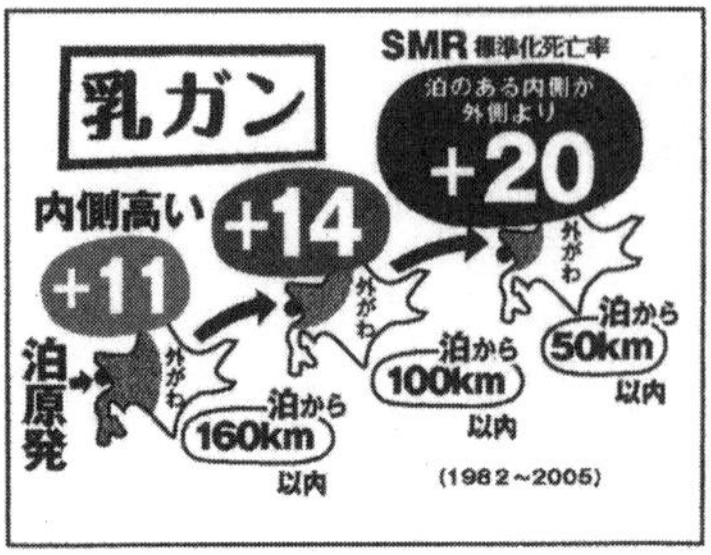

⑬

資料は「北海道における主要死因の概要」。１９８２～２００５年まで24年分の統計だ。市区町村別の「標準化死亡比（ＳＭＲ）」という数値を24年分、調べる。ＳＭＲとは、実際の死亡率ではなく、市町村の人口や年齢構成などを考慮して、人口などが異なる各市町村の死亡状況を比較できるようにした統計学的数値のこと。１００ポイントが基準となる。「あるがんのＳＭＲが高い」ということは、「そのがんの死亡状況が高い」ことを意味する。（著者注：上の紙芝居では「ＳＭＲ」が「標準化死亡率」となっているが、「標準化死亡比」と同じ意味）

泊原発から１６０km以内と以遠の乳がんのＳＭＲを比べる。１６０km以内で11ポイント、１００km以内で14ポイント、50km以内で20ポイント高くなった。つまり、泊原発に近づくにつれ、死亡率が高くなっていた。

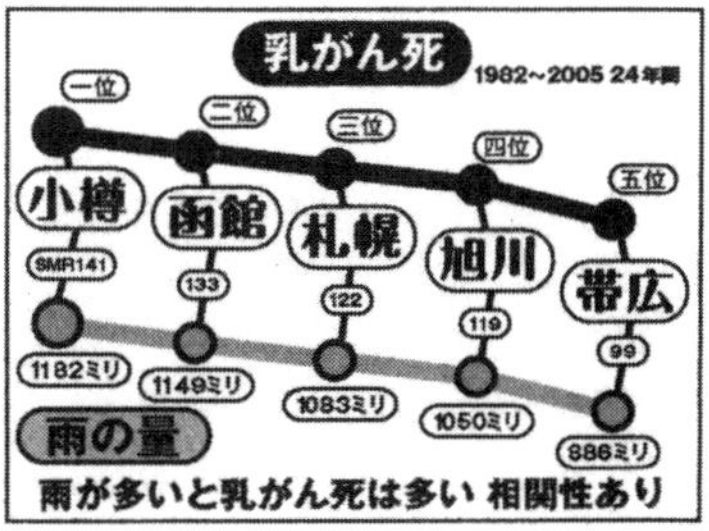

⑭

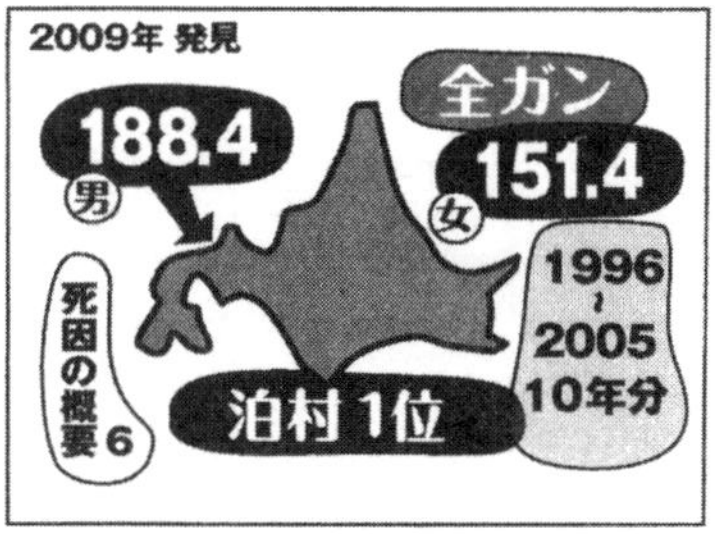

⑮

北海道における乳がん死の多い都市は、1位・小樽（ＳＭＲ１４１）、2位・函館（同１３３）、3位・札幌（同１２２）、4位・旭川（同１１９）、5位・帯広（同99）だった。

一方、上記都市の雨の量をみると、小樽（１１８２ミリ）、函館（１１４９ミリ）、札幌（１０８３ミリ）、旭川（１０５０ミリ）、帯広（８８６ミリ）。

雨量の多い都市ほど乳がん死が多いということがわかり、「雨量と乳がん死との間に、つよい相関性がある」という結果が出た。

２００９年冬に、乳がんの調査（１９９６~２００５年の10年分）をしていて、次のことを発見する。

全がんのＳＭＲが、泊村では男女とも北海道でダントツの１位」。女性は「１５１・４」、男性は「１８８・４」。

「全がんのＳＭＲ」とは、「肺がん」「食道がん」「大腸がん」「肝臓がん」「胃がん」「すい臓がん」「肝のうがん」など、調べた全てのがんのＳＭＲの平均値のこと。

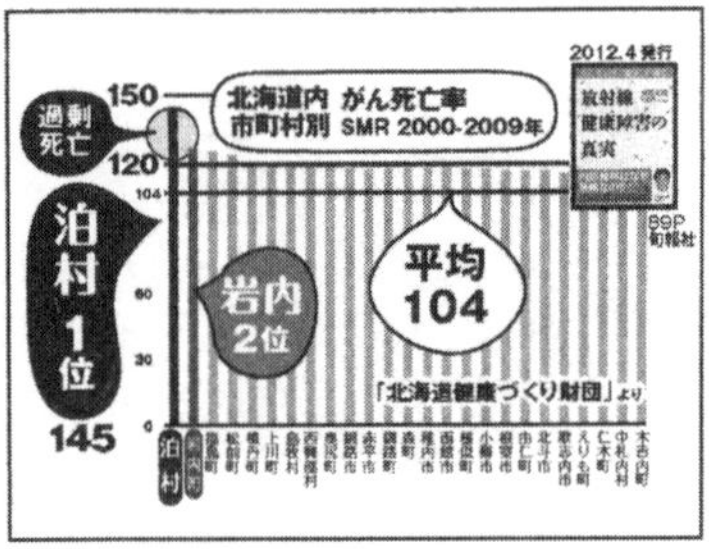

⑯

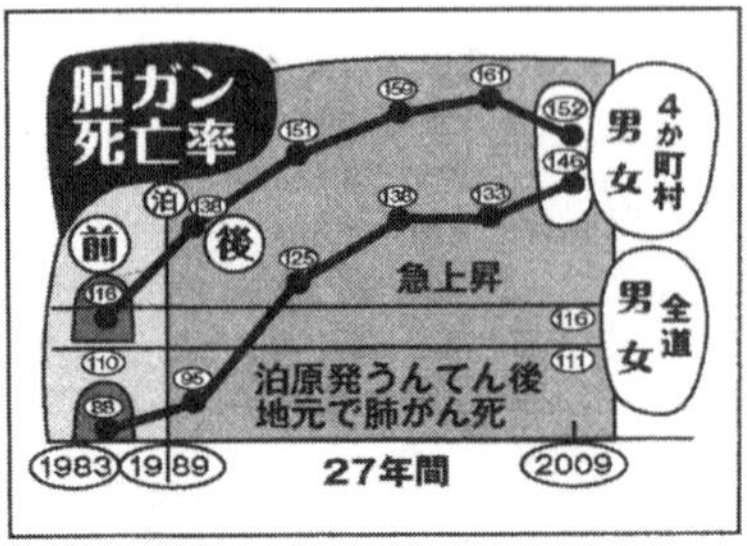

⑰

２０１２年、北海道がんセンターの西尾正道医師が、最新のデータ（２０００〜２００９年）で、北海道内市町村別の「がんのＳＭＲ」をグラフ化した。すると、「男女平均で、泊村が第１位、岩内町が第２位」だった。

平均は「１０４」のところ、泊村はそれより41ポイントも高い「１４５」だった。

泊原発の地元、４つの町村の合計（平均）で、原発の運転（１９８９年）を境にして、「肺がんのＳＭＲ」が急激に高まっている。

全道平均の「肺がんのＳＭＲ」は、２００９年の場合、女性が「１１１」、男性が「１１６」だった。それに対して、４町村合計（平均）の女性は「１４６」、男性は「１５２」。後者のほうが、女性で35ポイント、男性で36ポイント多い。原因としては、原発以外の影響は考えられない。

斉藤さんの調査は、『「原発」と『乳がん死』と『雨』の相関性」を明らかにした日本で初めての調査に違いない。また、「原発に近い場所で『全がんのＳＭＲ』と『肺がんのＳＭＲ』がもっとも高くなっている」ということを明らかにした貴重な調査となった。

泊原発周辺町村で多い「がん」の原因はトリチウムの放出？

２０１４年１１月、斉藤さんは、同じ資料「北海道における主要死因の概要」（２０１４年４月発行の「８」）を使って、２００３年～２０１２年の10年間分の市町村別標準化死亡比（ＳＭＲ）を元にして算出したがんのＳＭＲを調べて、次のことを解明している（斉藤論文「北海道第一位の泊村の『がん死亡比』の特異性について」参照）。

①「全がんのＳＭＲ」の第1位が泊村（１６１）、第2位が岩内町（１３６）と興部町（１３６）、第3位が寿都町（１３４）だった（全道平均は１０８）。これらの町村はいずれも海に面した場所（泊村・岩内町・寿都町は日本海側、興部町はオホーツク海側。次頁地図参照）にある。

②「全がん」が多いところは「肺がん」も多い。日本海側の2町村（泊村・岩内町）とオホーツク海側の2町村（興部町・西興部町）で、「全がん」と「肺がん」のＳＭＲがともに高い。

③「全がん」と「肺がん」のＳＭＲを、海岸部と内陸部で比較すると、海岸部の町村の方が高い。

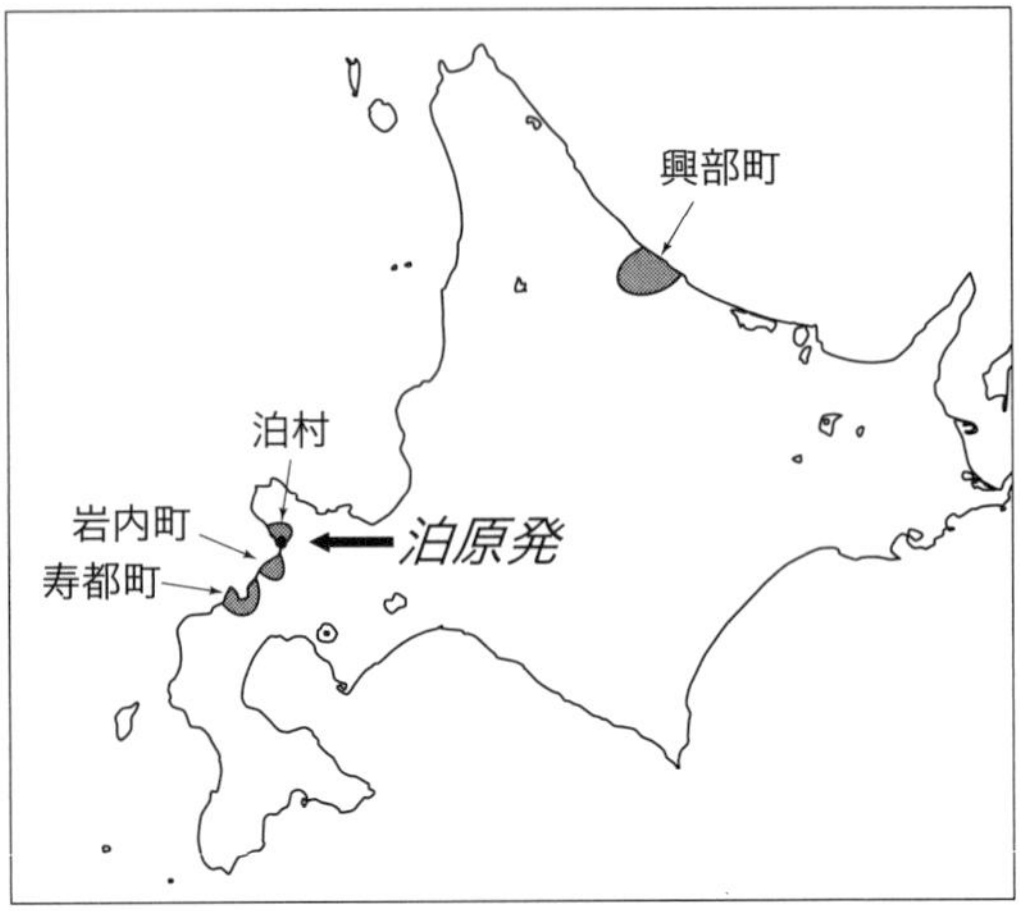

泊原発と「全がんのSMR」1位、2位、3位の町村

①②③から、斉藤さんは、泊村・岩内町・寿都町など泊原発から近い日本海側の町村で「全がん」や「肺がん」のSMRが高い原因として、過去25年間にわたって泊原発から日本海に放出され続けてきた放射性物質のトリチウム（三重水素）（物理的半減期は12・3年、弱いベータ線を放出）の影響が考えられるのではないかと指摘している。１９８９年以来、泊原発から放出され続けたトリチウムの量は５７０兆ベクレルに及んでいる。

トリチウムは国内全ての原発で発生するが、処理装置で除去することはできない。そのため、国は「人体への影響は限定的」として、一定量の海洋放出を認めてきた。泊原発の場合、3基が放出できる上限（管理基準値）は、年間１２０兆ベクレルだ。ちなみに、福島第一原発では、地元の反発から放出が控えられている。

このトリチウムは、国や国際原子力機関（ＩＡＥＡ）によって「影響は限定的」とされる一方、「水の形で体内に取り込まれたトリチウムは内部被ばくの原因になり、影響がないとは言い切れない」（北海道がんセンター・西尾正道名誉院長—北海道新聞２０１４年10月18日付「泊は海に放出過去25年」の記事より）という意見もある。

今後、泊原発と「がん」との関係を明らかにするためには、「大規模な疫学的統計学的実態調査をする必要がある」と、斉藤さんは指摘する。それが実現すれば、原発に近い海岸沿いの市町村で「がん」のＳＭＲが高い原因の一つに、トリチウムの放出があることが証明されるかもしれない。

福島原発事故で米に「2万2000人の過剰死」

ベンジャミン　Ａ・ゴールドマンによると（『低線量放射線の脅威』「鳥影社版への序文」から）、ＲＰＨＰ（放射線と公衆衛生に関する研究プロジェクト）の最近の調査で、「福島原発事故の放射性降下物で、アメリカの死亡率が上昇した」ことが明らかになったという。全米１２２の都市の死亡統計分析から、２０１１年の福島原発事故後の14週間のあいだに、アメリカで「２万２０００人の過剰死」がみられたというのだ。

「過剰死」とは、「任意の時間と場所で、違いが偶然にしか起こらないと考えられる場合、『実際の観測値』と、『国の基準に基づく予測値』との違い」（統計学的に明らかに多すぎる死）のこと。

この過剰死は、福島県でもみられた。『福島の空の下で』（佐藤幸子著・創森社）のなかで著者が指摘しているが、事故後の２０１１年３～11月の「福島県の子ども（1～19歳）」の病死者数」

を、2010年の同時期と比較したとき、前者が1・5倍に増えているのだ（グラフ参照）。

全国的に「子どもの病死者数」は、通常、冬・春に多く、夏・秋は少ない傾向にある。しかし、福島県では夏・秋に多かった。これは宮城県や岩手県ではみられない現象だった。

死因をみると、1位が「心疾患」、2位が「がん・白血病」、3位が「感染症」、4位が「肺炎」となっている。1位の「心疾患」は、前年の2倍に増えている。

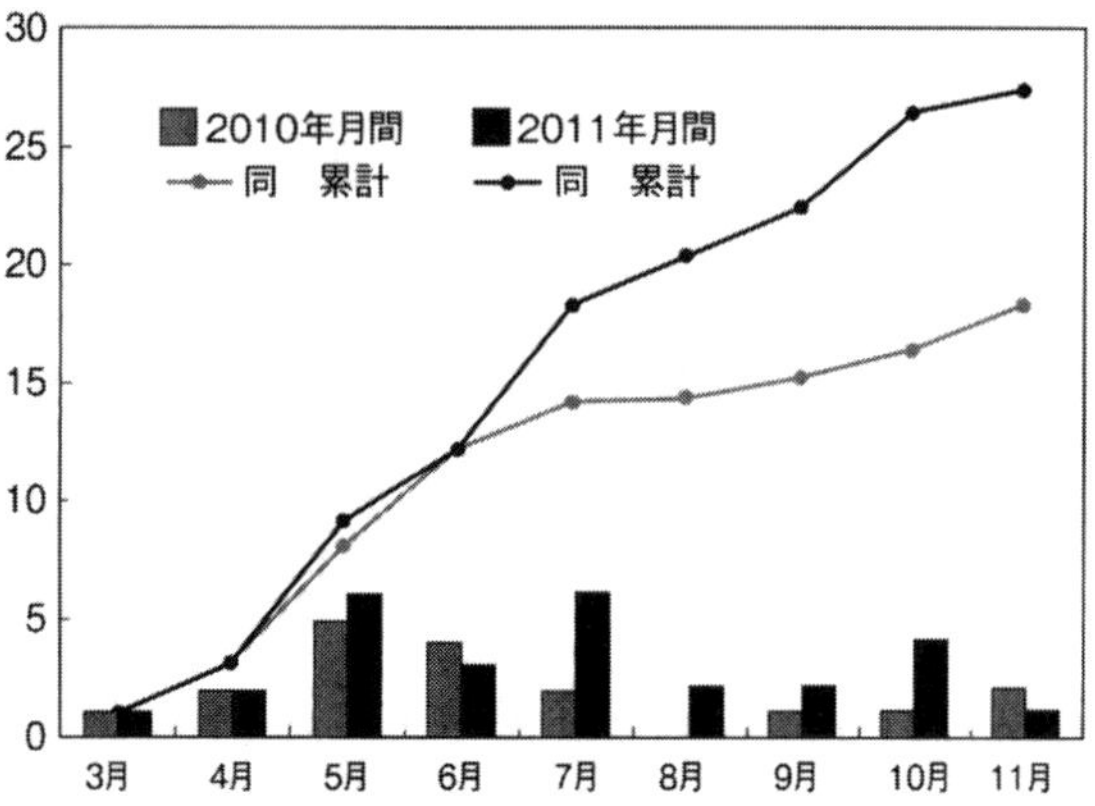

子どもの病死者数の推移
（福島県1-19歳・2010-2011年・3-11月）
（『福島の空の下で』佐藤幸子著、創森社、167頁より）

低線量放射線漏洩後に必ず起こる「過剰死」

ジェイ M・グールドとベンジャミン A・ゴールドマンは『DEADLY DECEIT』（『死にいたる虚構』・『低線量放射線の脅威』）のなかで、放射線量の公的な測定値と死亡率の膨大なデータから、「原子力施設や核兵器施設から低線量放射線の漏洩が起きると、その後に、決まって多数の『過剰死』が観察された」と記している。

１９８６年４月26日に起きたチェルノブイリ原発事故の後に起きたアメリカの状況についても、以下のように述べている。

「放射能は同年５月初めにアメリカに到達し、夏の期間中に４万人の過剰死をもたらした。さらに、低年齢層と高年齢層、エイズなどの感染症にかかっていた人の死を早めた。これは、原発事故による核分裂生成物が、免疫系の脆弱な人々に直接、有害な影響を与えたものと考えられた」

彼らは、チェルノブイリ原発事故以前の大規模な低線量放射線漏洩事故についても、同原発事故後と同じように、「過剰死が低年齢層と高年齢層に起こっている」ということを発見した。

まず、乳児死亡率と全死亡率（高齢者を含む）の増加が現れ、その後１年間、がん死の過剰増加が現れているという。「これは、核分裂生成物が体内に摂取され、免疫系の障害が起こることと関係しているかもしれない」「とくに、放射性ヨウ素は胎児の甲状腺を障害し、放射線ストロンチウムは骨髄に蓄積される」と記している。

原発事故後27年のウクライナ調査

どこに住もうと、ほぼすっぽりと54基（廃止６基を含む）の原子炉と六ヶ所村再処理工場から１６０㎞圏内に入ってしまう日本。そこに住み、福島原発事故を経験した私たちにとって、今後、問題になるのは長期間にわたる内部被曝の問題だ。

その土地を離れたほうがいいとわかっていても、事情があって、高線量の我が家に住み続けなければならない人々にとっても、最大の問題は、「いかに内部被曝を防ぐか」だろう。

その意味で、チェルノブイリ原発事故後27年（2013年現在）を生きているウクライナの人々の今の姿を知ることは、福島県の将来、日本の将来を考えるうえで、とても大事なこととなる。

そこで、注目したいのが、NPO法人「食品と暮らしの安全基金」（以下、安全基金）が、2012年2月からウクライナで取り組んできた「食事改善」を中心としたプロジェクトだ。

同プロジェクトをウクライナで進めてきたタチアナ・アンドロシェンコさんが2013年11月、さいたま市など5カ所で行なった講演内容（冊子『チェルノブイリ原発事故後27年のウクライナから　放射能被害の新事実――私たちの悲劇を繰り返さないで　1・1ベクレルから「痛み」が出た』安全基金）から、その概要をみてみたい。

タチアナさんは1967年生まれ。生まれ、育ってきた村は、チェルノブイリ原発から32kmのところにあるノーヴィミール村だった。その村に事故後6年間住み続けたが、7年後の1992年、国による強制移住政策によって村全体が200km南のコヴァリン村に移住してきた。コヴァリン村に住んですでに21年がたっている（2013年現在）。彼女は2003年、女性団体「希望」（故郷の歴史・文化・伝統を引き継ぎ、チェルノブイリ被災者で今も汚染された地域に住む人たちへの援助活動を行なう）を設立し、現在、その代表をつとめている。

安全基金が、タチアナさんの強力を得て、取り組んできたのは、以下のことだった。

①「ウクライナの孫」の支援と追跡調査
②「70日間保養プロジェクト」の取り組み
（１９８６年生まれの1人の女性を70日間、保養に出す）
③子どもたちの「痛み」の調査
④コヴァリン村で９家族の「食事プロジェクト」
⑤ビグニ村（放射線管理区域）で３家族の「食事プロジェクト」

「ウクライナの孫」の支援と調査

①「ウクライナの孫」の支援と追跡調査

１９８６年に生まれた子どもたち（子世代）は、２０１２年には26歳になる。すでに母親になっている女性も多い。１９８６年生まれの女性が胎児のときに被曝していれば、その子ども（孫世代）は卵子（生殖細胞）状態で被曝したことになる。調べると、孫世代に「小児がん」「脳水腫」「病気によくかかる」などの子どもがたくさんいた。

ユーリャ・キリチュクさんは１９８６年7月7日生まれ。同年4月26日のチェルノブイリ原発事故のときは、母親の胎内にいた。病弱だが結婚し、２００５年8月2日に息子のデニス君を出産。しかし、彼は「ウィルムス腫瘍」という小児がんにかかってしまった。この病気は、泌尿生殖器系や循環呼吸器系などに先天異常を併発することが多く、遺伝病である可能性が高い。

原発事故のとき、デニス君は、胎児だった母親ユーリャさんの「生殖細胞」だった。そのため、被曝による遺伝の可能性が高い。

「ウクライナの孫」の現状を知ることは、将来生まれる「福島の孫」について知ることができる。安全基金は、放射能被害者を支援する慈善団体「ザポルーカ」を支援しながら、「ウクライナの孫」の調査を続けることを決める。

国立小児神経外科病院の医師、ユーリ・オルロフさん（ウクライナ小児神経外科医協会・会長）によると、原発事故後、初期には主に「甲状腺障害」が、次に「がん（腫瘍）」と「先天異常」が増えてくるという。ユーリさんらは、脊髄や脳の成育異常の外科手術を年間５００件行なっている。事故当時も５００件だった。子どもの数が１１００万人（当時）から８００万人に減っているので、病気の子どもの割合は高くなっている。入院する子どもにいちばん多いのは「脳腫瘍」だという。

保養70日で「生きる喜び」取り戻す

②「70日間保養プロジェクト」の取り組み

（１９８６年生まれの１人の女性を70日間、保養に出す）

チェルノブイリ原発事故が起きた１９８６年に生まれた子どもたちの健康調査を行なった結果、体調の悪い子どもが多かった。そのため、１人を選び、70日間（２０１２年7月12日から）、非汚染地域で保養してもらうことにする。

選ばれたのは第3種汚染地帯（放射線管理区域）であるビグニ村に生まれ育ったナタリア。彼女は7歳で甲状腺障害の診断をくだされ、心臓にも障害を抱え（毎日、ニトログリセリンを持参）、20歳ぐらいから婦人科の病気もあった。生まれたときから「めまい」「足の痛み」を抱え、「鼻血」もよく出していた。弟は、骨のがんで20歳のときに亡くなっている。保養に出かける前は青白く、「生きる喜び」が彼女から感じられることはなかった。

70日後、顔色は良くなり、目の輝きも強くなり、髪にも艶が出て、見違えるように元気になった。生きる喜びを取り戻し、働く意欲も出て、いろんなことに対する興味も取り戻した。

ニトログリセリンも必要なくなり、血液検査・心電図によっても、回復が裏付けられた。安全基金の代表・小若順一さんによると、保養に70日が必要な理由は、セシウム137の生物学的半減期が70日（70〜100日という説も）であることから。

事実、ナタリアは45日では改善せず、54日目で体の痛みが軽くなり、70日目で痛みがなくなった。「生物学的半減期」とは、体内に取り込まれた放射性物質が代謝や排泄などによって体外に排出され、元の数の半分になる期間のこと。

「足の痛い子」72％、「頭が痛い子」81％

③子どもたちの「痛み」の調査

コヴァリン村の近く（エルコフフッィー村）で取材をしていた小若さんらは、「足が痛い」という4歳の女の子（エフゲーニャちゃん）に出会う。そこは非汚染地域だったので、「痛み」の理由に見当がつかなかった。３日後、原発から１２５㎞西にあるモジャリ村（放射線管理区域）の学校で、「足の痛い子？」と聞くと、約半数の子どもたちが手を挙げた。

そのため、調査の目的を「遺伝的影響」から「痛み」に切り替える。放射線障害に関する調査で、「痛み」の調査は「ウクライナでは初めて」だ。どのような病名がつこうと、１人の人間にあらわれる症状は痛みだ。痛みがあると、人は希望や意欲・好奇心が失われ、生活の質も低下する。

安全基金では、改めて、第３種汚染地帯（放射線管理区域）のモジャリ村、ピシャニッツァ村と、非汚染地域のコヴァリン村、ノヴィ・マルチノヴィチ村で、「痛み」の調査をする。すると、モジャリ村学校（第1～第6学年　対象生徒32人）では、「足の痛い子」が72%、「頭が痛い子」が81%、「のどが痛い子」が59%いた。

ピシャニッツァ村学校（第1～第7学年　対象生徒45人）では、「足の痛い子」が62%、「頭が痛い子」が47%、「のどが痛い子」が36%いた。

汚染がもっとも少ないノヴィ・マルチノヴィチ村学校（15～17歳と、参加した父母、計25人）では、「足の痛い子」は1人しかいなかった。ところが、「頭が痛い人」が18人（72%）、「鼻血が出る人」が13人（52%）、「風邪を引きやすい人」が12人（48%）いた。健康に問題のない人は、だれもいなかっ

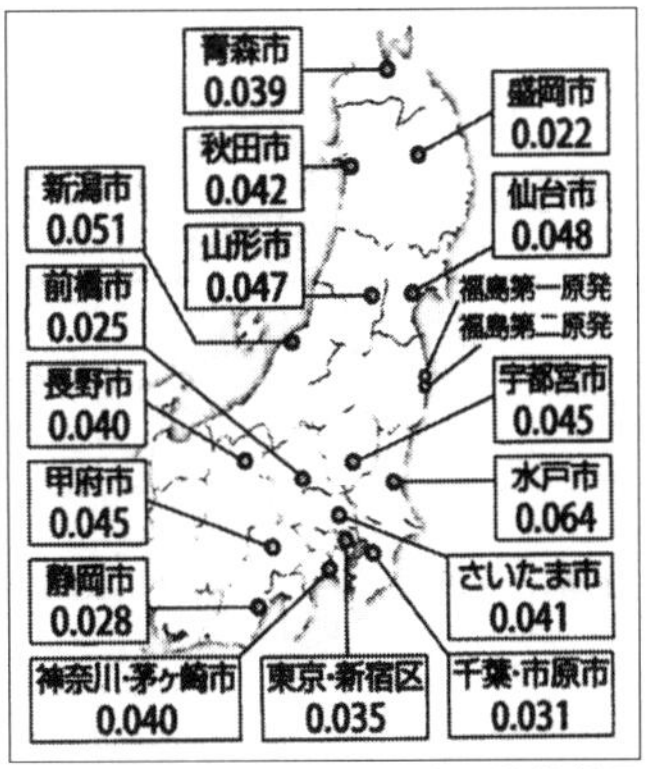

2013年10月11日の空間放射線量
（単位：マイクロシーベルト／時）
（2013年10月12日付読売新聞より）

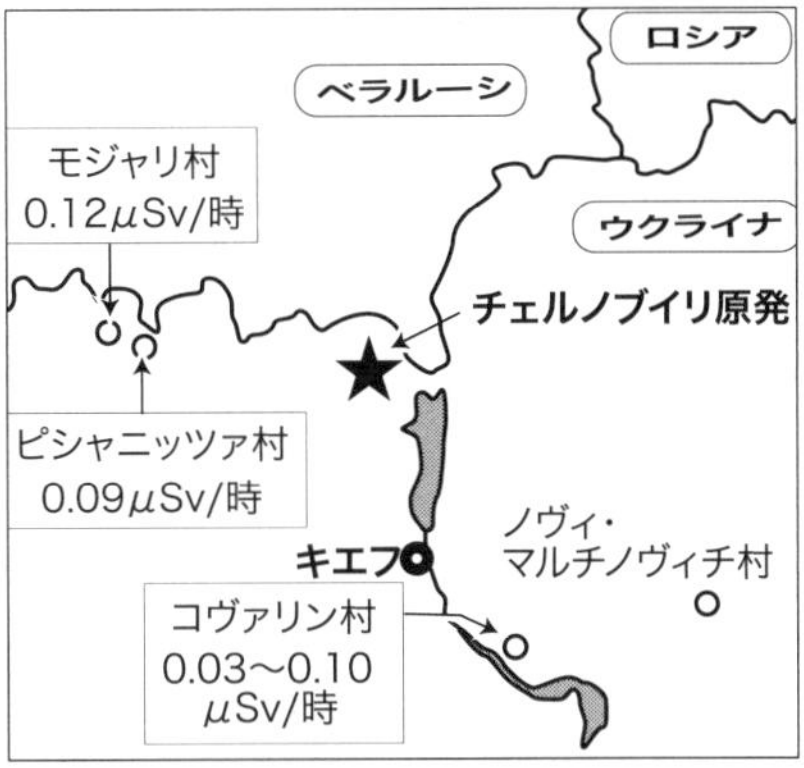

「痛み」の調査をした村とその空間線量
（冊子『放射能被害の新事実』
NPO法人食品と暮らしの安全基金、2013年、
23頁をもとに作成）

た。

ちなみに、モジャリ村の空間線量は0・12μSv／時（約1mSv／年）。ピシャニッツァ村の空間線量は0・09μSv／時。コヴァリン村の空間線量は0・03〜0・10μSv／時だった。

コヴァリン村の空間線量は、日本で言えば（2013年10月11日）、東京・新宿（0・035μSv／時）、さいたま市（0・041μSv／時）、仙台市（0・048μSv／時）と同程度の空間線量だ。

一方、2012年9月末からは、さらに低線量のウクライナ南部、原発から700km、800km、900kmと離れた村や町の子どもたち約2000人に、直接またはアンケートで次のことを聞いた。

「足が痛いですか？」

「頭が痛いですか？」

「めまいがしますか？」

「鼻血が出ますか？」

すると、南部の子どもたちは約90％が怪訝《けげん》な顔をした。「子どもの自分たちが、足が痛いとか、どこかが痛いなどあり得ない」「ただ座っていて鼻血が出るなど、ありえない」と。

その事実に、タチアナさんは逆に驚く。親戚・知人などみなチェルノブイリ原発ゾーンからの移住者で、どの人も、大人も子どもも、みな頭や足、心臓などに痛みを抱えていた。「痛みがあるのは当たり前」と思っていたが、「痛みがあるのは異常なのだ」と思い至った。

「森のキノコ・ベリー類・川魚」を食べないで

④コヴァリン村で9家族の「食事プロジェクト」

放射能の少ない食事に切り替えると、どのような症状がどのように軽くなったのか。それを調査したのが、「食事プロジェクト」だった。

場所はタチアナさんが住む放射能の非汚染地域にあるコヴァリン村。足や頭が痛かったり、治らない病気の子どもをもつ9家族が選ばれた。うち8家族は原発から32㎞にあるノーヴィミール村から1992年に強制移住で来た人たち。1家族だけが、最初からコヴァリン村で暮らしてきた人たちだ。

安全基金が9家族に求めたのは、「森のキノコ・ベリー類・川魚を食べない」ことと、体調に関する日記をつけてもらうことだった。

代わりに、隣村で購入した放射能汚染の少ない豚肉と牛乳を提供した。期間は、２０１２年11月１日～２０１３年３月中旬までの４カ月余り（３月19日と24日に聞き取り調査）。途中、１カ月ごとにタチアナさんは彼らを訪問し、痛みに関する同じ質問を行なった。

コヴァリン村の食材は、食品ごとに設定されたウクライナの基準をすべてクリアしていた。しかし、検出限界が10Bq（ベクレル）／kgのため、「不検出」となり、数値は不明だった。数値があるのは、安全基金が検査をした「キノコ」２１０Bq／kgと、２０１２年にデータが見つかったという「川魚」８・６Bq／kg（平均）の２つだけだった。

「痛み」を改善し希望を与えた「食事プロジェクト」

参加した９家族のなかにはタチアナさんの家族もいた。彼女自身、それまでは週に２～３回「めまい」が起きていた。めまいは断続して数時間続き、治まると、今度は、堪え難い頭痛が始まっていた（めまいは、原発事故以前は50歳以上の人がかかる病気だったが、今では子どもにも起きている）。

ところが、「食事プロジェクト」を始めると、めまい・頭痛が２週間に１回に減り、症状も軽くなった。冬にはよく風邪をひき、40度の熱が出ていたが、２０１２年から２０１３年にかけての冬には、あまり風邪をひかず、ひいても２日ぐらいで治ったという。

以下、９家族の改善した様子を簡単に紹介する。

〈家族1・レリャック家〉

「サメ肌」が治った12歳の少女ヤーナ

5人家族。家族は週に1～2回キノコを、月に1回川魚を食べていた。長女のヤーナは「サメ肌」（ウロコのようになった皮膚）で全身に「湿疹・シミ」があり、さまざまな病院で治療を受けたが、まったく治らなかった。学校では仲間外れにされていた。

安全な豚肉・牛乳に加え、超高純度ワセリン「サンホワイト」と「イワシ・飛魚・昆布の微粉末」2kgを提供。

4カ月後、ヤーナのサメ肌もシミも治り、ヘルペス（目の縁から頬にかけて出ていた）も減った。次男の「足の痛み」、母親の「背中のかゆみ」、父親（甲状腺障害）の「体調」もよくなった。

〈家族2・キリレンコ家〉

「頭痛・足の激痛」が消えた13歳の少女

6人家族。長女のナスチャ（13歳）は、2009年に「先天性肺腫瘍」と診断。肺の10カ所以上に腫瘍がある。「ひどい頭痛」「手足の痛み」「目の下の青・黒のクマ」があった。膝の周りに「筋肉がひねられるような痛み」があり、寝られなかった。

2012年12月の終わりころ、「足のひどい痛み」がなくなった。4カ月後には、「以前のような激痛」は消えた。３女（6歳）は弱々しい子どもだったが、「元気な子に」なった。

〈家族３・プロホレンコ家〉
「頭痛がなくなった」７歳の少年

６人家族。母親のアリョーナは１９８６年、ノーヴィミール村生まれ。10歳のとき「甲状腺障害」と診断。18歳で結婚し、４人の子もち。長男のセルゲー（7歳）は、「頭・足に痛み」があり、「鼻血」をよく出していた。学校から帰るたびに「頭が痛い」と、横になった。

２０１３年2月末、セルゲーは「最後に頭が痛かったときのことを思い出せない」ほどに回復した。双子の長女・次女（３歳）も、年に3～4回入院していたが、その冬には病気をしなかった。

〈家族４・ジャンキフスキー家〉
「足の痛み」が消え、「鼻血」が出なくなった14歳の少女

６人家族。キノコを1カ月に1～2回、川魚を週に1回、食べていた。子どもは４人の女の子。長女のディアナ（14歳）には典型的な原発事故による健康障害（「頭痛」「鼻血」「足の痛み」）があった。

４カ月後、「足の痛み」が消え、「頭痛」が減り、「鼻血」も出なくなり、「全体的に元気」に

なった。次女（12歳）も「泣き出すほどの足の痛み」があったが、軽くなり、「元気」になった。

〈家族5・コプチロ家〉
「心臓の痛み」が減り、「鼻血」も出なくなった15歳の少女

5人家族。キノコは月に2回、川魚は2〜3カ月に1回、食べていた。

娘のナスチャ（15歳）は、いつも気分がすぐれず、2〜3歳のころ「心臓が痛い」と入院したことも。ウクライナの小児科医にかかり「自律神経失調症」と診断される。「ヘモグロビン値」が低く、「青白い顔色」をし、「低血圧」で、「鼻血」もよく出していた。

4カ月後、「鼻血」は出なくなり、ヘモグロビンが増え、「血圧も正常」になった。「心臓の痛み」も減った。

〈家族6・コプチロ家の親戚〉
「頭痛」は2週間後、「心臓痛」は9週間後に軽くなった20歳の男性

2人家族。キノコは月に2回、川魚は2カ月に1回、食べていた。

長男のイワン（20歳）は、よく「頭痛」がしていた。「心臓も痛く」て、軽い薬を使っていた。

食事を変えて2週間後から「頭痛」が軽くなり、9週間後に「心臓の痛み」が軽くなった。以前は背中も痛かったが、痛まなくなった。

〈家族７・ヤレマ家〉

「めまい」「頭痛」がなくなった12歳の少女
５人家族。キノコも川魚も２週間に１回食べていた。

長女のマリーナ（12歳）は「頭がとても痛かった」。「めまい」「心臓の痛み」「鼻血」があった。

次女（７歳）も「足が痛く」病気がちで、１週間学校に行くと、次の３日は家で寝ているという状態だった。

２人とも２カ月半後から改善し始め、全ての症状が軽くなり、「鼻血」もなくなった。「手足の関節」を痛がっていたが、それも改善された。

〈家族８・アンドロシェンコ家〉
「風邪」が軽く、「胃痛」が改善し、「鼻血」がでなくなった３姉妹
５人家族。母親はタチアナさん。長女のカーチャ（26歳）が生まれたのは原発事故のあった１９８６年。事故のとき、タチアナさんは妊娠５カ月。妊娠中も体重は増えず、逆に15kg減った。
カーチャは14～15歳になってから「頭痛」「めまい」「ノイローゼのような症状」「血管性のジストニア」になった。毎年、風邪をひき、いったん風邪をひくと高熱を出して仕事を２週間休み、肺炎に進行することもあった。

次女（23歳）は、3歳から「ひどい胃痛」を訴えていた。

3女（14歳）は、7カ月の早産で生まれた。3歳のとき「先天性の乱視」であることがわかり、3歳半からメガネをかけている。4歳半で「強度の椎間板ヘルニア」と診断された。授業中でもノートの上を流れるほどの「鼻血」をよく出していた。

2カ月後、長女は軽い風邪ですむようになり、次女は6カ月後から胃の痛みを訴えなくなった。3女は、4カ月を過ぎるころから「鼻血」を出さなくなった。


〈家族9・シンカール家〉

固まった腕が動き、スムーズに歩けるようになった11歳の少年

7人家族。強制移住者ではなく、最初からコヴァリン村で暮らしてきた家族。川魚は月に1度くらいを食べていた。

長男のミーシャ（11歳）は、7歳で小学校に入学したが、2年生になるとペンがうまく握れず、本もうまく読めなくなった。「歩き方」もおかしくなった。症状はだんだん進行し、4年生からは教師が家庭訪問をするようになった。キエフ医療センターは2012年春、原因不明のため「開頭手術が必要」と診断していた。

2012年10月に天然だし（イワシ・飛魚・昆布の微粉末）を渡し、11月から豚肉・牛乳の提供を始めた。すると、同年12月には、「前より上手に歩ける」ようになり、頭痛や足痛も消えた。

ミーシャの弟（8歳）や妹（7歳）も痩せて、放心したような目つきをしていた。しかし、プロジェクトが進むにつれ、「枯れかけていた草花が、生き返ったように」血色がよくなり、活発になった。

２０１３年3月19日、安全基金のメンバーがミーシャを訪ねたとき、まだ足首が少し内側に曲がり、腕は自分で動かそうとすると、固まってしまう状態だった。「ミネラル・ペースト」（エキストラ・バージン・オリーブ油＋イワシ・あご・昆布の微粉末＋酢）をつくり、３人の子どもに、食事ごとに大さじ1杯、食べさせるように伝える。

5日後の3月24日、小若さんらが野口体操（野口三千三《みちぞう》が考案した体操。力を抜くことで、体がよく動くようになるのを追求したもの）で、ミーシャの体をマッサージする。すると、固まっていた右腕、左腕が動くように。内側に曲がっていた足首もほぐれ、一時的に「スムーズな歩き方」ができるようになった。

ちなみに、「奇跡的」な回復を見せたミーシャだが、１５０日たっても手足の不自由さが残っていたのはなぜか。その治りにくい原因は、後日（２０１４年3月に行なった調査訪問で）判明する。彼の家では煮炊きや暖房に薪が使われていたが、その薪が放射能汚染されていたのだ。その灰を自家用の畑に撒き、そこでとれた野菜を食べていたことが、彼の障がいの主原因であるらしいことがわかった。

「人生への興味」を取り戻す

⑤ビグニ村（放射線管理区域）で3家族の「食事プロジェクト」

ビグニ村は、コヴァリン村よりも汚染度の高い第3種汚染地帯（放射線管理区域）に指定されている村で、70日間の保養にでたナタリアが住んでいた村でもある。

この村では、同じ村に住む3姉妹の家族、20人を対象にして、2013年1月から「食事プロジェクト」が行なわれた。彼らには当初、日本の震災前の天然だしが供給され、のち、汚染の少ない豚肉が提供された。

彼らの回復は、2カ月では目に見えるような成果は表れなかったが、3カ月、4カ月が過ぎると、改善がみられていった。20人のうち16人に目立った健康改善が見られた。そのうち、1986年生まれの3人について見てみよう。

1人目は「サーシャ」（男）。「頭痛」と「足の痛み」、「背中の痛み」があるが、結婚し2人の父親に。健康状態はよくなった。

2人目は「アレクセイ」（男）。頻繁に「骨折」し、骨折したり、挫《くじ》いたりしなかった手や足、指はない。毎年、どこかを骨折していた。汚染地帯においては、「骨の脆弱さ」は典型的な症状だ。

しかし、2013年2月からはどこも骨折していない。

3人目は「エレーナ」（女）。甲状腺障害、婦人科系の病気、心臓の障害、頭痛など、体のあち

コヴァリン村（2012年10月・11月〜2013年10月）調査対象：47人
<キノコと川魚をやめ、隣村の肉と牛乳を提供>大人＝21歳以上

頭痛	（子ども　13人）	解消　5人	改善　8人	改善せず　0人
	（大人　20人）	解消　0人	改善　19人	改善せず　1人(86歳)
足痛	（子ども　11人）	解消　3人	改善　8人	改善せず　0人
	（大人　18人）	解消　0人	改善　18人	改善せず　0人

ピグニ村（2013年2月〜2013年10月）3姉妹の家族20人
<キノコ、ベリー類、川魚をやめ、コヴァリン村近くの肉を提供>

頭痛	（子ども　5人）	解消　2人	改善　3人	改善せず　0人
	（大人　11人）	解消　0人	改善　11人	改善せず　0人
足痛	（子ども　5人）	解消　3人	改善　2人	改善せず　0人
	（大人　11人）	解消　0人	改善　11人	改善せず　0人

放射能の少ない食事にして痛みを調べた調査結果

（冊子『放射能被害の新事実』NPO法人食品と暮らしの安全基金、2013年、19頁より）

こちの不調を訴え、「人生が嫌になっている」状態だった。どこにも出かけず、「自分の病気のことしか頭にない」人だった。

ところが、プロジェクトを開始して6カ月後、見違えるように元気になり、村のなかで「光る存在」に。「人生への興味」を取り戻したかのようだった。

「頭痛」「足痛」がほとんど「解消」「改善」

「食品中の放射能を少なくすることが、健康を回復させるために、いかに重要か」、また、「人は、痛みから開放されて、初めて、生活を楽しみ始める」ということを証明したコヴァリン村とピグニ村での「食事プロジェクト」だった。

両村の人々の「痛み」は、どれくらい減ったのか。（上表参照）

汚染の少ないコヴァリン村で、食事プロジェク

トに参加したのは、子ども23人、大人24人だった。

子ども23人のうち、「頭痛」があったのは13人。うち、「完全に痛みがなくなった」のは5人、「痛みが少なくなった」のは8人だった。

「足痛」があったのは11人。うち、「解消」が3人、「改善」が8人だった。

大人24人のうち「頭痛」があったのは20人。うち、「改善した」のが19人（残る1人は最高齢の86歳女性）。

「足痛」があったのは18人。全員が「改善」した。

汚染の強いビグニ村では、参加した20人のうち、赤ちゃんを除く全員に「頭痛」または「足痛」があった。

「頭痛」があった子どもは5人。うち2人は頭痛がなくなり、3人が「改善」した。「頭痛」があった大人は11人。全員が「改善」した。

「足痛」があった子どもは5人。3人が「足痛がなくなり」、2人が「改善」した。

「足痛」があった大人は11人。全員が「改善」した。

1・1Bq／kgで「頭痛」など

「痛み」は、どの程度の食品汚染レベルで出るのだろうか。

「痛み」の調査をしたとき、放射能汚染はもっとも少ないが、「頭痛」のある人が72％いた〳

ヴィ・マルチノヴィチ村で調べた。

村長さんに、調査した子ども1日分の食事を作ってもらい、極微量まで検査できる検査所に持ち込んだ。すると、セシウム137が1kg当たり1・1Bq（ベクレル）という結果が出た。1・1Bq／kgで、「頭痛」や「鼻血」「自律神経失調症」などが出ていたのだ。

現在（2012年4月〜）、日本では一般食品の安全基準は100Bq／kgとなっている。その100分の1でも被害が出ているという事実は、真剣に受け止めなければならない。今後、頭痛などの痛みを出さないためには、基準を100分の1の1Bq／kgにする必要があるだろう。

このノヴィ・マルチノヴィチ村の土壌汚染（2013年当時）は、安全基金がウクライナの専門機関に依頼して調べたところ、セシウム137が7Bq／kg、ストロンチウム90が3Bq／kgという低い値だった。コヴァリン村も、ほぼ同様に、セシウム137が8Bq／kg、ストロンチウム90が2・5Bq／kgという低い値だった。

放射線管理区域の場合はどうだろうか。ピシャニッツァ村で、セシウム137が255Bq／kg、ストロンチウム90が26Bq／kg。モジャリ村でセシウム137が127Bq

	Cs137	Sr90
ピシャニッツァ村	255	26
モジャリ村	127	65
コヴァリン村	8	2.5
ノヴィ・マルチノヴィチ村	7	3

（2013年8月7日）　(Bq/Kg)

ウクライナバイオ資源と自然利用国立大学
農産物品質安全ウクライナラボ

4村の土壌汚染

（冊子『放射能被害の新事実』
NPO法人食品と暮らしの安全基金、2013年、
29頁より）

／kg、ストロンチウム90が65Bq／kgという値だった。（表参照）

一方、同時期（2013年）の日本における農地土壌の放射性セシウム（セシウム137・セシウム134）の値は、盛岡市200Bq／kg、仙台市400Bq／kg、山形市200Bq／kg、新潟市10Bq／kg、さいたま市200Bq／kg、東京都300Bq／kg、横浜市100Bq／kgとなっている（『放射能被害の新事実』30頁より）。セシウムの値だけで比較すると、上記の都市は新潟市を除き、ほとんどがウクライナの「放射線管理区域」と同レベルだということができよう。

土壌改善で村を丸ごと健康に

2013年5月、放射線管理区域であるピシャニッツァ村とモジャリ村の2村で、全戸に化学肥料が配られた。これは、コヴァリン村とビグニ村での「食事プロジェクト」に続く、安全基金による次なる取り組みだ。放射線に汚染された土壌を改善することで、村丸ごとの健康を回復しようというのだ。

ウクライナの調査地域は、ほとんどが有機農業を行なっているので、必須ミネラルの「カリウム」と「カルシウム」が少し足りないと考えられる。

もし、カリウムを十分に含んだ土なら、作物は同族元素のセシウムを吸収することは少ない。しかし、土中にカリウムが少ないと、作物は、足りるまで土から吸収しようとするため、同族元素のセシウムも吸収される。

同様にカルシウムが足りない土だと、作物は足りるまで吸収しようと、カルシウムの同族元素であるストロンチウムを吸収することになる。

ウクライナの場合、土中のカリウムやカルシウムが少なかったため、作物が代わりに、土中のセシウムやストロンチウムを吸収したと思われた。そのため、土壌汚染の少ないノヴィ・マルチノヴィチ村でさえ、健康被害がでたのだろう。

作物に含まれるセシウムとストロンチウムを減らすには、同族のカリウムとカルシウムを畑に投入するのがいい、ということからの2村での取り組みだ。

作物中の放射能を減らせば「痛み」は消える

2014年4月に出された安全基金の「報告書」によると、モジャリ村学校の生徒（17歳）22人を対象とした調査では、「頭痛」に関して、1年前に比べて「頭痛がなかった」人が4人増えていた。ピシャニッツァ村学校の生徒（14〜17歳）17人を対象にした調査では、「キノコ、ベリーを食べていない人（9人）のうち、2人が「最近、からだ全体が良くなった」と答えている。村人全員の詳しい調査結果も待たれるところだ。

また、2013年5月には、土壌汚染の少ないノヴィ・マルチノヴィチ村学校の生徒の一部（資金不足のため）にも複合化学肥料が提供された。肥料配布から約9カ月後（2014年2月15日）に行なわれたアンケートによると、化学肥料を撒いた家の子どもに、「頭痛がない子」「足痛がない子」「学校を休まない子」「めまいがない子」が増えていた。

つまり、汚染のひどい野生のキノコとベリーを食べず、化学肥料（カリウムやカルシウム）で作物中の放射能を減らせば、からだの痛みが消えて、健康を回復できることが、実証されたのだ。

タチアナさんによると、ウクライナには次のような諺《ことわざ》があるという。

「情報によって武装していれば、次にくる最悪から逃れることができる」

ウクライナからの貴重な情報を、「次にくる最悪」から免れるために使いたい。

第10章　電磁放射線汚染がうむ「植物の奇形」

畑の中を走って逃げる大根

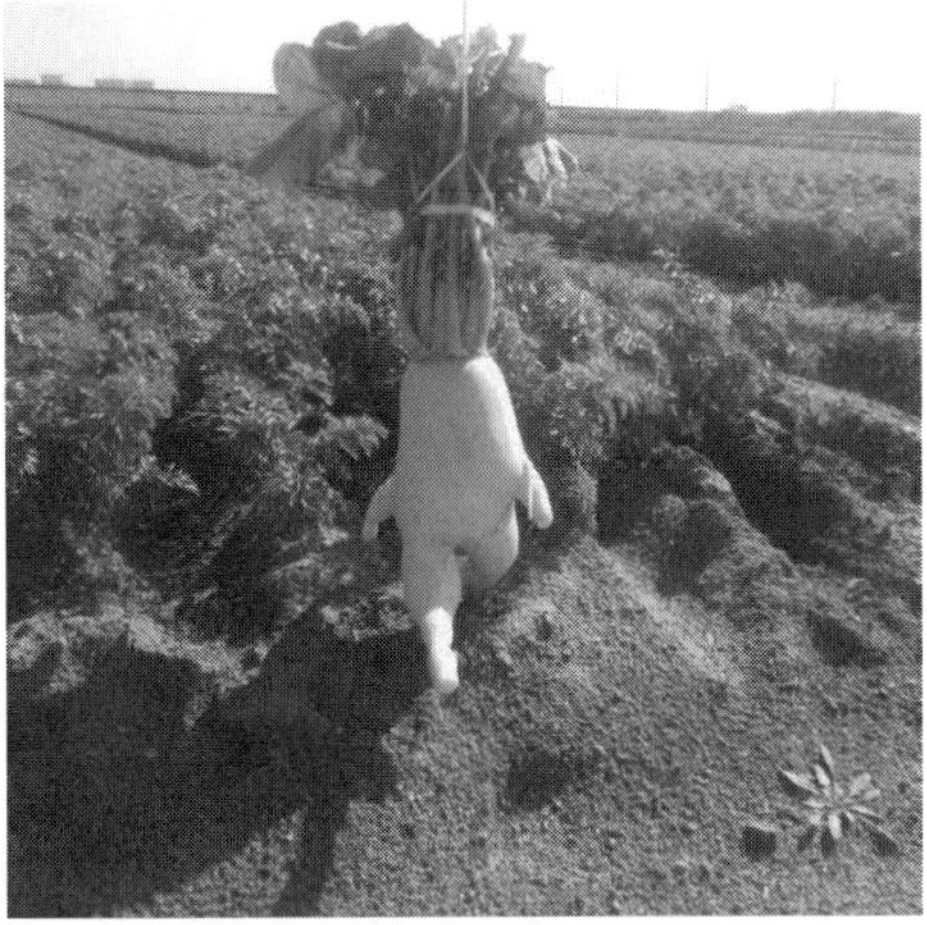

「逃げる大根」
（根菜農家「うめまま」のHPより）

「大根が走って逃げてるんです」

そんなツイッター（つぶやき）が写真つきでインターネット上に載ったのは２０１２年10月26日のことだった。畑の中をまるで手を振り、懸命に走って逃げているような大根（根の中間部分の左右に小さな脇根があり、根の先端が前後２つに分かれている）の写真は、「笑える」「かわいい」「めっちゃリアル」と話題になり、２０１３年８月現在、約40万回のアクセスを記録した。

あまりの反響に、テレビでも民放各局（ＴＢＳ「はなまるマーケット」、フジテレビ「笑っていいとも！」」、日本テレビ「スッキリ！」）の他、ＮＨＫ（「おはよう日本」）でも取り上げた。海外でもネットニュースになり、２０１３年5月には写真集『逃げる大根　フォトＢＯＯＫ』（三笠書房）が、秋にはおもちゃ（カプセルトイ）まで出されている。投稿したのは兵庫県たつの市で根菜農家を営む「うめまま」だ。

携帯電話基地局の近くで植物の「奇形」を見かけることが多いので、もしや「逃げる大根」も、電磁放射線の影響で「走っている」のではないかと思い、「うめまま」に連絡をとった。

基地局建設後に「逃げる大根」出現

「逃げる大根」が見つかったのは、成田新田という、海の中にできた畑。ここで、「うめまま」は２ヘクタールの畑を夫と耕し、根菜を栽培している。彼女が農業に関わるようになったのは２０１１年からだが、その畑は夫の家族によって50年以上前から耕作されてきた。

「手」「足」つきの奇形大根（人参も）が初めて現れたのは２０１２年。根が二股に分かれるのはよくあるが、「手」までついたのは初めてだった。成田新田では70軒の農家が野菜を作っているが、「手」つきの大根が出たのは「うめまま」の畑だけだという。

「うめまま」は新米農家のために、奇形の大根が珍しかった。そのため、わざわざ写真を撮り投稿した。しかし、昔から農業をしている人は、ささいな奇形などは目にとめず、とりたてて話題にしていないだけかもしれないと彼女は言う。

奇形の原因としては農薬の影響なども考えられるが、「うめまま」の農園では、農薬はできるだけ使わずに育てているので、農薬の影響は考えにくい。

近くに基地局があるか、聞いてみた。すると、500㍍以内にソフトバンクの基地局が建っているという。「逃げる大根」が出現したのは、基地局ができた後だ。現象のおもしろさが先行し、原因追及が追いついていない感のある「逃げる大根」だが、大根が逃げ出した（「逃げる大根」が出現した）原因の一つに基地局から放射される電磁放射線があることは十分考えられる。

電磁放射線放射1年後に「巨大タンポポ」出現

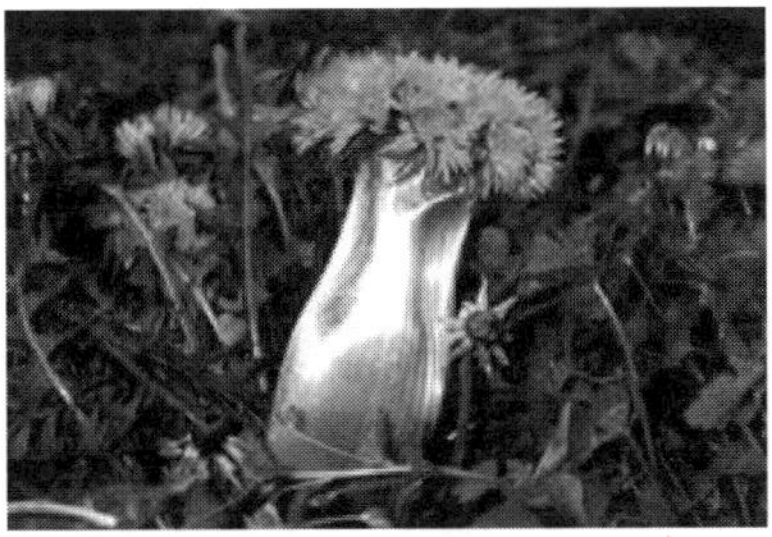

巨大たんぽぽ

（写真提供：竹内あさみさん）

近年、携帯電話やスマホ、携帯端末が「いつでもどこでもインターネットにつながる」ために、基地局が急増している。それに伴って、基地局の近くにある植物の異常が多く報告されるようになった。

早い時期に植物の奇形に注目したのは長野県に住む建築家の竹内恵子さんだった。敷地内に、水草のホテイアオイのような太い茎をもち、茎の先に十数個の花がひしめく「巨大タンポポ」が出現したのは2002年の春だった（写真）。翌年には同じような「帯化」茎のタンポポが10カ所で見つかった。

「帯化」とは、茎の先端にある、本来、点のような小さな成長点が、何らかの異常で線状に変化したもの。その結果、成長の軌跡である茎は、棒状ではなく幅広の帯状になる。

植物の「帯化」など、成長点に異常がおこる原因は、「昆虫や細菌によって成長点が傷つけられた場合」「土壌が汚染された場合」「遺伝子に異変が生じた場合」などだ。竹内さん宅とその周辺で起きた「巨大タンポポ」など植物の異常は、「遺伝子に異変が生じた場合」と考えられる。

循環する暮らしをめざす彼女は自然素材で家を建て、農薬・除草剤を使わずに土を耕してきた。彼女が暮らす地域も環境を大切にするところで、周辺の家々も同様の暮らしをし、そのような植物の異常をそれまでだれも見たことがなかった。

「巨大タンポポ」の出現前と後で環境の変化は、2001年4月に彼女の自宅から250メートルのところに建設されたJフォン（現・ソフトバンク）の基地局以外にはなかった。そのため、彼女は長野県・山梨県・埼玉県の有機農業研究会の仲間に同じような異変が生じていないか問い合わせた。すると、基地局から離れた場所では何も変化が起きていなかったが、所沢の基地局周辺から「シロツメクサ」の異常が報告された。

「事実を丸ごと」受け止めてもらえる

2004年6月、電磁放射線に詳しいジャーナリストの天笠啓祐さんが、彼女から基地局周辺で起きている異変を聞いてすぐに現地を視察した。その結果、「今ここで起きている異変は、基地局の電磁放射線以外に原因は考えられない。非常にわかりやすい地域だ」とコメントした。

その少し後、やはり、現地で竹内さんの話を聞き、奇形植物を見た京大原子炉実験所の小出裕章さんからは、視察の後、次のような手紙が届いた。

「私は電離放射線と携帯電話の電磁波（非電離放射線）とは、物質や生命体に及ぼす影響は異なると考えてきました。しかし、事実はすべてに優先します。竹内さんとその周辺でおきている異常には、いずれにしても原因があるはずですので、電波塔からの影響をしっかり調べる必要があると思います。会社や行政に、粘り強く調査を求めてください」

電磁放射線が遺伝子に異変を起こさせることは、世界的に証明済みである。しかし、当時、まわりの人々に電磁放射線の影響を訴えても、「気にしない方がいいよ」と笑われ、「心の病にかかった」と噂された彼女は、突然、暗闇に閉じ込められたような状態に陥り、途方にくれていた。

そのため、起きている事実を、丸ごと受け止めてくれた2人のコメントには、大いに励まされた。そして、背中を押されるように、「異変の発信」や「植物調査票作り」などに取り組んでいった。

人間のからだにも異変が

タンポポに異変が起きたころ、竹内さんのからだにも少しずつ異変が起きていた。まず、「これまでにない疲労感」を覚え、「動くことが億劫《おっくう》」になった。「手足や頭の痺れ」「まぶたや唇の痙攣《けいれん》」を経験したあと、風邪のような「喉の痛みと空咳」、「乗り物酔いのような気持ち悪さ」に苛《さいな》まれるようになった。

やがて、「開いている本のページは見えているのに、書いてある文字の意味がわからない」「頭の中がグルグルかき回され澱んだようにボーッとする」「早鐘のような動悸」「不眠」「孫悟空の輪を頭にはめられたような痛み」「うつ状態」など、日によって異なる頭や体の異変に見舞われた。

「晴れた日」より「厚い雲のかかる日」、「日曜の昼間」より「月曜の朝」のほうが「キツイ」と感じるのは、携帯電磁波の「反射」や、「曜日・時刻による使用量の差」ではないかと思われた。

子どもを学校に送り出したあと、「廃人のように座ったまま」一日が過ぎたり、「水から引き上げられた魚のように息も絶え絶え」となり、「死んだほうがましだ」と思えたりする日は、「6帖一間でもいいから、楽に息のできるところに引っ越したい」という思いにかられた。

花の中から茎が出て、また花が

人間は動くことができるので、竹内さんは一時的に基地局から遠い場所へ避難して体調を整え、何とかしのいだ。しかし、植物はその場を離れることはできない。彼女の家およびその周辺で、異変はタンポポだけではなく、他の植物にも現れた。

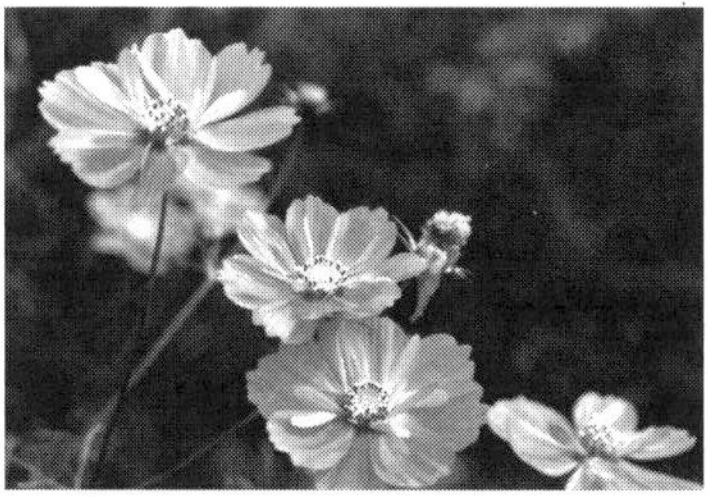

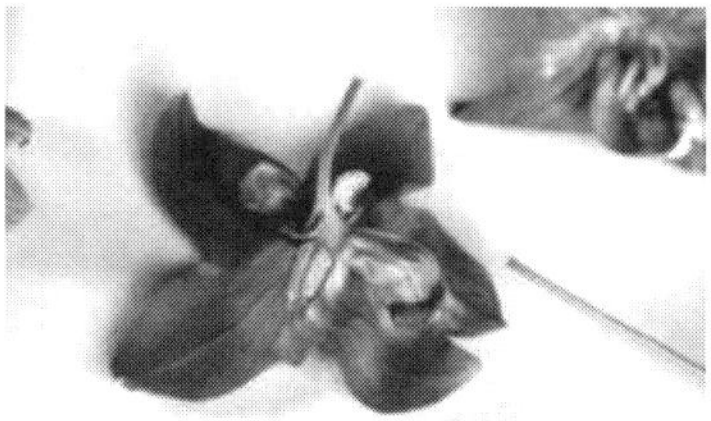

オシベやガクが花びら化したコスモス（左）とキキョウ（右）

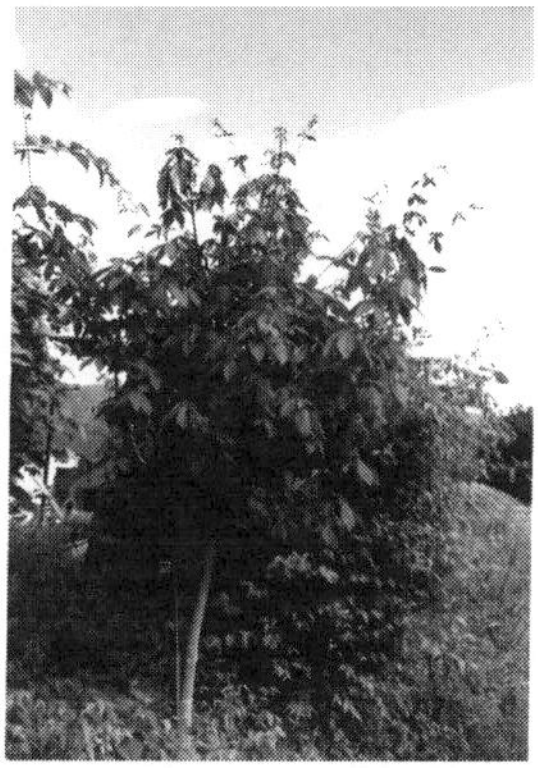

異常に伸びた後、立ち枯れる庭木

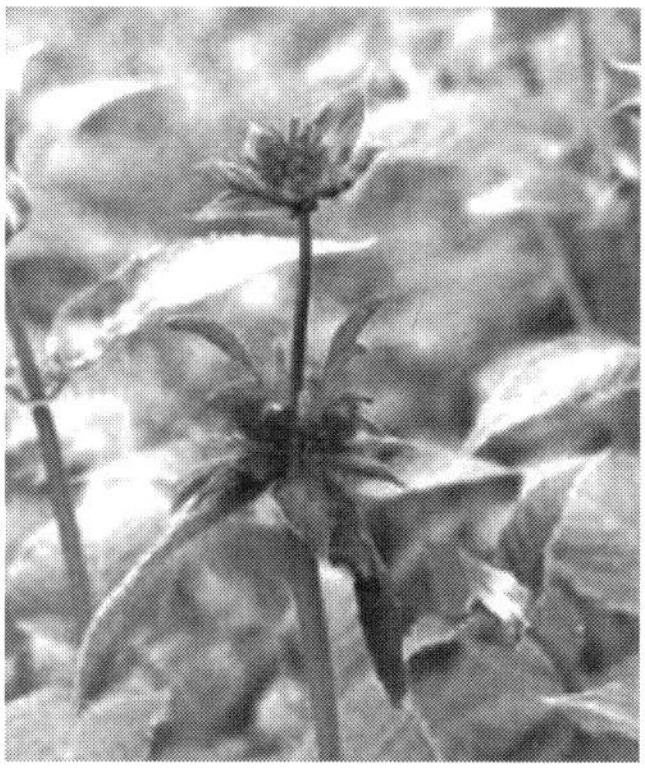

ハーブの花の中心から茎が出て、
また花が咲く

（355、356頁の
写真提供：竹内恵子さん）

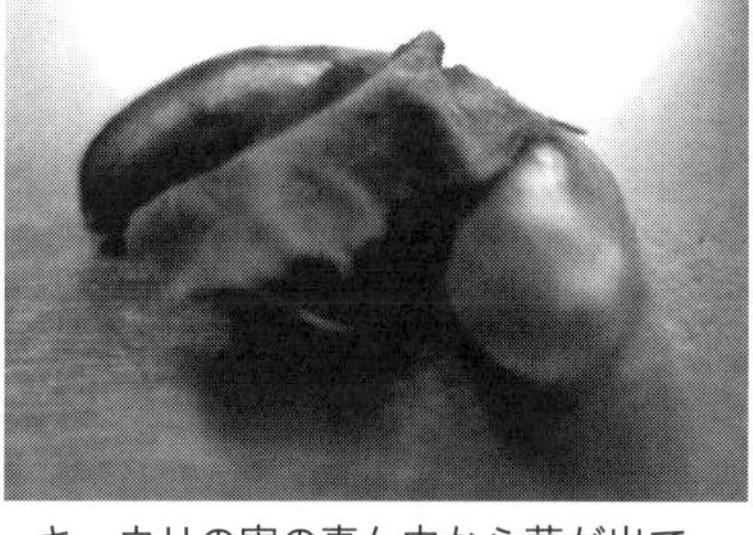

キュウリの実の真ん中から茎が出て、
葉が出たもの

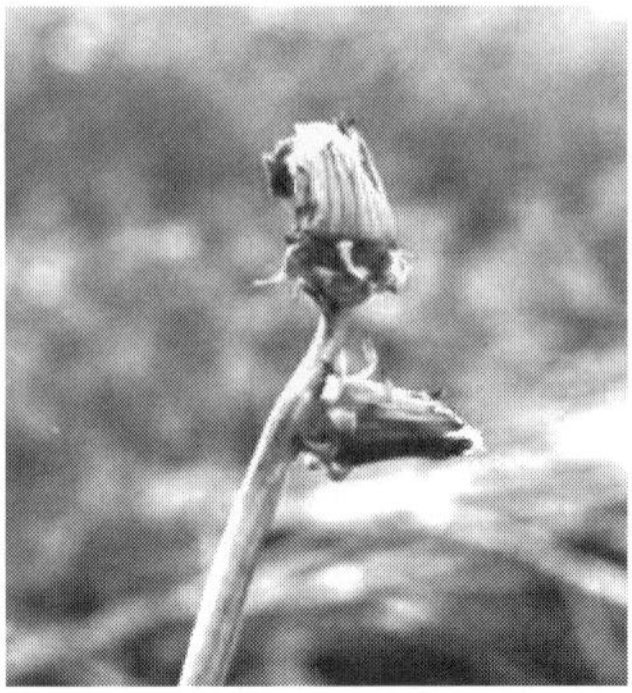

２首のタンポポ

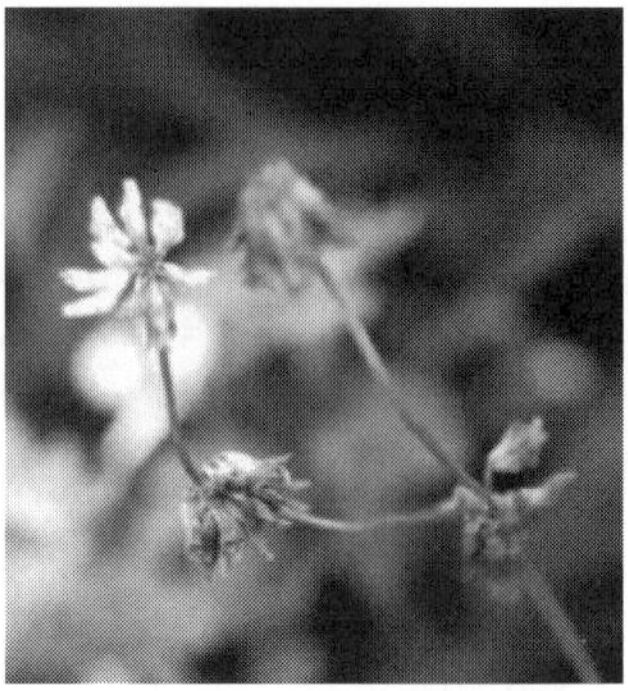

２段、３段と花の中から茎が出て
また花が咲くシロツメクサ

（写真撮影：２点とも著者）

２００３年には「ハーブの花の中心から茎が出て、また花が咲く」「キュウリの実の真ん中から茎が出て、葉が出たもの」「オシベやガクが花びら化したキキョウ・秋明菊《しゅうめいぎく》・コスモス」「異常に伸びた後、立ち枯れる庭木」などが出現した。（前頁写真参照）

２００４年になると、「2首のタンポポ」「2段、３段と花の中から茎が出てまた花が咲くシロツメクサ」「八重咲きになった日本水仙」などが現れた。（写真参照）

もともと花は葉が進化したもの。葉を花に変化させる遺伝子が壊れると、葉は花になりきれずに葉に戻る。また、遺伝子が壊されると、オシベが花びらに、花びらがガクになるような変異も起こりやすくなるという。

その後、引っ越しが叶わなかった彼女は、２００５年、自宅に電磁放射線のシールド工事を行ない、自宅内部を「安全な空間」にした。すると、悩まされてきた症状はあっという間に消失して、心身の健康を取り戻すことができた。その後、ソフトバンクに対しては電磁放射線の測定と説明会を求め、住民からの要望書を出し、話し合いを重ねた。その結果、いまだに基地局の撤去には至っていないが、「電磁波は弱まったようだ」と竹内さんは言う。測定値は下がり、体感的に楽になったうえ、植物の奇形もほとんど姿を消している。

竹内さんの敷地とその周辺で展開された、この一連の植物をめぐる「変化」は、「基地局から放射される電磁放射線の強さと植物の異常出現との関係」を証明したものと言えるのではないだろうか。これら植物の異常は、２０１１年３月11日に起きた福島第一原発事故以前に出現したことなので、原発事故による電離放射線の影響は考えられない。

「珍野菜大集合！」

長野県の竹内さん宅で「巨大タンポポ」が出現した（２００２年）前年、野菜の奇形を特集した雑誌があった。京都府にある亀岡市農業協同組合（亀岡市ＪＡ亀岡）が発行している『あぐりKAMEOKA』だ。

２００1年の9月号と10月号で「珍野菜大集合！」として、亀岡市内各地で収穫された野菜の奇形を写真付きで掲載している。

9月号では「今年も夏野菜の収穫が終わりました。そこで見つかった、変わりだね野菜の数々。その不思議な形をお楽しみください」として、次の12の野菜を紹介している（３５９頁写真参照）。

①「自家畑で双子のジャンボトマトがとれました」（重さ７００グラム）（ひえ田野町）

②「自宅で珍しいキュウリができました。ヘビが頭を上げているように見えませんか？」（ひえ田野町）
③「自宅で三つ子のトマトができました」（ひえ田野町）
④「凹凸のある昔の日本カボチャのようなトマトがとれました」（ひえ田野町）
⑤「ペンギンのようなナスがとれました」（ナスの上部が「両手」がついたように変形）（ひえ田野町）
⑥「ヘビのような形をしたキュウリがとれました」（V字のように曲がる）（本梅町）
⑦「まるでヒトデのような形のジャンボトマトがとれました」（西別院町）
⑧「3本のスイカに重さ12～15キロ、胴回り1メートル、高さ30センチの見事なものがとれました」（千代川町）
⑨「普通のだいだい色の人参に混じって、白い人参がとれました」（宮前町）
⑩「『こりゃー、またビックリ！』のキュウリができました。何と表現していいかわかりませんので、写真を見てください」（大きいキュウリの上に小さいキュウリが載っているように見える）（旭町）
⑪「つるの節続きに2個もジャンボスイカが実る（これは珍しいこと）」（5本で10キロ以上のスイカが約20個実る）（宮前町）
⑫「胴回り106センチ、重さ16・5キロの大スイカが収穫されました」（河原林町）

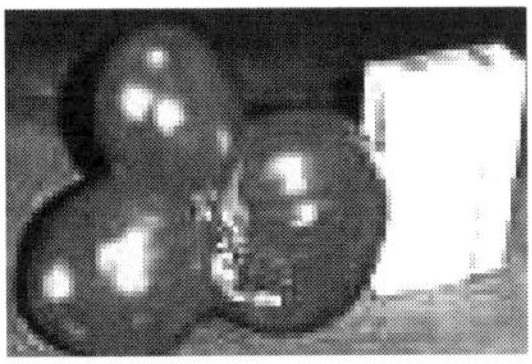

③「3つ子」のトマト

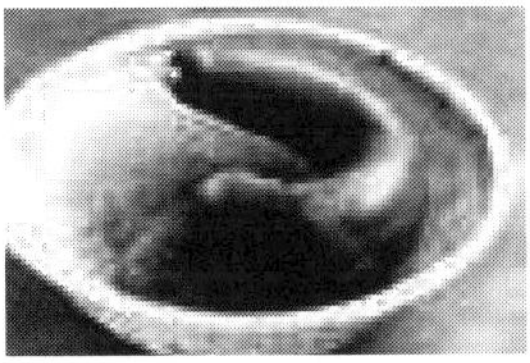

②ヘビのようなキュウリ

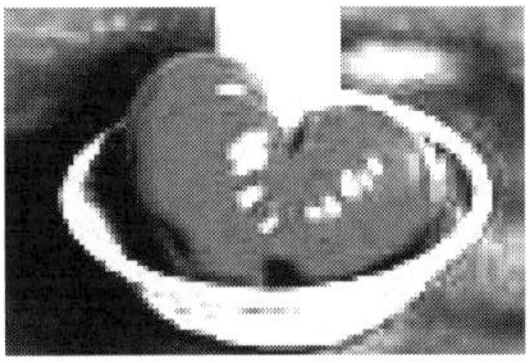

①双子のジャンボトマト

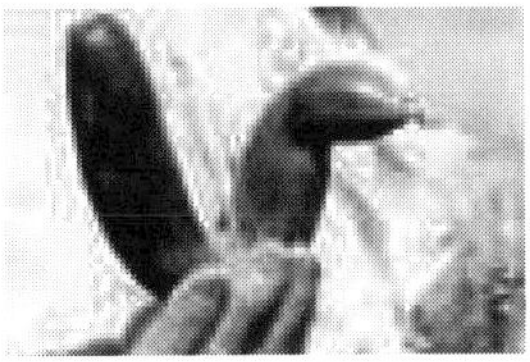

⑥ヘビの形をしたキュウリ

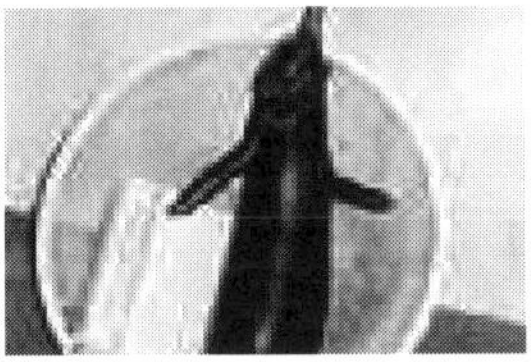

⑤ペンギンのようなナス

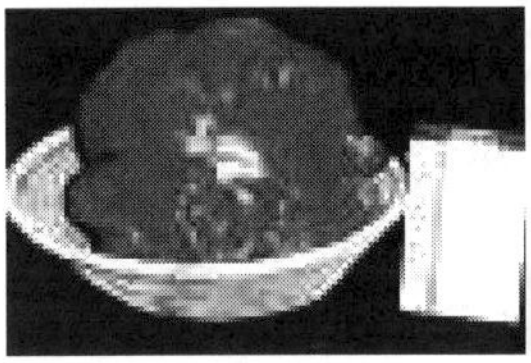

④凸凹のあるトマト

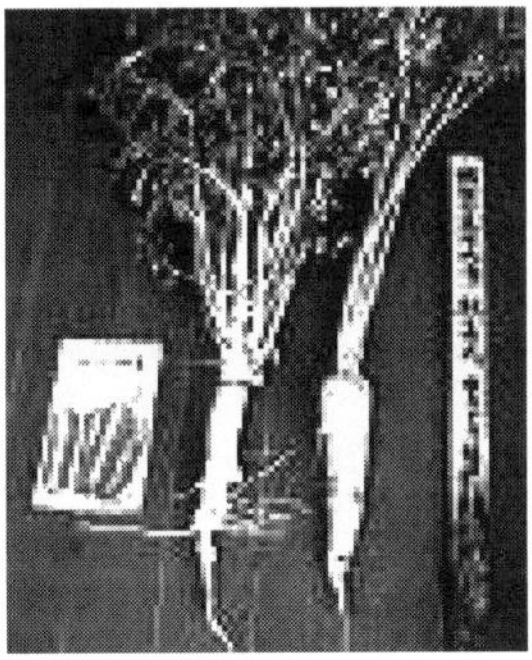

⑨白い人参

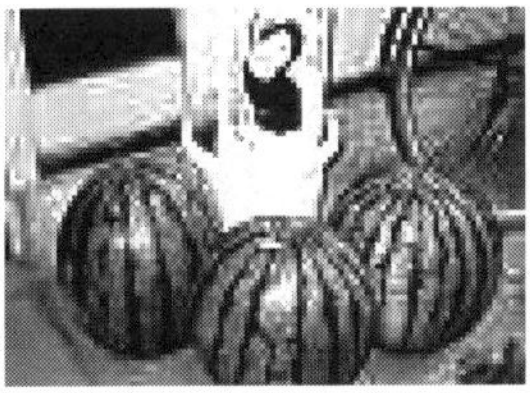

⑧ジャンボスイカ

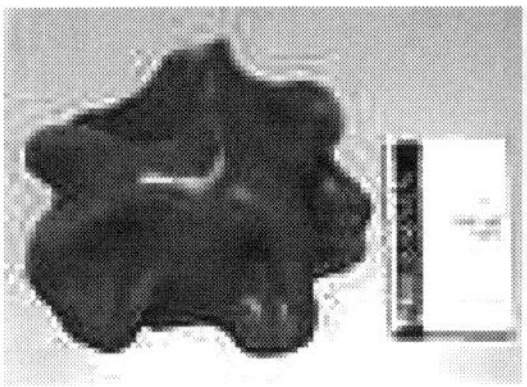

⑦ヒトデのような
ジャンボトマト

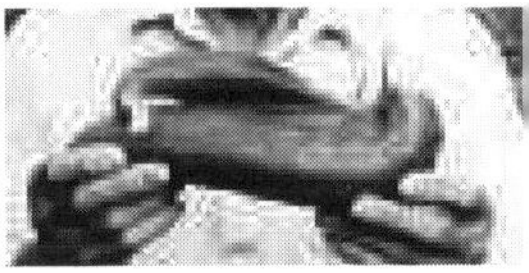

⑩大きいキュウリの上に
小さいキュウリ

（359、361 頁の写真はいずれも『あぐり』9、10 月号（JA 亀岡農業協同組合）より転載
http://www.knetworld.com/aguri）

10月号では、「先月後に引き続き、亀岡市各地で見つかったちょっと変わった野菜達を特集します」として、次の9種類を紹介している（次頁写真参照）。

①「カボチャですが、割ってみると中からモヤシが出現しました」（安町）

②「グローブのような形のナスがとれました」（何個かがくっついている）（東別院町）

③「ジャンボカボチャが持ち込まれ飾られました」（44・8キロ）（千代川町）

④「ひょうたんのようなミニカボチャ。真ん中より下は緑で上は黄色、白の縦じまが入っています」（ひえ田野町）

⑤「5つ子のナスがとれました」（5個のナスのヘタがくっついて1つに）（ひえ田野町）

⑥「15・5キロもあるジャンボスイカがとれました」（ひえ田野町）

⑦「珍しい形の米ナスがとれて、みんなで驚いています」（ナスの上部が「両手」がついたように変形）（旭町）

⑧「実から葉っぱの出た双子のキュウリがとれました」（旭町）

⑨「3つ子のナスがとれました」（3個のナスのヘタがくっついて1つに）（馬路町）

携帯電話普及率48％当時の「帯化」野菜たち

9月号・10月号に「集合した」21の植物のうち、奇形が多いものはナス（5）、トマト（4）、キュウリ（4）、スイカ（4）、カボチャ（3）など。奇形が出現した場所は「ひえ田野町」（8）

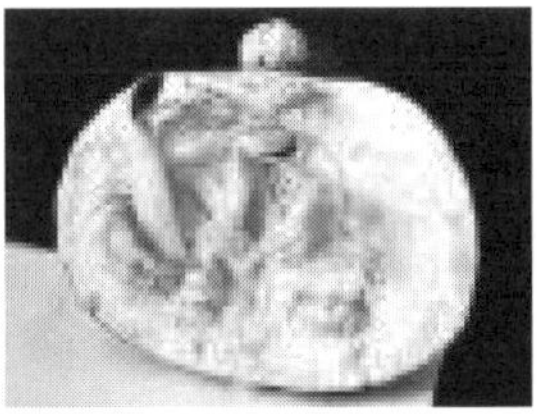
①「中からもやし」のカボチャ

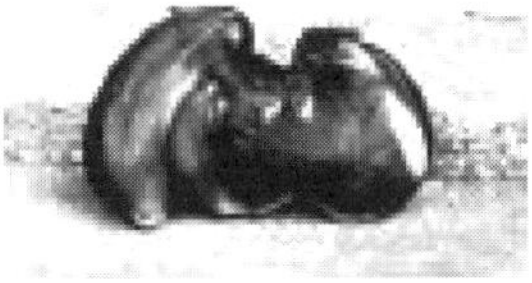
②グローブのようなナス

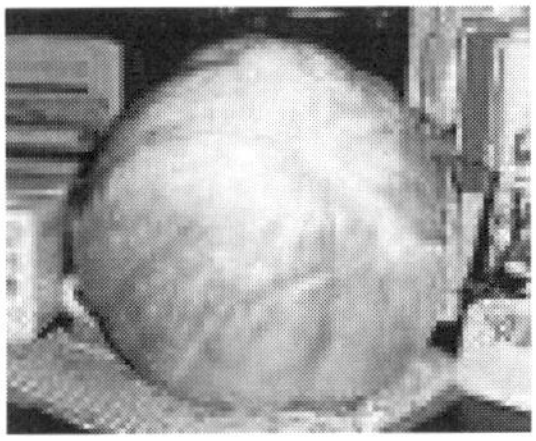
③ジャンボカボチャ

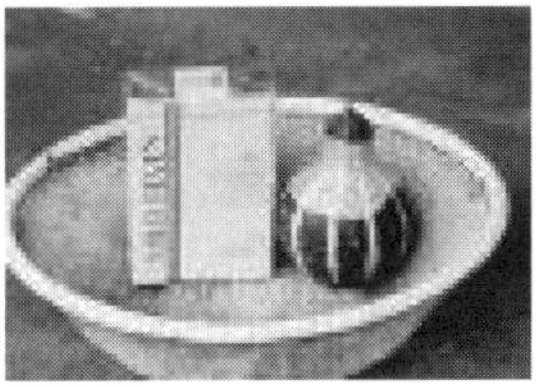
④ひょうたんのようなミニカボチャ

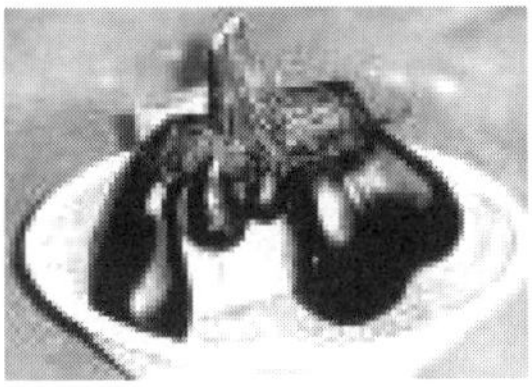
⑤「5つ子」のナス

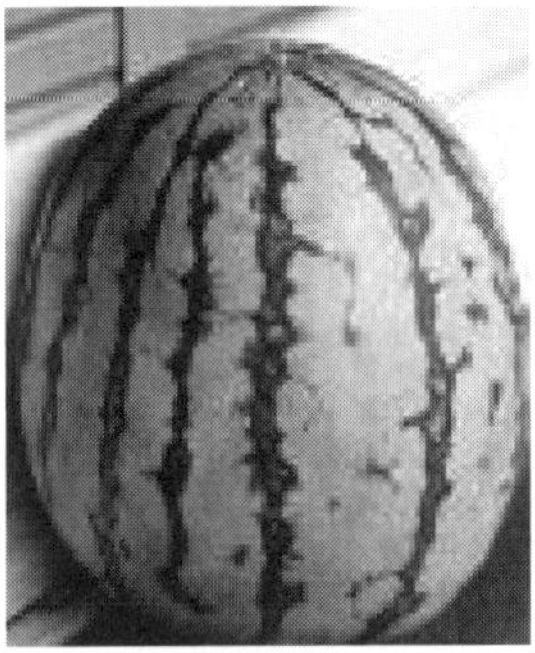
⑥ジャンボスイカ

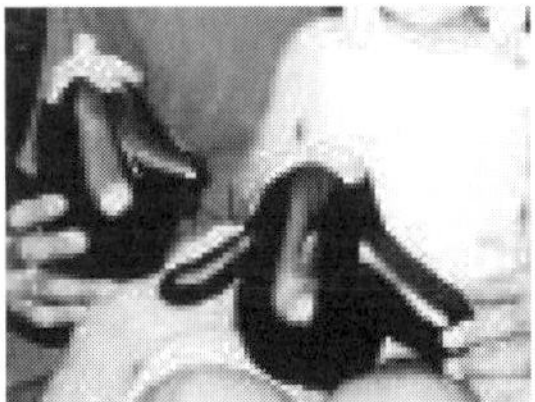
⑦「両手」のついたナス

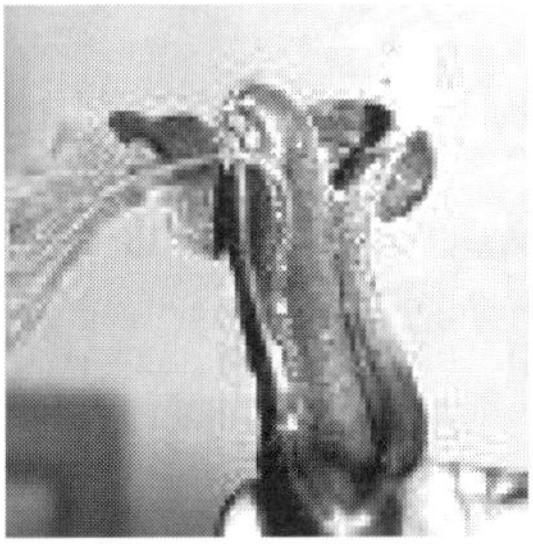
⑧「実から葉っぱ」の双子キュウリ

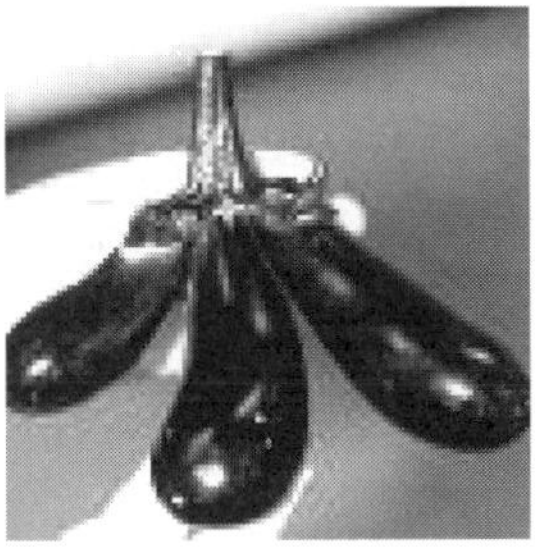
⑨「3つ子」のナス

がいちばん多いが、特定の場所ではなく、亀岡市内10カ所に及んでいる。

また、9月号の⑤「ペンギンのようなナス」や10月号の⑦「米ナス」は、「手」がついたところが、兵庫県たつの市に出現した「逃げる大根」によく似ている。

9月号の①「双子のジャンボトマト」、③「三つ子のトマト」や10月号の②「グローブのような形のナス」、⑤「5つ子のナス」、⑨「3つ子のナス」などは、長野県の竹内さん宅に出現した「おばけタンポポ」と同じ「帯化」によるもののようだ。

10月号の⑧「実から葉っぱの出たキュウリ」は、同じく竹内さん宅に出た「キュウリの実の真ん中から茎が出て、葉が出たもの」と同じ奇形だ。

『あぐりKAMEOKA』編集部では、これらの野菜たちを「大集合」させただけで、「おもしろい形」になった原因や、巨大化した原因の追求はしていない。しかし、長野県の竹内さん宅周辺に出た植物の奇形とよく似ていることから、これらの野菜が栽培されている土地の近くに携帯電話の基地局があったのかもしれない。とくに8件の奇形野菜が出ている「ひえ田野町」は、電磁スモッグが濃い地域ではなかったかと気になるところだ。

ちなみに、2001年3月の携帯電話普及率は48・0%。ほぼ2人に1人が携帯電話を持ったところで、基地局も各地に急増されていた時期だ。

「四つ葉」になった「ミツバ」

基地局周辺の電磁放射線密度が高い（電磁スモッグが濃い）ところで、植物の奇形が多いのは、行く先々で経験する。私が初めて接した植物の奇形は「ミツバ」だった。２００８年2月、東京都の郊外に位置する東大和市で、５００㍍圏内に6基の基地局がある人家の庭で見つけた。３つの葉のそれぞれに、細かく切れ目が入り、一目見ただけでは「ミツバ」とわからないほど、末端が細分化していた。また、通常の大きさより、２〜3倍大きいものもあった（次頁写真参照）。

そのミツバを目にしたときから、意識して各地のミツバを見てきた。すると、場所を問わず、基地局のある周辺で、切れ目が多いミツバが見つかった。北海道旭川市にある斉藤牧場に自生したミツバにも、葉の形に乱れがあった。この牧場は山地酪農というやり方で、冬を除いて24時間放牧をしている牧場で、農薬とは無縁の場所だ。基地局は目視できないが、携帯電話は通じるので、電磁放射線は弱いながらミツバに届いているはずだ。ミツバは葉肉が薄く柔らかいので、電磁放射線によって成長点が影響を受けやすいのかもしれない。

２０１２年には、東京都小平市のSさん（70代女性）宅の脇の空き地で巨大化（4〜5倍）し、「四葉」となったミツバを目にした。ここでは、切れ目が異常に多かったり、切れ目がないイチョウの葉もあった（３６５頁写真参照）。

基地局は、このSさんの家から約50㍍の所に1本（２００7年9月建設・ＫＤＤＩ・3階半建てマンションの上）、１００㍍のところに6基（ウィルコムなど何社か・3階建てビルの上）建っている。

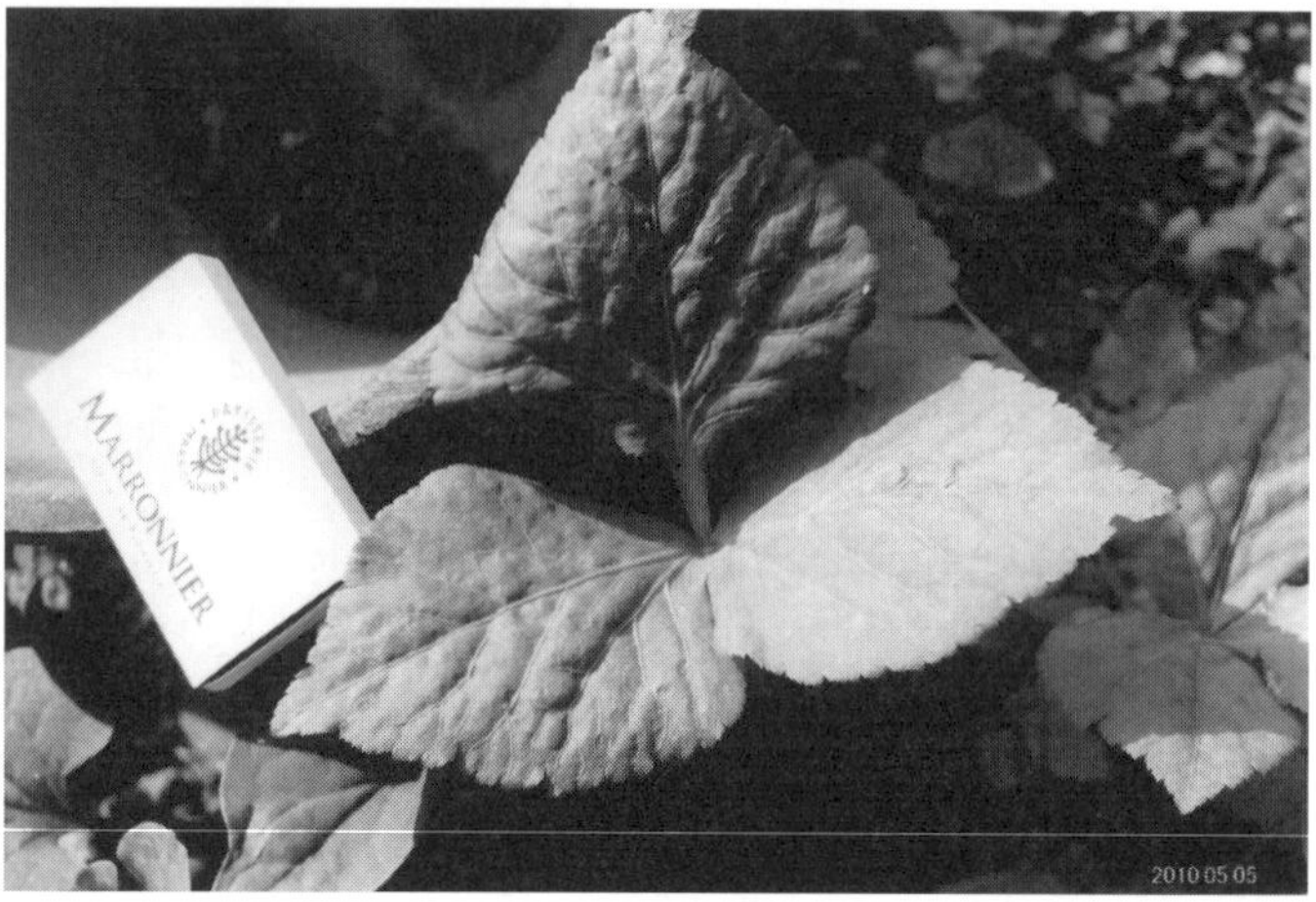

巨大化したミツバ　左はマッチ箱（東京都東大和市で）

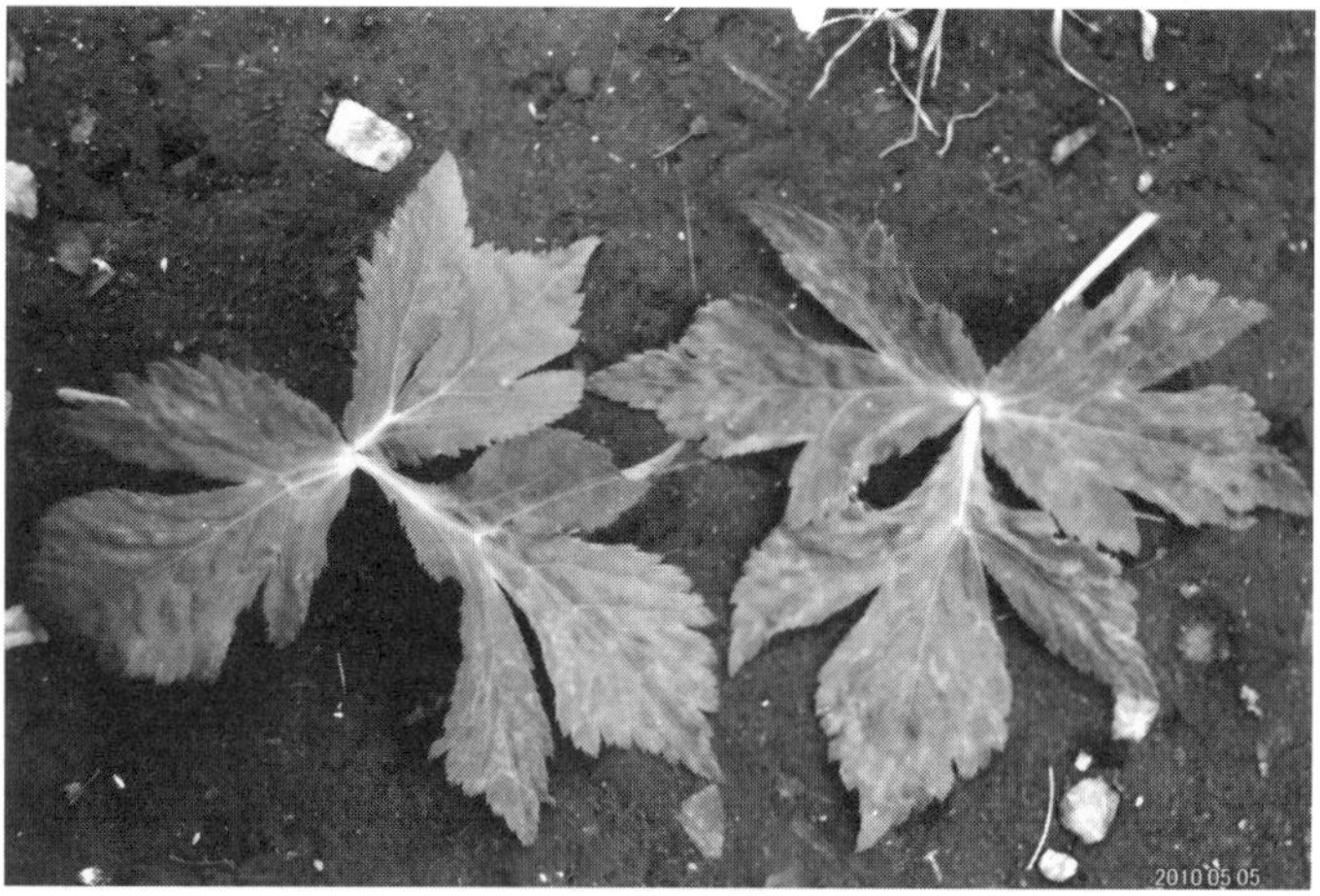

末端が細分化したミツバ（東京都東大和市で）

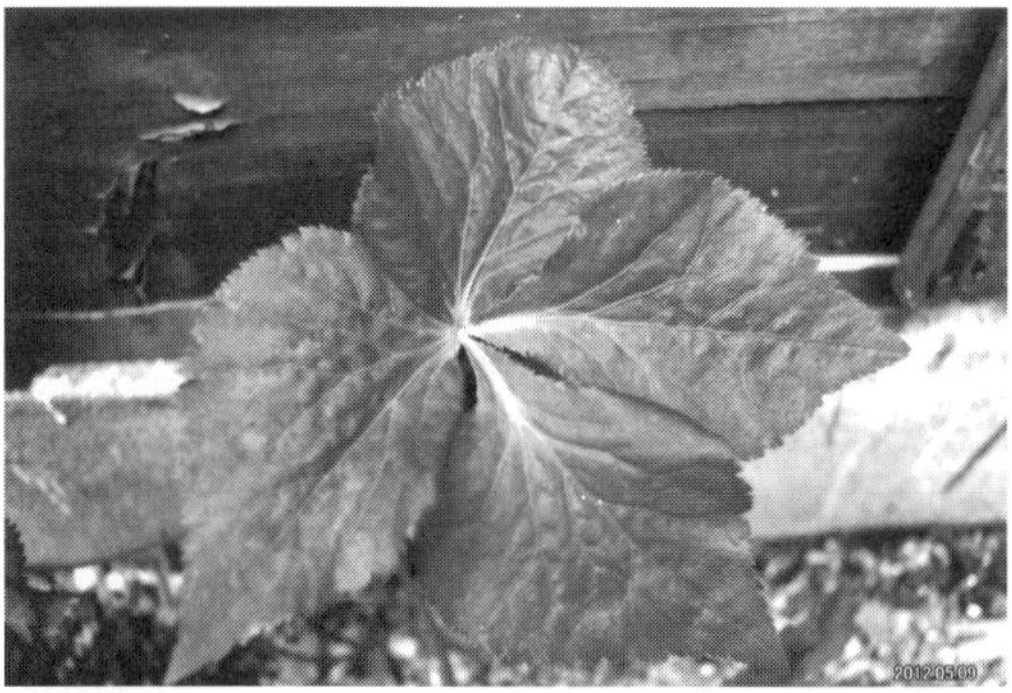

「四葉」となった
ミツバ
（東京都小平市で）

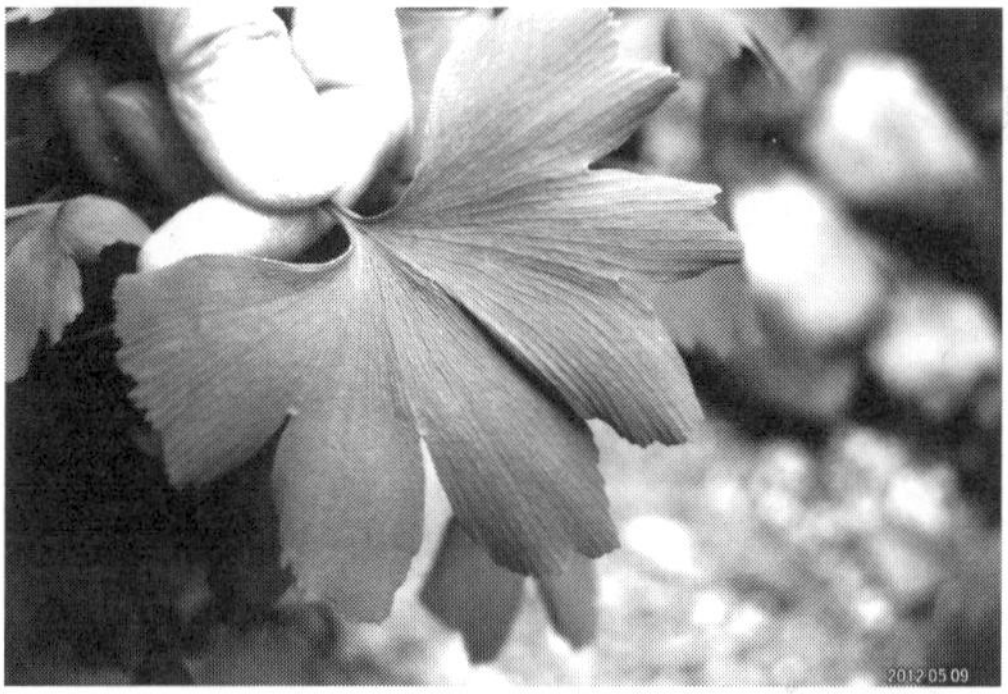

切れ目が異常に多い
イチョウの葉
（東京都小平市で）

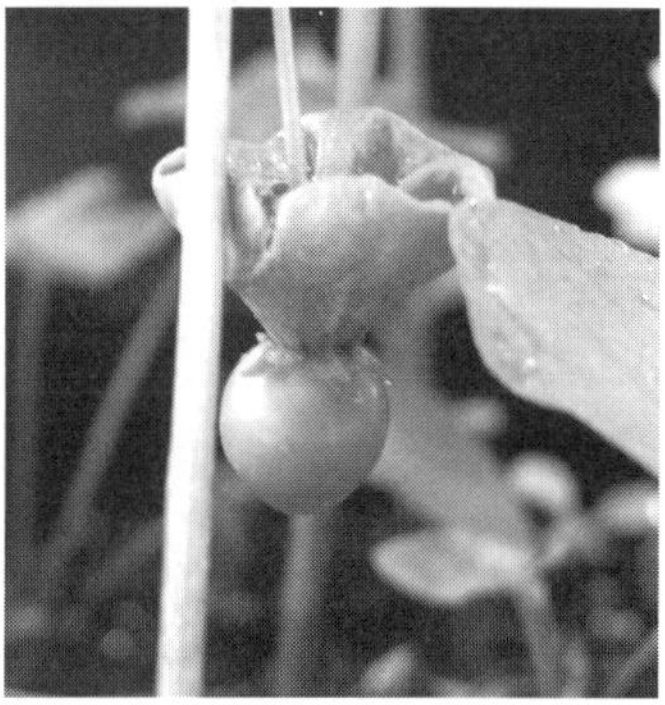

実が皮の外に出たホオズキ
（高知県高知市で）

（364、365頁写真撮影：著者）

当然のことながら、植物に影響を及ぼすほど電磁放射線が強い空間では、人間にも被害は及ぶ。Sさん宅では、Sさんと夫（70代）と2人暮らしだが、50㍍の近さに基地局が建って約2年後の2009年から、夫は頻繁に鼻血を出すようになった。その量は半端ではなく、あるときは、着ている服が二度と着られないほどの量だった。また、夜半、「30分おきに目が覚める」という状態も日常化している。彼は、眠るためにアルコールを飲まざるを得ないという。

Sさん宅に隣接しているKさん（60代女性）宅では、生け垣用に植えた樹木が異常に早く成長していた。聞けば、通常の2倍の早さだという。「樹木の成長が早い」「巨大化する」というのも、基地局周辺に生えている植物の特徴だ。

Kさん宅の2階の電磁放射線密度は、「1・152μW（マイクロワット）／㎠（平方センチメートル）」。電磁波規制でもっとも安全な基準値を定めているオーストリア・ザルツブルク州（室内で「0・0001μW／㎠」）の1万1520倍の値だ。

実が皮の外に出たホオズキ

「ホオズキ」の奇形を見たのは、原発事故前の2009年夏だった（前頁写真下参照）。場所は高知県高知市。JR高知駅から車で10分のところにある沢田マンションだった。このマンションは知る人ぞ知るユニークなマンションで、建物は「地下1階・地上5階・屋上付」で、総部屋数85（2002年当時）という大型賃貸マンションだ。「1階から5階まで軽自動車で上がれるスロープあり」「5階にあるオーナーの自宅敷地には松・桜・梅などが植わり、一戸建て住居のよう」「4階にプール大の池がある」「5階に製材所がある」「広さ4帖のリフトがある」「各階のベランダは花壇付き」「屋上に田んぼや畑、鶏小屋がある」「部屋はすべて間取りが違う」「マンションのすべてが家族による手作り」というユニークな特徴を備えている。

このマンションを30年以上かけて土台から手作りしてきた沢田嘉農（2003年亡）・裕江さん夫妻の生き方もユニークだった。私は2002年に何度も高知へ取材に通い、同年、彼らの生き様を『沢田マンション物語』（情報センター出版局刊・2009年に文庫化「講談社＋α文庫」）として上梓した。

2009年、『沢田マンション物語』の文庫化にあたり、同マンションを再訪した。そのとき、奇形ホオズキに対面した。2002年当時、裕江さんは5階に住んでいたが、2009年には屋上に自室を建て増しして住んでいた。その部屋の前庭に奇形ホオズキは出現した。裕江さんによると、庭には、奇形ホオズキ以外に「葉が異常な菊」も出現した。その葉は「虫のように縮れて変形していた」。あまりに不気味で気持ちが悪かったので、ちぎって捨てたという。

「もしや」と思って周辺を見ると、同じ庭先の、奇形ホオズキがある場所から約5㍍のところにウィルコムの基地局が建っていた。聞けば、約10年前から携帯電話会社に言われるままに、NTT、au、ウィルコムと、屋上に建設を許可してきたという。その間、屋上の増改築などで邪魔になった基地局は取り除いてもらったが、まだウィルコムだけが残っていた。ホオズキとキクの奇形は、長年にわたって基地局からの電磁放射線に被曝してきた結果の「奇形」と言えるだろう。

約10年にわたって、1〜3基の基地局が屋上にあった沢田マンションでは、人間もそれとは知らずに被害を受けてきた。裕江さんは高血圧で、「眠れない日」が多くあり、5階に住んでいる次女の幸子さんは2008年8月に乳がん、同11月に甲状腺がんの手術をしていた。

ちなみに、唯一残っていたウィルコムの基地局は2009年夏に撤去してもらい、同マンションに基地局はなくなった。しかし、現在、沢田マンションの裏手には、NTTドコモの巨大な基地局が建っている。「なんだか、うつの人が多いね」というのが、この地域の話題のひとつだ。

基地局から300メートル以内で「手芋」絶滅

同じ高知県で、長年にわたって、植物や動物に対して電磁放射線が及ぼす影響について目を光らせている人がいる。高岡郡四万十《しまんと》町に住む山下聡子さん（仮名・60代）だ。彼女は、自宅から約100メートルのところにできた基地局（2001年建設）の電磁放射線によって「吐き気」「めまい」「記憶力の急激な低下」など、さまざまな健康被害を受け、今も「避難生活」（2004年から）を余儀なくされている。（詳しくは拙著『携帯電話亡国論――携帯電話基地局の電磁波「健康」汚染』第3章参照・藤原書店刊）

基地局ができて以来、電磁スモッグの濃い山下さんの自宅敷地では、植物の異変も多い。「クリスマスローズ」は花茎がまったく出ず、白い蕾が地面から直接顔を出した。「クレマチス」は

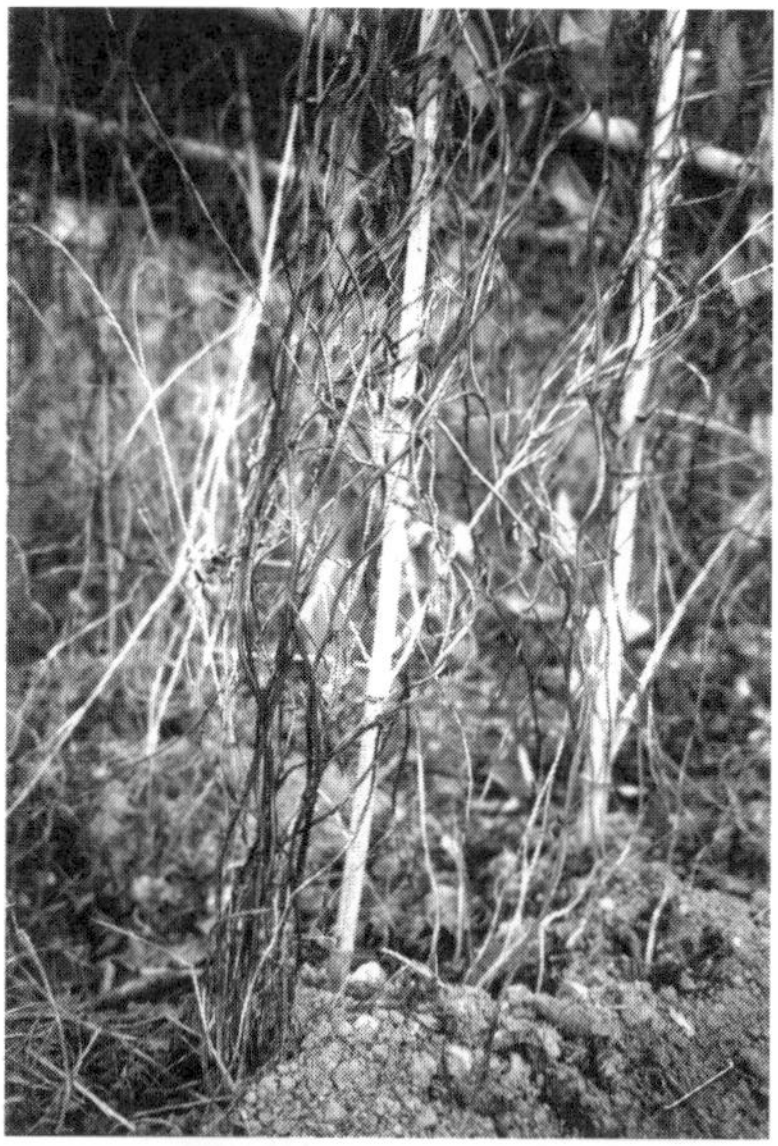

基地局から150メートルのところにある
枯れた手芋

基地局から1500メートルのところにある
生き生きした手芋

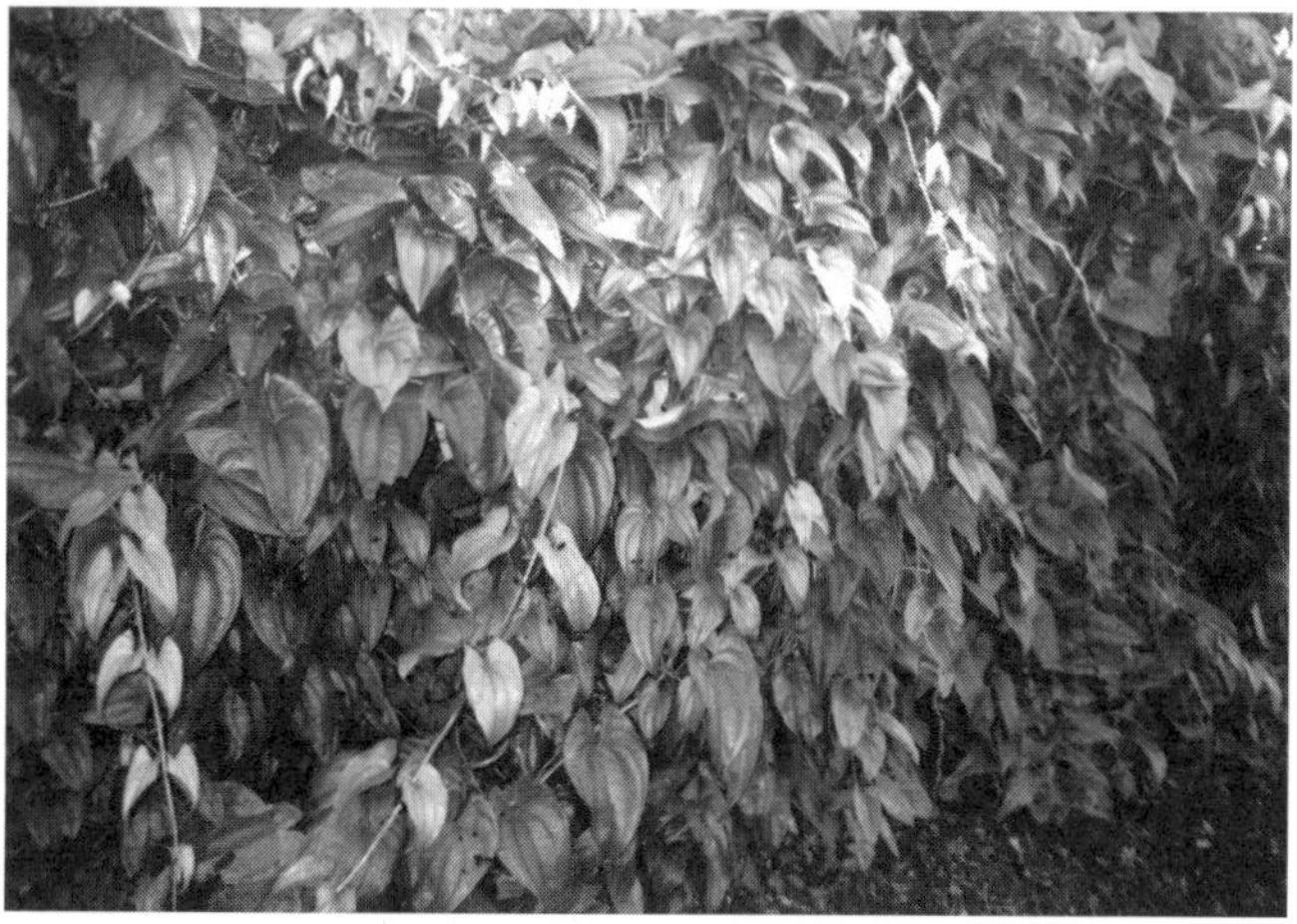

（写真提供：上下とも山下聡子さん）

２００３年からまともに咲いた年はない。花びらが縮れたり、花数が異様に多かったり、本来６枚の花弁が４枚になったり、５枚になったり。何年も作っていた「ダリア」「小菊」「ホトトギス」「都忘れ」「ショウマ」「ナデシコ」なども消滅した。

とくに、「手芋」は、山下さんが子どものころから家族が作り、その味を毎年楽しんできたものだが、２００８年になって枯れ、絶滅してしまった。手芋は山芋の一種で粘りが強く、手を握ったような形をしているところからこの名前がついた。この地方では「庭芋」とも呼ばれている。彼女が、基地局から３００㍍以内で調べたところ、５カ所で手芋が枯れ、絶滅していた（前頁写真参照）。

山下さんは、長年の電磁放射線受動被曝によって電磁波過敏症となったため、現在は、電磁放射線を防ぐシールドクロスでベストを作り、それを常用することで仕事を続けている。

そんな山下さんは、増え続ける基地局とその影響に関心をもち続け、地元、『高知新聞』に目を凝らしてきた。そして、電磁放射線の影響と思われる植物の奇形が載った記事をファイルしてきた。

同紙には２００６年あたりから、「見たり聞いたり」など、地元の「話題」を取り上げるコーナーに、実にさまざまな植物の奇形が載っている。それら記事の「口調」は、「逃げる大根」を単純におもしろがる人々や、「珍野菜」を「お楽しみください」と紹介する編集部とほとんど同じだ。奇形を「無邪気に」珍しがり、ユーモラスに紹介している。

『高知新聞』に見る21の「奇形」

２００６年から２０１２年まで、『高知新聞』に載った「奇形」の数々を年代順に「見出し」とともに列挙してみよう。山下さんが基地局の存在を確認しているものについては、彼女のコメントを追加した（〈　〉内）。（　）内は奇形の見つかった場所と新聞掲載日。

事例１「花からつぼみ？　不思議なミニバラ」（高知市、２００６年４月20日）

○白とピンクの花の中から緑のつぼみ

事例２「アザミの襟巻き？」（佐川町、２００７年５月25日）

○直径約３センチの赤紫色の花が約30センチにわたって帯状に並び、襟巻きのように見える

事例３「ナスの野球グラブ？」（土佐町、２００７年７月18日）

○５本のナスがくっついて、野球のグラブそっくり

事例４「ミョーなミョウガ」（高知市、２００７年12月７日）

○ミョウガが真っ赤な「花」になった！

○「こんなミョウガ、見たことない」

○赤いトウガラシが集まったような不思議な「花」＝ミョウガの花蕾と茎

事例5「まるで大輪のヒマワリ　ハート形パイナップル」（黒潮町、２００８年11月5日）
○黄色の実の周囲にぐるりと緑の葉
○栽培暦30年の大西さんも「どうなってるの」とびっくり
〈収穫された場所の近くに大型の基地局あり〉

事例6「にょき　5㍍イタドリ『大きくなれ』の励まし糧」（四万十町、２００８年11月6日）
○春の山菜としてなじみ深いイタドリが伸び続けると……。自らの重みに耐えかねて、こうべを垂れている
〈近くに基地局。２００８年1月15日より発信。近所で２００８年夏、急死者1名〉

事例7「神秘⁉　不思議なハス開花　花1つに花托２つ」（高知市、２００９年7月7日）
○1つの花の中に２つの花と２つの花托

事例8「キュウリから葉っぱ」（四万十市、２００９年7月8日）
○キュウリから葉っぱがピョローン
○実の部分から葉が生えた

事例9「今年1年の吉祥⁉　ウサギのようなトマト」（四万十町、２０１１年1月5日）
○裂けたトマトの先端から小さなトマトがにょっきり
○「3年前から栽培を始めたけど、こんな変わり種は初めて」
〈収穫された場所から３００㍍地点に基地局あり〉

事例10「ウサギ喜ぶ⁉　しめ縄ニンジン」（四万十市、２０１１年1月7日）
○ウサギ年にぴったりのしめ縄？
○二股になった根が、しめ縄のようにねじれたニンジン
事例11「金運来る？　五つ葉クローバー」（四万十市、２０１１年5月15日）
○特大の五つ葉クローバー。１つの葉の大きさは約４センチ
○「珍しい上に、なんと巨大な」
事例12「お金ずっしり⁉　大豊で『がまぐちナス』」（大豊町、２０１１年7月23日）
○左右に極端に膨らんだ奇妙な形のナス
事例13「だるま？　ドラえもん？　『双子』スイカ収穫」（香南市、２０１１年7月27日）
○実が2つくっついた「双子」のスイカ
事例14「親子？　雪だるま？　珍キュウリ収穫」（中土佐町、２０１１年10月28日）
○親が子を抱っこするように、大小2本がくっついたキュウリ
事例15「龍馬も仰天？　拳銃キュウリ」（高知市、２０１２年4月7日）
○ピストルの形そっくりのキュウリ
事例16「1輪のバラに『渦』２つ」（北川村、２０１２年5月21日）
○30年前から自宅でバラ栽培。「こんなが、初めて見たぞね。珍しいがやないろうか？

事例17「とぐろ巻く筋なし豆」（室戸市、２０１２年6月11日）
○「こんなの初めて。尻尾や頭もあって面白い」
事例18「おおの、顔が！　家庭菜園トマト」（田野町、２０１２年7月3日）
○真っ赤に熟れたトマトの上には、もう1つのちっちゃな実が鎮座。しかも、てんぐのように長い鼻と、目、眉まである
○「84年生きてきたけんど、こんながは初め見たぞね」
事例19「真っ赤なひよこ!?　収穫」（大豊町、２０１２年7月27日）
○ひよこそっくりのトマト。直径15センチの「胴体」に同6センチほどの「頭」がちょこん
○30年ちかくトマト栽培をしてきて「こんな形は初めて」
事例20「緑の縦じまブンタン」（高知市、２０１２年9月20日）
○はけで緑色の縦線を描いたような、直径10センチほどの「しましまブンタン」
○「60年以上作ってきて、こんなの初めて」
事例21「仮面ライダー似？」（南国市、２０１２年11月2日）
○耳のような、角のような、翼のような……。緑色のへた部分から2本の突起が突き出した、不思議な形の柿

県内各所で15種類の花や野菜に「異常」

以上21の事例のうち、バラ（2）、トマト（3）、キュウリ（3）、ナス（2）の「異常」が多いが、植物の種類は特定のものではなく、花から野菜まで15種に及んでいる。「異常」が発見された地域は、高知市がいちばん多い（5件）が、高知県内の限られた地域ではなく、県内のいたるところで発見されている。

また、年を追うごとに（２００６年は1件、２００７年は3件、２００８年は2件、２００９年2件、２０１１年には6件、２０１２年は7件）「異常」は増えていっている。

２０１１年3月11日以降には、福島第一原発事故による電離放射線の影響も考えなければならない。しかし、四国という地理的関係からすれば、植物を奇形にするほど大きな影響を及ぼしているとは思えない。むしろ、１９９５年以降、急激に増加している基地局の増加（２０１２年には約40万基）による電磁放射線量の増加が大きな原因ではないだろうか。

これら奇形の数々が、先に記した長野県、京都府、東京都における植物たちの奇形と共通していることを考えると、奇形植物が見つかった近くに基地局がある可能性は大きい。

「こんなが、初めて（30年間で）見たぞね（バラ）」（事例16）
「84年生きてきたけんど、こんながは初めて見たぞね（トマト）」（事例18）
「30年ちかくトマト栽培をしてきて『こんな形は初めて』」（事例19）
「60年以上作ってきて、こんなの初めて（ブンタン）」（事例20）

と、「初めて」を強調して「奇形」に驚いている人たちの発言は、次のことを意味しているのではないだろうか。

「彼らの住む地域に、初めて、植物に影響を及ぼすほど近距離に基地局ができて、ついに奇形を発生させるほど地域の電磁放射線量が増えた」

ちなみに、2013年夏には、山下さんの職場の近くでも植物の奇形が出現していた。野生の百合が帯化したものだ（次頁写真参照）。約200㍍先にKDDIの基地局があるので、そこから放射される電磁放射線の影響かもしれない。百合が芽を出した後ろには金属製のシャッターがあるので、基地局からの電磁放射線がシャッターに当たって反射し、百合に集中し、遺伝子変異をもたらしたのかもしれない。

基地局周辺で、植物に注意して目を凝らすと、何かしらの植物に奇形を発見することが多い。植物は、私たちにその身を挺《てい》して「異変」を教えてくれている。

「神の島」に「奇形」出現

電磁放射線の影響と思われる植物の奇形は、北海道や本州だけではなく、沖縄の久高島《くだかじま》でも出現している。

久高島は、沖縄本島南東部にある知念岬の東方海上約5・3㎞にある、周囲約8㎞の島。「神の島」として崇敬を集める霊地で、沖縄のなかでも特別な存在の島だ。一昔前までは「カミンチュ

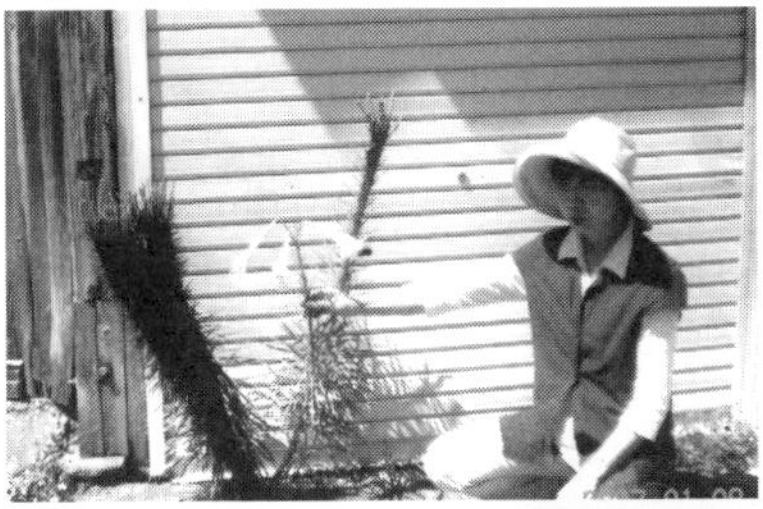

帯化した百合

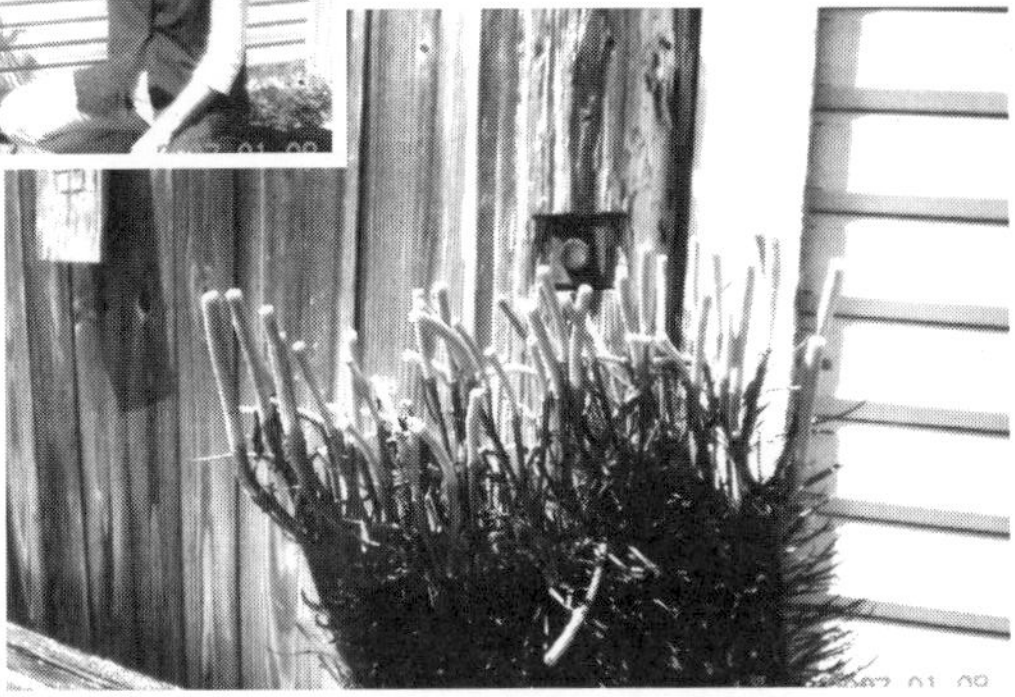

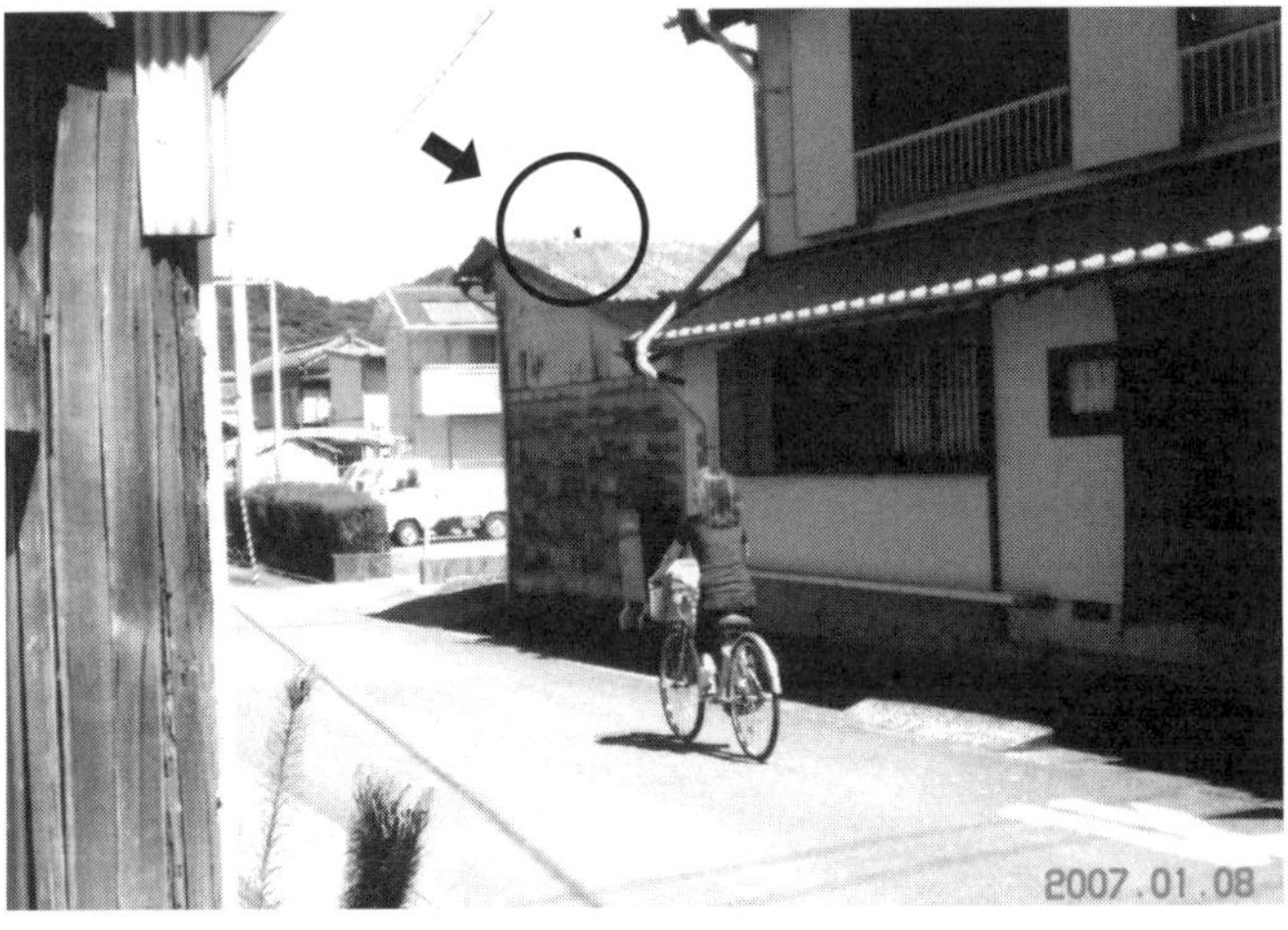

屋根越しに 200㍍先の KDDI の基地局が見える。手前左下が帯化した百合。
（写真提供：３点とも山下聡子さん）

（神人＝祭司＝女）とウミンチュ（海人＝漁師＝男）しか住んでいない」とも、「一般の人は入れない聖地」とも言われていた。今でも「選ばれた（チャンスを得た）人しか行けない」と言う人もいるほどの島だ。

琉球開闢《かいびゃく》神話の舞台になった島で、開祖神である「アマミキヨ」が天から降り立った場所（カベール岬）であり、五穀が初めて伝えられた場所（伊敷浜《いしき》）であると言われている。

また、「ニライカナイ信仰」においても、聖地とされている。ニライカナイとは、太陽が昇る東のかなたの海底にあるとされる「異界（あの世）」のこと。「人が死ぬと魂はニライカナイへ渡り、そのうち島に戻ってきて守護神となる」と言われている。

久高島は、琉球王府が置かれていた浦添《うらそえ》と首里《しゅり》のちょうど東側に位置する。そのため、「太陽が生まれる場所」「ニライカナイの方向にある島」として、遙拝《ようはい》所の役割も果たしてきた。琉球国王たちは、毎年、祭祀《さいし》を行なうために島を訪れていたという。

また、「神の島」である久高島では、「カミンチュ（神人）」と呼ばれる女性神職者が祭祀《さいし》を日常生活の合間に営んできた。以前は、島で生まれ育った女性は全員が「カミンチュ」になり、12年に1度、午《うま》の年に「イザイホー」という行事が行なわれてきた。これは、島で生まれ育った30歳から41歳までの女性が、祖母の霊力（セジ）を受け継ぎ、島の祭祀組織に加入するために行なう成坐式だ。しかし、「イザイホー」は１９７８年を最後に行なわれていない。条件（島出身で島の男性に嫁いだ人）にあう女性がいなくなったからだ。もし、行なわれていれば、今年（２０１４

年）は、「イザイホー」の年に当たる。「イザイホー」は行なわれなくなったが、今でも、島では数多くの神聖な祭祀が受け継がれ、民俗学的にも貴重な島となっている。

島の中央部には「琉球7御嶽（うたき）」のひとつとされる「クボー御嶽」がある。御嶽とは、南西諸島に広く分部している「聖地」の総称。クボー御嶽は草木1本たりともとることが許されないほどの聖域で、男子禁制。入ることが許されているのは女性だけだが、それも、祭祀のときだけに限られる。

また、久高島では、「土地はだれのものでもない」という考え方から、「土地の私有が認められていない」。総有制で、個人が所有する土地はなく、土地のほとんどは「久高の字会《あざかい》」が管理している。島民たちはこの制度を末永く守るべく、１９８８年に「久高島土地憲章」を定めている。

そんな「沖縄の魂の原郷」である「神の島」で、電磁放射線の影響と思われる植物の「奇形」が発見されたのだ。

縮れてうごめくような奇形サボテン

「奇形」を発見したのは、那覇市に住むMさん。彼女が２０１２年3月20日に久高島を訪れた際、偶然、道路脇で発見したものだ。「あまりに珍しかったから」思わず撮影したというその植物は、サボテンの一種のようで、肉厚の葉の縁に小さなトゲが生えていた。その葉が、正常な葉のように上に向かって伸びず、まるでヘビがうごめいているように縮れて固まっていた（次頁写真上）。

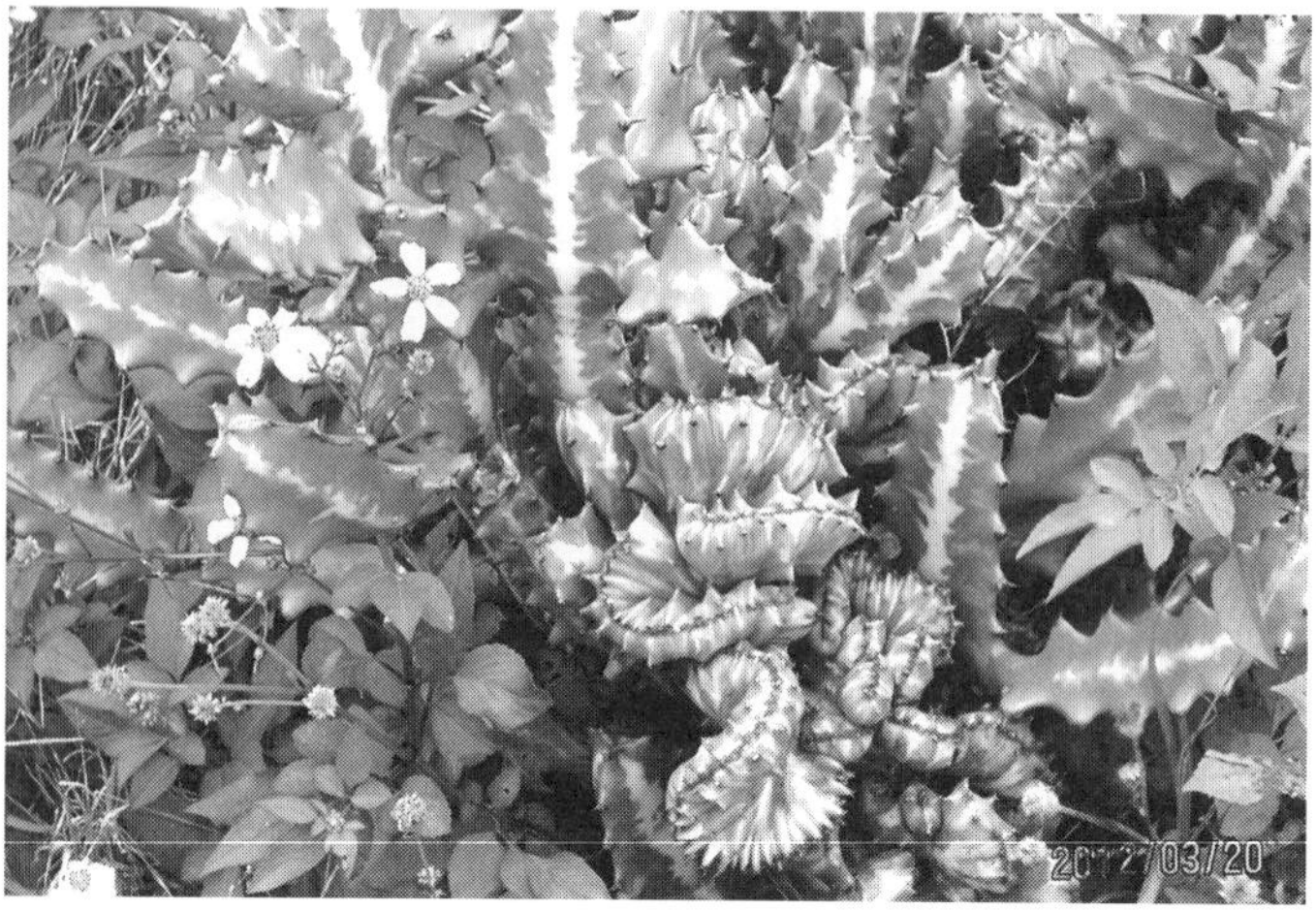

中心部が虫のように縮れて変形している、サボテンの一種
（写真提供：Mさん）

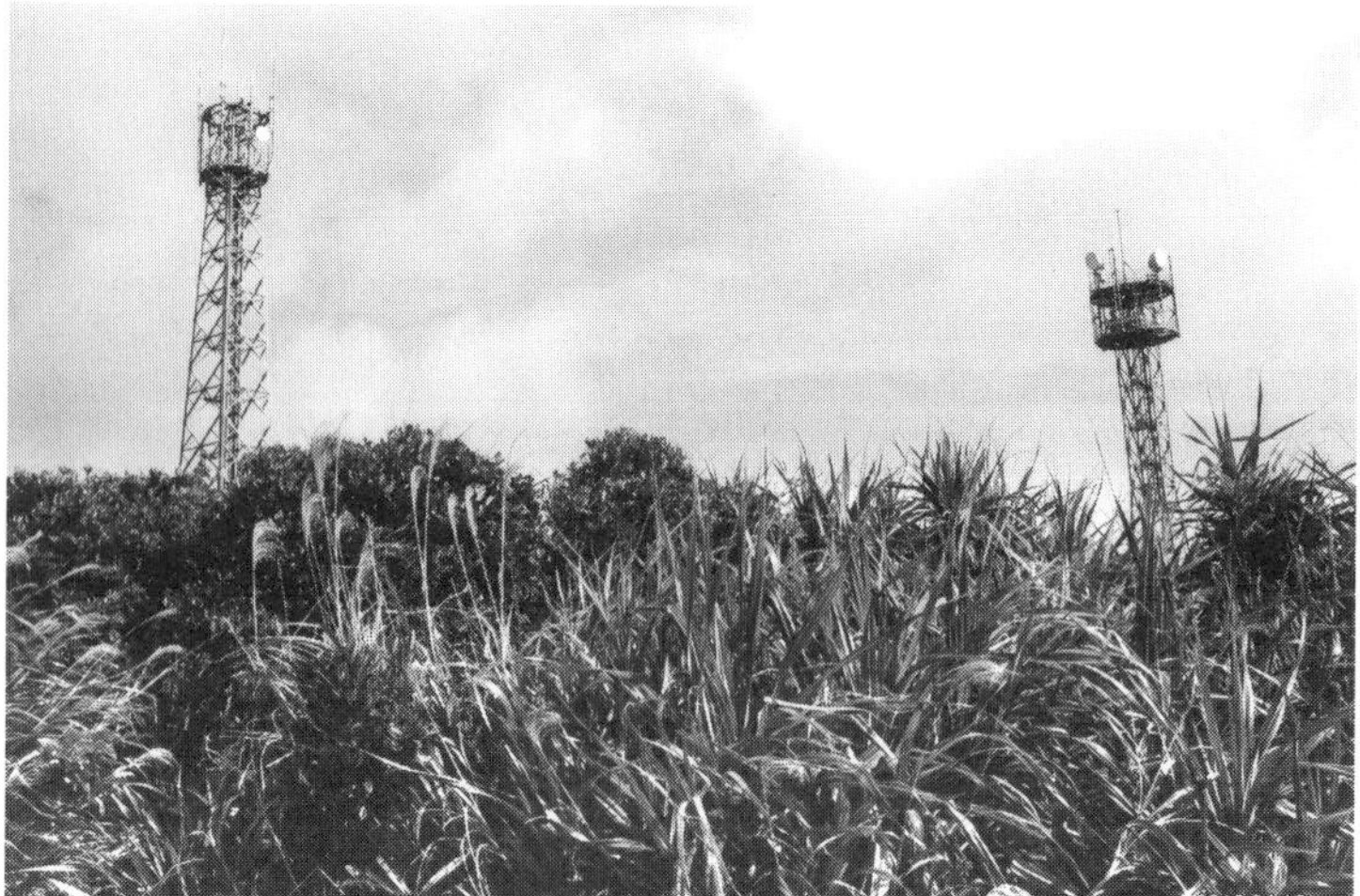

久高島にそそり立つ２本の基地局（2012 年４月）
（写真撮影：著者）

沢田マンション（高知県）の沢田裕江さんが、「虫のように縮れて変形し、あまりに不気味で気持ちが悪かったので、ちぎって捨てた」というキクの葉が連想された。まさに、その表現がピッタリくるように、サボテンの葉も虫のように見え、「不気味」だ。たぶん、「帯化」による葉の奇形だと思われる。これは、前出の「巨大タンポポ」（長野県）や「襟巻きのようになったアザミ」（高知県）、「ヘタがくっついてグローブ（高知県）・がま口（高知県）・5つ子（京都府）」のようになったナスと同じ種類の奇形だ。

Mさんによると、奇形を発見した場所から200～300㍍のところに2基の基地局があったという。これらの基地局から絶え間なく放射される電磁放射線によって、サボテンが「帯化」した可能性は大きい。

2012年4月に電磁放射線公害の取材で那覇に行き、Mさんと知り合い、奇形の写真を見た私は、「実物を見てみたい」と、急遽、友人と久高島に向かった。南城市にある安座真《あざま》港から、久高島の玄関口・徳仁《とくじん》港まではフェリーでちょうど1時間。島に近づくにつれ、平坦な島の中央にそそり立つ2本の巨大な基地局がいやでも目に入ってきた（前頁写真下参照）。

聖地「クボー御嶽」の近くに3つの基地局

元・久高区（久高島＝南城市知念久高区）区長で、南城市ガイド・「アマミキヨ浪漫の会」会長（2012年当時）の西銘《にしめ》政秀さんに2012年4月、話を聞いた。すると、基地局はKDDIと

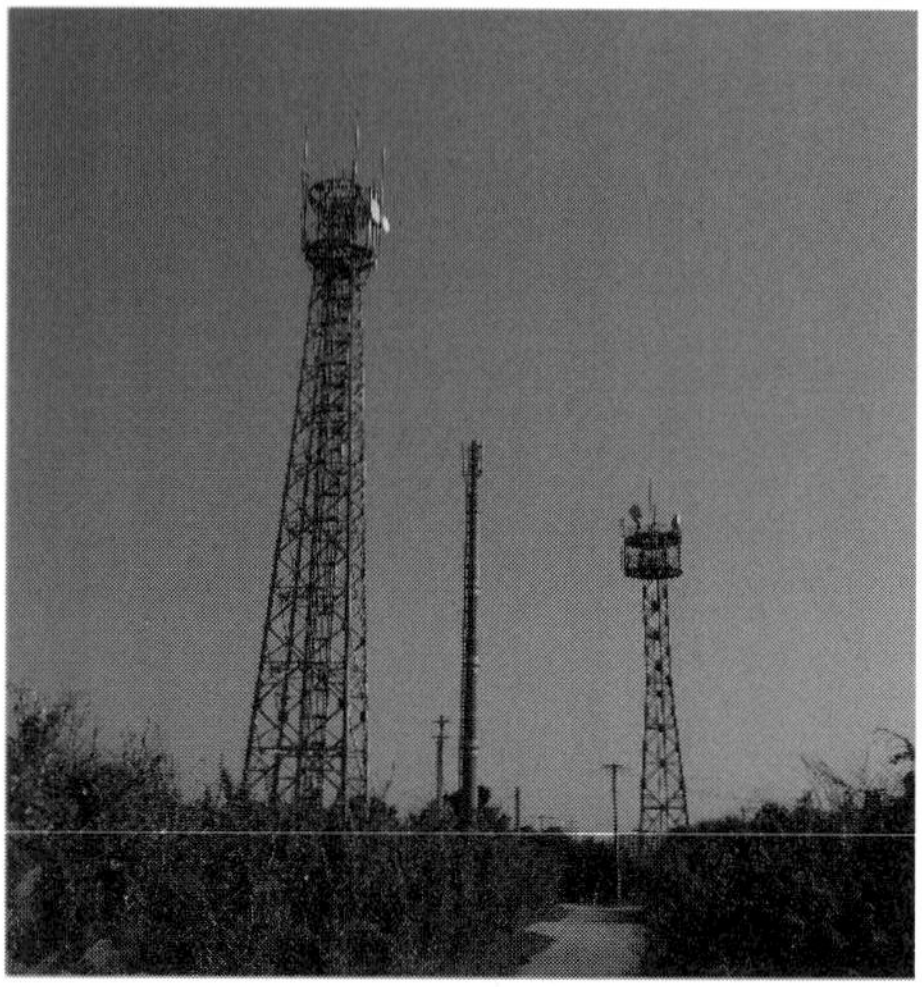

すでに３本となった基地局（2013 年４月）
（http://t.co/SJmlvhQxO4 より）

NTTドコモのもので、将来的には3本目となるソフトバンクの基地局が建つ予定だという（2013年4月には、すでに3本目が建てられていた。写真参照）。西銘さんによると、2基の基地局が建つとき、彼は生態系への影響が心配で、反対もしたが建ってしまったという。せめて、会社ごとに建てず、1本の基地局を共有できないかと会社側に相談したが、当時は「できない」という返答で、2本が建ってしまったのだという。

島を歩くと、その基地局の大きさに驚いた。離島であるため、陸上や海上との連絡には遠くまで電磁放射線を飛ばさなければならないためか、空に向かって2本（2012年4月当時）が近距離で屹立《きつりつ》していた。Mさんに聞いた辺りで、写真にあった奇形サボテンを探した。しかし、短時間の滞在だったため、探しきれなかった。

基地局のある場所は、聖地である「クボー御嶽」にも近かった。草木1本たりともとることが許されず、祭祀の際に女性しか入ることのできない聖域なのに、電磁放射線はなんの制約も受けずに、やすやすと入り込んでいる。「聖なる場所」とは、「生態系を含め、その空間そのものを変化させてはいけない」場所でもあるはずだ。植物に遺伝的変化を起こさせる可能性のある汚染源は排除されるべきだろう。「クボー御嶽」に生息する植物や動物に変化がないか、調査する必要がありそうだ。

Mさんが偶然見つけた奇形サボテンは、久高島に出現している奇形植物の氷山の一角にすぎないだろう。今後、3本に増えた基地局の影響で、久高島の生態系がどのように変化するか、「電磁放射線」という視点からの観察が必要になりそうだ。そしてこの視点は、日本中、世界中の「聖なる場所」を守るためにもかかせない。

50年代に証明された「電磁放射線の染色体異常誘発」

「植物と電磁放射線との関係」に関する学術的研究は、「動物（人間）と電磁放射線との関係」に関する研究に比べると、とても少ない。早期に「電磁放射線の植物への影響」に言及しているのは、『クロス・カレント――電磁波・複合被曝の恐怖』（ロバート・O・ベッカー著）によると、1950年代に、ニューイングランド医学研究所のJ・H・ヘラー医師とA・A・トゥシェイラー・ピントゥー医師が、イギリスの科学雑誌『ネイチャー』に寄稿した次の報告だ。

「27MHz（メガヘルツ）の電磁波から派生する電磁波は、玉葱科の植物の毛根根冠の成長細胞の中の染色体異常を誘発する」。

27MHzの電磁波とは、今日、日本では、ラジオやテレビに使われている種類の超短波だ。同書によると、このヘラー医師らの研究は、発表当時、「こっぴどい反論にさらされた」。しかし、10年後（1960年代）、米国食品医薬品局（FDA）のデビッド・E・ジェーン博士とそのスタッフらによる追試で、この2人の医師の観察結果は証明された、という。そして、「それ以来、他の研究者たちも、『非熱』レベルで、同じ毛根細胞の損傷を発見しリポートしている」と。

つまり、「熱作用」をもたらさない弱い「非熱」レベルの電磁放射線（超短波）が、毛根根冠などにある細胞分裂が活発な成長細胞（成長点）に放射されたとき、成長細胞は染色体異常（遺伝情報の発現と伝達に異常）を起こすということが、世界的に証明されたのだ。

細胞分裂が活発な成長点が、電磁放射線放射によって遺伝情報に異常をきたせば、植物にどんな異変が起こってもおかしくない。つまり、サイクロトロン共鳴によって、遺伝子（DNA）の二重ラセン構造が激しく振動させられ、4種の塩基（アデニン・チミン・グアニン・シトシン）の組み合わせが狂ったり、壊されたりしてしまえば、植物は「奇形」にも、「巨大」にも、「絶滅」にもすすむ可能性を秘めているということだ。サイクロトロン共鳴とは、電磁放射線がイオン分子など電気を帯びた量子に当たると、電磁放射線の波動エネルギーが量子に吸収されて、量子が回転運動を始めること。

この報告がなされた1950年代、60年代には、まだ、携帯電話は存在せず、それに使用されている900MHz以上の電磁放射線（マイクロ波）も大気中に存在していなかった。

「あらゆる植物への電磁放射線の影響」が調べられる前に、「地球規模で植物へのマイクロ波照射実験」が行なわれているのが、現代だ。そして、現時点での実験結果が、これまでみてきた植物たちの「奇形」ということになるのではないだろうか。

電磁スモッグ下を生きる植物の「訴え」

２０１１年５月、ＷＨＯ（世界保健機関）は、マイクロ波に「発がんの可能性あり」と公式に発表した。つまり、生体の組織にマイクロ波を当て続けると、その組織ががん化する可能性が高いということだ。また、マイクロ波は、生体組織の「がん化」を加速するということだ。

動物や人間では、細胞分裂がもっとも活発な組織が、がん化しやすく、がん化を加速されやすい。そのことを考え合わせると、植物においても、細胞分裂がもっとも活発な成長点ががん化しやすく、がん化を加速されやすいと言える。植物のさまざまな奇形、成長速度の加速、巨大化などは、植物における、動物とは違ったかたちでの「がん化」と言えるかもしれない。

植物は、動物や人間と同じように、地球上での生物の歴史が始まった37億年前から、「地球の脳波」と言われる極低周波の「シューマン共振波」と共存してきた。その電力密度は「０・０００００１μＷ／㎠」だ。このように超微弱な電磁放射線のなかで生きてきた植物たちが、「１・１５２μＷ／㎠」（Ｋさん宅の２階の電磁放射線密度）というシューマン共振波の１１５２万倍ものマイクロ波強度のなかで生きることを強要されているのだ。

さらに、基地局から放射されるマイクロ波は、シューマン共振波のようにゆるやかな「波」（１

次シューマン波は1波長が地球の円周、2次シューマン波は2波長で地球を1周）ではない。1秒間に20億回も振動し（2GHzの場合）、さまざまな加工が施された「とがった」デジタル・パルス波だ。遺伝子がどのように複雑に破壊されているのか、想像もつかない。

このようなマイクロ波の濃い空間のなかで生きざるをえないとき、どのような組織変化を強いられ、どのような形状になり、どのような成長過程を経るのか。それらを植物たちは身をもって見せてくれている。身近な彼らの訴え（変化）に、目を向け、耳を傾けたい。それが、ひいては私たち人間の身を守ることにつながるはずだ。

植物の「本来の姿であり続ける権利」を守るために

２０１４年1月15日現在で、「植物の奇形」と入力してグーグルで検索すると１０４万件のサイトが表示される。世界中から集められたサイトであり、取り上げられた奇形も、編集などによって重複するものが多いだろう。

しかし、この膨大な奇形をもたらした原因は何なのだろか。２０１１年3月11日以降は、福島第一原発事故による電離放射線が原因となった奇形が多いだろう。とくに、福島県を中心とした関東圏ではそれによるものが多いと考えられる。

しかし、それらの地域においても、電離放射線による奇形ばかりではなく、基地局から放射される電磁放射線（マイクロ波）による奇形も多いはずだ。年々増え続ける基地局とそれに伴う電磁放射線量の急増で、植物の電磁放射線受動被曝量は増えているのだから。電離放射線による影響の少ない地域では、むしろ、基地局からの日常的な電磁放射線被曝のほうが心配になる。

携帯電話普及率は100％を超えた。しかし、さらなる高速通信のために増設され続けている基地局。そして、スマートメーターの導入。大気中の電磁放射線濃度は濃くなる一方だ。このような日本のなかで、電磁放射線の影響を受けていない植物は、ほとんど存在していないのかもしれない。

自らと子孫の命をも汚染しつつ、なお「便利さ」を追求しつづける人間の欲望の陰で、植物たちは「本来あるべき姿で存在し続ける権利」を、はげしく損なわれ続けている。もし、まだ、電磁放射線量の少ない地域があれば、植物の権利を保障するために、本来の姿を保てる空間を早急に確保する必要があるだろう。たとえば、化学物質と電磁放射線汚染がない空間を作ってきた「あらかい健康キャンプ村」（福島県南会津町）（詳しくは拙著『あらかい健康キャンプ村――日本初、化学物質・電磁波過敏症避難施設の誕生』新水社参照）のように。そのような空間は、植物だけではなく、動物、人間にとっても緊急に必要とされている。

第11章　電磁放射線に苦しむ動物たち

乳牛の不妊・流産で廃業した酪農家

その場所を動けない植物たち同様、移動の自由を奪われた動物たちも、携帯電話基地局（以下、基地局）の近くで電磁放射線受動被曝に苦しんでいる。

茨城県小美玉《おみたま》市にある某牧場では、近くにソフトバンクの基地局（高さ約30㍍）が建ってから、メス牛たちは妊娠しなくなった。妊娠しても流産する牛が多く、搾乳業が成り立たなくなった。そのため、3年して廃業したという。

同市に住み、基地局問題に取り組んできた長谷川さつきさんによると、同基地局が建設されたのは2005年。牛たちに変化が起こり始め、不妊・流産続きで廃業に追い込まれたのは2008年だった。

2013年7月、長谷川さんの案内で、まだ残っているという同牧場の建物を訪れた。基地局と牧場との距離は約300㍍。基地局と牧場との間に遮るものは何もなかった。基地局は牧場に向かって左手に建ち、空に向けてそびえ立っていた。廃業前には約30頭の牛がいたというが、今

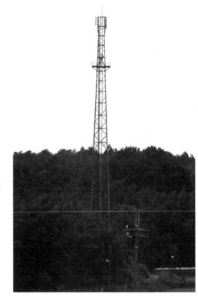

牧場脇の基地局

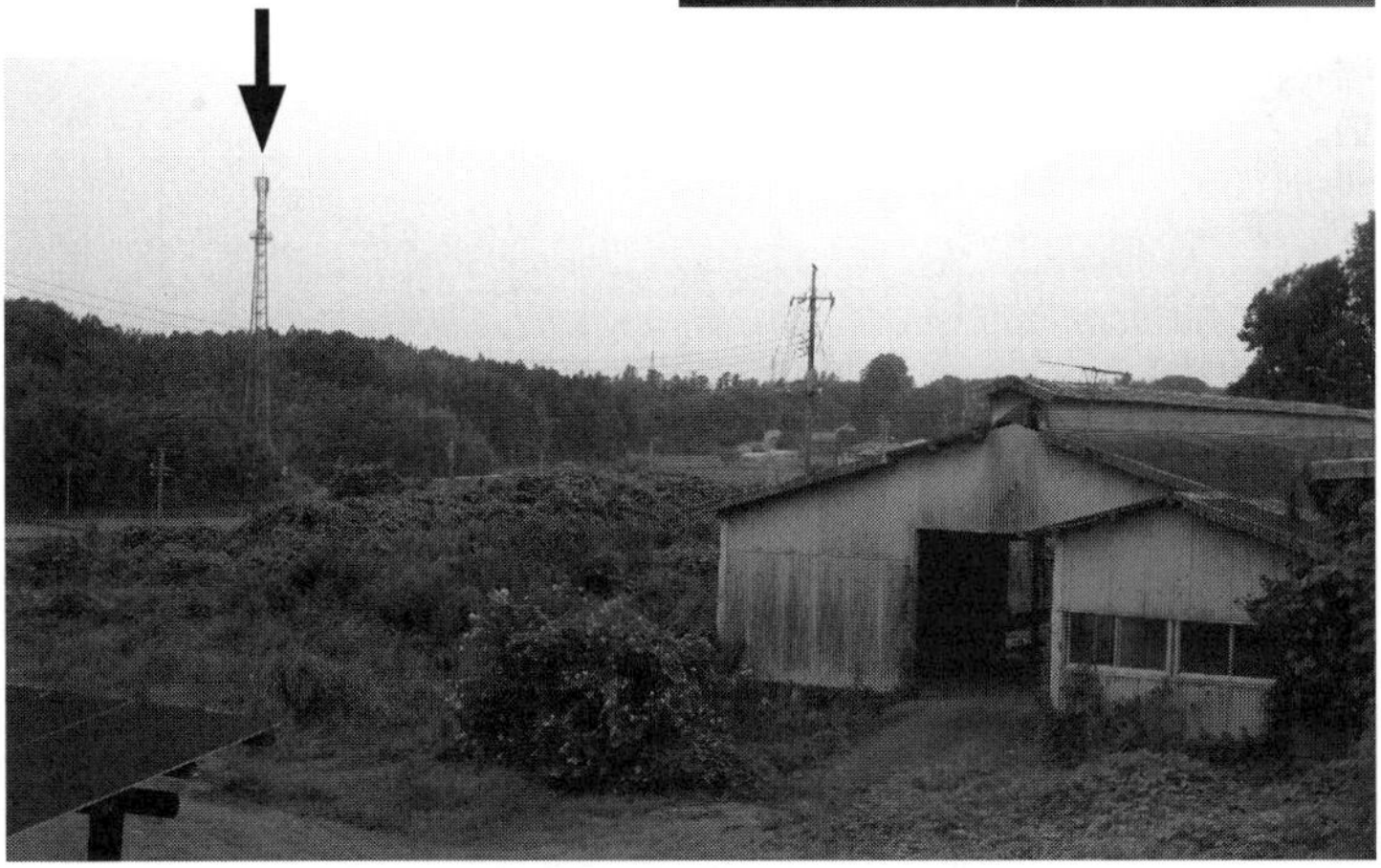

基地局（左）と元牛舎（右）

（写真撮影：上下とも著者）

は、牛のいない空っぽの牛舎が雑草に囲まれて建っているだけだった（前頁写真）。
牛舎の中につながれて飼われている牛たちは、立つか座るかの自由しかない。その場所がいやだからと、動いて離れる自由はない。そこに植わった植物と同じように、つながれた動物たちは、基地局から放射される電磁放射線（マイクロ波）を24時間、一方的に浴び続けなければならないのだ。

３００㍍圏内で健康被害・急死者も

２００５年にソフトバンクの基地局ができてから、そこから放射される電磁放射線の影響は人間にも及んでいた。長谷川さんによると、同基地局から１００～３００㍍の間にある住宅では、さまざまな健康被害が起きていた。「脳梗塞」になった人、「バセドー氏病」を発症した人など。

高台にあり、同基地局から約２００㍍に位置する家では、2階に寝ていた60歳前後の女性が２０１２年７月に急死した。「疲れた」と2階の寝室に上がったまま降りて来ないので、家族が様子を見に行くと、亡くなっていたという。亡くなった方の家を見た。すると、基地局と住宅の間に遮るものはなく、2階の寝室と基地局との高さはほぼ同じだった。もし、1階に寝ていたら、2階よりも位置的に電磁放射線量は少ないので、急死することはなかったかもしれないと悔やまれた。

同基地局から約３００㍍の距離にある長谷川さんの家でも「異変」はあった。電波時計が何台も、約1年で正常に機能しなくなるのだ。電波時計とは、標準電波（40ＫHz〈キロヘルツ〉や60ＫHz）の送信局から送られる時刻情報（デジタル信号）を受信して、自動的に時刻をあわせる時計のこと。電波を正常に受信できる環境であれば、秒単位で正確な時刻を知ることができる。これが、1個ではなく何個も約1年で正常な時刻情報を受信できなくなるということは、何らかの電波障害があるということだ。

この地区には、ソフトバンク以外にイー・モバイル（現Y! Mobile）の基地局（高さ40㍍）も建っている。長谷川さん宅からの距離は約４５０㍍だ。この基地局は、当初の計画（２００７年11月）では、彼女の家から約40㍍のところに建設されようとしていた。彼女が中心になって会社に変更を求めたところ、5回に及ぶ移転計画の後、突然、何の連絡もなく、現在の場所に建設された（２００８年9月）ものだ。

この地区の人々・動物たち・植物は、２つの巨大基地局から放射される電磁放射線の影響を受けて暮らしている。

繁殖力の強いウサギが不妊に

基地局から放射される電磁放射線に影響を受けていると思われる動物は、宮崎県延岡市にもいる。延岡市郊外にあり、３つの基地局に囲まれている「ダチョウ園」の動物たちだ。ここには、ダチョウの他、クジャク、アヒルなど約25種類の小動物が約80匹、暮らしている。

開園は2000年11月。園長の後藤興二さんによると、開園時にはすでに2基の基地局が稼働していたという。3基目が建ったのは2008年ごろ。動物たちに、目に見えて「異変」が現れ始めたのは、3基目が建った2008年以降だった。

それ以前には、年に2〜3回、出産していた繁殖力の強いウサギが、まったく子どもを産まなくなった。ロバやポニーも、2003年ごろ流産をしたことがあり、それ以来、子どもを産まないという。

また、同じく、3つの基地局の影響を受けている近くの農家でも、牛に「異変」が起きていた。後藤さんはこの農家で、二度、牛のお産に立ち会った。しかし、それは二度とも正常なお産とは言えないものだった。一度目は死産だった。子牛は産まれたものの、その子牛はすでに息をしていなかった。二度目はお産をした母牛が死んだ。子牛は無事に産まれたが、母牛のほうは子宮が体外に飛び出し、死に至ったという。

牛の受胎率が年々低下

牛の受胎率は、年々低下を続けている。2009年8月19日付朝日新聞（夕刊）に「牛の受胎率　謎の低下――大型・肥満化など原因か」という記事が載った。記事によると、「人工授精で繁殖されている乳牛や肉牛の受胎率が、年々低下し続けている」というのだ。

乳牛や肉牛の99・9％は、凍結精液を使った人工授精によって産まれている。その精子を採取・

頒布している家畜改良事業団では、毎年、約30府県の100人ほどの人工授精師に、「自分が『種付け』をした牛の受胎率」を報告してもらい、集計をしている。
それによると、乳牛の場合、1993年までは受胎率が62%前後だったのが、それ以降は低下し始め、2005年からは50%を割り続けている。肉牛の場合も、1993年までは67%前後だったのが、2005年以降は60%を切るようになっている。(次頁グラフ参照)
2008年に畜産草地研究所などが、九州・沖縄地区の人工授精師・獣医師約300人にアンケートをしたところ、彼らの43%が「種付きが悪くなっている実感がある」と答えた。メス牛の発情の兆候に関しても、66%の人が「悪くなっている」と答えている。
記事では、受胎率低下の原因として、大型化(乳牛)や肥満化(肉牛)などの影響が指摘されているが、「原因ははっきりせず、解決策はみえていない」と、記している。

受胎率と携帯電話普及率は逆比例

私は、2007年に『モー革命──山地酪農で「無農薬牛乳」をつくる』(教育史料出版会)を上梓したが、その取材で、乳牛たちのおかれた状況を知り、愕然とした。乳牛の97%は牛舎の中に一生閉じ込められて人(牛)生を終える。牧場でゆったりと草を食むことができるのは、山地酪農というやり方などで24時間放牧されているほんの一握りの牛たちだけだ。つまり、日本で飼われているほとんどの牛たちは、「行動の自由がまったくない」。その意味では、「その場を動けない植物」と同じ条件下にある。

受胎率の推移グラフ（左のグラフ）と携帯電話普及率のグラフ（151頁上）とを見比べてほしい。受胎率と携帯電話普及率は、逆比例の関係にある。携帯電話が普及（基地局が増える）すればするほど、受胎率は低下している。

受胎率が約62％（乳牛）・約67％（肉牛）だった1993年の携帯電話普及率は1・4％。受胎率が約50％（乳牛）・約60％（肉牛）を切った2005年の携帯電話普及率は68・1％だ。

受胎率低下の原因としては、もちろん、大型化（乳牛）や肥満化（肉牛）などもあると思う。しかし、電磁放射線の影響も考慮すべきだ。1993年以前と、以後で大きな変化があったのは「空間の電磁放射線量」が一番だろう。全国的な携帯電話の普及に伴って、乳牛や肉牛が飼われている牛舎の近くにも基地局が建設されつづけた結果とも言える。2012年には全国で約40万基の基地局が稼働している。動けない牛たちはその場所で、電磁放射線を一方的に浴び続け、その影響で受胎率が低下し続けている

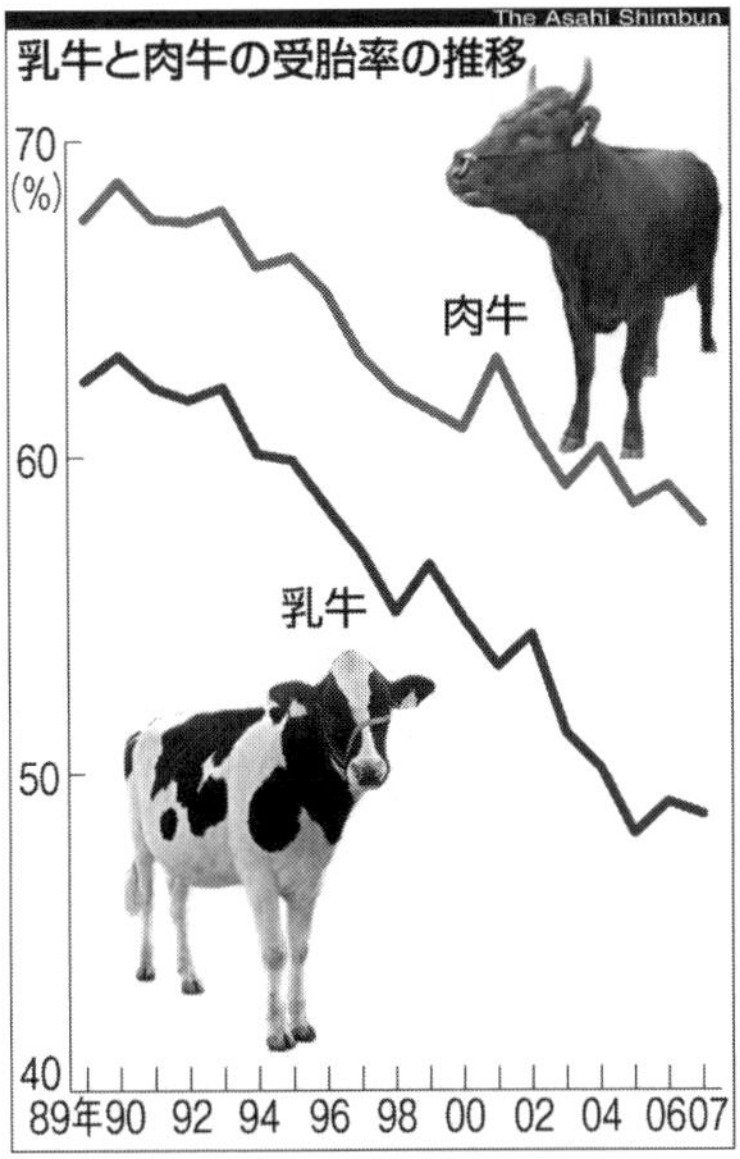

乳牛と肉牛の受胎率の推移

（2009年8月19日付朝日新聞 夕刊より）
ⓒ朝日新聞社

のではないだろうか。

電磁放射線（マイクロ波）の生殖への影響として、「不妊」「流産」は世界的に認められているものだ。

イタリア・ヴォルトゥリーノの電磁放射線汚染

基地局が近くにある動物たちの「異常」は、外国でも報道されている。例えば、２００９年7月17日にYouTubeにアップされたイタリア南東部に位置するフォッジャ県ヴォルトゥリーノ（Volturino）の動画（http://www.youtube.com/watch?v=T6N40k87lug）。そのタイトルは「電磁スモッグによって変化をもたらされた動物たち（animals effected by electrosmog）」。映像は、動物たちの奇形と、その近くにある基地局とを何度も映し出す。まず映し出されるのは、山の上に見える14本の鉄塔（基地局）。山頂は基地局に乗っ取られた様相だ（次頁右写真）。そして、その基地局が見える場所で発生した動物たちの奇形の数々。

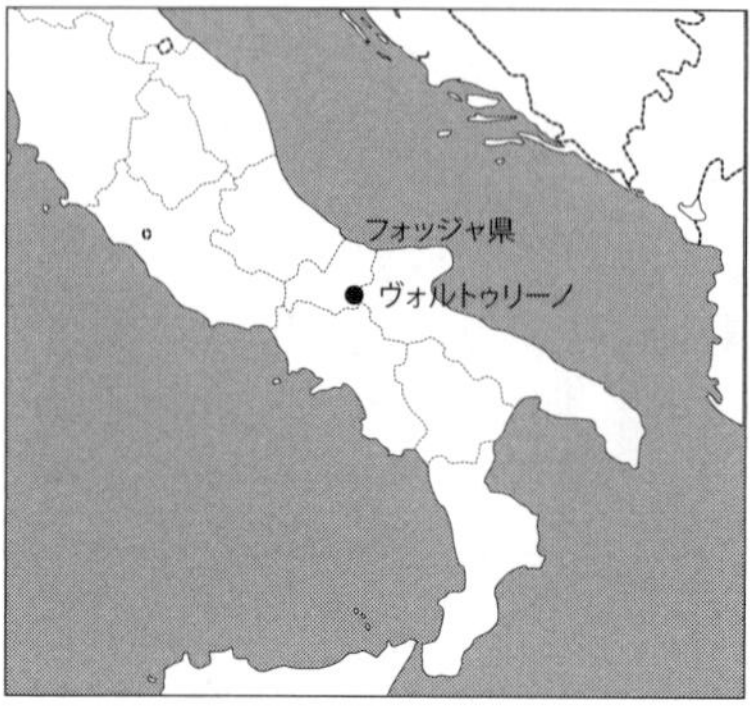

ヴォルトゥリーノの位置

前足がなえた（折れ曲がった）状態で歩く子ヒツジ。右目や左目がないネコ。前足2本が後ろ向きについている子牛。（次頁左写真）右の後ろ足が曲がったままのウサギ、などな

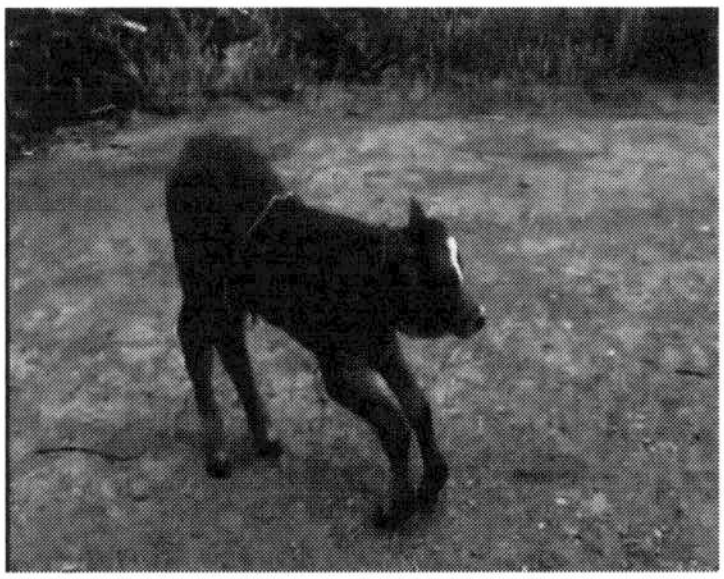

前足２本が後ろ向きについている子牛

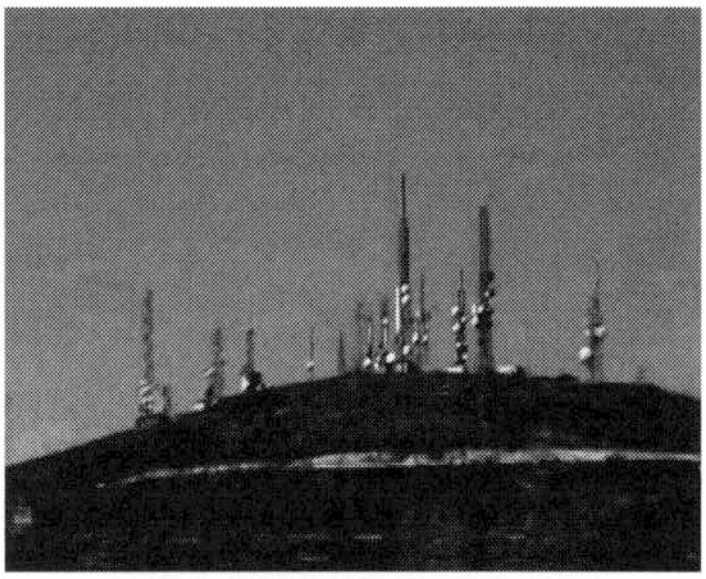

基地局に乗っ取られた山頂

http://www.youtube.com/watch?v=T6N40k87lug より

ど。映像は、動物たちの奇形の数々が、それら基地局から放射される電磁放射線の影響であると執拗に訴えかけている。

「ヴォルトゥリーノ電磁スモッグ協会」のホームページ（イタリア語）によると、ヴォルトゥリーノは人口２０００人にも満たない町。その町のはずれの丘の上に14本の鉄塔が建ち、そこに２００以上の放送用・電話通信用のアンテナが設置されている。最初にラジオとテレビ送信用のアンテナが建ったのは１９７６年。同協会は、「電磁放射線汚染からこの国を解放するために設立された」。

同協会によると、１９７６〜１９９９年の間に「がん」で死亡した人の割合が、ヴォルトゥリーノは他の地域よりも６・５％高く、がん患者の平均死亡年齢は68歳となっている。近隣の村のそれは73・５歳だ。

またヴォルトゥリーノとロゼート（基地局から遠い地域）で、60〜70歳を対象に「視力（白内障）の調査」をしたところ、ヴォルトゥリーノは71・４％の人が白内障だった。一方、ロゼートでは白内障の人は42・８％だった。

ヴォルトゥリーノの住人240人を対象にした調査では、14歳以上では53・3%の人が、41歳以上では72%の人が「睡眠障害」に悩まされていた。その主な症状は「不眠」。若者たちは「目覚めの疲労感」「頭痛」なども訴えた。

電磁放射線汚染のある地区では、被害は必ず動物に、人間に（そして植物にも）及ぶということが証明されている。

ヴォルトゥリーノと状況が酷似する旭山動物園

イタリア・ヴォルトゥリーノの映像を見て私が連想したのは、北海道旭川市郊外にある旭山動物園の動物たちだ。『モー革命――山地酪農で「無農薬牛乳」をつくる』の取材で、2007年に旭川市にある斉藤牧場を訪れた折、立ち寄ったことがあった。

旭山動物園は、動物のユニークな「展示」方法で話題となり、映画にもなった動物園だ。2007年には年間約307万人が訪れていた。国内は言うに及ばず、近隣の韓国、台湾、中国などからも多くの客が来園する。そのため、最寄りの旭川空港では、ハングルや中国語でのアナウンスも行なっているほどだ。

観光客が多ければ、彼らが使う携帯電話やスマホの数も必然的に多くなる。それらを動物に向けて撮影し、その映像を知人などに送信する人も多いだろう。そのため、動物園の向かいにある小高い旭山公園の山頂には、基地局が恐ろしいほど乱立していた。2007年現在で十数基あったので、今（2014年）ではさらに数が増え、電磁放射線の強度も増しているだろう。

動物園内にも小型の基地局がところどころに建ち、当然のことながら、園内の電磁スモッグは濃かった。体感的に居心地の悪さを感じた私は早々に動物園を後にした。しかし、動物たちは動物園から立ち去ることができない。檻の中で、毎日、24時間、電磁放射線のシャワーを浴び続けている。延岡市の「ダチョウ園」や、イタリア・ヴォルトゥリーノの動物たちのように、「異変」は起きていないのだろうか。

「いなくなったスズメ」

2010年7月14日、高知新聞の読者投稿欄である「声ひろば」にある投稿が載った。「いなくなったスズメ」という久保義一さん（83歳・高知市）の投稿だ。

記事によると、久保さんの家がある雑木林の丘を造成した団地の一角は、以前から小型の渡り鳥の中継地。ムクドリなどの留鳥も多く、四季を通して、町内には野鳥が多かった。

春は、メジロやヤマガラが飛び交い、ウグイスの鳴き声が聞こえた。

初夏から夏にかけては、うるさいほどのスズメの鳴き声が聞こえ、ツバメは頭上をかすめ、キジバトは電線の上で鳴いていた。

秋にはヒレンジャクやツグミの群れ、ヒヨドリの大群が次々とシベリアから飛来して、羽を休めては、また、去って行った。

ところが、2005年以降、飛来する群れも鳥の数も減り、2009年には飛来する群れを見なかったという。

久保さんは、「町内にも小鳥たちの姿はとうにない」と嘆き、「昔から人家の近くに巣を作り、人間の営みとともにあったスズメが極端に数を減らした原因は、何だろうか。一時的なものなのか。身近な鳥だけに気にかかる」と懸念を表明している。そして、「もはやこの地球では人類以外の生物は繁栄することができないのか。単に野鳥への感傷でなく、多様性の失われてゆく地球への不安を感じる」と締め括っている。

長年親しんできたスズメが家の周りからいなくなった原因としては、化学物質、ネオニコチノイド系農薬など、さまざまあるだろう。

しかし、久保さんが指摘するように、鳥の飛来が減り始めた2005年というのは、先にみた「乳牛の受胎率が50％を割り始めた年」でもある。乳牛や肉牛の受胎率が年々低下していることと、渡り鳥たちが年々姿を消していったことの共通項は、大気中の電磁放射線の増加ではないだろうか。

「人間の営みとともにあったスズメが極端に数を減らした原因」も、大気中の電磁放射線と関係がありそうだ。人家のある地域において電磁放射線量が増えれば、そこに来るスズメも当然、影響を受け、受胎率も下がるはずだ。

久保さんが「飛来する群れを見なかった」という2009年の携帯電話普及率は84・1％だ。

携帯電話の普及率上昇（基地局の増加）は世界的なものなので、渡り鳥たちは地球規模で電磁放射線の影響を受けているると言えるのではないだろうか。

「スズメが消えた集落」

久保さんの投稿から約2年後の2012年6月17日、同じ高知新聞の「声ひろば」に、再度「スズメ」に関する投稿が載った。「スズメが消えた集落」という、生態系トラスト協会会長の中村滝男さん（60歳・高知市）によるものだった。

「20年近く野鳥の調査を行なってきた山間の小さな集落で、この春、こつぜんとスズメが消えてしまいました」という書き出しで始まる文章は、「みなさまの周辺でスズメが姿を消した集落をご存じでしたら教えてください」と、締め括られている。

中村さんによると、2011年末から2012年にかけての冬、西日本では人里に飛来する冬鳥のツグミやメジロなどが激減し、2012年初夏には、同じく人里に飛来する夏鳥のツバメやアオバズクなどの野鳥が減っていると言われている、という。

「渡り鳥の場合、越冬地のボルネオや繁殖地のシベリアなどの、前年からの気象条件、森林伐採、環境汚染、ウイルス、天敵や競合種の影響など、多くの観点から検証する必要がある」と言い、「単一の原因に帰するような確証はつかめていない」と中村さんはいう。

また、留鳥のスズメは世界に分布しているが、ヨーロッパなどではイエスズメという競合種に押されて、森の中で暮らしている。しかし、高知県のスズメに競合種はいないので、集落からスズメが消えた理由は別にありそうだ。考えられる理由の一つとして、中村さんがあげるのが「集落の人口が減少したこと」。

「スズメが餌としていた残飯や屋根瓦の隙間などのすみかが、スズメ社会を維持する限界まで減少したために、スズメの社会も共同体として子育てができない限界集落になったということが考えられる」としている。

中村さんに電話をして、調査を行なってきた集落の近くに基地局がないかどうかたずねてみた。すると、2基あるという。稼働して2年目（２０１１年稼働）と3年目（２０１０年稼働）だという。彼に「スズメが消えたことと基地局の稼働とは関係があるのではないか」と話した。すると、「原因は１つだけにはしぼりにくい」「総合的・客観的なデータがいる」という返答だった。まさに、そのとおりだ。しかし、近くに基地局がある以上、「スズメが消えた」大きな要因のひとつに「電磁放射線（マイクロ波）」も加える必要があるだろう。

山間の小さな村から「こつぜんとスズメが姿を消した」２０１２年春の携帯電話普及率は１００・１％で、基地局の数は約40万基。乳牛の受胎率も50％を切っている。第10章で見てきたように、２０１２年には高知市内でもキュウリやバラ、トマト、柿など、多くの植物で奇形が出現したことが高知新聞で取り上げられている。

小さな村の近くに、２０１０年と２０１１年に稼働した基地局からの電磁放射線（マイクロ波）

いだろうか。

で、スズメの受胎率が徐々に減り続け、ついに２０１２年春に姿を消したという捉え方はできな

「電界強度の強い地域ではイエスズメが少ない」ベルギーの調査

野生のイエスズメと携帯電話基地局から放射される電磁放射線との関連を調べた貴重な調査・論文が２つある。ともに米国の雑誌『電磁気生物学と医学』（Electromagnetic Biology Health-care）（２００７年第26巻）に載ったもので、『イエスズメの繁殖数に関する携帯電話基地局からの電磁放射線の可能性』（ジョリィス・エベラート&ディルク・バウエン、ともにベルギー）と、『イエスズメの都市での減少:電磁放射線との関連の可能性』（アルフォンソ・バルモリ〈スペイン〉&ヨーレン・ハルベルグ〈スウェーデン〉）だ。英文の論文を翻訳し、紹介してくださったのは電磁波環境研究所の荻野晃也さん。

『イエスズメの繁殖数に関する携帯電話基地局からの電磁放射線の可能性』は、ベルギーにある６カ所の住宅区域で、「携帯電話（ＧＳＭ＝第2世代携帯電話）基地局から放射される低強度・電磁放射線の長期間被曝によって、繁殖期のイエスズメの数が影響されているかどうか」を調べたものだ。

６カ所の地域の１５０地点でオスのイエスズメの数を調査し、基地局からの電磁放射線の強度も調査した。すると、オスのイエスズメの数は、９００ＭHz（メガヘルツ）と１８００ＭHz両方

の電界強度や、両方を合算した電界強度が強くなると減少傾向にあり、数と電界強度は明白に関連していた（次頁グラフ上参照）。

イエスズメの数と電磁放射線レベルの双方において、6カ所の地域で差があるにもかかわらず、その地域での各々の測定結果はよく類似していた。そのことから、「GSM基地局からの相対的に強い電界強度を示している地域では、イエスズメが少なくなっている」ことを、データは示していた。

さらに、「より強い電磁放射線の長期間曝露は野生のイエスズメの数や行動に否定的な影響を及ぼす」こともわかった。

「イエスズメの減少は、電磁信号と関係している」スペインの調査

アルフォンソ・バルモリ（スペイン）とヨーレン・ハルベルグ（スウェーデン）による論文『イエスズメの都市での減少：電磁放射線との関連の可能性』は、「最近の10年間で、西欧諸国においてイエスズメが明らかに減少してきている」という認識から、研究目的を次のように設定している。

「イエスズメの分布がスペインにおいても減少しているかどうかを調査すること」「携帯電話アンテナからの電磁放射線（マイクロ波）がイエスズメの分布数の減少と関係しているかどうかを評価すること」

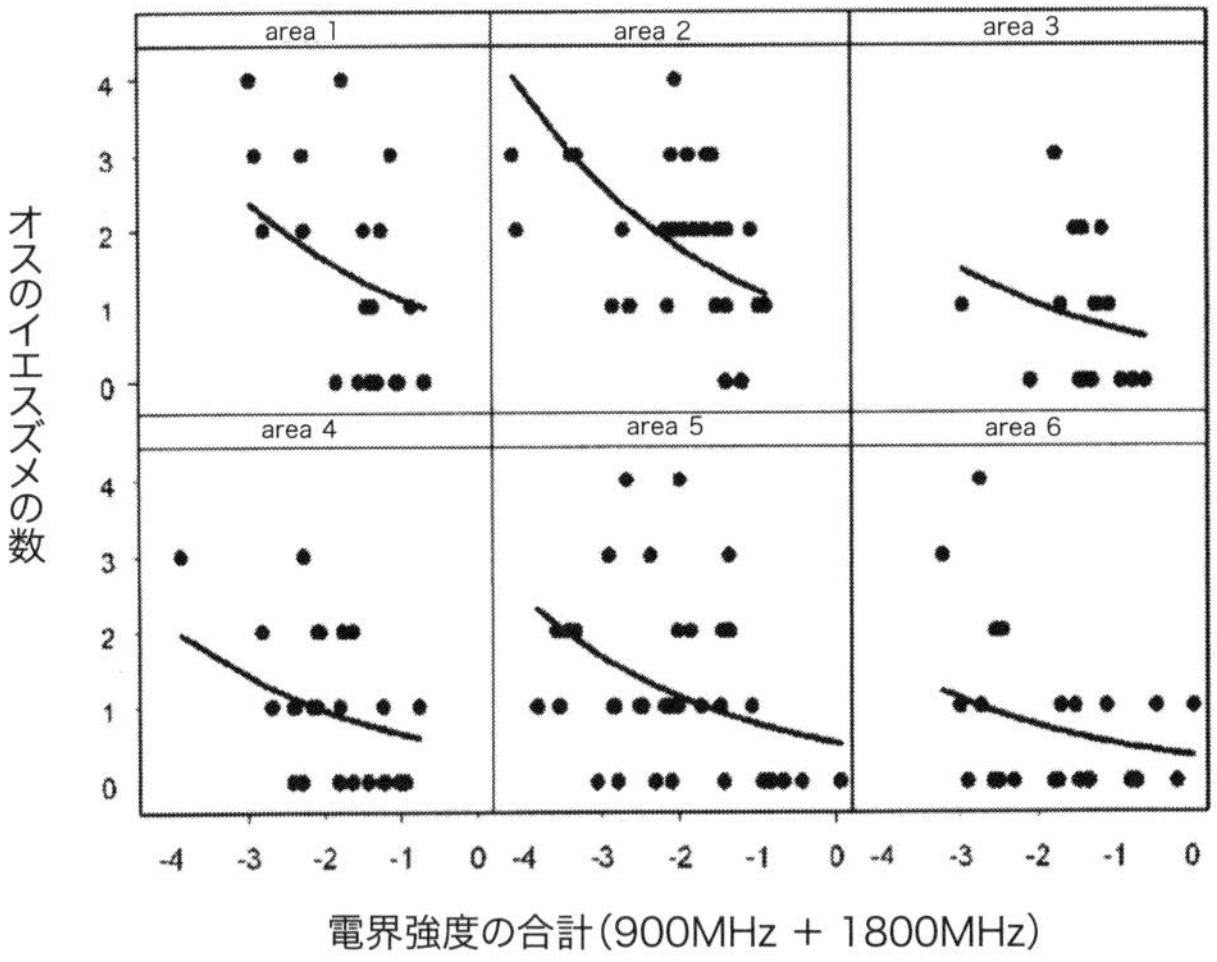

6調査地点内部の各地点でのGSM 900MHzとGSM 1800MHzの電界強度の合計値（対数目盛）とオスのイエスズメの観測数のプロット図。
実線はポアソン分布で得られた線分で、各地域と放射線強度の双方の影響を示している。

6地点でのオスのイエスズメの数と電界強度

（論文『電磁気生物学と医学』2007 年、第 26 巻、67 頁より）

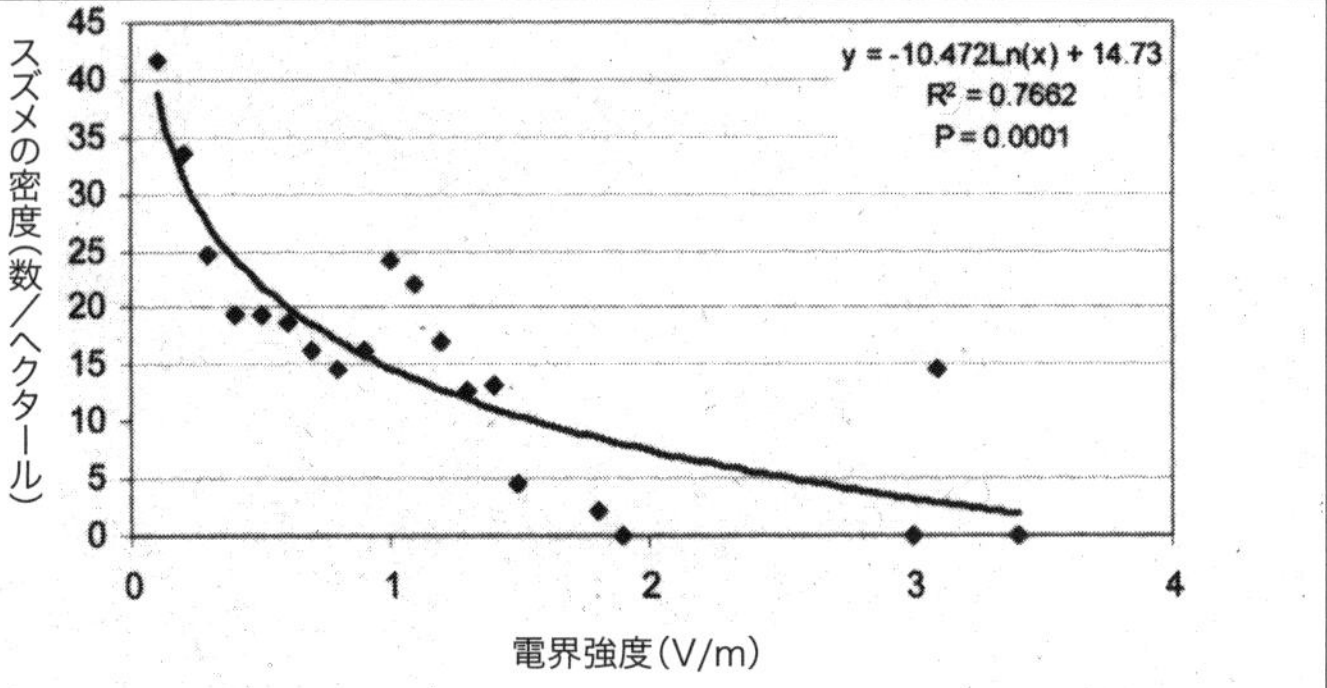

（電界強度1V/mは、0.27μW/cm^2の電力密度に相当する）

0.1V/m ごとにまとめられた電界強度とスズメの平均密度との関係

（論文『電磁気生物学と医学』2007 年、第 26 巻、145 頁より）

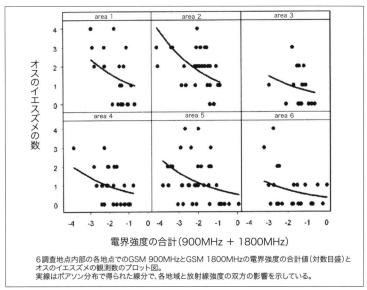

調査（地点縦断調査）は2002年10月から2006年5月まで、スペイン・バラドリッドの30地点で行なわれた。各地点でイエスズメの数の検出を行ない、平均の電界強度（1MHz～3GHz）を測定した（前頁グラフ下参照）。

すると、「イエスズメの密度の低いところは、明らかに電界強度の高い地域である」ことが観測された。つまり、この研究は「イエスズメの分布数における減少が、電磁信号と関係している」ということを証明したのだ。そして、論文は、次のように結論を出している。

「電磁信号そのものが原因なのか、または、他の要因との組み合わせなのか、そのどちらかであろうが、最近の西欧の都市におけるいろいろな種が減少しているとの観測結果は、電磁汚染が原因であるかもしれない」

「マイクロ波がシュバシコウの繁殖に悪影響」スペインの調査

同じく、アルフォンソ・バルモリ（スペイン）が、上記論文の2年前に発表した論文（荻野晃也さん翻訳）に、『ホワイト・ストークの繁殖における携帯電話タワーからの電磁放射線の影響の可能性』（『電磁気生物学と医学』2005年第24巻）がある。

「ホワイト・ストーク」とは、コウノトリの仲間で、和名は「シュバシコウ（朱嘴鸛）」（赤いクチバシのコウノトリ）。「子どもを連れてくる鳥」としてカソリックの国々では大切にされ、ドイツやリトアニアでは「国鳥」になっている鳥だ。

実施年	滞在する巣の数	全繁殖率（%）	部分繁殖率（%）	ヒナのいないつがい率（%）	文献
1984	113	1.69	2.13	7	(65)
1992	115		1.93	5.2	(62)
1994	24	1.84		7.6	(63)
2001	35		2.43		(64)
2003（< 200m）	30	0.83	1.44	40	本研究
2003（> 300m）	30	1.6	1.65	3.3	本研究

（翻訳：荻野晃也）

バラドリッド（スペイン）で実施された調査結果

（『電磁気生物学と医学』2005年、第24巻、114頁より）

この論文は、「携帯電話基地局の近く（200メートル以内）ではシュバシコウのヒナが激減している」ということを実証したものだった。

調査した地域は、イエスズメの調査と同じスペイン・バラドリッド。2003年に、この地域にある携帯電話基地局周辺のシュバシコウの繁殖を調べて、電磁放射線（マイクロ波）の影響の可能性を調べたのだ。つまり、シュバシコウのつがいが作った60個（30個は200メートル以内にある巣、別の30個は300メートル以遠にある巣）の巣に中にヒナがいるかどうかを調べたのだ。

すると、調査によって、次のことがわかった。

「基地局から200メートル以内にある30個の巣のうち、12個（40％）にはヒナがいなかった」「300メートル以遠にある30個の巣のうち、ヒナがいなかった巣は1個（3・3％）だけ」（上表参照）

基地局から200メートル以内の電力密度は約「1・48μW（マイクロワット）／㎠（平方センチメートル）」、

３００㍍以遠のそれは約「０・78μＷ／㎠」だった。２００㍍以内は、３００㍍以遠の約２倍の強度だ。ちなみに、「１・48μＷ／㎠」という値は、日本の規制値（１・８GHz〈ギガヘルツ〉で１０００μＷ／㎠）の約７００分の１に当たる。

この調査の結果は、「電磁放射線（マイクロ波）が、シュバシコウの繁殖に悪影響を及ぼしている可能性が高い」ということを示すものとなった。

地球上の生物の歴史が始まってから「０・０００００１μＷ／㎠」という電力密度のシューマン共振波と共存してきた動物（シュバシコウ）にとって、「１・48μＷ／㎠」というのは、生存が脅かされる（生存率６割）電磁放射線強度ということができる。

この調査は、過去に①１９８４年、②１９９２年、③１９９４年、④２００１年にも行なわれており、そのときのヒナのいない割合は、それぞれ①７％、②５・２％、③７・６％、④不明だった。

２００３年の（２００㍍以内で）40％というのは、ほぼ半数の巣にヒナがいないということだ。過去に比べて、それだけ大気中の電磁放射線量が増えてきていることの証かもしれない。２０１４年に調査したら、はたして巣のなかにヒナはいるのだろうか。

先に紹介した日本の乳牛や肉牛の受胎率低下も、基地局の距離との関連で調査をすれば、もっと詳しい受胎率に関するデータが得られそうだ。

風車の傍らで苦しむ牛たち

風車の側でも、牛たちは低周波・超低周波音によって存在を脅かされている。低周波音は人の耳に聞こえにくい２００Hz以下の音、超低周波音はほとんど聞き取れない20Hz以下の音をさす。これらの音は、高い周波数の音に比べて遠くまで伝わり、壁なども突き抜けてしまう。

人間の場合、恒常的に低周波・超低周波音にさらされると、電磁放射線（マイクロ波）同様、「睡眠障害」「頭痛」「耳鳴り」「イライラ」「集中力・記憶力の低下」「浮動性のめまい」「吐き気」「不安障害」「目の圧迫感」などが引き起こされることが知られている。そして、その健康被害は牛たちにも及んでいる。

『巨大風車はいらない　原発もいらない――もうエネルギー政策にダマされないで！』（鶴田由紀著、アットワークス刊）によると、玄界灘に浮かぶ的山《あづち》大島（長崎県平戸市）（面積約15㎢）に２００７年、16基の巨大風車が建設されてから、近くで飼われている牛たちに「異常」が発生しているという。

風車から２１０㍍に住むある牛飼い農家では、牛の早産が3年続き、２０１０年には子牛が助からなかった。その農家の人は「風車ができるまで早産はなかった。おそろしくなって牛を減らした。もう牛をやめたい」と言っている。

また、牛舎から風車までの距離が１００㍍しかない別の農家の人は、「ここ、数年、牛の突然死や歩行不全、起立不能、早産などが続いた」「こんなに続いたことはなく、保健所も異常だと言っていた」と、コメントしている（2010年現在）。

さらに、五島列島の北端に位置する人口約2000人の宇久島《うくじま》（長崎県佐世保市　面積約25㎢）でも、2009年以前から稼働している1基の風車の側で、牛たちが苦しんでいる。

高級牛として知られる黒毛和牛の繁殖を専業にする人の牛舎は、風車から350メートル《メートル》。「ここ数年、異常が目立つようになった」（2010年現在）という。「異常」は、「肩や膝の関節の肥大」「背骨の曲がった子牛――成長につれて極端になり、肉付きも悪い」「死産」「子牛の突然死」「発情の不安定」など。この人は、「40年以上牛を飼っていて初めて」と語っている。

宇久島の農家のほとんどは牛（黒毛和牛）を飼育しているが、子牛に「奇形」がでた農家もいて、40年、50年と長年牛飼いをしてきた人たちは、風車が稼働してからの「初めての奇形・異常」に、畜産経営の危機を覚えている。

これらの島に何基の基地局がどこにあるかはわからないが、島である以上、それらの基地局からかなり強い電磁放射線（マイクロ波）が放射されているはずだ。これら、電磁放射線の影響も、牛の異常に関係しているかもしれない。

巨大風車のあるところでは、人も牛も、基地局からの電磁放射線受動被曝に加えて、低周波・超低周波音の受動被曝にも苦しめられている。

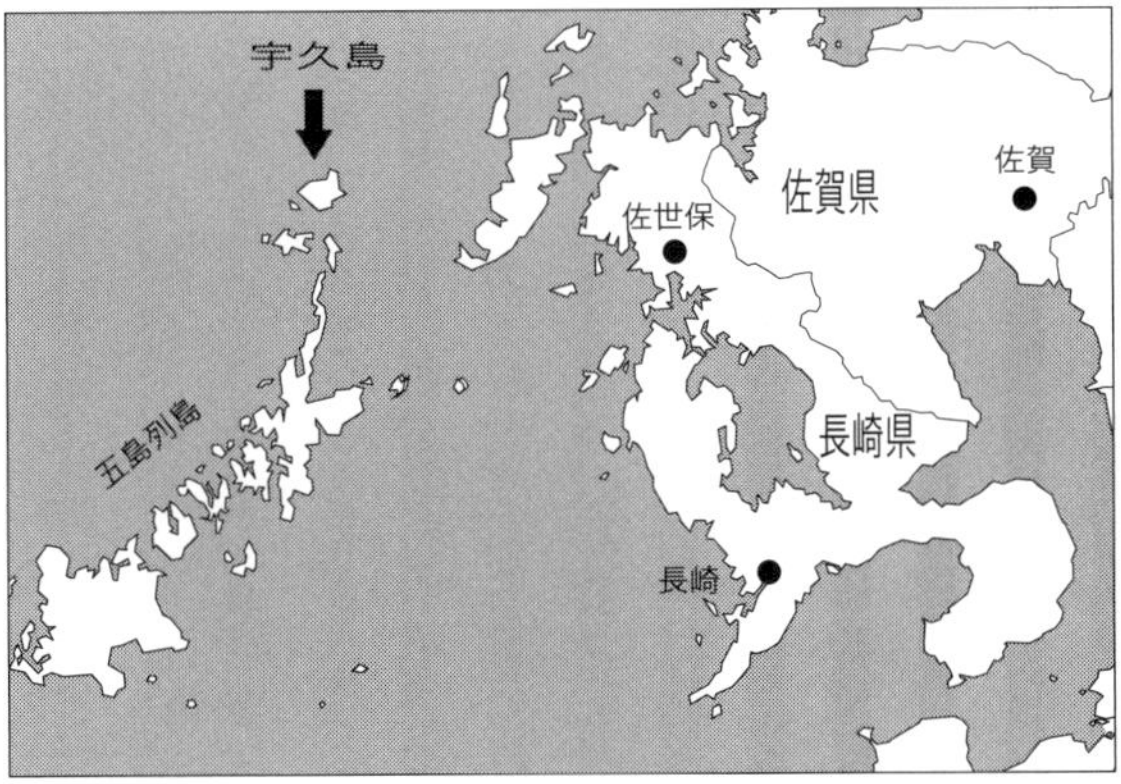

宇久島の場所

宇久島に建設される世界最大の営農型メガソーラー

宇久島では、「自然エネルギー」推進の時流のなかで、メガソーラーの建設計画が浮上している。東京新聞（２０１４年６月13日付）によると、ドイツの企業、フォトボルト・デベロップメント・パートナーズ（ＰＶＤＰ）が最大出力43万ｋＷ（キロワット）のメガソーラーを計画し、２０１５年度中に着工、約２年間での完成、稼働をめざすとしている。総事業費は約１５００億円。

このメガソーラーは農地に建設し、営農と発電を両立させる仕組みで、同社と提携する京セラは「営農型メガソーラーでは世界最大」としている。島の約４分の１に当たる６３０㌶に、太陽光パネル１７２万枚が10カ所前後に分けて設置される。

牧草地や耕作放棄地に高さ数メートルの藤棚のような骨組みを設け、太陽光パネルを置き、隙間からの光で牧草を育て、畜産飼料にするという。

発電した電力は、約60㎞の海底ケーブル（高電圧直流送電ケーブル）で、本土の九州電力に売電する。その買い取り期間は20年間だ。

この計画が実現すれば、宇久島の人や牛たちは、電磁放射線、低周波・超低周波音に加えて、未知数のメガソーラーによる影響を受けることになる。

海中においても、高電圧直流送電ケーブルの設置などにともなう影響が海中生物へどう出るのか、これも未知数だ。

第12章 「複合汚染」から身を守る

★★電磁放射線から身を守る

「1千万分の1」の命

電磁放射線から自分や家族など、大切な人々の命を守るためには、自分で「守る」しかない。政府や携帯電話会社などは「基準を守っているから安全だ」「基準値以下だから安全だ」と言うが、その言がいかに「信用できない」（安全でない）かは、これまで見てきたとおりだ。世界中でもっとも「危ない」「緩い基準値」を決めているのが日本政府だ。

ヨーロッパなど他の国々は、自国民を守るために次々と電磁波規制値の見直しを図り、予防原則に基づいた注意・勧告などを出している。しかし、日本では国民よりも企業を優先し、いまだ規制値の見直しも、何らかの勧告も行なっていない。

規制値の厳しさが「国民の命の重さ」のバロメーターだとすれば、私たち日本人の命は「世界でもっとも軽い命」だと言わざるをえない。実に、オーストリア・ザルツブルク州に住む人々の命の「1千万分の1の軽さ」だ。マイクロ波規制値（室内）はザルツブルク州が「0.0001μW（マイクロワット）／㎠（平方センチメートル）」、日本が「1000μW／㎠」となっている。

すでにWHOは「電磁放射線（マイクロ波・極低周波）に発がんの可能性あり」と認め、各国の研究も、電磁放射線の非熱作用によるさまざまな生体影響（精子を傷つける・神経細胞を傷つける・DNAを破壊する・睡眠障害を引き起こす・うつ症状を引き起こす・アトピーを悪化させる・学習障がいを引き起こすなどなど）を発表している。

日本のように、政府や学者・医師たちが電磁放射線の危険性を警告せず、マスコミなども電磁放射線に関してほとんど報道しない国では、私たち自らが危険性を学び、周りに知らせ、自ら防御する以外に、電磁放射線から身を守る術はない。

20歳前からの携帯電話使用で脳腫瘍リスク約5倍

もっとも身近にある電磁放射線が、携帯電話やスマホ、コードレス電話から放射されるマイクロ波だろう。その危険性を脳腫瘍との関連で調査したチームがいる。スウェーデン・オレブロ大学病院教授レナート・ハーデルさんらだ。ハーデルさんが2008年9月、英国・ロンドン王立協会で行なわれた「携帯電磁波の健康リスク」に関する国際会議（電磁波研究トラスト主催）で発表した調査結果は、以下のようなものだった。

対象にしたのは、1997年から2003年12月の間に脳腫瘍と診断された患者2159人と、非患者2162人。判明したことは、「携帯電話やコードレス電話を10年以上使用している人の間で、一貫して腫瘍リスクが高まっている」ということだった。

神経膠腫《しんけいこうしゅ》（グリオーマ＝神経膠細胞から発生する悪性腫瘍）に関してみると、携帯電話を1年以上使っている人の発症リスクは1・4倍（いつも押し当てている側に限ると2・0倍）だが、10年以上使用者の発症リスクは2・7倍（同3・3倍）となっていた。

コードレス電話の場合も、1年以上使用者の発症リスクは1・4倍（同1・8倍）だが、10年以上使用者の発症リスクは2・5倍（同5・0倍）となっていた。

特記すべきは、「20歳前から携帯電話を使い始めた人（1年以上の使用期間）は、神経膠腫と聴神経腫の発症リスクが約5倍に増加している」という結果だった。コードレス電話に関しても、「20歳前から使い始めた人は、神経膠腫の発症リスクが4・4倍に増加している」という結果だった。

2014年5月には、フランス・ボルドーにあるISPED（公共衛生研究所）の研究者らによって、「月平均15時間（1日30分）以上、携帯電話で通話している人は、非常用者と比べて神経膠腫になるリスクが約4倍になる」という調査結果が発表されている。

胎児期の重要性と妊婦への警告

２０１３年の国連報道によると、「世界の人口70億のうち、60億人が携帯電話を持つ一方で、屋内トイレを使用しているのは45億人」という。つまり、「15億人が屋内トイレはなくても、携帯電話は持っている」ということだ。それほど、携帯電話は世界中の人々にとって「必需品」になってしまった。しかし、使い方を間違えれば、携帯電話やスマホは、自らや他人の健康を取り返しのつかないほど傷つける「凶器」となってしまう。

とくにお腹に赤ちゃんのいる女性は、その扱いに気をつけたい。最近、これまでの育児や病気予防の考え方を根本から変える、「ＤＯＨａＤ（Developmental Origins of Health and Disease）説（成人病胎児期発症起源説）」というものがある。これは、「人の健康」が、生まれてからの栄養状態や生活習慣だけではなく、「受精期や胎児期に決まってくる」という説だ。

また、生まれた子どもに精神的、行動上の異常（ＡＤＨＤのような）がみられた妊婦と携帯電話の電磁放射線との関連に関する研究から、「携帯電話やワイヤレス機器の電磁放射線が胎児の脳の発達に悪影響を及ぼす」ことを深く認識し、憂慮した医師や科学者たち（国際組織）が、２０１４年６月、妊婦たちに次のような警告を発している。

「自分自身とお腹の子どもを守るために、携帯電話やワイヤレス機器からの電磁放射線被曝を避けること、制限すること」

彼らは「ベビーセーフ・プロジェクト」という公共キャンペーン（米国中心）を立ち上げて、

妊婦（他の誰でも）が電磁放射線被曝を制限するためにできる簡単な方法を提唱している。次の10項目だ。

①からだに携帯電話を密着させるのを避ける（例えば、ポケットやブラジャーの中に入れるなど）。
②携帯電話を使うときは、機器をからだに向くように持たない。
③携帯電話で話すときは、スピーカーを使うか、イヤホンを使う。
④車、電車、エレベーター内で携帯電話を使わない。
⑤コードレスの電話子機は遠ざける。とくに睡眠時。
⑥インターネットは有線でつなぐ。
⑦Wi-Fiを使うなら、ダウンロードのときだけにする。その後は接続を切り、Wi-Fiを無効にする。
⑧長時間の電磁放射線被曝、Wi-Fiルーターの近くでの被曝は避ける。とくに睡眠時。
⑨使わないときは家庭用Wi-Fiのコンセントを抜く。とくに睡眠時。
⑩寝るときはスマートメーターなどのワイヤレスのメーターからできるだけ離れること。

「距離」と「時間」が最重要

携帯電話・スマホなどの端末機器を使うときには、次のことに気をつけて、電磁放射線から身（からだと心）を守りたい。（一部、前出の10項目と重なる）

●最重要ポイント——携帯端末機器を「頭から離す」（距離をとる）。
○相手とつながるまで（呼び出し中）は、端末機器を頭につけない。
○イヤホンマイクなどを使って距離をとる。
○スピーカー機能を使って、距離をとる。
○端末を同じ側頭ばかりで使わず、右側と左側を交互に使う。

●重要ポイント——通話時間をできるだけ短くする（時間を短く）。
○通話は３分以内にする。
○通話よりメールを使う。
○電波の少ない所では、電話をしない。
○周りが金属でできた建物のなか（エレベーターの中など）にいるときは使わない。
○周りの人を被曝させてしまうような場所では使わない。
○車や徒歩などで移動しているときは通話しない。

●端末機器を「身につけない」。
○端末機器を生殖器に近いポケットに入れない（特に男性）。
○端末機器を骨盤の近くにもっていかない（特に女性）。

○電磁放射線を引き寄せる金属（アマルガム・チタンなど）は口の中に入れない。
○電磁放射線を引き寄せる金属（金属製のメガネのフレーム・ピアスなど）は身（頭の近く）につけない。

●SAR値の低い端末機器を選ぶ。
○緊急時を除いて、子どもには端末機器は使わせない。

●幼児の頭の近くで端末機器を使わない・使わせない。
○ベビーカーに幼児を乗せたとき、幼児の頭と密接した位置に携帯端末（電源の入った）を入れたバッグを掛けない。
○幼児の「子守り」を端末機器にさせない。
○枕元に端末機器を置いて寝ない（枕元で充電しない）。
○夜10時以降は端末機器を使わない。
○「ネット依存」にならないように意識する。
○端末機器を使うとき、基地局周辺住民の被曝量が増えていることに思いをはせる。
○用のないときは電源を切る。

「距離のとれない」家電に注意

身近な電気製品からの電磁放射線（極低周波など）を防ぐときも、マイクロ波防御と同じく、基本は「距離をとる」「時間を短く」だ。とくに、注意したいのは、「距離のとれない」次のような製品だ。

○電気毛布――電源を入れて温めておいてから、寝るときにはコンセントを抜く。または、電気毛布以外のもので暖をとる方法（湯たんぽなど）に変える。

○電気カーペット――温めた後、コンセントを抜く。または、最初から電磁放射線がカットされた製品を購入する。もしくは、使わない。

○電子レンジ――電源を入れたら2㍍は離れる。もしくは使わないで、蒸し器などを使う。

○電磁調理器――2㍍離れて使えば安全だが、離れては料理ができないのが問題。できるだけ「離れる」ことを意識して使う。妊婦は胎児を傷つけるリスクが大きいので「使わない」ほうがいい。使用中の電磁調理器の近くに子どもの頭がくるのも避ける。「認知症を加速する」リスクがあることも知った上で、使う。可能ならガスコンロに変える。

○ＬＥＤ（発光ダイオード）照明――ＬＥＤから出る青・緑・白の光が、活性酸素を急激に増やし、目の視細胞を死滅させる仕組みが、岐阜薬科大学・原英彰教授の研究グループによって解明されている（ＮＨＫニューweb、２０１４年7月23日版）。とくにブルーライト（青色光）は、メラトニンの分泌を減らし、体内時計を狂わせるほか、眼の疲労、乾き、首や肩のこり、痛みを引き起こすなど、身体的負担を与えることが懸念されている。LED照明を使うときは、それらのことを知ったうえで、注意して使いたい。より安全な照明は白熱電球だ。白熱電球の国内製造は中止されたが、探せばまだ販売しているところはある。

★★「安全な睡眠」を確保する

睡眠中に行なわれる活性酸素除去（メラトニン）と代謝活動（酵素）

「眠れない」人が増えている。少なく見積もって、国民の約20％（5人に1人）が不眠に悩み、うち約5％の人が睡眠薬を常用しているという。不眠は、すでに「国民病」になっているのかもしれない。

夜の睡眠に関わっているのがメラトニンだ。メラトニンは概日リズム（生命時計）を調整する役割を担っている神経ホルモンで、松果体で作られている。このメラトニンが、脳の体温を下げて睡眠を誘発する。つまり、メラトニンがないと「眠れない」。そのメラトニンが作られる条件は「太陽が沈むこと」（人工的な明かりもないこと）。眼をつぶって、光が遮断される（眠る）ことで、はじめてメラトニンが分泌し始める。

メラトニンはさまざまな働きをするが、「活性酸素を取り除く」という重要な役目も担っている。活性酸素とは人間が酸素を使ってエネルギーを作る過程で必ず発生するもの。「周囲の物質を酸化させることで、原子核の周りの電子数が変化して不安定になった酸素」のことだ。そのため、酸化力がつよく、すべての細胞を酸化させ、傷つける。活性酸素の最たる有害性の一つは、

「テロメアのDNAを分解し、壊してしまう」ことだ。「テロメア」とは、DNAとたんぱく質からなるもので、染色体の末端にあって、染色体がバラバラにほどけて不安定化が起こらないように守っているもの。生まれたときがもっとも長く、細胞分裂のたびに少しずつ短かくなっていく。そのため、「寿命の回数券」とも呼ばれている。そのテロメアの短縮を進めて寿命を縮めるのが活性酸素なのだ。メラトニンは、その活性酸素を、私たちが眠っている間に取り除いてくれる。不眠ではメラトニンは作られず、活性酸素の除去も行なわれないことになる。

また、眠っている間、からだの中では「酵素の大量生産」が行なわれ、その酵素を使って、体内で代謝活動が盛んになされる。酵素とは、生体の細胞がつくる「高分子たんぱく質」で、生体の複雑な諸反応に関与する「生体触媒」だ。「代謝」とは、すべての臓器の点検・修理・入れ替え・補修作業、つまり、生命の維持に欠かせない体全体のメンテナンスを行なうこと。

その代謝が行なわれるのが睡眠中、とくに夜8時から午前4時までと言われている。この時間帯に十分な睡眠がとれないと、代謝酵素が十分に作れず、代謝が不十分になり、疲れがとれない。老化しやすく、病気になりやすい状態となる。そのため、少なくとも、夜10時（遅くとも12時まで）から2時までの睡眠は、絶対に確保したい。

以上のように、睡眠中に行なわれるメラトニンによる活性酸素の除去、酵素による代謝活動を考えれば、いかに睡眠が大切かがわかる。その睡眠が得られないことは、命の危機に結びつく。

睡眠を妨げる電磁放射線源を確認する

電磁放射線が睡眠を妨げ、睡眠に不可欠なメラトニンの分泌を妨げることはよく知られた事実だ。そのため、不眠の原因が電磁放射線である可能性はかなり高い。「眠れない」「すぐ目が覚める」という人は周りを見回して、電磁放射線を放射しているものがないか、確認してほしい。もし、あれば、次のような対策をとることができる。

●家から近い（300㍍以内）範囲に携帯電話などの基地局がないか確認する。

もし、自室から基地局が見えれば、直接、電磁放射線が届いているということになる。また、見えなくても、距離が近ければ建物等を通過して電磁放射線が届いている可能性もある。マンションなどに住んでいる場合は、その建物の屋上に基地局があるかどうかも確認する。

基地局との距離が近ければ近いほど電磁放射線は強いので、まずは「電磁波計測器」を用意して値を測ってみる。計測器はフルモト商事・エコロガジャパンなどで扱っている。また、計測している市民団体や業者もあるので、そこに依頼して測ってもらうという方法もある。

電磁放射線に対する感受性は人それぞれに異なるが、「0・1μW／㎠以上」あれば、何らかの対策をとった方がいいだろう。

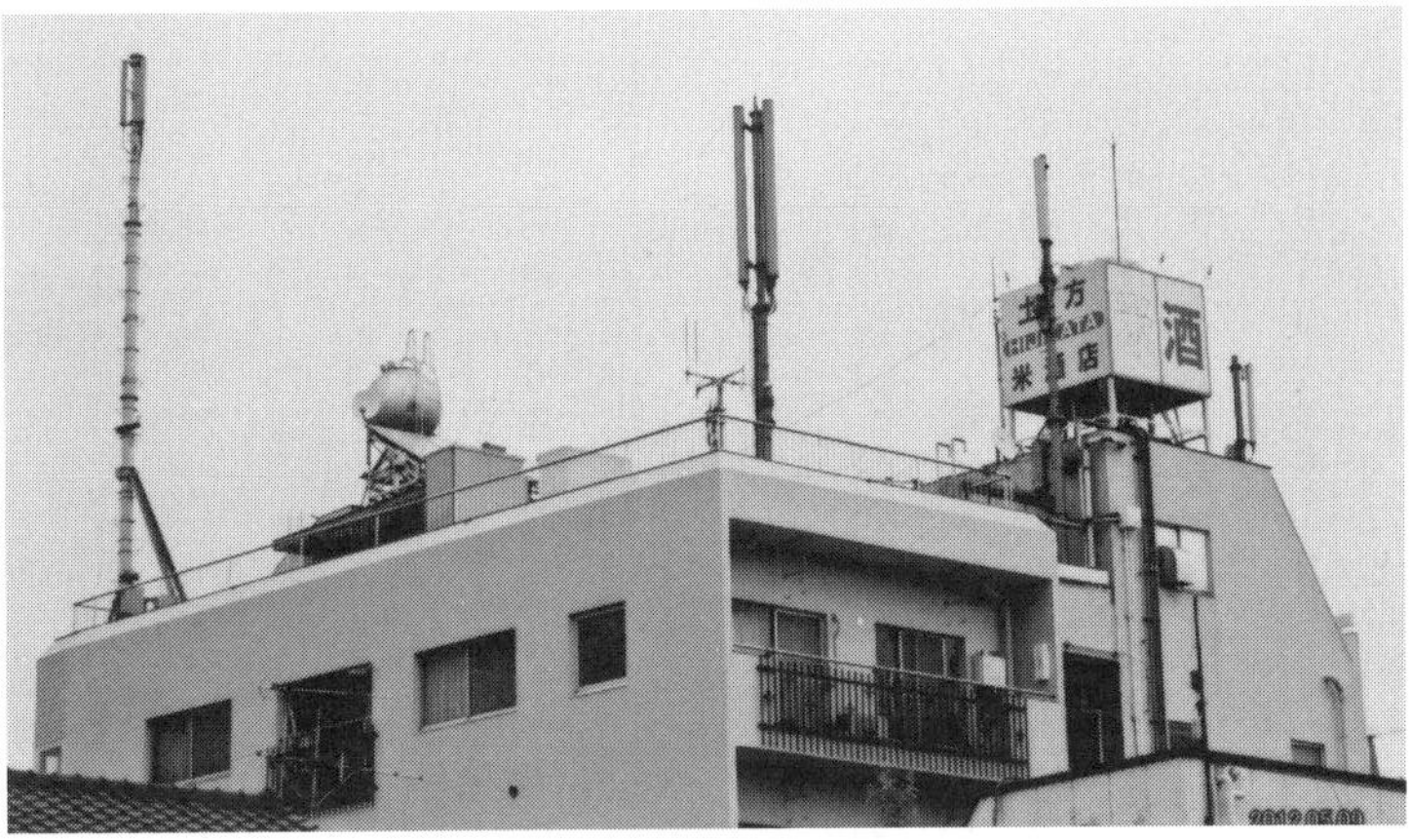

建物の上に建つ複数の基地局

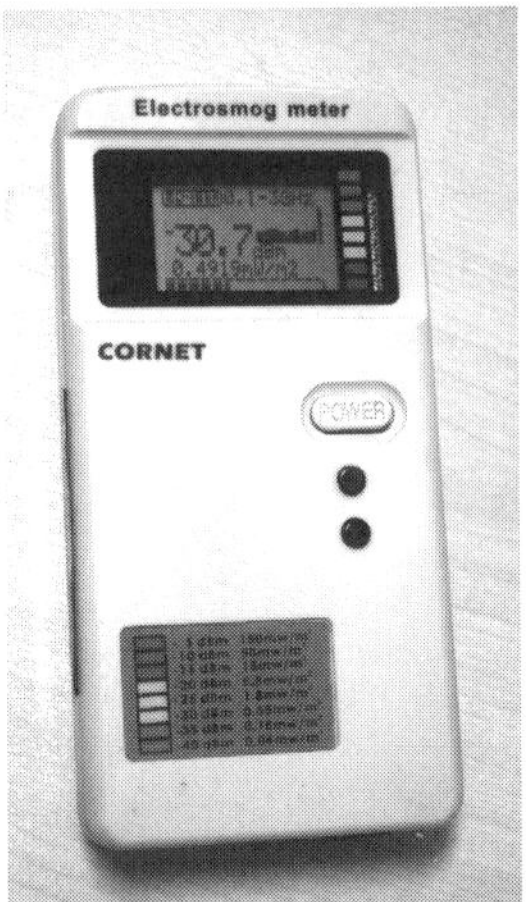

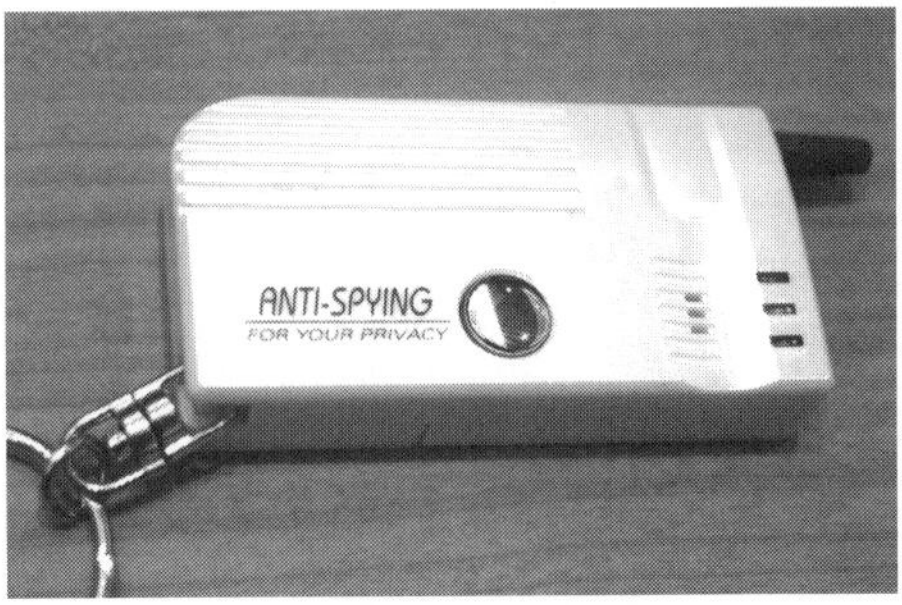

さまざまな簡易計測器

上の計測器は強度を「色」で、
左の計測器は強度を「数値」と「色」で知らせる。

（写真撮影：３点とも著者）

〈対策1〉転居・撤去運動・裁判

あまりに強い電磁放射線がきていれば、転居または、撤去運動（市民団体に相談）や裁判をするという方法がある。しかし、妊婦や幼児がいる場合は、将来的なリスクを避けるために、速やかな転居を考えたほうがいいだろう。

撤去運動や裁判をする際の参考文献としては次のようなものがある。

拙著『携帯電話亡国論──携帯電話基地局の電磁波「健康」汚染』（藤原書店）、『見えない汚染「電磁波」から身を守る』（講談社＋α新書）、『隠された携帯基地局公害──九州携帯電話中継塔裁判の記録』（九州中継塔裁判の記録編集委員会編著、緑風出版）など。

〈対策2〉「安全な寝室」を確保する

強い電磁放射線を確認したとき、まず必要なのは、「睡眠を確保」するために「安全な寝室」をつくることだ。電磁放射線のきている方角を確認して、シールドクロスや金属（アルミ箔など）などで防御する。その際には必ずアースをとる。

とりあえず、本格的な対策を講じるまでは、シールドクロスでつくった蚊帳を用意（購入・作る）して、そのなかで眠るという方法もある。

家全体の電磁放射線防御を行なうときには、次のような対策がある。

○網戸をステンレスなど金属のものにする。

○ガラス戸を「Low-Eガラス」に変える。
○屋根をガルバリウム鋼板など、金属製のものにする。
○建物の壁面に金属板を張る、電磁放射線を跳ね返すシールドペンキを塗る（アースをとる）。

●寝室の中や近くに電磁放射線発信源がないか確認する。

基地局が近くにない（外部からの放射が少ない）のに「眠れない」場合は、寝室の中や近くに電磁放射線を放射しているものがある可能性がある。それを確認するためにはやはり計測器を用意して、部屋の中を計測してみる。

小さなラジオを使って、電磁放射線の存在（電磁干渉）を確認する方法もあるが、どのくらいの値が出ているのかを知るには、やはり電磁波計測器を用意したい。

マイクロ波の発信源としては、コードレス電話（子機付電話）、コードレスインターホン、無線LAN（Wi-Fi）、スマートメーターなどが考えられる。

また、木造のアパートなどでは、隣室者の使う無線機器から電磁放射線（マイクロ波）がきているこどもあるので、隣室と接している壁側も測ってみる。

マイクロ波の存在が確認できたら、次のような対策をとりたい。
○寝室のなかにマイクロ波を放射する無線機器を置かない。
○コードレス電話・コードレスインターホンなどは「有線」のものに変える。

○無線LANはやめて、「有線」に変える。
○どうしても「無線」が必要な場合には、寝室から遠い部屋（マイクロ波の影響が及ばないところ）に「コードレス機器」を移す。
○アパートの隣室からマイクロ波がきている場合には、次の対策をとる。
①きている側の壁にシールドクロスやアルミなどを張る（アースをとる）。
②隣室者に話をして「有線」に変えてもらうか、無線機器の置き場所を変えてもらう。
○無線のスマートメーターが寝室の近くにある場合には、同メーターを「有線」に変えるよう電力会社に交渉する（設置されてから変えるのは大変なので、交換時以前に「無線」でなく「有線」を主張する）。同メーターからできるだけ遠い部屋に寝室を移す。または、マイクロ波がきている方向をシールドクロスや金属で防御する。
○妊婦や幼子のいる家庭では、全ての部屋で「無線」は使わず、「有線」に変える。

★★化学物質から身を守る

生まれる前から汚染された人間

「現代人は生まれる前から汚染されている」

そう指摘するのは、『へその緒が語る体内汚染――未来世代を守るために』（技術評論社）の著者、森千里さん（千葉大学大学院医学研究院教授・２００８年当時）と戸高恵美子（同大学環境健康フィールド科学センター助教・２００８年当時）さんだ。彼らのグループが調査（２００２年に発表）したところによると、日本で生まれてくる新生児の「へその緒」から、数多くの環境汚染物質が検出されたという。

へその緒は、胎児のからだの一部であり、母親の子宮内にいるときの赤ちゃんの汚染状況を知る貴重な手がかりだ。そのへその緒（11～20人）を調べたところ、全て（１００％）のへその緒から「ダイオキシン類」「ＰＣＢ類」「トリブチルスズ」が検出された。また、「ＤＤＴ」は85％、「カドミウム」は45％から検出されている。

２００５年には、アメリカ赤十字が採取した新生児10人の胎児臍帯血（へその緒の血液）からも２８７種の工業用化学物質（殺虫剤、プラスチック可塑剤のフタル酸類、ダイオキシン、難燃剤、テフロンの分離物質など）が検出されている。その後まもなく、オランダの研究者からも、「新生児30人の臍帯血から、家庭用洗剤・化粧品・家具などに使用されている多くの化学物質が発見された」ことが発表されている。

胎児期は、「その人の一生の健康を左右する」と言われるほど重要な時期だ。その時期が、すでに、ただならぬ数の化学物質で汚染されているという事実は、世界中の胎児からの「警告」として深刻に受け止められなければならない。

食物連鎖で胎児の中へ

日本の新生児のへその緒から検出された化学物質の「素性」は以下のとおりだ。

○ダイオキシン（ＰＣＤＤ＝ポリ塩化ジベンゾパラジオキシン）類（１００％検出）

廃棄物を焼却する過程などで不純物として作られ、大気中に排出される化学物質。ベトナム戦争における「枯れ葉剤作戦」で使われた除草剤に不純物として含まれていたものだ。強い急性毒性、催奇形性、発がん性をもつ「環境ホルモン（内分泌かく乱物質）」の代表。

「環境ホルモン」とは、疑似ホルモンとして生体内に入り込み、生物の成長や生殖に関わるホルモン、主に女性ホルモンと同じような働きをしたり、逆にホルモンの働きを妨げるような作用をしたりする、環境中に排出された合成化学物質のこと。

○ＰＣＢ（ポリ塩化ビフェニル）類（１００％検出）

工業的に生産された有機塩素化合物。耐熱性や絶縁性に優れていたため、変圧器など電気機器の絶縁油など、さまざまな製品に使われてきた。しかし、「カネミ油症事件」（米ぬか油を作る際の脱臭工程で、熱媒体にＰＣＢが使われた）を機に、日本では１９７３年に製造・輸入が禁止されている。代表的な環境ホルモンだ。

○トリブチルスズ（１００％検出）

毒性が強い有機スズ化合物。かつては農薬として、さらには船の底に塗る塗料に混ぜて、貝などの生物が付着するのを防ぐために使われた。90年以降は、外国航路に就航する外国船を除いて、船への使用は自粛されている。これも環境ホルモンの1種だ。

○ＤＤＴ（ディクロロディフェニルトリクロロエタン）（85％検出）

当初、マラリヤや発疹チフスの防止目的に使われ、「即効性があるのに人畜には無害」と言われ、「奇跡の殺虫剤」と呼ばれた有機塩素系化学物質。農薬、害虫駆除剤として予防的に大量散布された。現在は、製造・輸入・使用が禁止されている。代表的な環境ホルモン。

○カドミウム（45％検出）

鉱物や土壌に含まれている重金属で、四大公害病のひとつ「イタイイタイ病」の原因物質だったもの。塩ビの安定剤や電池、顔料などにも幅広く使われ、お米にも含まれている。

これらの化学物質、すでに40年以上も使われていない化学物質までもが、なぜ、全ての胎児を汚染していたのだろうか。

それは、環境中（大気・大地・川・海）に排出された化学物質が、製造・使用を中止しても、数十年、数百年も環境中にとどまっているからだ。それらが魚や動物の体内に移行・蓄積し、それを食べた母親（人間）の体内が汚染され、その汚染物質がへその緒を通して、胎児に移行したのだ。

化学物質によって引き起こされる「エピジェネティク制御」の変異

森さんらのグループは日本人１８９人（20～70代）を対象に「血中ＰＣＢ濃度」の調査も行なっている。それによると、全員からＰＣＢが０・09～５・27ｎｇ（ナノグラム）／ｇ（１ｎｇは10億分の１ｇ）という範囲で検出された。検出されなかった人はゼロだった。彼らによると、世界中どこで行なわれた調査でも同様で、これまでＰＣＢが検出されなかった人はいないという。

ほんの１００年前までは存在していなかった人工化学物質が地球上に満ちあふれ、これに汚染されないでいられる人（胎児まで）は、すでに1人もいないということだ。

そして、今日、問題となっているのが化学物質や環境汚染物質によって引き起こされている「エピジェネティク（epigenetic）制御」の「変異」だ。

「epigenetic〈epi（外）＋genetic（遺伝的な）〉制御」とは、「遺伝子配列はそのままに、遺伝子の周りの働きをコントロールする作用」。言い換えれば、「ある特定の組織になるために必要な遺伝子情報のみを働かせ、不要な情報を働かないように制御する機能」だ。

例えば、「鼻」が「目」ではなく鼻になるためには、同じ遺伝子の中の鼻に関する部分だけが働き、目や口に関する部分が働かないようにしなければならない。その「働かないで眠っていなさい」という指示をするのが、「メチル化装飾」という働きだ。これは、エピジェネティクな遺伝情報コントロール機能の1つ。

「メチル化装飾」とは、「シトシン（C）」（遺伝子の塩基の1つ）に「メチル基」（もっとも分子量の小さいアルキル置換基）がくっつく（メチル化される）こと。メチル化装飾がなされると、その遺伝子は「働かなくていい」という指示を受けたことになり、休眠する。ちなみに、遺伝子は「アデニン（A）」「グアニン（G）」「シトシン（C）」「チミン（T）」という4つの塩基の配列から成り立つが、メチル化装飾がなされるのはシトシンのみだ。

メチル化は、その細胞が鼻になるなら鼻、目になるなら目になる過程で、固有のパターンで起こる。鼻を例にとれば、鼻に必要な遺伝子だけが作用するように調整され、正常な鼻の発生・発達が完成する。メチル化は細胞分裂の過程でも引き継がれ、その制御が働き続けると考えられている。

ところが、正常な細胞に化学物質や環境汚染物質が関与するとエピジェネティク制御に変異が起こり、遺伝子が傷ついた場合と同じような影響が出る可能性が明らかになってきた。つまり、この変異によって、遺伝子が傷つかなくても、生殖毒性、先天異常、がんなどが起こりうるということだ。そして、細胞分裂が活発な胎児期の初期であればあるほど、細胞は化学物質の影響を受けて、エピジェネティク制御は変異する。

「エピジェネティク制御変異」の発生頻度は、遺伝子そのものが傷つく頻度よりもはるかに高く、さらに、その影響は「次世代へと引き継がれる可能性がある」こともわかってきた。

世界中で急増する「自己免疫疾患」

近年、化学物質や環境汚染物質の影響によって、「自己免疫疾患」（多発性硬化症・関節リウマチ・全身性エリテマトーデスなど100ちかい病気）の患者が増えてきたことが、米国ジョンズ・ホプキンス大学病院神経科医師・神経科学者のダグラス・カーなどによって指摘されている。

自己免疫疾患とは、「異物を認識し排除するための役割をもつ免疫系が、自分自身の正常な細胞や組織に対してまで過剰に反応し、攻撃を加えてしまうことで症状をきたす疾患の総称」（ウィキペディアより）。西欧諸国では、過去40年間に発症率が2〜3倍に跳ね上がり、子どもの発症率も劇的に上昇しているという。アメリカでの患者数は2350万人（2012年現在）。国民の12人に1人、女性の9人に1人が発症すると言われている。

『免疫の反逆』（ダイヤモンド社）を書いたドナ・ジャクソン・ナカザワは、自己免疫疾患を誘発する化学物質を「自己免疫誘発物質」と名づけている。そして、自己免疫誘発物質の代表的なものとして、「ポリ臭化ジフェニルエーテル（PBDE）」（家具やマットレス、プラスチック製品などに幅広く使われている難燃剤)、「ペルフルオロオクタン酸(PFOA)」(テフロン加工のフライパンなどに使われているテフロンを作るもの)、「有機塩素系殺虫剤」などを挙げている。ドナによると、ヒトのPBDE値は2〜5年ごとに2倍というハイペースで上昇していることが、最近の研究で確かめられているということだ。

私たちが「便利だ」と思って日常の中で頻繁に使うものが、私たちを内部から壊していっている。

化学物質は「口」「鼻」「皮膚」から

人類が発見・合成した化学物質は、8000万種以上(2013年段階)にのぼっている。それらの化学物質を数種類から数百種類組み合わせて作られたのが、合成洗剤、柔軟剤、漂白剤、化粧品、殺虫剤、防虫剤、芳香剤、消臭剤、抗菌剤、カビ取り剤、洗浄剤などなどの製品だ。たとえ、一つひとつの製品の安全性が確認されていたとしても、それらの製品は日常生活のなかで、複合的に使われている。その場合、どのように複雑な変化が体内で、環境中で、いつ、起こるかは未知数だ。

化学物質による汚染を少しでも防ぐには、日常生活のなかから化学物質を「なくす」「減らす」しかない。

化学物質が体内に入る経路は3つある。口から入る「経口吸収」、空気を介して鼻から吸い込む「経鼻吸入」、皮膚から直接入る「経皮吸収」だ。経口吸収の場合は、肝臓で代謝作用を受け

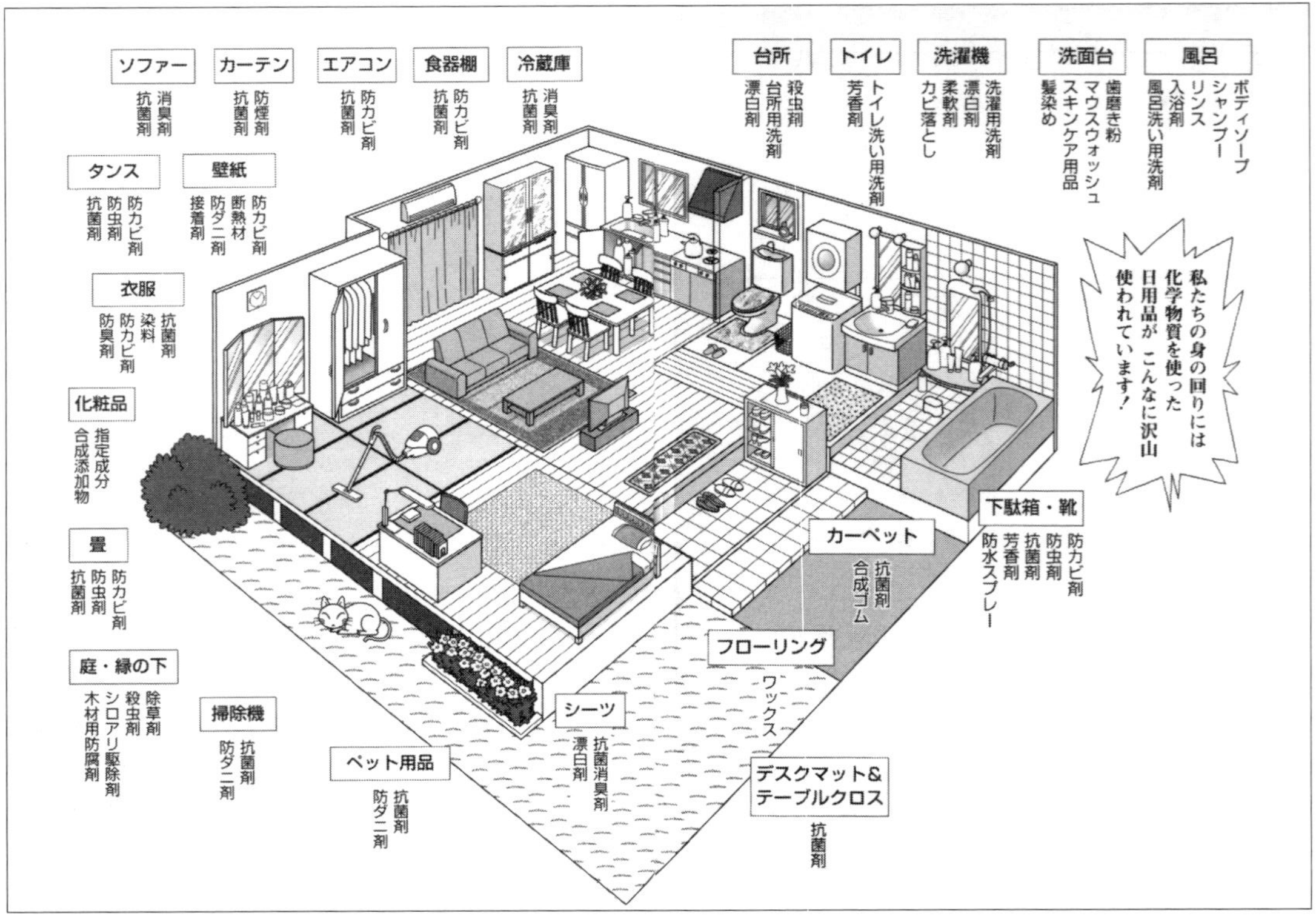

化学物質を使った日用品であふれる生活空間

（子ども法廷シリーズ『出口のない毒　経皮毒』医学博士真弓定夫監修、美健ガイド社、6-7 頁より）

ることで90％以上がカットされると言われている。

経鼻吸入の場合、現在もっとも問題になっているのは、合成洗剤や柔軟剤に含まれる香料の毒性だ。香料はアレルゲンとなる物質が多く、喘息や皮膚炎、偏頭痛などを誘発する。とくに嗅神経にくっついた化学物質は、そのまま脳へ直行するので、深刻な健康被害を引き起こす。ぜひとも、避けねばならない経鼻吸入だ。香料の問題に関しては第7章で取り上げたので、そちらを参考にしてほしい。

ここでは、長年、問題でありながら、いまだにあまり注意が払われていない経皮吸収について記してみたい。

経皮吸収の場合、化学物質は皮膚のバリアを破って体内に直接入ってくる。そのため、経口吸収のように肝臓で代謝・分解されることもなく体内を循環し、10日たっても排出されるのはわずか10％程度だ。経皮吸収される化学物質（経皮毒）の量はからだの部位によって異なるが、もっとも多いのが生殖器だ。その量は、腕の内側を1とすると、42倍にものぼる。次世代への影響を考えたとき、真剣に取り組まねばならない問題だ。

経皮毒ナンバーワンの「合成界面活性剤」

日用品に使用されている危険な「経皮毒」には、「合成界面活性剤」「溶解剤」「防腐剤・酸化防止剤」「着色剤」「毛染め剤」などがある。なかでも代表的なものが合成界面活性剤だ。

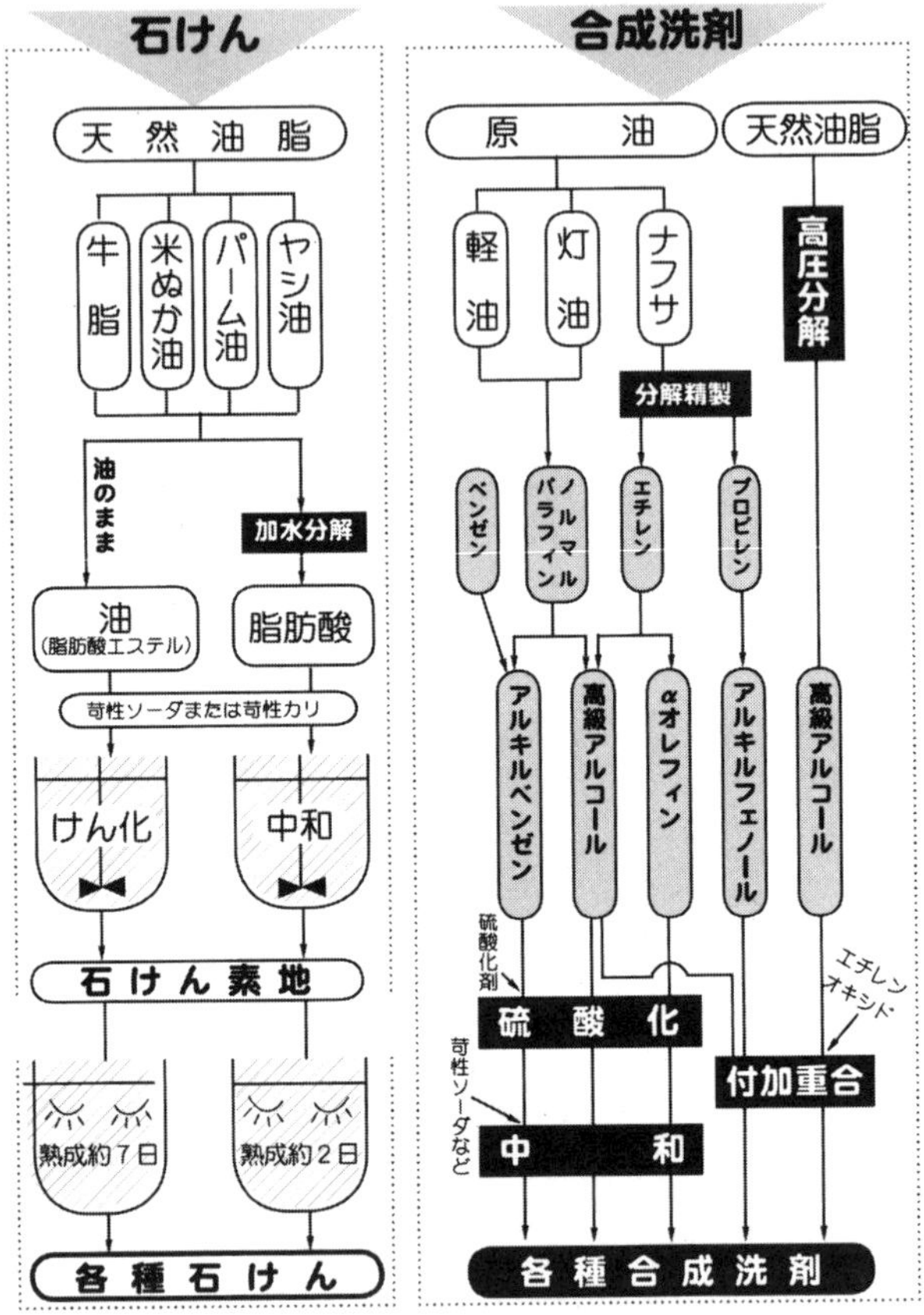

石けんと合成洗剤の製造法のちがい

(『石けんのススメ』合成洗剤をやめていのちと自然を守る埼玉連絡会、9頁より)

合成界面活性剤とは、化学物質によって作られた「界面活性剤」のこと。「界面」とは「互いに性質の異なった2つの物質（例えば水と油）の境目に生まれる反発しあって混じり合わない面」のこと。「界面活性剤」とは、「界面活性」（反発しあう力を弱めてなじませ合うこと）を担う物質のこと。

昔から使われてきた「天然界面活性剤」は、「脂肪酸ナトリウム」と「脂肪酸カリウム」の2種類だけで、２つともいわゆる「石けん」と呼ばれているものだ。約５０００年前、シュメール人が発見（動物の肉を焼くときにしたたり落ちる脂と熱い灰が混ざってできる）して以来、使い続けられてきた。

一方、合成界面活性剤が最初に作られたのは第1次世界大戦中のドイツ。動植物油脂の不足から、石炭や石油などを原料に開発された。この合成界面活性剤を主原料としているのが「合成洗剤」だ（前頁図参照）。

石けんは、すすいで泡が消えたら界面活性力はなくなる。たとえ、体の中に入っても油と塩になるので、害はない。環境中に放出されても、生分解性が早いため1日で完全に分解される。そして、川や海の中では水中微生物の安全なエサになる。

ところが、合成洗剤の場合、合成界面活性剤の界面活性力はいつまでも続き、成分の生分解性も低い（30日以上かかることもある）。そして、分化されても、川や海の中では魚のエラや微生物の細胞を破壊し、死に至らせることもある。合成界面活性剤の究極の毒性は、細胞膜を破壊し、細胞死を招くことだ。

このように石けんと合成洗剤とは、まったく性質の異なるもので、天と地ほどの違いがある。合成界面活性剤は合成洗剤以外にも、シャンプー、リンス（コンディショナー）、歯磨き剤、発泡剤、殺菌剤、柔軟仕上げ剤などの成分として多くの日用品に使われている。細胞膜を破壊する合成界面活性剤は、経皮吸収される率が高く、主に、皮膚障害、アレルギーを引き起こす。また、深刻な環境汚染の一因ともなっている。

主な合成界面活性剤は、次のようなものだ。
○直鎖アルキルベンゼンスルホン酸ナトリウム（ＬＡＳ）――石油から合成される代表的な合成界面活性剤。洗濯用洗剤などに多く使用されている。毒性が強く、皮膚障害の危険性がある。
○ラウリル硫酸ナトリウム（ＳＬＳ）――シャンプー、歯磨き剤、洗顔フォーム、化粧品など、多くの日用品に使われている。皮膚障害やアレルギーを引き起こす可能性がある。

経皮毒の「溶解剤」「防腐剤・酸化防止剤」「着色剤」「毛染め剤」

保湿剤や乳化剤として、シャンプー、化粧品、ベビー用品など、あらゆる日用品に使われているのが「溶解剤」だ。溶解剤は薄い細胞膜の脂質のフィルムを溶かし、浸透効果があるため、他の有害物質が皮膚に吸収されるのを促進する作用もある。代表的なものに次のようなものがある。

○プロピレングリコール（PG）――保湿剤・乳化剤として広く使われているが、「化学物質の運び屋」とも呼ばれるほど、他の物質の浸透を助ける。赤ちゃんの「おしり拭き」製品にも使われている。

○ジエタノールアミン（DEA）・トリエタノールアミン（TEA）――化粧品・医薬品・農薬の乳化・懸濁化剤、保湿・柔軟化剤として使用されている。生体内でニトロソアミン（強力な発がん性物質）を生成する可能性があり、発がん性が問題視されている。皮膚や粘膜（口腔・消化管）への刺激性があり、慢性中毒として、肝障害・腎障害を引き起こす可能性がある。

「防腐剤・酸化防止剤」は、商品の変質を避けるために、ほとんどの日用品に使用されている。皮膚障害を起こすおそれのあるものや、環境ホルモンではないかと疑われる物質もある。代表的なものは、次のようなものだ。

○エデト酸塩（EDTA）――金属イオン封鎖剤（酸化・変色などを防ぐ）として、シャンプー・化粧品など多くの商品に使われている。体内に入るとカルシウム欠乏症を招き、血圧降下・腎機能障害を起こす可能性がある。奇形を起こすという実験結果もある。

○安息香酸――防腐剤として、シャンプー、リンス（コンディショナー）、歯磨き剤、化粧品などに使われている。皮膚、粘膜、目、のどを刺激することがある。変異原性、染色体異常に関わるという報告も。

○ブチルヒドロキシトルエン（ＢＨＴ）――酸化防止剤として広く使われているが、発がん性の疑いが濃い物質。ポリプロピレン（プラスチック製品の原料）にも含有されているため、溶け出して発がん作用を及ぼすことが憂慮されている。ラットを使った実験では肝臓がんが誘発されている。

○ブチルヒドロキシアニソール（ＢＨＡ）――酸化防止剤としてアイシャドウ、香水、口紅、クリーム、ファンデーションなどに広く使用されている。発がん性の疑いのある環境ホルモンの一つ。

「着色剤」は、シャンプーやリンス（コンディショナー）、化粧品、口紅などに使われている。着色剤のなかでもっとも毒性が強いとされているのが「タール系色素」（赤色○号、青色○号と表示）だ。同色素は発がん性があることで知られ、またアレルギーも起こしやすい。タール系色素が口紅に使われている場合は、とても危険だ。唇には角質層がほとんどないので、皮下組織に吸収されやすいからだ。

気をつけたいものに「毛染め剤」がある。毛染め剤は髪の毛を痛めるだけではなく、頭皮に直接触れるので、経皮吸収による有害性が強い。代表的なものに「パラフェニレンジアミン（PPD）」がある。これは髪の毛を黒色系に染めるために必要な物質。強いアレルギー反応を起こすほか、接触性皮膚炎、粘膜のむくみ、結膜炎、鼻炎、気管支ぜんそくなどを起こすこともある。発がん性物質であり、環境ホルモンでもある。

化学物質を排する「シンプルな生活」を

化学物質を体内に取り込まないために、次のことを心がけたい。

●「シンプルな生活」を心がける。それが病気を防ぎ、経済的でもある。

●化学物質で環境を汚染すること＝自分を汚染すること、と認識する。

○からだに関わる製品は基本的に「口に入れても安全」なものを選ぶ。

○ベビー・キッズ用品は特に「食べても安全」なものを使う。「おしり拭き」は水と使い古した布（便利なサイズに切っておく）を使うと経済的で安全。

○化粧品を使う場合には、「食べても安全」な成分のものを。自分で作った化粧水（ゆずの種＋焼酎、ドクダミの花＋焼酎）などを使う。

○歯磨き剤は、使うなら塩、石けん製品で。水で磨くだけでも十分。

○シャンプーは使うなら石けん製品を使う。油を落とす布を使えば石けんもいらない。

○リンス（コンディショナー）類は必要なら椿油など自然のものを使う。

○毛染め剤は使わない。自然の髪を楽しむ。
○化学合成の入浴剤は使わない。何かを入れたい場合には、無農薬のみかん類の皮や実（冬）、健康にいい植物など（ビワの葉・お茶の葉）を使う。
○衣類の洗濯は合成洗剤ではなく石けん（または重曹）を使う。
○柔軟剤は使わない。使いたいときは「酢」を使う。
○香料入りの合成洗剤や柔軟剤は使わない。自分だけではなく、他人も害する。
○台所の食器洗いは使うなら石けんを。アクリル毛糸で編んだタワシなどを使うと石けんもいらない。台所周りのものは重曹で汚れを落とす。
○トイレに芳香剤は置かない。自分の健康を排泄物のニオイで確認するのも大事。置く場合は生の植物（道ばたの草花一輪）を。
○トイレで流す水に、「便器の洗浄液・消毒液」は混入させない。
○スプレー式の殺虫剤などは使わない。網戸で虫を入れないようにする。
○虫除けスプレーは使わない。衣類（長袖・長ズボン）で対処する。
○除菌・殺虫・くん煙剤は使わない。ていねいな洗浄・清掃で十分。
○床などは化学物質をしみ込ませた紙製品などで拭かない。雑巾で拭く。
○農薬は使わない。コンパニオンプランツなどをうまく組み合わせて栽培する。
○除草剤は使わない。大地・草を殺すこと＝自分を殺すこと、と認識する。

○防虫剤は、基本的にきちんと洗濯していれば、必要ない。使うなら天然のものを使う。無臭の防虫剤も危険。

★★「内部被曝」から身を守る

放射線に「閾値《しきい》は」ない

２０１１年３月11日午後７時、内閣総理大臣によって東京電力福島第一原発の「原子力緊急事態宣言」が発令された。それは、すでに解除されたのだろうか。同宣言自体をほとんどの人が忘れているかもしれないが、実は、３年以上たった２０１４年６月現在も、同宣言は発令中だ。解除されるのは、原子力災害が終息し、応急対策を実施する必要がなくなったとき。しかし、「五重の壁」（燃料ペレット、ジルコニウムの被覆管、圧力容器、格納容器、原子炉建屋）がすべて壊れ、核燃料がむき出しのまま大量に存在している今の状態では、解除される見通しすらたっていない。

福島第一原発からは、大気中に、海中に、今も放射性物質が放出されている。矢ヶ崎克馬さん（琉球大学名誉教授・物性物理学専攻）によると、２０１４年３月現在で、大気中へ、１日当たり２億４０００万Bq（ベクレル）、海中へ、１日当たり２００億Bqが放出されている。

これらの放射性物質から身を守るには、まず第１に、「放射線（電離）に『閾値《しきい》』はない」ということを認識することが大切だ。人工的な電離放射線量は、「これ以下であれば人体に影響はない」ということはない。個々人の感受性の違いはあっても、被曝量が増えれば増えるほど、生

年間放射線量	日本の区分	チェルノブイリ区分
50mSv以上	帰還困難区域	
20～50mSv未満	居住制限区域（一時帰宅可能）	注）赤の区分は原則的に立ち入り禁止です
20mSv未満	避難指示解除準備区域	強制避難ゾーン
5mSv以上	（居住可能）	移住の義務ゾーン
1～5mSv未満	（居住可能）	移住の権利ゾーン
0.5～1mSv未満	（居住可能）	放射能管理ゾーン

※ チェルノブイリの5mSvは外部被曝3mSv+内部被曝2mSvとして計算

チェルノブイリより4倍高い日本の避難基準

（冊子『アヒンサー　未来に続くいのちのために原発はいらない』第5号
PKO法「雑則」を広める会、6頁より）

体への影響も増えていく。

そのことを認識したうえで、「一般公衆の人工放射線被曝年間限度値1ミリシーベルト（mSv）」という国際基準を守り、それ以上線量のあるところには住まないことだ。

現在、日本では年間20mSv未満は「居住可能」になっている。しかし、チェルノブイリでは、20mSv未満は「強制避難ゾーン」。5mSv以上は「移住の義務ゾーン」、1～5mSv未満が「移住の権利ゾーン」となっている。

日本で年間1mSv以上の地域に住んでいる人、とくに妊娠している人、若い人、子どもたちは移住することを考えてほしい。政府が主導権をとって、安全な移住先、生活の保障をすべきだが、現政権下ではまったくそれが期待できない。そのことは政治的課題として要求するとともに、移住は一刻も早く、自力でも実現してほしい。自分で自分の命を守らなければ、誰も守ってくれない国なのだ。

そして今、私たちがしなければならないのは「内部被曝」（第9章参照）から身を守ることだ。原発事故からすでに3年以上たっているため、今日、問題になる放射性物質は「セシウム137」（物理学的半減期は30年・生物学的半減期は70〜100日）と「ストロンチウム90」（物理学的半減期は約29年・生物学的半減期は49年）だ。量的には圧倒的に「セシウム137」が多くなっている。

ちなみに、物理学的半減期とは、「元の放射性物質の数が半分になる期間」、生物学的半減期とは、「体内に取り込まれた放射性物質が代謝や排泄などによって体外に排出され、元の数の半分になる期間」のことだ。

「病気の花束」を持たせる内部被曝

内部被曝とは、「からだの内部から放射される電離放射線によって、被曝すること」。多くの場合、吸い込んだり、飲み込んだり、食べたりしてからだのなかに入れた放射性微粒子からの電離放射線によって被曝する。

なぜ、内部被曝が危険なのか。それは、主に次のような理由からだ。
○放射性物質が体内に入ると、あらゆるところに運ばれて、電離放射線を出し続ける。
○電離放射線がＤＮＡを切断する（先天異常・遺伝子的障害をもたらす）。

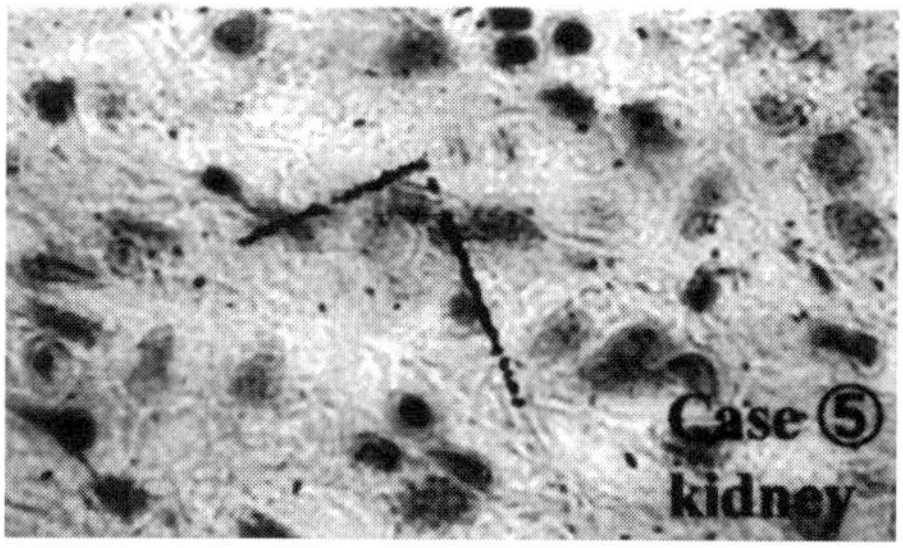

被爆者の腎臓の細胞核付近から、２本の黒い線（中央）を描いて放射線が放出されている様子を撮影した顕微鏡写真（長崎大提供）

（北海道新聞 2009.8.7 より）

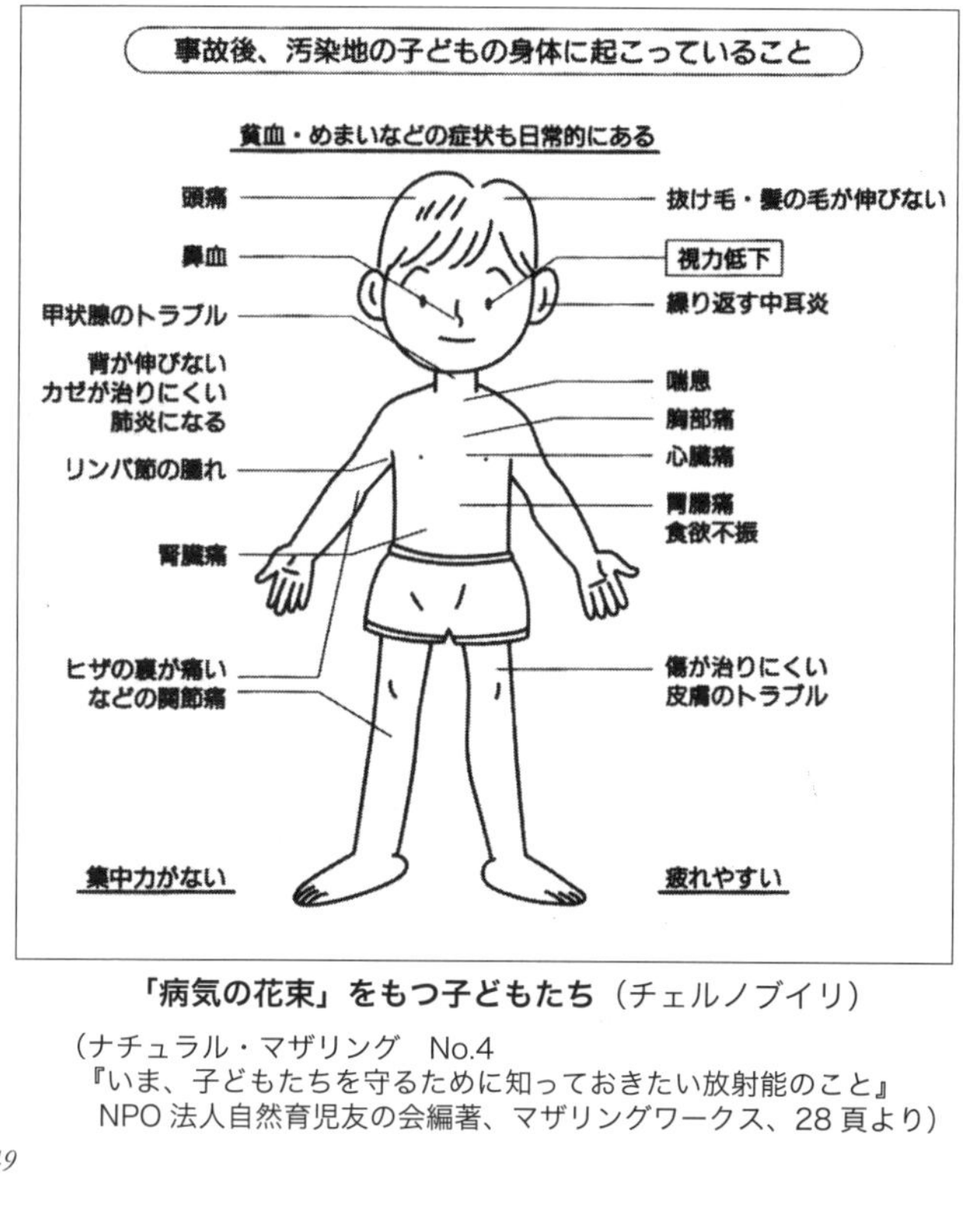

「病気の花束」をもつ子どもたち（チェルノブイリ）

（ナチュラル・マザリング　No.4
『いま、子どもたちを守るために知っておきたい放射能のこと』
NPO 法人自然育児友の会編著、マザリングワークス、28 頁より）

○電離放射線によって作られた活性酸素がＤＮＡ・細胞膜・細胞などを破壊する。
○電離放射線源からの距離が近い（距離が1チセンでは10メトルの１００万倍被曝）。
○同じ部位の細胞がくり返し何度も被曝する。

体内に放射性物質がとどまっていると、電離放射線の影響で免疫力が徐々に徐々に下がっていき、あらゆる病気（何が起こるかわからない）が出てくる可能性がある。「頭痛」「鼻血」「視力低下」「甲状腺のトラブル」「身長が伸びない（甲状腺異常）」「風邪が治りにくい」「肺炎になりやすい」「リンパ節の腫れ」「腎臓の痛み（のちには腎臓がんにも）」「関節痛」「傷が治りにくい」「食欲不振」「心臓の痛み」「頻繁な中耳炎」「抜け毛」などなどだ。そして、原爆の被爆者に現れた「ぶらぶら病」と同じ低線量被曝の症状（「体がだるい」「疲労感が抜けない」「根気が続かない」「集中力が続かない」）にも悩まされるようになる。

チェルノブイリでは、日常的に上記のような症状を抱えている子どもたちを「『病気の花束』をもつ子どもたち」と表現している（前頁イラスト参照）。

セシウム１３７汚染で増える心臓病

ＮＰＯ法人「チェルノブイリへのかけはし」（チェルノブイリ原発事故の被災児童を1カ月間日本に呼んで保養させるという活動を１９９２年から実施）代表の野呂美香さんによると、現在（２０１１年時点）、チェルノブイリで起きていることは、「若い人の心臓病の増加」だという（野呂さんの

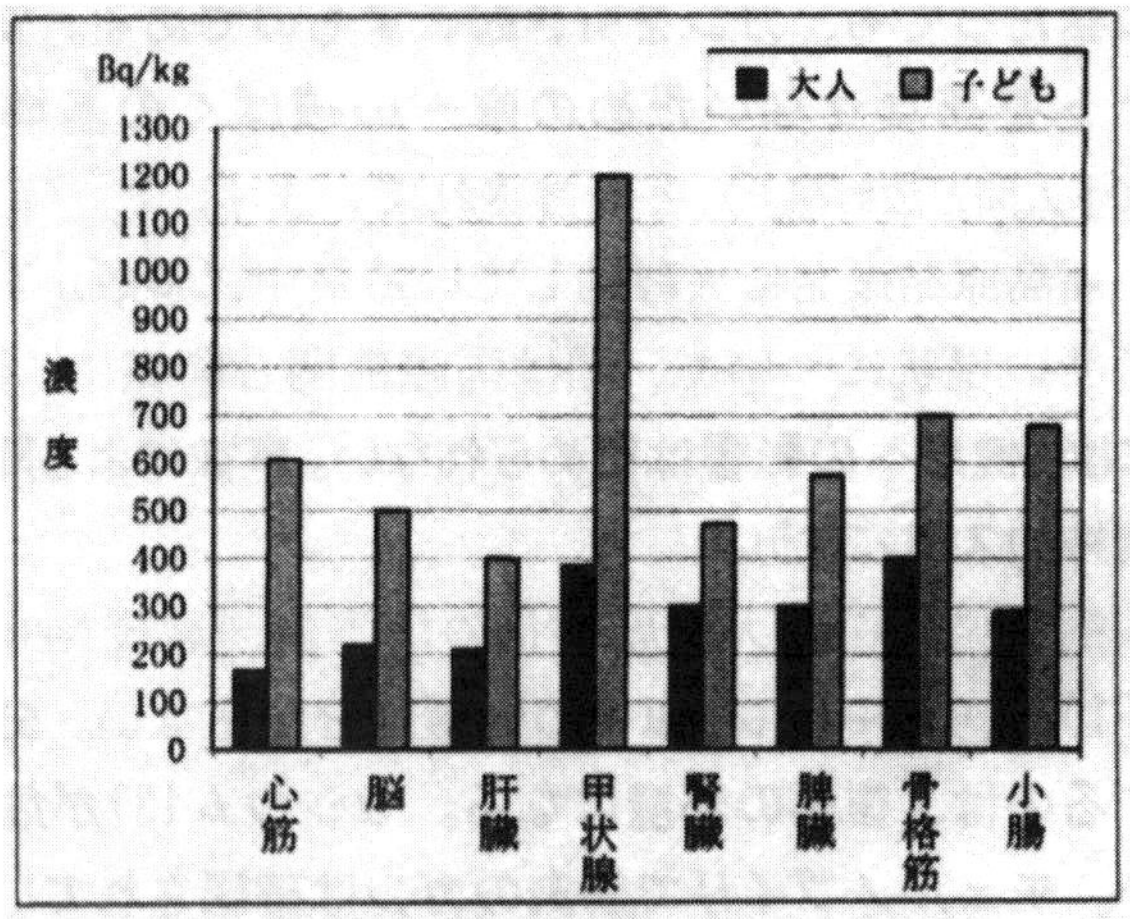

1997年にゴメリ州（ベラルーシ）の病院で死亡した大人と子どもの臓器別セシウム137濃度

（『放射性セシウムが人体に与える医学的生物学的影響』バンダジェフスキー著、久保田護訳、合同出版より）

講演録『いま、子どもたちを守るために知っておきたい放射能のこと――ベラルーシの子どもたちが伝える低線量被曝の姿』NPO法人自然育児友の会編著、マザリングワークスより）。

「心筋梗塞」など心臓の病気が増え、「突然死」も増えているという。のどかな農村で、30代の若い人が突然、亡くなったりするのだという。その原因を彼女は、「セシウム137が心臓にたまるからだ」とみる。汚染されたものを毎日食べ続けていると、セシウム137の生物学的半減期は70〜100日だが、セシウム137が体内からなくなることがない。セシウム137が心臓にたまった場合、心臓のトラブルが増えるのだ。

ユーリ・バンダジェフスキーさん（ベラ

ルーシ人の病理学者）も、論文『チェルノブイリ事故による放射性物質で汚染されたベラルーシの諸地域における非がん性疾患』のなかで、ベラルーシの住民の死因のうち、主なものは「心臓病」と「悪性腫瘍」だと指摘している。なかでも最大死因は心臓病で、半数以上を占める52・7％としている。2位の悪性腫瘍は13・8％だ（２００８年）。ちなみに、ユーリ・バンダジェフスキーさんは、ベラルーシのゴメリ医科大学にいたとき、１９９７年にゴメリ州の病院で死亡した成人と子どもの臓器のセシウム１３７汚染を調べた人。そして、その結果、「あらゆる臓器（心筋・脳・肝臓・甲状腺・腎臓・脾臓・骨格筋・小腸など）にセシウム１３７が蓄積している」ことを確認した人だ（前頁グラフ参照）。

彼は、「セシウム１３７の影響が最も激しく現れるのは、成長中の生体の心臓血管系である。小児の心筋における10 Bq／kg以上の放射性セシウム蓄積は、電気生理学的な諸プロセスの異常をもたらす」と、同論文のなか述べている。

日本でも、子どもたちがセシウム１３７に汚染されたものを食べ続けていれば、約30年後、彼らが突然死する若者たちになる可能性は否定できない。

汚染されたものを口に入れない（基準値は１Bq／kg以下）

内部被曝しないためには、何をしたらいいのだろうか。原則は「放射性物質で汚染された食べもの」を食べないことだ。とくに、妊婦、新生児、幼い子どもたちは、汚染されたものを口に入

	単位	① 事故前 (H20年度) の食品放射線量※	事故後の 暫定基準値	② 厚生労働省 H24年度 基準値	①と②の 比較
上水	Bq/L	0.00004	200	10	25万倍
米	Bq/Kg	0.012	500	100	8,300　倍
根菜	Bq/Kg	0.008	500	100	12,500　倍
葉菜	Bq/Kg	0.016	500	100	6,300　倍
牛乳	Bq/L	0.012	200	50	4,200　倍
魚類	Bq/Kg	0.091	500	100	1,100　倍
製茶	Bq/Kg	0.240	500	100	420　倍

※　事故前は基準値がなかったので全国の食品のセシウム平均値を示した。
日本分析センター平成20年度事業報告書より。
(http://www.jcac.or.jp/uploaded/attachment/57.pdf)

食品中のセシウム137の規制値の推移

れてはいけない。

「汚染されていないことが明確なもの」、計測して「安全性を確認したもの」を食し、安全の確認できないものは避けることだ。販売されている全ての食品が測定され、その結果が表示されていれば問題はないが、現状はそうではない。

食品の安全性を確保するためには、食品の放射能測定をし、その結果を明確にした商店、生活協同組合などで購入するようにしよう。その際の基準（セシウム137の放射能値・以下同）は1Bq／kg以下だ。第9章でみたように、ウクライナにおいて、放射性物質で汚染された食物を食べたことによる「痛み」は、1.1Bq／kgで出現している。そのため、内部被曝しないためには1Bq／kg以下の食材でなければならない。

測定の検出限界値が10Bq／kgの場合、「ND（非検出）」という値が表示されていても、それは0

ではない。9Bq／kgまでの放射性物質が含まれている可能性がある。食品基準値を1Bq／kgにしているところで求めるか、参加している生協などで、食品基準値を1Bq／kgとするよう求めたい。現在、日本の一般食品（米・根菜・葉菜・魚類・製茶）における基準値は100Bq／kg、牛乳・乳幼児食品は50Bq／kg、飲料水は10Bq／ℓとなっている（前頁表参照）。この基準値では内部被曝は避けられない。これらの数値も、ウクライナの例を出して、1Bq／kgに改めるよう、求めていきたい。さきのユーリ・バンダジェフスキーさんは、「食事のセシウム137をゼロにすることだけが、人体を健康にするのに有効だ」と述べている（『放射能被害の新事実』NPO法人食品と暮らしの安全基金発行より）。

「洗う」「ゆでる」「塩・酢に漬ける」で放射性物質を減らす

すべての食品に含まれる放射性物質の放射能値が測定されていないなか、また、その基準値が安全ではないとき、私たちはどのように放射性物質（セシウム137・ストロンチウム90）を口に入れないようにすればいいのだろうか。これら放射性物質を食品中から減らす基本の柱は、「洗う」「ゆでる」「塩や酢に漬ける」の3つだ。

●洗う

○セシウム137もストロンチウム90も水に溶けるので、水でよく洗う。切断面が多い方が減らせるので、疑いのあるものはカットしてから洗う。

○放射能汚染の疑いのある野菜などは、水に1時間以上、替え水をしながらつけておく。
○食材を50度のお湯（温度を保ちながら）で洗う。50度は、食品の細胞のなかの酵素が活性化する温度であるため、食材が生き生きと元気になる。肉や魚も使用前に50度で洗うと、表面の酸化物と汚れがとれる（数秒〜1分以内）。
○魚は骨・内蔵・筋肉に放射性物質がたまるので、内蔵をきれいに取り除いた後、流水でよく洗う。（汚染濃度の高い海域の魚は食べない）

●ゆでる
○ゆでられる食材は、たっぷりのお湯でゆでる。使ったお湯は捨てる。
○ゆでるとき、蒸気のなかにも放射性物質は含まれるので、換気をする。
○汚染の可能性のある肉（豚肉・牛肉・鶏肉）は、２％の塩水で下ゆでしてから料理する。ゆで汁は捨てる。

●塩や酢に漬ける
○食材を塩漬け（塩揉み）、酢漬けにしても、それに含まれる放射性物質は減らせる。野菜や肉・魚を取り出した後の塩や酢は使わずに捨てる。

放射性物質をためずに体外に出す

内部被曝を避けるために、次のようなことにも気をつけたい。

●放射性物質を体内に蓄積させせない

私たちのからだは、必要なミネラルが不足すると、それに似た性質の人工放射性物質を取り込みやすくなる。例えば、「ヨウ素」が不足すると「ヨウ素131」を、「カリウム」が不足すると「セシウム137」を、「カルシウム」が不足すると「ストロンチウム90」を、「鉄」が不足すると「プルトニウム239」を。そのため、それらの放射性物質を取り込まないようにするには、いつも体内が必要なミネラルで満たされている必要がある。

○セシウム137を取り込まないために――カリウムが多い野菜や果物（ほうれん草、里芋、アボカド、昆布、納豆など）を日常的に食べる。

○ストロンチウム90を取り込まないために――カルシウムが多いもの（カブの葉、小松菜、チーズ、干しえび、豆腐、キクラゲ、切り干し大根など）をよく食べる。

●放射性物質を体外に出す

体内にたまった不要物は、75％が便から、20％が尿から、3％が汗から、2％が毛髪と爪から（それぞれ1％ずつ）排出されている。最大の排出量をほこる便が出ない（便秘）ということは、体内に放射性物質を溜め込むことにもなる。便通をよくするためには、食物繊維が豊富な食品――野菜、果物、イモ類、海藻、こんにゃくなどを食べたい。利尿を促すためには、利尿効果のたかい大根を毎日、大根おろしなどで食べるのもおすすめだ。

●排出しやすいからだをつくる

便秘とは無縁な、「食べたものをすみやかに出す」からだをつくりたい。そのために大切なことは「節食」だ。「飽食」では「出すからだ」はつくれない。基本は少食。腹八分、腹六分を心がける。腸の働きを整える食事（たとえば、「玄米のおかゆ＋青汁＋豆腐＋カボチャのおかず」など）を腹六分とるようにする。

「食べたものを出すための食事」療法で膠原病などの治療に当たってきた故・甲田光雄さん（医学博士）は、次のように言っていたそうだ。「腹八分ではなく、さらに減らして腹六分なら、ただ健康なだけではなく、いくら働いても疲れないからだになる」。

日本食で免疫力を補う

放射性物質を「口に入れない」「減らす」「体外に出す」をしたあとに欠かせないことは、日々、「免疫力を補う」食生活をすることだ。広島で被爆した後も今日まで精力的に活動を続けている医師の肥田舜太郎さん（1917年生まれ）は、著書『被爆と被曝　放射線に負けずに生きる』（幻冬社ルネッサンス刊）のなかで、「免疫力を補う」ためにすることは、「基本は『日本の伝統食』」「いろいろな野菜をたっぷり摂る」と記している。

「砂糖や肉、乳製品を減らし、ご飯に味噌汁に漬け物、野菜料理に豆腐や魚など、和食を食べるように心がけましょう」（同書）

つまり、日本人（主に70歳以上）が昔ながらに食べてきたバランスのよい食事がいちばん、ということだ。それには、電離放射線で傷ついた細胞を修復するのに必要な酵素が含まれている発酵食品の味噌汁や漬け物が欠かせない。その際、味噌などは酵素が生きているものであることは言うまでもない。

野菜に関しては、「野菜の色や香り、苦みに含まれるポリフェノール、フラボノイド、イソチオシアネートなどがフィトケミカル（植物由来の抗酸化物質）です。強い抗酸化作用があり、体内被曝で発生する活性酸素の発生を抑えてくれます」と記している。

この強い抗酸化作用をもつ野菜を「生」のまま、あるいはジュースやすり下ろしで摂れば、さらに、酵素もたっぷり補える。とくに、大根はすり下ろすことで酵素が何十倍にも増え、薬効成分が活性化し、がんの予防に効果的なスルフォラファンが増えるので、毎日、食べたいものだ。

長崎に原爆が投下されたとき、被爆者たちを原爆症から守るために、長崎浦上第一病院（爆心から１８００メートル）の医師・秋月辰一郎さん（１９１６～２００５年）が、炊事方や職員に厳命したことは、次のことだった。

「玄米に塩をつけて握るんだ。からい、濃い味噌汁を、毎食食べるんだ。砂糖は絶対にいかんぞ！」

この指示に従った彼の周りの人たちは、この秋月式栄養論に基づいた食事で重い原爆症を患うことなく生き延びた。彼らの毎日のメニューは、「玄米にごま塩＋わかめの味噌汁＋カボチャの煮物＋梅干し＋薬草茶」だったという。秋月さんが提唱したミネラル栄養論とその食事メニューは、私たちが現代の内部被曝時代を生き抜くうえで、大切な指針となるはずだ。

ミネラル不足を天然だしで補う

和食を摂るうえで、注意しなければならないのは、「ミネラル不足」だ。自分で材料を調達して料理をするのではなく、レトルト食品や加工食品（弁当・総菜）を買って食べたり、外部委託の社員食堂などで食事をしたりすると、それが、伝統的な和食メニューであっても、ミネラル不足になる可能性が高い。『食べなきゃ、危険！』『食事でかかる新型栄養失調』（ともに三五館）の著者・小若順一さん（NPO法人「食品と暮らしの安全基金」代表）は、それら著書のなかで、現代食品には次のような欠陥があると指摘している。

○加工食品の原材料のほとんどが水煮食品となっているが、水煮食品からはミネラルが抜けている。

○冷凍食品（レトルト食品の原料）から出る「ドリップ」（冷凍するときに水が膨張して細胞膜が

破れ、そのとき細胞の中にあったミネラルが溶け出したもの）を洗い流して使うことで、レトルト食品からはミネラルが抜けている。

◯食品添加物の「リン酸塩」を使った加工食品が増加している。リン酸塩は、「体内に吸収されないので毒性がなく安全」とされて、ペーハー調整・カビ抑制・にごり防止・沈殿防止・変色防止・変質防止・鮮度保持・乾燥防止・結着力向上などに幅広く使われている。しかし、リン酸塩はミネラルと結合するため、ミネラルは体内で吸収されないまま、リン酸塩とともに体外に出てしまう。つまり、リン酸塩を使った加工食品を食べると、ミネラル欠乏になる可能性がある。

◯精製食品、なかでも精製油脂の使用が増加しているが、ほとんどの油が、油以外の成分を完璧に抜き取られ、ミネラルはゼロになっている。

レトルト食品や加工食品の弁当・総菜、外部委託の社員食堂などで使われる食材は、上記のようにほとんどがミネラルの抜けた食材となっている。そのため、見かけは伝統的な和食であっても、ミネラル不足で、とても免疫力を補う食事にはなれない。

ミネラルは酵素の働きを助け、からだに不可欠の潤滑油だ。ミネラルが不足すると、冷え症、うつ、神経過敏、頭痛、糖尿病、発達障がいなど、さまざまな症状も引き起こす。（次頁表参照）

このミネラル不足を補うにはどうすればいいのだろうか。放射線に汚染されていないミネラル

●主要ミネラル不足でおこる症状

カルシウム	成長不良　骨・歯が弱くなる　神経過敏　骨粗しょう症 副甲状腺肥大　腸内神経叢の異常　筋肉のけいれん 肩こり　腰痛
マグネシウム	虚血性心疾患などの心臓血管障害　動悸　不整脈　神経過敏 うつ病　神経・精神障害　循環器障害
鉄	貧血　疲労感　忘れっぽくなる　乳児では発育の遅れ　頭痛 動悸　食欲不振　爪の変形
亜鉛	成長不良　皮膚障害　味覚障害　免疫力の低下 成長発育障害　食欲不振　貧血　皮膚炎　性機能の低下
銅	貧血　骨折・変形を起こす　毛髪異常　成長障害

●微量ミネラル不足でおこる症状

マンガン	骨の発育低下　生まれる子どもが弱く、死亡率が高い 性機能の低下　運動失調　成長障害　骨格異常
ヨウ素	甲状腺肥大　甲状腺腫　太りすぎる　疲れやすくなる 発育がとまる
クロム	糖尿病　脂質異常症
セレン	筋萎縮症　肝臓壊死　浮腫　心臓疾患
モリブデン	成長遅延　食道ガン
コバルト	悪性貧血
バナジウム	糖尿病
リチウム	躁うつ病

主要・微量ミネラル不足でおこる症状

（『五訂増補　食品成分表2010』〈女子栄養大学出版部〉、
『新基礎栄養学』〈医歯薬出版〉、
『栄養の基本がわかる図解事典』〈成美堂出版〉、
『食事でかかる新型栄養失調』〈三五館〉を参照して作成）

が豊富な食材（魚類・海藻類・タネ類・木の実・乳製品）を摂るとともに、昔ながらの「ダシ」を摂ることだ。ダシを作る際には、丸ごとの煮干しと昆布に酢を少し入れる。酢を入れることでミネラルが溶け出しやすく、ミネラルの吸収もよくなる。その際、鍋はアルミ製ではなく、ステンレス製や土鍋などで。

また、煮干しを酢につけた「煮干し酢」、昆布を酢につけた「昆布酢」、煮干し（イワシ）粉・アゴ粉と昆布粉を合わせた「粉末ダシ」を常備し、これらを料理や出来合いの総菜などに加えて使えば、ミネラルが補給できる。

ちなみに、「食品と暮らしの安全基金」が発行している月刊誌『食品と暮らしの安全』（各号）には、このダシを使ったミネラル補給で、発達障がいと診断された人々のさまざまな症状が改善されるとともに、精神面での変化（意欲や自信・自己肯定感の芽生え、学習意欲の向上、偏食・過食の改善など）も起きることが、事例としてたくさん報告されている。

★★免疫力の高いからだと心をつくる

「怒りを胸に、楽天性を保って最大防護を」

非電離放射線、化学物質、それに加えて電離放射線、これらさまざまな汚染が複合的に日常生活を脅かす毎日のなかで、私たちはともすれば悲観的な気持ちに左右されがちになる。そんなときに「友」としたいのが次の言葉だ。

「怒りを胸に、楽天性を保って最大防護を」

これは、矢ヶ崎克馬さんが、「この時代を生きていくうえでの私の提言」という言葉だ(『内部被曝』岩波ブックレット)。

次々と出てくるストレスを乗り越えていくには、まず、それに対処できる免疫力の高いからだと心をつくり、維持していくことが、最大の防護になるのではないだろうか。

からだと心をつくる基本となる「食」に関しては、次のようなことに気をつけたい。

○遺伝子組み換えの可能性のあるものを買わない。

○無農薬か、それにちかい食材を求める。自分で作れれば、さらによい。

○食品添加物の入ったものは避ける。原材料の表示を見て、多くの添加物名が羅列されたものは選ばない。原材料名のみか、それにちかいシンプルな表示のものを求める。
○調味料は、昔ながらの酵母の生きている発酵食品を使う。
○外食を減らし、自分で選んだ安全な食材で料理をする。
○ミネラル・ビタミンが豊富でデトックス効果もある「ま・ご・わ・や・さ・し・い」食材を意識して使う。「ま」は豆類、「ご」はゴマ（種実類）、「わ」はワカメ（海藻）類。「や」は野菜、「さ」は魚、「し」はシイタケ（キノコ）類、「い」はイモ類だ。
○活性酸素を消す効果の高いネギ・玉ねぎ・ニンニク・しょうがをよく食べる。
○「テロメア」の量をふやす効果のある中国パセリ（パクチー）・ニガウリなどをよく食べる。
○清浄な水を使う。

「安全な食材をどのように手に入れたらよいのか、わからない」「情報がない」と言う人は、以下のような出版物もあるので、参考にするといいだろう。

・『安全な生活をするための食品・生活用品リスト――化学物質過敏症に教えられたこと』（CS支援センター編集・発行）
・『あなたのいのちを守る安全な食べもの百科　食は「いのち」偽装などもってのほか』（西川栄郎編・著　コモンズ刊）

「1口30回」嚙む

お金を使わずに簡単にできて、毎日、実行することで自然に免疫力が高まる。そんな方法で免疫力の高いからだと心をつくりたい。効用を認識・確認することで、確かな実行につなげよう。

まず、食事をするとき、「よく嚙む」ことだ。嚙むことの効用は、次のようにたくさんある。

○嚙めば嚙むほど、口の中に唾液が出る。唾液のなかには消化酵素が含まれているので、その働きで、消化器系臓器の負担が軽くなる。

○唾液は、食べものに含まれている農薬や食品添加物などの有害成分を除去してくれる。この唾液の「毒消し効果」は、ほとんどの発がん物質に及ぶと言われている。

○嚙むことで、満腹感が得られ、食事の量が減る。ダイエットにもつながる効果がある。満腹感が得られることで、間食も減る。

○嚙むことで、歯が丈夫になる。

○嚙むことで、顎《あご》が丈夫になり、歯並びがよくなる。

○嚙むことで、脳に刺激が与えられ、「頭がよく働く」ようになる。

○嚙むと、唾液腺のひとつである耳下腺からパロチンという若返りホルモンが分泌されるので、嚙めば嚙むほど元気になり、老化防止になる。

○嚙むというリズム運動をすることで、セロトニン神経が活発になり、平常心を維持できる。

戦国時代を生き抜き、当時としては長寿の75歳で亡くなった徳川家康は、健康訓を残したが、その中に「1口、48回噛む」とある。前出の肥田舜太郎さんも同著書の中で「お米を30回以上噛んでから食べる」と記している。食事の際は、「1口30回」噛むことを実行したい。

「1日1回大笑い」する

「噛む」こと同様、免疫力向上に絶大な効果があるのが「笑う」ことだ。現代の複合汚染時代を生き抜くために最も必要なものかもしれない。「笑う門には福来る（笑門来福）」という中国の故事もあるので、大いに笑って、からだと心に福を呼び込みたい。

「笑い」は、「副作用のない薬」と言われるほどたくさんの「薬効」をもっている。それらは次のとおりだ。

○笑うと自然治癒力がたかまる。つまり、NK細胞（ナチュラルキラー細胞）などの免疫細胞が活性化する。1992年、岡山県の医師・伊丹仁朗さんが、吉本興行の「お笑い」の舞台を19人（20〜62歳）のがん患者などに見せて大爆笑させたのち、NK細胞を調べた。すると、ほとんどの人でNK細胞が増強されていた。笑いはがんに対する抵抗力を高め、免疫機能を正常化させる効果があることがわかった。

○笑うと、脳から「快楽物質のβ―エンドルフィン」が大量に分泌される。それがNK細胞を大量に増殖させ、活性化させる。「笑いで85%にNK活性（NKの働きの度合い）が増加」「最大でNK細胞が6〜7倍増」という研究結果もある。

○笑いには鎮痛作用がある。笑うと、快楽物質のβ—エンドルフィンが大量に分泌され、痛みが軽減される。
○「笑う表情をつくる」だけでも、NK細胞は活性化する。
○笑うと、ストレスが解消される。つまり、笑うとストレス物質（コルチゾール）が分解され、尿中に排泄される。
○笑うと、アトピー性皮膚炎が改善する。「笑った」アトピー性皮膚炎患者の9割が治り、「笑わない」患者は1割しか治らないという研究結果もある。
○笑いは、リウマチにも著しい「薬効」がある。日本医科大学の吉野慎一さんが、関節リウマチの患者に落語を聞かせて大笑いさせた後、関節リウマチを悪化させるインターロイキン—6の値を測った。すると、その値が劇的に下がっていた。どんな薬よりも短期間で改善効果があることが証明された。
○笑いは、糖尿病にも「薬効」があり、最高の「血糖抑制剤」と言える。証明したのは村上和雄さん（分子生物学者）。糖尿病患者に、1日目は食後に大学教授の講義を、2日目は食後に漫才を聞かせて大笑いさせ、それぞれ血液検査をした。すると、漫才は講義よりも4割ちかく血糖値上昇を抑えてくれることがわかった。
○笑いは、眠っている遺伝子を目覚めさせる。前出の村上さんによると、ゲノム（生物のもつ遺伝子情報の全体）の約95％は「ほとんど眠っている」状態。眠る遺伝子を目覚めさせるスイッチになるのが笑い（喜び、感動などのワクワク感も）だという。
○笑うと、横隔膜が上下することで血行が促進され、冷え性に効果がある。
○笑うと、脳内の血流が増大して「血のめぐり」がよくなり、脳の機能が活性化する（ものごとに自在に対処できるようになる）。

これほどある「笑いの効果」を活かさない手はない。お好みの「お笑いグッズ」を手元に用意して、笑えないときも、笑顔をつくって、笑うようにしたい。

「吐ききる（呼主吸従）」呼吸をする

困難な状況になればなるほど必要なものは平常心だ。平常心を保っていれば、ストレスが出てきても受け流すことができ、緊張した局面でも、実力を発揮できる。その平常心を保つには、免疫力の高いからだと心でいることが大事だ。

免疫力の高いからだと心を維持し、平常心を保つのにもっとも効果のあるのが呼吸だ。私たちは眠っているときも意識することなく呼吸をしているが、その無意識の呼吸とは違い、意識して呼気（吐く息）に主体をおく「呼主吸従」の呼吸だ。いわゆる「丹田《たんでん》呼吸法」と言われるもので、吸うことに重きをおかず、吐くときに丹田（臍の下あたり・全身の精気の集まるところ）を意識して息を吐ききり、吸うときには自然に吸う呼吸法だ。吐ききれば、その後に必要なだけの酸素は自然に入ってくるという自然の論理だ。

丹田呼吸を行なう際のひとつの方法として、「三呼一吸のワンセット法」がある。これは、みぞおちをくぼませながら一息を三回に分けて力強く吐き出す方法だ。最初に「イチー」と力強く発声する。すると、すぐ後に自動的に息が入ってくる。その吸気を使って「ハッハッハッー」と息を出す（その都度、息が入ってくる）。三度目の呼気は少し長く出す（その直後、深い吸気が誘発される）。

この「三呼一吸を12回」（A）繰り返した後、「緩息を三回」（B）する。このAとBを組み合わせて五回くり返す。これが「三呼一吸のワンセット法」だ。ワンセットにかかる時間は5～6分。その間に、横隔膜は１８０回収縮する。それによって、体内の血液循環が活発になり、体中が暖かくなる。この方法は、腰掛けたままでも、歩きながらでもできるので、慣れるに従ってワンセットの回数を徐々に増やし、一日に10セット以上をめざしたい。

この丹田呼吸の効能は、以下のとおりだ。

○イライラした気分が静められる（鎮静効果）。

○心のゆとりが生まれ、精神が高揚する。

○多くのストレスに対する心身の処理が上手になる。

○体細胞に多くの酸素が送りこまれるので、活力が高められ、がんなどの予防になる。

○血液循環がスムーズになるので、循環器系統の支障全般が修復される。血圧の正常化、狭心症の痛みの改善、不整脈の改善、動脈硬化症の予防、心筋梗塞の予防などにも効果がある。
○血液中の酸素が常に効率よく補給され、循環と呼吸が改善されるので、肩こり、便秘などが解消されやすい。
○胃腸の血流がスムーズになるため、健胃整腸に役立つ。
○体内の熱エネルギーの発生量が多くなるため、冬でも体中が暖かく感じられる。冷え性にも効果がある。
○自律神経失調症の改善に効果がある。
○うつ病、ノイローゼなどの場合、薬品からの離脱が早く、治癒しやすくなる。

太陽の光を浴び、リズム運動をする

丹田呼吸は、「セロトニン神経」を活性化させるのに有効な方法でもある。なぜなら、丹田呼吸を行なうと、平常心が保て、心が落ち着いた状態になるが、この状態はセロトニン神経が活性化されたときの状態と同じだからだ。

セロトニン神経とは、脳内の縫線核（脳幹のほぼ真ん中にある）のなかにあり、脳内物質のセロトニンを分泌して情報のやりとりをする神経。脳全体の状態を整える働きをもつ（バランスをとる）ため、オーケストラの指揮者にたとえられる。

セロトニン神経が「指揮している」ものは、次の5つだ。

①大脳皮質（知覚、運動能力、思考、推理、記憶などをつかさどる）を覚醒させ、意識をはっきりさせる。
②自律神経を調節する（交感神経の適度な緊張—活動に適した状態にする）。
③筋肉へ働きかける（抗重力筋の緊張を高める—よい姿勢の維持）。
④痛みの感覚を抑制する（感覚神経の調節に影響）。
⑤心のバランス（平常心）を保つ（ノルアドレナリン〈闘争や逃避行動を引き起こす〉・ドーパミン〈快楽行動を促す〉の分泌を適切に調節）。

セロトニン神経を活性化させる丹田呼吸法のことを「セロトニン呼吸法」と呼ぶ人もいる。セロトニン研究の第一人者と言われている有田秀穂（医学博士）さんだ。彼は、セロトニン呼吸法を「心を強くする呼吸法」とも言っている。

有田さんによると、セロトニン神経を活性化させるには、丹田呼吸法以外に、①太陽の光を浴びる　②リズム運動をする、の2つがあるという。

①太陽の光を浴びる——太陽の光（明るさ）を目のなかの網膜が感知することでスイッチが入り、セロトニン神経は元気になり、たくさんのセロトニンを出そうとする。

②リズム運動——くり返しのリズム運動が、セロトニン神経を元気にする。ウオーキング、ジョギング、ダンス、自転車こぎ、腕の前後振り運動など、なんでもいい。ただし、どのリズ

ム運動をするときも、最大のコツは左脳を使わないようにすること。何も考えず、ただ、ひたすら一定のリズムでくり返すことが大切だ。効果的なリズム運動は「歩行」「咀嚼」「呼吸」だ。

セロトニン神経を活発化させ、平常心を保ち、免疫力を高める生活とは、具体的にどんな生活だろうか。典型的なのは、お坊さんの生活だ。彼らは太陽が出る前に起きて（太陽の光を浴びる）、座禅（丹田呼吸）や、読経（声を出す呼吸のリズム運動）で1日を始める。セロトニン神経の活性化に欠かせない「太陽の光」「丹田呼吸」「リズム運動」が全部そろっている。

お坊さんと同じ生活はできなくても、ときには（できたら毎日）、次のような生活をおくりたい。早朝に起きて、太陽の光を浴び、丹田呼吸をしながら散歩をする。食事をするときにはよく噛んで（1口30回）食べ、声を出して何かを読んだり、歌ったりする。そして、1日1回は大笑いをする。

★★公害汚染のない社会をつくる

大地は7代先の子孫からの借り物

「大地は7代先の子孫からの借り物」ということわざがイロコワ族（北米先住民）にあるそうだ。今、私たちが存在していられるのは、7代先の子孫が大地を貸してくれているからだ。この大地を7代先（約100年後）の子孫に借りたときの状態で返すには、これ以上、大地を汚染することは許されない。そして、未来の世代のからだにつながる私たちのからだも、これ以上、体内汚染することは許されない。そのためにはどうしたらいいのだろうか。

非電離放射線、化学物質、電離放射線の汚染から身を守る方法には、「個人的なレベル」と「社会的なレベル」がある。すぐにでも実行できる個人的な方法についてはこれまで具体的に記してきたので、ここでは、社会的なレベルで改善を図る際に、必要なことを記してみたい。

仲間をつくる

○子どもを守るために

これから子育てをする人、子育て中の人は、子どもを守るためにいろんな人と協同しなくては、子どもを守れない。例えば、子どもたちが成長する過程で、次のような問題が出てくる可能性が高い。「給食の食材は安全（農薬・放射線汚染の面で）か」「保育園、幼稚園、学校のなかの電磁放射線環境は安全か（無線ＬＡＮが使われていないか）」「園舎や校舎の近くに基地局や送電線はないか」「保育園や学校で子どもたちの健康を害する化学物質は使われていないか」などなど。

これらの問題に関して、改善すべきことが出てきたとき、保護者は団結して行政や園・学校側と交渉しなければならない。そんなとき、助けになるのは仲間だ。常日頃から、何かしら話のできる仲間をつくっておくことが大事だ。

○地域を守るために

住んでいる地域で、ある日突然、「近くに基地局ができる」「スマートメーターに交換される」というような問題が持ち上がることがある。そのとき、家の近くに親しい人が1人でもいれば、そこから、例えば、反対・撤去運動の輪を広げることができる。そのためにも、隣近所の人々と挨拶をする程度でもいいので、何かしらの関わりをもっておきたい。

地域で、1人ひとりが分断され、情報が共有されていないことが、例えば、携帯電話会社などが基地局をつくる際に「うれしい」状態だ。また、国民を意のままに動かしたい為政者であれば、彼らにとっても、バラバラに分断された国民はもっとも管理・操作しやすい対象となる。いざというときに、分断され、孤立しないために、ふだんから意識して、地域のなかで話のできる人を

1人でも多くつくり、必要な情報を共有しておくようにしたい。

正確な情報を得る

公害汚染を社会的になくすためには、まず、正確な情報が必要だ。しかし、非電離放射線にしろ、化学物質にしろ、電離放射線にしろ、一般的には情報がとても少ない。あったとしても企業側の宣伝的な情報や、政府側の「直ちに影響はない」的な予防原則を無視した情報がほとんどだ。政府などが流す官製の情報を鵜呑みにすることなく、自分の頭でものごとを判断するためには、常に、アンテナを張って、自ら正しい情報を求めていく必要がある。

ちなみに、西尾正道さん（北海道がんセンター院長）によると、日本人は、世界で一番「人がいい民族」だという。教科書で教えられたことや学校で教えられたことや、ジャーナリズムで流されたことを、日本人のほとんど、7割の人がそのまま鵜呑みにするのだという。先進国で、鵜呑みにする人は約2割から3割。ダントツに「鵜呑み度」の高いのが日本人だという（『アヒンサー』第5号・2014年4月刊より）。

正確で、新しい情報はどこから得ればいいのだろうか。インターネット上からも得られるが、公害汚染の場合、その問題に取り組んでいる市民団体の情報が正確で新しいことが多い。その問題に関する世界中の情報もそこには集まっている可能性が高い。真摯に長年取り組んでいる市民団体の会報などを読んだり、その会に参加したりすれば、必要な情報は得られるはずだ。

また、さまざまな市民団体が開催するシンポジウム、その問題に関するマスメディアでは取り上げられない記録映画の上映会などの会場に足を運ぶことでも、貴重な情報が得られる。多様な人が集まっているので、自分の問題意識外の情報も得られ、さらに、新たな人とのつながりも得ることができる。

独立した機関に相談し、問題を顕在化する

改善したい事柄について、政府の関係省庁や関係する企業などに、陳情したり、署名・要望書を出したりすることは、昔から各種団体によって行なわれている。当然、必要なことだが、要望を出した団体以外の人に、その問題が広く知られることは、残念ながら少ない。

どのようなことが問題になっているのかを、その問題について知らない人にまで広く知らせるには、少なくとも、ＮＨＫなどの公共放送で報道され、人の目に触れる必要がある。そのためには、どうすればいいのだろうか。

ひとつの方法は、独立行政法人・国民生活センターなどに、ことあるごとに「相談」することだ。相談件数が多くなり、社会的問題として無視できなくなれば、その機関は報道関係者に向けて相談内容などを発表することになる。そして、それは、テレビなどが取り上げる可能性につながっていく。

例えば２０１３年９月、国民生活センターが「柔軟仕上げ剤のにおい」に関して記者会見を行

なった。それを受けて翌日、NHKでも朝の番組で「香りつき柔軟剤」についての特集を組んだ（第7章参照）。この番組を見て、はじめて「香りつき柔軟剤」の問題性に気づいた人も多かったに違いない。

例えば、電磁放射線問題に関してなら、「近くに突然、基地局が建とうとしていて困っている」「学校が無線LANになって、子どもたちの様子がおかしい」など、なんでも「相談」し、困っていると訴えていくことが大事だ。それに関する相談件数が増えれば、問題は顕在化し、社会的に大きく報道されることにつながる可能性もある。

消費者の権利を活かす

携帯電話やスマホを買い、通信費を払い、さまざまな日用品を買い、電力を買う私たちは消費者であり、「消費者の権利」をもっている。

消費者の権利が最初に提示されたのは、1962年、ケネディ大統領によってだった。彼は「消費者の利益の保護に関する連邦会議の特別教書」のなかで、次の4つの権利を明言している。

①安全を求める権利
②情報を知らされる権利
③選択する権利
④意見を反映させる権利

1975年には、フォード大統領によって、上記4つの権利に5つ目の権利が付け加えられた。

⑤消費者教育を受ける権利

1982年には、世界的に認知されて広まった上記の概念が受け継がれ、国際消費者機構（CI）によって、「8つの権利と5つの責任」が提唱された。

○8つの権利

①生活のニーズが保障される権利
②安全を求める権利
③知らされる権利
④選択する権利
⑤意見が反映される権利
⑥救済を求める権利
⑦消費者教育を受ける権利
⑧健全な環境の中で働き生活する権利

○5つの責任
①批判的意識をもつ
②主張し行動する
③他者・弱者への配慮
④環境への配慮
⑤団結・連帯

日本においても、2004年に成立・施行された「消費者基本法」（第2条第1項）のなかで、次の6つの権利が明記されている。
①安全が確保される権利
②選択の機会が確保される権利
③必要な情報が提供される権利
④教育の機会が確保される権利
⑤意見が反映される権利
⑥適切かつ迅速に被害から救済される権利

これら「消費者の権利」は、日本では「絵に描いた餅」に等しい。ほとんどの権利が国や企業によって守られず、侵害されているのが現状だからだ。これらの権利を私たちはすでにもっていることを認識し、現状を変える強い味方としたい。

★★「環境村」をつくる

「無線禁止地区」に移住する電磁放射線難民

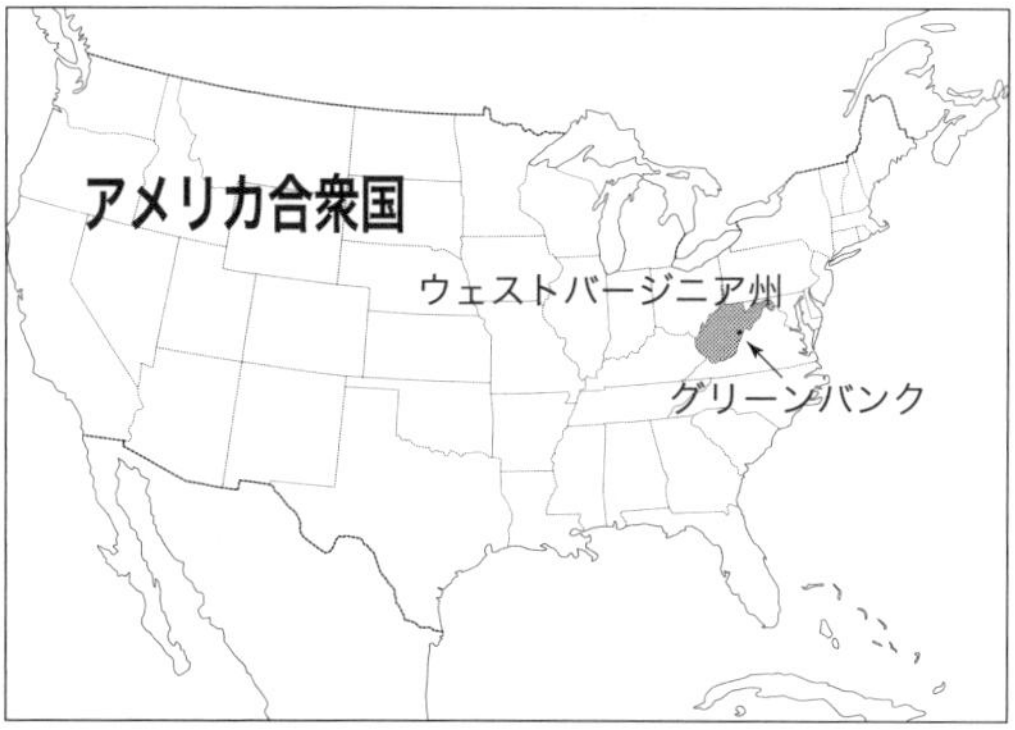

アメリカ東部にあるウェストバージニア州のグリーンバンク市。ここにはアメリカ国立電波天文台（ＮＲＡＤ）があり、世界でもっとも大きい可動式電波望遠鏡「ロバート・バード・グリーンバンク望遠鏡」（次頁写真）が天体観測のために作動している。そのため、それに適した環境を保護するため、グリーンバンク市を中心とする面積約3万４０００㎢の地域が、１９５８年、連邦通信委員会（ＦＣＣ）によって、「無線禁止地区」（National Radio Quiet Zone）に指定されている。

この地区では、無線ＬＡＮ（Wi‐Fi）、携帯電話、スマホ、携帯端末などの無線機器はもちろん、テレビ、ラジオなどを含む固定的な電波発信機器の使用も禁止されている。そして、電波望遠鏡の周辺には松の木が植えられている。松の葉が、

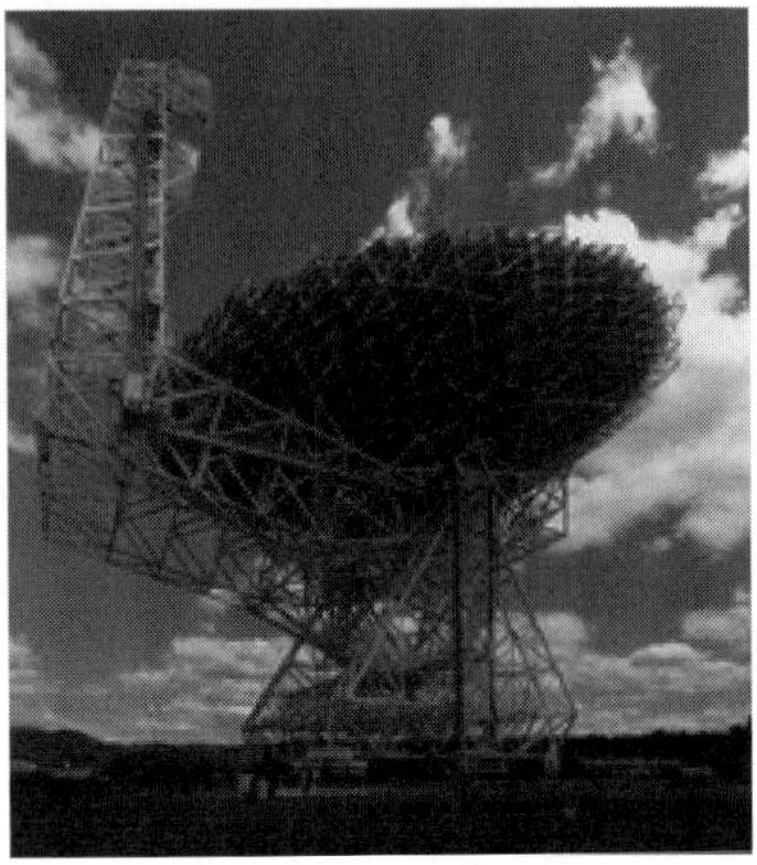

グリーンバンク市にある
可動式電波望遠鏡
（ウィキペディアより）

観測に使われる電波の周波数帯の波長と同じ長さのために、葉が電波を吸収・散乱することで、電波望遠鏡への電波干渉を和らげるためだ。

この無線禁止地区に、今、アメリカ全土から「電磁放射線難民」が避難してきている。電磁放射線難民とは、自分の生活する空間（自宅・地域など）が電磁放射線によって汚染されたことで、電磁波過敏症（電離放射線症）になり、その空間にいることができなくなった人々だ。

すでに何十もの家族が移り住み、２０１３年から２０１４年３月にかけては、36人が移住してきたという（『カラパイア』２０１４年３月21日から）。１６００km離れたアイオワ州から移住してきたダイアナ・スクーさんは、アイオワ州に居たころは、いつもからだに痛みを感じ、誰かが携帯端末やWi-Fiを搭載した機械を近くに持ってくると、激しい苦痛を感じていたという。しかし、グリーンバンクへ来てから、そういう症状もなくなったと、喜んでいる。

同記事によると、米国と英国では、「全人口の約４％の人が、少なからず電磁波過敏症の症状をもっている」という研究結果が30件も報告されているという。２０１４年３月現在、この地区の人口は１４７人と少ないが、さらなる電磁放射線難民の移住によって、人口は増え続けていき

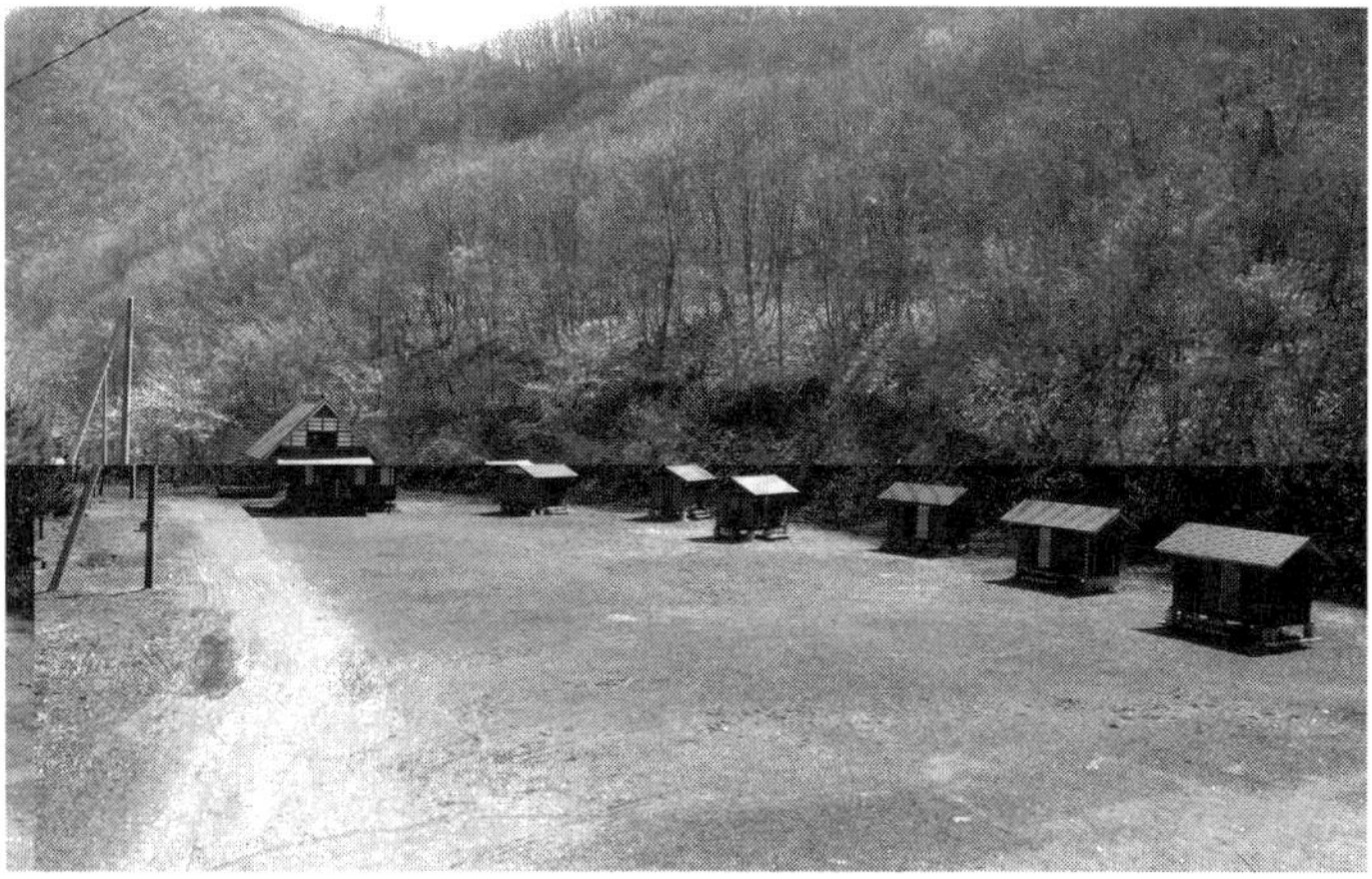

あらかい健康キャンプ村
（写真撮影：著者）

そうだ。

５０８万人が環境病!?

環境中の電磁放射線汚染が進むことで、自分の住む環境を失う人々は、今後、ますます増え続け、グリーンバンクのように「無線禁止」の地域が、世界中で必要になるだろう。

２０１４年現在、日本で、「電磁放射線汚染禁止」「化学物質汚染禁止」を町の条例で定めている場所は、福島県南会津町にある「あらかい健康キャンプ村」のみだ（詳しくは拙著『あらかい健康キャンプ村――日本初、化学物質・電磁波過敏症避難施設の誕生』新水社参照）。

同村は２００７年８月から電磁波過敏症や化学物質過敏症の人たちの受け入れを始めてきたが、同村に全国から避難してきた人は、２０１４年７月８日現在で、延べ1万２３６３人にのぼっている。

米国と英国で「電磁波過敏症の症状をもっている人」が全人口の約4％ということだが、日本でも同率だとすると、約508万人（2014年6月現在の人口1億2709万人）の人が電磁放射線によって体調不良を起こしていることになる。さらに、電磁放射線に敏感な人は化学物質にも敏感なことから、ほぼ同数の人が化学物質過敏症も患っている可能性が高い。

自分が住む地域を電磁放射線や化学物質の汚染がない空間に変えていくと同時に、それらのない空間を確保することが、緊急の課題になりつつある。

私たちは今、最終段階にちかい岐路にさしかかっている。このまま、電磁放射線や化学物質、原子力を多用し続け、環境悪化によって体調不良に苦しむ人々を増やし続ける道を進むのか、それとも環境病をつくり出さない道を歩むのか。前者では、大地（環境）を、「7代先（約100年後）の子孫に借りたときの状態」で返すことは不可能だ。

現状の先にある2050年の日本

「現状のまま進み続けた先にある社会」と「環境病を生み出さない、循環し、共存する社会」、その2つの社会をリアルに描いてみせた小説がある。藤井望さんによって書かれた『ピュアタウン』（郁朋社発行、2000年刊）だ。

1人の青年が2000年の日本からタイムマシンで2050年の日本に行き、2つに分かれて

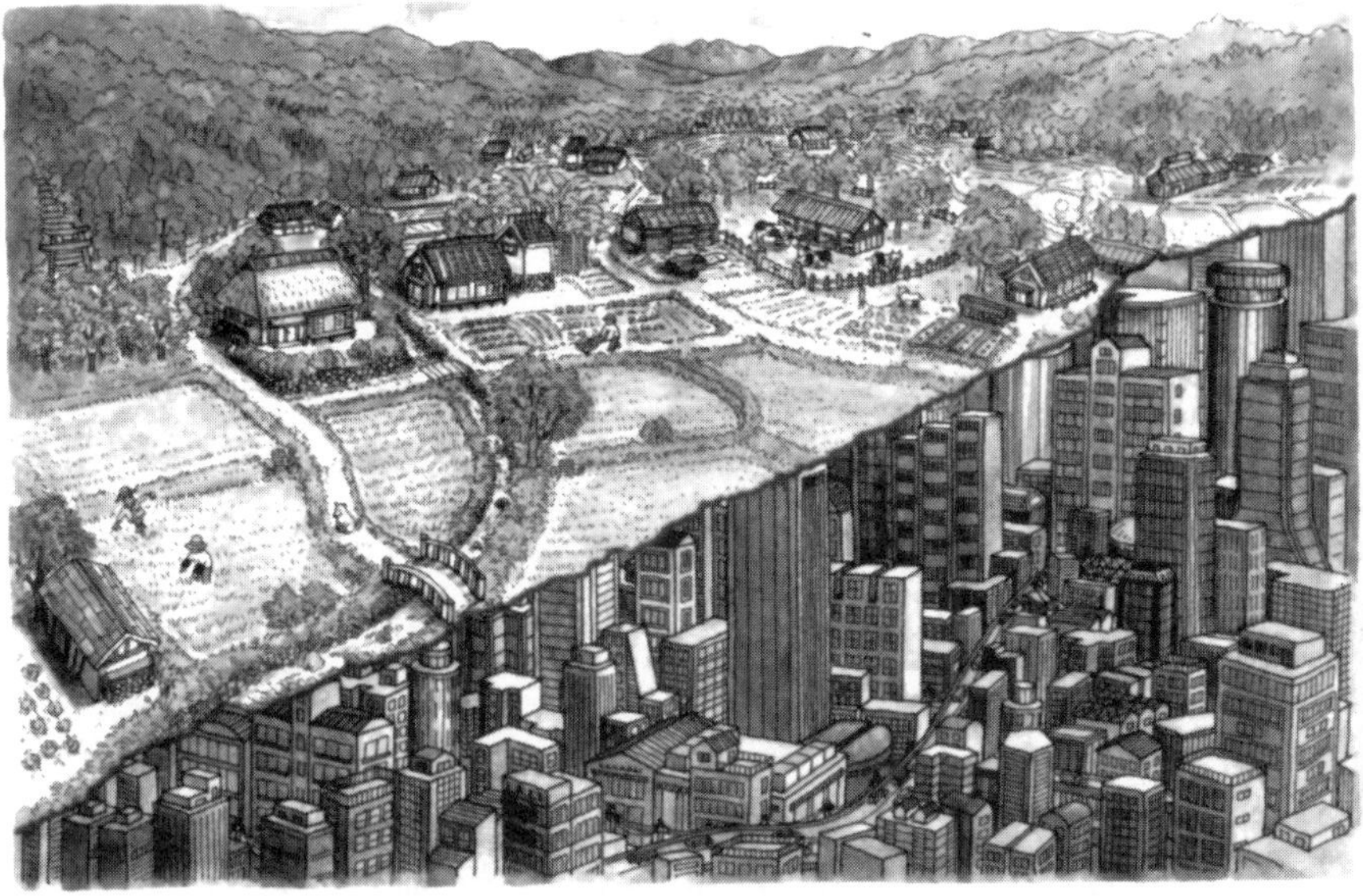

「輪」と「和」をもったタウン（上）と「現状の先にある2050年の日本」（下）
（『ピュアタウン』の表紙から〈装画：松﨑章子さん〉）

「進化」してきた社会を見るという設定だ。現状のまま進み続けた先にある２０５０年の日本は次のように描かれている。

○農薬の残留によって大地は荒廃し、草も生えない農地に。農村は崩壊。

○安い輸入作物・後継者不足・農地の荒廃などで、農業は徹底的に経済性を重視した「企業農業」に。

○天候に左右されない屋内施設、機械化によって、食べものは培養槽で「細胞培養」（食べられる部分だけを選択的に培養）される。

○東京上空には、熱と汚染物質を含んだ大気が停滞しているが、

「ジャイアント・ファン」（大きな扇風機）を２㎞おきに建設し、それで汚染大気を吹き飛ばそうと計画中。
○高速道路は方向も速度もコントロールされ、行き先をインプットするだけで、自動運転で目的地に行くことが可能に。
○大気汚染のために町には植物がない。街路樹もない。要所要所に巨大なドーム型の人工「自然公園」が作られている。
○ビルとビルは地下でつながり、住宅も地下でつながっているので、基本的に人々は汚染された地上に出ない。地上に出るときは、口に防毒マスクをつけ、汚染物質が肌に触れないように特殊な素材で作られた長袖の衣類を身につける。
○環境ホルモンや遺伝毒性をもった物質の影響で、人間の繁殖力は激しく減退。
○人形のロボットが売り出され、お年寄りや一人暮らしの人の話し相手に。性の対象にもされ、そのせいか、出生率はさらに低下。

輪と和をもった「タウン」

「環境病を生み出さない、循環し、共存する社会」は、「タウン」と呼ばれる自給自足の社会（村）で、電磁放射線汚染も化学物質汚染もない。元の世界で電磁放射線や化学物質に苦しんでいた人たちも、ともに生きられる社会。

そこでは、どの家庭でも家庭菜園をもち、医療は予防医療に徹している。人々の仕事は、豚の飼育、チーズ作り、米作り、お茶栽培・菜種栽培、菜種からの油作り、味噌・醬油作り、綿花・麻の栽培とそれらからの衣類作り、焼き物作り、竹細工作り、生活雑貨（紙、刃物、鉄製の道具）作りなど、多岐にわたる。生活するのに必要なものは、ほとんどがタウンのなかでまかなわれ、素材はどれも自然の恵みから生まれたものばかりだ。

タウンは、50年前に経済優先の社会で生きていくことに耐えられなくなった1人の男性が、土地を買い、「ある社会」をめざして作り上げてきた場所だ。「ある社会」とは、「2つの『わ』をもった社会」。「わ」は、「輪」と「和」だ。「輪」は「物質循環型の社会」、「和」は「共存の社会」を意味する。

「物質循環型の社会」とは、大量生産・大量消費・大量廃棄社会と対極をなす社会のこと。生活に必要なものだけを作り、大切に使用し、使用後はリサイクルする社会。農作物を含めた人間が利用するもの全てを循環させる。そのためには、人間が歩いて移動できる範囲で、生活に必要な物のほとんどが調達でき、遠方からものを運ぶ必要のない社会だ。

距離が近ければ、保存料などの食品添加物も、密封するための容器も不要だ。また、自分や親しい人たちが食べる作物なので、農薬や化学肥料を使う人もいない。そのため、食べもの由来の毒物はほとんどなくすことができる。

「共存の社会」とは、みんなで助け合って生きていく社会。お金は必要なく、それぞれが作ったものを必要なだけ、みなで分け合って生活する仕組みだ。「みんなが1人のために、1人がみんなのために働く社会」。それが成り立つのは人口が約300人以下とされ、それを超えたら、約100人が村を出て、新しいタウンを作る（大移動）という仕組みだ。

小説のなかでは、この村の理念に賛同した人たちが増え、全国各地にタウンができ始め、彼らと同じ生活様式で生きている人たちは5000人を超えているという状況になっている。

作者の藤井さんは、タウンを構想した男性に、次のように語らせている。

「人類に高度に発達した技術を使いこなす力量はない。もはや科学の力で人類は救えないのは、はっきりしている。世界に住む人々がその地域に合った昔ながらの生活様式で暮らし、なおかつ適正な人口を保たなければ人類に未来はない。世界中が輪と和の暮らしを実践し、人と人、タウンとタウンがそうであったように、国どうしが助けあいながら暮らすのだ」

地球上に「タウン」のネットワークを

この小説を書いた藤井さんは、現在、静岡県で農業をして暮らしている。『ピュアタウン』を読んで共鳴し、パートナーとなった博子さんと、息子、両親とともに、藤井農園を経営し、近隣の販売所などで販売している。

畝にそって深さ20〜30㌢の溝を掘り、そこに落ち葉や枯れ草などを入れて土作りをしながら、耕さない自然農を実践している。所有する農地は、田畑を入れて1町（約9917㎡）。ここで、年間50種類ほどの路地野菜を作り、200本のブルーベリーを育てている。

小説を書いた1999年当時、彼は、某生活協同組合で働き、食品管理の仕事に就いていた。この小説は、高校時代から「世の中に警鐘を鳴らし、改変を換気する小説を書きたい」と望んでいた藤井さんが、生まれて初めて書いた小説だった。その「あとがき」で彼は、「循環型社会、そして共存の社会をめざして行動を開始する」と書いていた。家族ぐるみで農業に取り組む現在の彼の生活は、小説にでてくる「タウン」作りを現実化した生活のようだ。

彼の目下の目的は次の2つだ。

ひとつは、化学物質過敏症の人たちの回復を助ける、農薬も化学肥料も使わない安全な農産物をつくり、彼らを支えること。

二つ目は、農薬も化学肥料も使わない農産物をつくり、それで「食べていける」(生活が成り立つ)生活を実証することで、同じ方法で農業を行なう人を増やしたい、ということだ。

藤井さんが描いてみせた2050年の「この先の日本」では、人々は外出の際には防毒マスクをし、汚染物質が肌に触れないように長袖の衣類を身につけている。しかし、すでに、2014年の日本においても、化学物質を避けるために防毒マスクをつけ、電磁放射線を避けるために電磁放射線防護服を身につけてしか外出できない人は増えている(次頁写真参照)。

できる人ができるところで、それぞれの「タウン」をめざして行動をすることが「この先にあ

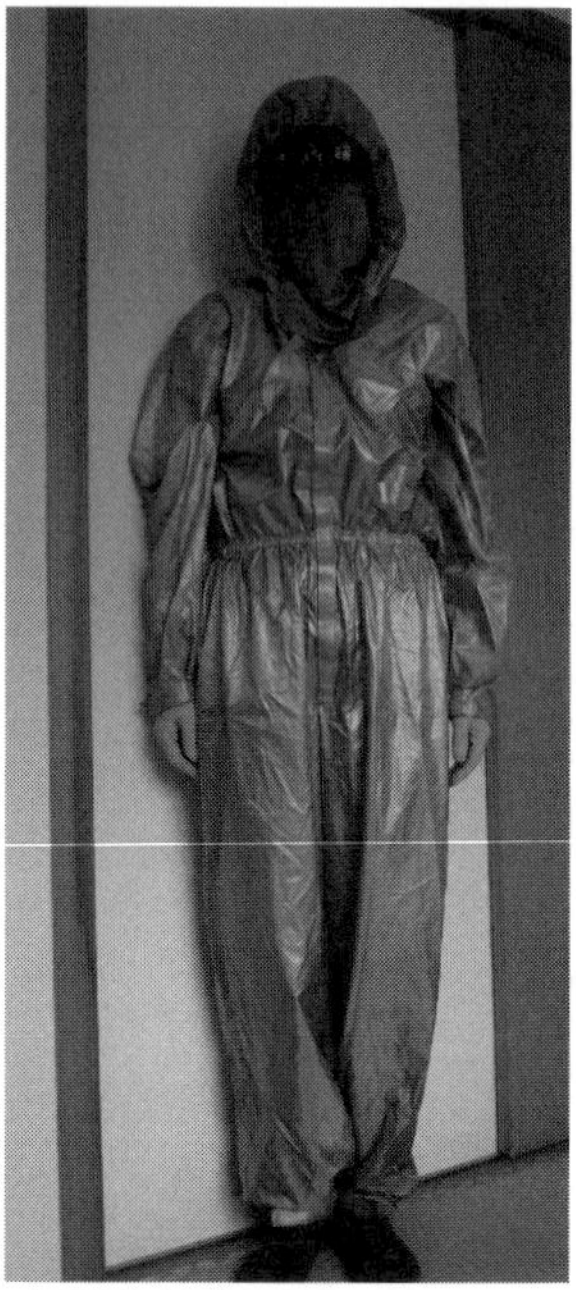

電磁放射線を避けるために、外出時には電磁放射線防護服を身につける東京都のNさん。
（写真撮影：著者）

る２０５０年の日本」を作り出さない道だ。地球全体が電磁放射線・化学物質で覆いつくされる前に、小さな「タウン」が地球上に網の目のように広がり、タウンどうしのネットワークができれば、７代先の子孫たちに、少しはましな状態で「借りた土地」を返せるかもしれない。

そして、うれしいことに「輪」と「和」をもった「タウン」をつくろうとする試みは、各地に増えつつある。その一つが、長崎県東彼杵町で農業生産法人・株式会社グリーンハンドユニオンを中心に進められている「東そのぎロハス養生プロジェクト」だ。「東そのぎロハス養生園」（仮称）で、「食」を中心に養生しながら、有機農業の研修もできるというもの。実現すれば「第二のあらかい健康キャンプ村」ともなる。オープンは２０１５年４月の予定だ。

あとがき

「放射線」という言葉には敏感に反応するのに、「電磁波」という言葉には無関心な人が多い。なぜなのだろうか。毎日、操作する携帯電話やスマホの電磁波や、それらの通信を可能にするために放射されている基地局からの電磁波に対して、なぜ、無頓着なのか。言葉のもつイメージに違いがあるからだろうか。「放射線」には、原爆や原発と結びついた「こわい」というイメージがあるが、「電磁波」という言葉には、そのようなイメージがない。馴染みが薄く、無味乾燥な響きが強いからだろう。

しかし、日常生活のなかで、どこに住もうと、だれに対しても問題になる（危険である）のは電磁波だ。だれもが、毎日、被曝している電磁波（非電離放射線）の危険性に、「（電離）放射線」と同じ程度に、それ以上に、注意を払ってほしい。そんな切なる思いから、本書では、これまで「電磁波」と表現してきた「Electromagnetic Radiation」という英語を「電磁放射線」という日本語で表現してみた。「電磁放射線」という言葉を使ったことで、少しでもそれらに注意を向けてくれる人が増えたら、このうえなく嬉しい。

ちなみに、どうしても「電磁波」という言葉でなければ不自然になる場合（例えば、電磁波という言葉が固有名詞のようになっている場合など）においては、従来のまま「電磁波」を使った。そのため、不統一な感じがあるのは、お許しいただきたい。

いわゆる「放射線」と言われてきた「電離放射線」と、マイクロ波などの「非電離放射線」は、これまで、同じ土俵で論じられることが少なかったように思われる。それぞれが生体に与える影響は、まったく別のように、別々の場面で語られることが多かったのではなかろうか。しかし、現実をみると、電離放射線であろうが、非電離放射線であろうが、それの影響を受けた人々が示す症状には、「体がだるい」「眠れない」「鼻血」「うつ状態」「がん」など、同じものが多い。

例えば、「鼻血」。福島県では、原発事故後、子どもたちが大量の「鼻血」を出したと母親たちが証言している（日本映画『Ａ２―Ｂ―Ｃ』イアン・トーマス監督、２０１３年）。

一方、沖縄県那覇市では基地局のあったマンションで住民（大人・子ども）が大量の鼻血を出していた（拙著『携帯電話亡国論―携帯電話基地局の電磁波「健康」汚染』参照）し、現在も基地局から近距離に住む東京都小平市や宮崎県延岡市の住民たちは鼻血を出している（同書参照）。宮崎県小林市では、保育園（約56メートルと約１２０メートルに２つの基地局がある）の園児たちも、多い月（２０１３年９月）には延べ35人もが鼻血を出している（１７５頁参照）。

つまり、「電離放射線」によっても、「非電離放射線」によっても、人々は「鼻血」を出しているのだ。

さらに、興味深い研究が、2013年「世界甲状腺がん会議」(トロント)で報告されている。以下のようなイスラエルの研究だ。

「健康な人から採取した甲状腺細胞に携帯電話と同じ周波数の電磁波(非電離放射線)を照射したところ、甲状腺細胞は非常に高い増殖をみせ、照射されていない細胞との間に有意な差がみられた」「これは、非電離放射線照射の潜在的発がん性を示唆する」

この実験が行われた背景には、ここ10数年で、携帯電話使用の増加と合致して、甲状腺がんの発症が増加しているというイスラエルの現実がある。甲状腺がんは女性が男性の3倍多く、1990年から2007年までの間に、イスラエルに住む女性の甲状腺がん増加率は、ユダヤ系女性が67%、アラブ系女性が250%にのぼっているということだ。(マイクロウェーブファクター2014年7月9日より)

これまで、甲状腺がんは、原発事故後に現れる電離放射線被曝に特有のがんとして語られることが多かった。しかし、携帯電話やスマホに使われている非電離放射線でも甲状腺がんになることが証明されたのだ。

これらの現実は、電離放射線と非電離放射線が、生体に対して同じ「効果(悪影響)」を及ぼすことを示している。今後は、両者を同じ土俵で論じることが必要になってくるのではなかろうか。

日本では、２０１４年４月から、公立学校の校内全域に高速無線ＬＡＮを整備し、全ての生徒にタブレット端末を持たせる自治体が現れた。例えば、東京都荒川区では小・中学生の全てに、佐賀県武雄市では全ての小学生に（中学生は順次）、東京都杉並区では小学校３校から始め、５年後には全ての小中学生に。

この現実の一方で、次のような「現実」もある。『ニューヨーク・タイムズ』（２０１４年９月11日掲載）の「スティーブ・ジョブズはローテクの親だった」というニック・ビルトンが書いた記事の「現実」だ。

「アップル」共同設立者のスティーブ・ジョブズ（２０１１年亡）が、２０１０年後半に、「彼の子どもがどのくらいiPadに夢中なのか」と記者に聞かれて、「子どもたちは（iPadを）まだ使ったことがないのです。私たちは子どものハイテク利用を制限しています」と、答えたという「現実」だ。

記者によると、ジョブズばかりではなく、ハイテク企業やベンチャー企業のトップたちの多くが、家庭では「ローテクの親」で、iPadなどの使用を厳しく制限したり、まったく使わせなかったりしているということだ。iPadの代わりに何百冊という本（電子書籍でない）を好きなときに読める環境を整えているツイッターなどの創設者もいるそうだ。電磁放射線の与えるさまざまな影響を熟知している彼らだけに、「ローテクの親」に徹さざるをえないのかもしれない。

もし、ジョブズが生きていれば、そして、彼の子どもたちが小学生だったならば、入学と同時に iPad を持たせるような小学校へ、子どもたちを通学させるだろうか。また、彼以外のハイテク企業のトップたちの多くも、自分の子どもたちを通わせるだろうか。

公立学校で、選択の余地なく子どもたちに iPad を持たせ、電磁放射線の強い環境をあえて作り出し、そのなかで子どもを「教育」することは、子どもたちに対して、将来、取り返しのつかない犯罪を犯すことにならないだろうか。上記イスラエルの研究報告にあるように、タブレット端末に使われている電磁放射線は、甲状腺がんを増殖させる可能性があるのだ。

また、それ以前に、電磁放射線に対して感受性の高い子どもたち（大人たちも）が、「電磁スモッグの強い学校空間のなかにいることができない」という、人権・教育権に関わる問題が起きてくる可能性がある。教育に携わる人が、「電磁放射線による生体への影響に関して無知であること」は、人道的に許されない段階にきているのではなかろうか。

コンピュータに対するサイバー攻撃に等しいことを人間の「脳」に対して行っているのが電磁放射線だ。「何が困る」といって、自分の頭が正常に働くことが邪魔されるのが、いちばん困る。生命の根幹を攻撃し、その「根っこ」を揺るがせにする行為を行うのが電磁放射線だ。

微細な電気で働いている脳に対して、1秒間に何十億回も振動するような電磁放射線（マイクロ波）が1日に何度も（スマホを使うとき）、また、とぎれることなく放射される（基地局から）と、脳はどうなるのか。

「脳に対する電磁放射線の危険性を広く知らせるような本を書いてほしい」

そんな依頼を鳥影社から受けたのは２０１２年の夏だった。編集者の小野英一さんからは、丁寧な手紙のほか、何十回となく貴重なメールをいただいた。彼は電磁放射線であふれかえる日本の現状を心の底から案じ、「赤ちゃんの頭のそばでスマホを使う若いお母さんたちに、その危険性が伝わるようなわかりやすい本を」と、何度も私に注文をくれた。その熱意にはほんとうに頭が下がった。感謝してもしきれない。

鳥影社の社長・百瀬精一さんからは、電磁放射線以外にも広く知らせたいテーマを加え、複合汚染について書いてはどうかという提案をいただいた。そのおかげで、「ネオニコチノイド」系農薬の深刻な影響、「香料」が生み出している隣人への公害、「遺伝子組み換え食品」輸入大国・日本の現状、「低線量内部被曝」の問題などについて言及することができた。深謝です。

そして、原稿を全て読み、タイトルに「スマホ汚染」を提案いただき、「一人でも多くの人に電磁放射線の危険性を知らせたい」「読まない人にも知らせたい」という熱意で、本書のデザインを担当してくださった吉田格さん、本当にありがとうございました。このように熱い思いで装丁をしていただいた本書は、類い希な「幸せ者」です。

また、ていねいに編集と校正をしてくださった編集部の皆様、ありがとうございました。

取材にあたっては、実に多くの方にお世話になりました。この場を借りて、厚くお礼申し上げます。また、日々、さまざまなテーマに取り組んで、地道に活動を積み重ねている市民団体各位にも感謝いたします。さまざまなテーマを取り上げたとき、助けになったのは、各団体が企画した学習会と長年にわたって発行している会報でした。この場を借りて、敬意を表するとともに感謝の気持ちを捧げます。

最後に、このページまで本を読み進めてくださった読者の皆様、ほんとうにありがとうございました。つねに幸運を祈っています。

２０１４年11月３日

古庄　弘枝

主な参考文献

第1章「危険な空間」となった自宅
『見えない汚染「電磁波」から身を守る』(古庄弘枝著　講談社＋α新書)

第2章　世界的電磁放射線汚染源「スマートメーター」
『本当に怖い電磁波の話　身を守るにはどうする？』(植田武智・加藤やすこ著　金曜日)
『がうす通信』２０１２～２０１４年各号(ガウスネット・電磁波問題全国ネットワーク)
『電磁波研会報』２０１２～２０１４年各号(電磁波問題市民研究会)
『アース通信』２０１２～２０１４年各号(いのち環境ネットワーク)

第3章　電磁放射線問題は地球丸ごとの「環境問題」
『ガンと電磁波』(荻野晃也著　技術と人間)
『ケータイ天国　電磁波地獄』(荻野晃也監修　『週刊金曜日』編集　『週刊金曜日』別冊ブックレット)
『携帯電話　隠された真実』(デヴラ・デイヴィス著　プレシ南日子訳　東洋経済新報社)

『誰でもわかる電磁波問題』（大久保貞利著　緑風出版）
『携帯電話亡国論――携帯電話基地局の電磁波「健康」汚染』（古庄弘枝著　藤原書店）
「最新電磁波事情概観　上・下」（大久保貞利　『世界』２０１４年３・５月号）
『携帯電話でガンになる!?』（電磁波問題市民研究会編著　緑風出版）
『電気システムとしての人体――からだから電気がでる不思議』
（久保田博南著　講談社ブルーバックス）
『危ないリニア新幹線』（リニア・市民ネット編著　緑風出版）

第４章 「新型うつ」は「電磁放射線症」

『シータ脳を作る――人生を成功に導く脳波の出し方』（久恒辰博著　講談社＋α新書）
「新型うつ社員でうつになる」（島沢優子『アエラ』２０１２年８月27日号）
『「うつ」は食べ物が原因だった』（溝口徹著　青春出版社新書）
『第三の脳』（傳田光洋著　朝日出版社）
『賢い皮膚―思考する最大の〈臓器〉』（傳田光洋著　ちくま新書）

第５章　電磁放射線で子どもの脳が壊される

『胎児の世界――人類の生命記憶』（三木成夫著　中公新書）

『危ない電磁波から身を守る本』（植田武智著　コモンズ）
「デジタルは教育を変えるか」（斎藤貴男『世界』２０１３年1・3・5月号）

第6章　神経伝達を阻害する「ネオニコチノイド」

『新農薬ネオニコチノイドが脅かす　ミツバチ・生態系・人間』
（ＮＰＯ法人ダイオキシン・環境ホルモン対策国民会議　改訂版(2)２０１２）
『新農薬ネオニコチノイドが日本を脅かす――もうひとつの安全神話』（水野玲子著　七つ森書館）
『ハチはなぜ大量死したのか』（ローワン・ジェイコブセン著　中里京子訳　文藝春秋）
『発達障害の原因と発症のメカニズム　脳神経科学からみた予防、治療・養育の可能性』
（黒田洋一郎・木村‐黒田純子著　河出書房新社）

第7章　隣人の健康を損なう「香料」汚染

『化学物質過敏症ＢＯＯＫ　症状・原因・しくみ・診断・治療』
（宮田幹夫著　アメリカ環境健康財団日本支部）
『化学物質過敏症　治療・研究の最前線』
（ダイオキシン・環境ホルモン対策国民会議・ＣＳプロジェクト編・著）
『ＣＳ支援』77号（２０１４年2月）・78号（２０１４年4月）

（NPO法人　化学物質過敏症支援センター）
「香り、化学物質で苦しむお友だち」
（『おそい・はやい・ひくい・たかい』79号　2014年5月　ジャパンマシニスト）

第8章「遺伝子組み換え食品」輸入大国ニッポン

『自殺する種子　アグロバイオ企業が食を支配する』（安田節子著　平凡社新書）
『（株）貧困大国アメリカ』（堤未果著　岩波新書）
『「モンスター食品」が世界を食いつくす！　遺伝子組み換えテクノロジーがもたらす悪夢』
（船瀬俊介著　イースト・プレス）
冊子『クローン家畜・遺伝子組み換え動物が食卓に！』
（天笠啓祐著　遺伝子組み換え食品いらない！キャンペーン）
冊子『生物多様性と遺伝子組み換え作物』（食と農から生物多様性を考える市民ネットワーク）
「問題が噴出する遺伝子組み換え（GM）作物　上・下」（岡田幹治　『世界』2013年9・10月号）
冊子『食農市民ネット　活動報告集　2011―2013』
（食と農から生物多様性を考える市民ネットワーク）

第9章 「低線量内部被曝」列島

『アヒンサー　未来に続くいのちのために原発はいらない』
４号（２０１３年２月）・５号（２０１４年４月）（ＰＫＯ法「雑則」を広める会）
『食品と暮らしの安全』２６８号（２０１１年８月）・２９５号（２０１３年11月）・２０１４年発行の各号
（ＮＰＯ法人　食品と暮らしの安全基金）
『放射線被害の新事実　チェルノブイリ原発事故後27年のウクライナから』
（ＮＰＯ法人　食品と暮らしの安全基金）
『世界一わかりやすい放射能の本当の話』（別冊宝島編集部編　宝島社）
『内部被曝の脅威――原爆から劣化ウラン弾まで』（肥田舜太郎・鎌仲ひとみ著　ちくま新書）
『死に至る虚構　国家による低線量放射線の隠蔽』
（ジェイ・Ｍ・グールド、ベンジャミン・Ａ・ゴールドマン著　肥田舜太郎・斎藤紀訳
ＰＫＯ法「雑則」を広める会）
『低線量放射線の脅威』
（ジェイ・Ｍ・グールド、ベンジャミン・Ａ・ゴールドマン著　今井清一・今井良一訳　鳥影社）
『福島の空の下で』（佐藤幸子著　創森社）

第10章　電磁放射線汚染がうむ「植物の奇形」
『クロス・カレント　電磁波―複合被曝の恐怖』（ロバート・O・ベッカー著　船瀬俊介訳　新森書房）
『電磁波シンドローム　生命を脅かす電磁波スモッグ』
（クヌート・ジーファース著　狩野博美訳　人間と歴史社）

第11章　電磁放射線に苦しむ動物たち
『健康を脅かす電磁波』（荻野晃也著　緑風出版）
『モー革命　山地酪農で「無農薬牛乳」をつくる』（古庄弘枝著　教育史料出版会）
『巨大風車はいらない　原発もいらない――もうエネルギー政策にダマされないで!!』
（鶴田由紀著　アットワークス）

第12章「複合汚染」から身を守る
『へその緒が語る体内汚染――未来世代を守るために』（森千里・戸高恵美子著　技術評論社）
『経皮毒』（竹内久米司・稲津教久著　日東書院）
『経皮毒が脳をダメにする』（竹内久米司著　日東書院）
冊子『石けんのススメ』（合成洗剤をやめていのちと自然を守る埼玉連絡会）
『被爆と被曝　放射線に負けずに生きる』（肥田舜太郎著　幻冬社ルネッサンス）

主な参考文献

『内部被曝』（矢ケ崎克馬・守田敏也著　岩波ブックレット）
『免疫の反逆　自己免疫疾患はなぜ急増しているか』
（ドナ・ジャクソン・ナカザワ著　石山鈴子訳　ダイヤモンド社）
『あの日からのお母さんのしごと　わが子を放射能から守る知恵と工夫』（境野米子著　ワニブックス）
『食べなきゃ、危険！』（小若順一・国光美佳　食品と暮らしの安全基金著　三五館）
『食事でかかる新型栄養失調』（小若順一・国光美佳　食品と暮らしの安全基金著　三五館）
『「酵素」が病気にならない体をつくる！』（鶴見隆史著　青春出版社）
『体の中からきれいにする酵素ごはん』（鶴見隆史著　メディアファクトリー）
『本当に大切にしたい日本のごはん』（中川誼美著　WAVE出版）
『50歳からは炭水化物をやめなさい　病まない・ボケない・老いない腸健康法』
（藤田紘一郎著　大和書房）
『アヒンサー　未来に続くいのちのために原発はいらない』3号（2011年12月）・5号（2014年4月）
（PKO法「雑則」を広める会）
冊子『いま、子どもたちを守るために知っておきたい放射能のこと
ベラルーシの子どもたちが伝える低線量被曝の姿』（NPO法人自然育児友の会）
論文「チェルノブイリ事故による放射性物質で汚染されたベラルーシの諸地域における非ガン性疾患」
（ユーリ・バンダジェフスキー）

『笑いの免疫学――笑いの「治療革命」最前線』（船瀬俊介著　花伝社）
『簡単にできる！　セロトニン「脳」活性法』（有田秀穂著　大和書房）
『心も脳も整える！　セロトニン呼吸法』（有田秀穂著　青春出版社）
『ピュアタウン』（藤井望著　郁朋社）
『あらかい健康キャンプ村　日本初、化学物質・電磁波過敏症避難施設の誕生』（古庄弘枝著　新水社）

〈著者紹介〉
古庄弘枝（こしょう　ひろえ）
大分県・国東半島生まれ。ノンフィクションライター。
著書に以下のものがある。
『携帯電話亡国論　携帯電話基地局の電磁波「健康」汚染』（藤原書店）
『あらかい健康キャンプ村―日本初、化学物質・電磁波過敏症避難施設の誕生』（新水社）
『見えない汚染「電磁波」から身を守る』（講談社+α新書）
『沢田マンション物語―２人で作った夢の城』（講談社+α文庫）
『モー革命―山地酪農で「無農薬牛乳」をつくる』（教育史料出版会）
『どくふれん（独身婦人連盟）―元祖「シングル」を生きた女たち』（ジュリアン）
『彼女はなぜ成功したのか』（はまの出版）
『就職できない時代の仕事の作り方』（はまの出版）
『「わたし」が選んだ50の仕事』（亜紀書房）

スマホ汚染

定価（本体1800円+税）

乱丁・落丁はお取り替えします。

2015年1月26日初版第1刷印刷
2015年2月 6日初版第1刷発行
著　者　古庄弘枝
発行者　百瀬精一
発行所　鳥影社 (www.choeisha.com)
〒160-0023 東京都新宿区西新宿3-5-12トーカン新宿7F
電話 03(5948)6470, FAX 03(5948)6471
〒392-0012 長野県諏訪市四賀229-1(本社・編集室)
電話 0266(53)2903, FAX 0266(58)6771
印刷・製本　モリモト印刷・高地製本

ISBN978-4-86265-486-1 C0030